D1732212

Jetzt in der 3. Auflage

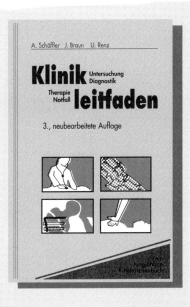

A. Schäffler J. Braun U. Renz

Klinik Untersuchung Diagnostik
Therapie Notfall **leitfaden**

3., neubearbeitete Auflage

ein
Jungjohann
Kitteltaschenbuch

Der «**Klinikleitfaden**» hat Maßstäbe im Bereich der medizinischen Kitteltaschenbücher gesetzt. 10 000 Kitteltaschen haben sich mit der 1. Auflage und weit über 30 000 mit der 2. Auflage versehen. Für viele Ärztinnen und Ärzte ist er ihr unentbehrlicher Begleiter während des Stationsalltages, in der Akutaufnahme und im Nachtdienst geworden.

Neu in der 3. Auflage:
- *Beatmungstherapie*
- *Was darf der/die AiP?*
- *Umweltschutz im Krankenhaus*
- *Große Postitivliste Medikamente in der Schwangerschaft*
- *Therapie der HIV-assoziierten Erkrankungen*

DM 49,80   ISBN 3-82453-1168-2

Kompetenz im Kitteltaschenformat.
Jungjohann Verlagsgesellschaft
Neckarsulm Stuttgart

J. Braun / R. Preuss, Klinikleitfaden Intensivtherapie

Klinik leitfaden

**Arbeitstechniken
Diagnostik
Management
Medikamente**

Intensivtherapie

herausgegeben von
Jörg Braun und Roland Preuss, Lübeck

unter Mitarbeit von

K. Dalhoff, Lübeck; H.-J. Frercks, Lübeck; P. Hügler, Bochum;
C.S. Krieger-Rosemann, Lübeck; M. Lindig, Lübeck; M. v. Maravic,
Lübeck; G. Müller-Esch, Stralsund; M. Oethinger, Ulm; H. Reuter,
Lübeck; A. Schäffler, Ulm; S. Schmidt, Göppingen; H.-J. Siemens,
Lübeck; K. Schwarting, Lübeck; T. Wetterling, Lübeck

Reihenherausgeber: A. Schäffler, U. Renz

**Jungjohann Verlagsgesellschaft
Neckarsulm · Stuttgart**

Zuschriften und Kritiken an:
Dr. med. J. Braun, Dr. med. R. Preuss, Klinik für Innere Medizin
Medizinische Universität zu Lübeck
Ratzeburger Allee 160, W-2400 Lübeck

Wichtiger Hinweis

Die Erkenntnisse in der Medizin unterliegen laufendem Wandel durch Forschung
und klinische Erfahrungen. Die Autoren dieses Werkes haben große Sorgfalt
darauf verwendet, daß die gemachten (therapeutischen) Angaben – insbesondere
hinsichtlich Indikation, Dosierung und unerwünschten Wirkungen – dem derzeiti-
gen Wissensstand entsprechen. Das entbindet den Benutzer aber nicht von der
Verpflichtung, anhand der Beipackzettel zu verschreibender Präparate zu überprüfen, ob die dort gemachten Angaben von denen in diesem Buch abweichen,
und seine Verordnung in eigener Verantwortung zu bestimmen.

CIP-Titelaufnahme der Deutschen Bibliothek

Klinikleitfaden Intensivtherapie:
J. Braun, R. Preuss – Neckarsulm, Stuttgart: Jungjohann, 1991
  (Ein Jungjohann-Kitteltaschenbuch)
  ISBN 3-8243-1083-X
  NE: Braun, Jörg [Hrsg.]

 Gedruckt auf elementar chlorfrei gebleichtem Papier

1. Auflage Juli 1991
1., durchges. Nachdruck Oktober 1991

© 1991 Jungjohann Verlagsgesellschaft mbH, Neckarsulm, Stuttgart

Satz: Satzbüro S & R, Lübeck und Ulm
Druck: Clausen & Bosse, Leck
Umschlag: Arne Schäffler, Gerda Raichle, Ulm

Printed in Germany

Geleitwort

Intensivmedizin bedeutet den Einsatz diagnostischer und therapeutischer Mittel innerhalb kürzester Zeit, was einen schnellen Zugriff auf medizinisches Wissen notwendig macht. Für das ärztliche Personal entsteht hierdurch ein zusätzlicher Streßfaktor: daher wird die intensivmedizinische Tätigkeit von vielen jungen Kollegen nicht ohne besonderen Respekt und Bedenken vor der bevorstehenden Aufgabe begonnen.

Als Hilfestellung für die Tätigkeit auf der Intensivstation wurde vor 2 Jahren an der Medizinischen Universität Lübeck ein Medikamenten-Leitfaden anhand der täglichen, praktischen Erfahrung entwickelt. Der Gedanke, eigene Erfahrungen komprimiert und übersichtlich zusammenzufassen, um damit jungen Kollegen den Einstieg in die Intensivmedizin zu erleichtern, wurde von den Herausgebern des vorliegenden Bandes aufgegriffen und über den medikamentösen Bereich hinaus um klinische, handwerkliche, ethische und therapeutische Aspekte erweitert. In sehr übersichtlicher Weise wurde ein fachlich hochaktueller und konkreter Überblick über das Grundgerüst intensivmedizinischen Handelns erstellt. Den Kollegen sei an dieser Stelle für ihre überzeugende Arbeit Dank gesagt, dem gelungenen und nützlichen Werk sei eine weite Verbreitung gewünscht.

Lübeck, Mai 1991   Jürgen Herhahn

Vorwort der Reihenherausgeber

Das Informationsbedürfnis des klinisch tätigen Arztes ist immens. Im Stationsalltag müssen Informationen

– schnell verfügbar
– vollständig und zuverlässig
– direkt anwendbar sein.

Dem wollen die Bände der Reihe „Klinikleitfaden" Rechnung tragen. Das Konzept der Reihe wurde von Ärzten während der ersten Jahre ihrer klinischen Tätigkeit entwickelt. „Klinikleitfäden" richten sich vorwiegend an jüngere Kolleginnen und Kollegen und verstehen sich als Nachschlagewerke für Fakten und Arbeitstechniken, die für die Arbeit auf Station notwendig sind.

„Klinikleitfäden" enthalten konkrete und praxistaugliche Informationen zum diagnostischen und therapeutischen Vorgehen, praktische Tips und Hinweise auf vermeidbare Fehler. Besonderer Wert wird auf die Berücksichtigung fächerübergreifender Fragestellungen gelegt.

Wir freuen uns, mit dem *„Klinikleitfaden Intensivtherapie"* das zweite Kitteltaschenbuch dieser Reihe vorstellen zu können und hoffen gemeinsam mit dem Verlag, daß der vorliegende Band den Anforderungen der täglichen Routine gerecht wird und eine gute Aufnahme findet.

Lübeck und Ulm   U. Renz, A. Schäffler

Vorwort der Herausgeber

Der Klinikleitfaden Intensivtherapie ist als Nachschlagebuch konzipiert. Er soll besonders dem Anfänger auf der Intensivstation umfassende und konkrete Informationen für seine Therapieentscheidungen an die Hand geben. Daher geht dieses Buch über die klassischerweise in einem Lehrbuch behandelten Themen hinaus:

- Tips für den Stationsalltag werden in Kapitel 1 gegeben: neben einer Darstellung der körperlichen Untersuchung finden sich Hinweise für die Organtransplantation sowie ethische und rechtliche Aspekte.
- Ärztliche Arbeitstechniken (Kapitel 2) wie z.B. maschinelle Beatmung, Dialyse und Pulmonalis-Katheter werden detailliert beschrieben.
- Die einzelnen Gebiete der Klinischen Medizin werden – nach Organsystemen geordnet – dargestellt, wobei auch psychiatrische und neurologische Notfälle berücksichtigt werden.
- Häufige intensivmedizinische Probleme, wie Intoxikationen, parenterale Ernährung, Schmerzbekämpfung und Infektionskrankheiten werden in eigenen Kapiteln gesondert besprochen.
- Eine ausführliche Arzneimittelliste mit Frei- und Handelsnamen der 2000 am häufigsten verschriebenen Medikamente ist in Kapitel 19, die in den fünf neuen Bundesländern gebräuchlichen Handelsnamen sind in Kapitel 20 enthalten.
- Der zentralen Stellung der Pharmakotherapie wird durch die ausführliche Darstellung von über 150 Medikamenten Rechnung getragen.

Auch in diesem Band haben wir das erfolgreiche Konzept des „Klinikleitfadens" beibehalten. Wir hoffen, mit dem Klinikleitfaden Intensivtherapie eine Hilfe für die Arbeit auf der Intensivstation an die Hand gegeben zu haben, die sich auch in kritischen Situationen bewähren wird.

Lübeck im Mai 1991   Die Herausgeber

Bedienungsanleitung

Die Kernkapitel sind nach Organsystemen geordnet und jeweils nach demselben Prinzip aufgebaut:

❏ Im ersten Teil („Leiterkrankungen") werden die häufigsten Erkrankungen und Leitsymptome dargestellt. Neben Ätiologie, Klinik, Diagnostik und Differentialdiagnostik liegt dabei der Schwerpunkt auf dem klinischen Management. Häufige Fehler, Tips und Tricks sind unter der Rubrik „Fußangeln und Fingerzeige" zusammengefaßt und durch eine Mausefalle gekennzeichnet. 🐭

❏ Im zweiten Teil („Medikamente") werden die einzelnen Pharmaka – nach Substanzgruppen geordnet – besprochen. Dabei werden folgende Symbole verwendet:

® Handelsname und Formulierung. Dabei stellt die Auswahl der Präparate keine Bewertung dar: aus Gründen der Übersichtlichkeit war hier jedoch eine Beschränkung notwendig.

WM Wirkmodus und Pharmakokinetik

✎ Indikation

➤ | Dosierung mit p.o. und i.v. Dosis, ggf. Perfusoreinstellung |

NW Nebenwirkungen

KI Absolute und relative Kontraindikationen

⟺ Wechselwirkungen mit anderen Medikamenten

✗ Praktische Hinweise zum klinischen Einsatz der Medikamente, z.B. Dosisanpassung bei Leber- oder Niereninsuff., Einsatz in der Schwangerschaft, Kombinationsmöglichkeiten

❏ Da sich bei intensivmedizinischen Pat. häufig Krankheiten verschiedener Organsysteme überschneiden, verwendeten wir eine große Zahl von Querverweisen (☞).

❏ Wie in einem medizinischen Lexikon wird von gebräuchlichen Abkürzungen viel Gebrauch gemacht – ein Abkürzungsverzeichnis vor dem 1. Kapitel erklärt die Abkürzungen.

❏ Die von uns angegebenen Arbeitsanweisungen ersetzen keinesfalls persönliches Engagement und Sorgfalt: Insbesondere sollten Arzneimitteldosierungen und andere Therapierichtlinien kritisch überprüft werden.

Danksagung

Für die Durchsicht der Manuskripte danken wir:

Herrn Dr. med. L. Fricke, Klinik für Innere Medizin der Med. Universität Lübeck

Herrn Prof. Dr. med. D. Kömpf, Direktor der Klinik für Neurologie der Med. Universität Lübeck.

Herrn Prof. Dr. med. K. Sack, stellvertretender Direktor der Klinik für Innere Medizin der Med. Universität Lübeck

Herrn Dr. med. G. Schwieder, Klinik für Innere Medizin der Med. Universität Lübeck

Herrn Dr. med. K. Stange, Institut für Anästhesiologie der Med. Universität Lübeck

Herrn Dr. med. J. Steinhoff, Klinik für Innere Medizin der Med. Universität Lübeck

Herrn Dr. med. U. Stierle, Klinik für Kardiologie der Med. Universität Lübeck

Herrn Prof. Dr. med. K.J. Wießmann, Klinik für Innere Medizin der Med. Universität Lübeck

Den Verfassern des Werkes „Intensivmedizinische Arzneimitteltherapie ", Dr. med. J. Herhahn, Prof. Dr. med. H. Iven und Prof. Dr. med. H. Djonlagic sei besonders gedankt.

Wir danken Frau Bärbel Glodzey und Frau Lisa Zieske, Lübeck, für die übernommenen Schreib- und Organisationsarbeiten.

Frau Jutta Brechmann und Herrn Arnold Pribbernow danken wir für ihre hervorragende Mitarbeit und ihr Engagement, das uns über manche schwierige Stunden geholfen hat.

Für die sorgfältige Durchsicht und Korrektur der 1. Auflage danken wir Frau Elisabeth Renz, Tübingen und Herrn Gerhard Hummel, Deuringen.

Frau Gerda Raichle, Ulm, sind wir für die Gestaltung des Titelbildes und der Abbildungen dankbar.

Bei unserem Verleger Herrn Dr. med. H. Jungjohann und unserem Lektor Herrn Ulrich Renz bedanken wir uns für die vorzügliche intensive Zusammenarbeit.

Abkürzungsverzeichnis

Symbole	
®	Handelsname
WM	Wirkmodus
✎	Indikation
➤	Dosierung
NW	Nebenwirkungen
KI	Kontraindikation
⇔	Wechselwirkungen
✗	Klinische Hinweise
↑	hoch, erhöht
↓	tief, erniedrigt
☞	siehe (Verweis)
→	vgl. mit, daraus folgt

APSAC	acetylierter Plasminogen-Strep-tokinase-Aktivatorkomplex
ARC	*Aids related complex*
ARDS	*Adult respiratory distress syndrome*
art.	arteriell
AS	Aminosäure
ASB	*assistant spontaneous breathing*
ASL	Anti-Streptolysin-Titer
ASR	Achilles-Sehnen-Reflex
ASS	Azetysalicylsäure
AT III	Antithrombin III
AV	atrio-ventrikulär
a.-v.	arterio-venös
avDO$_2$	arterio-venöse Sauer-stoffdifferenz
AVK	Arterielle Verschlußkrankheit
AZ	Allgemeinzustand

A

a.	Arterie(n)
abdom.	abdominal(is)
abs.	absolut
ACE	*Angiotensin converting enzyme*
ACTH	adrenokortikotropes Hormon
ADH	Antidiuretisches Hormon
Ätiol.	Ätiologie
AIDS	*Acquired immunodeficiency syndrome*
allg.	Allgemein
AK	Antikörper
AMA	Antimitochondrialer Antikörper
AML	akute myeloische Leukämie
Amp.	Ampulle
ANA	Antinukleäre Antikörper
ANCA	antineutrophile zytoplasma-tische Antikörper
ant.	anterior
ANV	Akutes Nierenversagen
a.p.	anterior-posterior
AP	alkalische Phosphatase, Aktionspotential

B

AA	Bauchaortenaneurysma
bakt.	bakteriell
BB	Blutbild
bds.	beidseits, bilateral
BE	Broteinheit, *base excess*
bes.	besonders
BGA	Blutgasanalyse
Bili	Bilirubin
BSG	Blutkörperchensenkungs-geschwindigkeit
BSR	Bizepssehnenreflex
BZ	Blutzucker
bzw.	beziehungsweise

C

1-8	Zervikalsegment 1 - 8
ca.	circa
Ca^{2+}	Kalzium
Ca	Karzinom
CAVH	kontinuierliche arterio-venöse Hämofiltration
CEA	Carcino-Embryonales Antigen
CHE	Cholinesterase

Chol.	Cholesterin
chron.	chronisch
CI	*cardiac index*
CK	Creatinkinase
Cl⁻	Chlorid
CMV	Zytomegalievirus
CNV	chronisches Nierenversagen
COLD	*chronic obstructive lung disease*
CO	Kohlenmonoxid
CPPV	*continuous positive pressure ventilation*
CT	Computertomogramm
CCT	Kraniales Computertomogramm
CRP	C-reaktives Protein
CVVH	kontinuierliche veno-venöse Hämofiltration

DD Differentialdiagnose

Def.	Definition
desc.	descendens
d.h.	das heißt
Diab. mell.	Diabetes mellitus
Diagn.	Diagnostik
DIC	dissemin. intravasale Koagulopathie
DNA	Desoxyribonukleinsäure
dpt.	Dioptrien
DSA	Digitale Subtraktions-angiographie
DVSA	digitale venöse Subtraktions-angiographie

E Einheit

EBV	Ebstein-Barr-Virus
E. coli	Escherischia coli
E'lyte	Elektrolyte
EK	Erythrozytenkonzentrat
EKG	Elektrokardiogramm
EMG	Elektromyographie
EP	evoziertes Potential
E'phorese	Elektrophorese
ERC/ ERCP/ ERP	Endoskopische retrograde [Cholangio-]-[Pankreatico]-Graphie
Erkr.	Erkrankung
Ery	Erythrozyten
Eßl.	Eßlöffel
EZ	Ernährungszustand
EZR	Extrazellulärraum

F Frauen, Faktor, French

FEV₁	Einsekundenkapazität
FFP	*fresh frozen plasma*
FRC	*functional residual capacity*
FSP	Fibrinogenspaltprodukte
FVC	forcierte Vitalkapazität

G gauge

GABA	γ-Amino-Buttersäure
Gew.	Gewicht
GFR	Glomeruläre Filtrationsrate
ggf.	gegebenenfalls
GIT	Gastrointestinaltrakt
GN	Glomerulonephritis
GOT	Glutamat-Oxalacetat-Transaminase
GPT	Glutamat-Pyruvat-Transaminase
G6PD	Glukose-6-Phosphat-Dehydrogenase
Gy	Gray (→ Radiother.)
gyn.	gynäkologisch
γ-GT	γ-Glutamyl-Transferase

h Stunde

Haem. infl.	Haemophilus influenzae
Hb	Hämoglobin
Hbs-Ag	Hbs-Antigen
HBV	Hepatitis B Virus
HCV	Hepatitis C Virus
Hep.	Hepatitis
HIV	*human immunodeficiency virus*
HLA	*human leucocyte antigen*
Hkt.	Hämotokrit
HOCM	Hypertrophe obstruktive Kardiomyopathie
HSV	Herpes simplex Virus
HT	Herzton
HWI	Harnwegsinfektion
HWS	Halswirbelsäule
HWZ	Halbwertzeit
HZV	Herzzeitvolumen

I.c. intracutan

ICR	Interkostalraum
IE	Internat. Einheit
I/E	Inspiration/Exspiration
IgA,IgG,IgM	Immunglobulin A, G, M
IKZ	Inkubationszeit
i.m.	intramuskulär

IMV	*intermittent mandatory ventilation*	MCT	*middle chain triglycerides*
Ind.	Indikation	MCV	Mittleres korpuskuläres Volumen
Inf.	Infektion, inferior	MDP	Magen-Darm-Passage
Insuff.	Insuffizienz	Mg^{2+}	Magnesium
Intox.	Intoxikation	MG	Molekulargewicht
IPPV	*intermittent positive pressure ventilation*	min.	minimal
		Min.	Minute
ISA	intrinsische sympatho-mimetische Aktivität	Mio.	Millionen
		mittl.	mittlere
ITP	Idiopathische thrombopenische Purpura	Mon.	Monat(e)
		MS	Multiple Sklerose
i.v.	intravenös	ms	Millisekunden
i.v. Py	intravenöses Pyelogramm	MSH	Melanozyten stimulierendes Hormon
		MSU	Mittelstrahlurin
J	Jahre	Mycob. tbc	Mycobacterium tuberculosis
		Mycopl. pneum.	Mycoplasma pneumoniae
K⁺	Kalium		
Kaps.	Kapsel	**N., Nn.**	Nervus, Nervi
KG	Körpergewicht	n	normal
/kg	pro Kilogramm Körpergewicht (Dosierungen)	Na	Natrium
		NAP	Nervenaustrittspunkte
KBR	Komplementbindungsreaktion	NNH	Nasennebenhöhlen
KH	Kohlenhydrate	NNM	Nebennierenmark
KHK	Koronare Herzkrankheit	NNR	Nebennierenrinde
Klebs.	Klebsiella	neg.	negativ
kons.	konservativ	Neiss. mening.	Neisseria meningitidis
Konz.	Konzentration	NMR	Kernspintomographie
KI	Kontraindikation	NW	Nebenwirkung
KO	Komplikation		
KM	Knochenmark, Kontrastmittel	**O.B.**	ohne Besonderheit
Krea	Kreatinin	OP	Operation
		Ös.	Ösophagus
L euko(s)	Leukozyten		
LCT	*long chain triglycerides*	**P.a.**	posterior-anterior
LDH	Laktatdehydrogenase	PAP	pulmonalarterieller Druck
li	links	pAVK	periphere arterielle Verschluß-krankheit
Lig.	Ligamentum		
LJ.	Lebensjahr	Pat.	Patient
L1 - L5	Lumbalsegment 1-5	PCWP	pulmonal-kapillärer Verschlußdruck
Lk	Lymphknoten		
LMA	Lebermembran-Autoantikörper	PDK	Periduralkatheter
LWS	Lendenwirbelsäule	PEEP	*Positive endexpiratory pressure*
LWK	Lendenwirbelkörper	PEG	perkutane endoskopische Gastrostomie
LP	Lumbalpunktion		
Lufu	Lungenfunktion	p.i.	post infectionem
		P.m.	punctum maximum (Herzauskultation)
M	Männer		
M., Mm.	Musculus, Musculi, Morbus	P. nodosa	Panarteriitis nodosa
MAO	Monoaminooxidase	Pneumok.	Pneumokokken
max.	maximal	pos.	positiv

postop.	postoperativ
präop.	präoperativ
PRIND	*prolonged reversible ischaemic neurol. deficit*
PSR	Patellarsehnenreflex
PTC	perkutane transhepatische Cholangiographie
PTCA	perkutane transluminale Katheterangioplastie
PTT	Partielle Thrombinzeit

R e	rechts
rel.	relativ
respir.	respiratorisch
rezid.	rezidivierend
RG	Rasselgeräusch
RIA	Radioimmunoassay
Rö	Röntgen
RR	Blutdruck nach Riva-Rocci
RSV	respiratory syncytial Virus
rt-PA	recombinant tissue type plasminogen activator

S .	siehe
SA	sinu-atrial
s.a.	siehe auch
SAB	Subarachnoidal-Blutung
Salm.	Salmonellen
s.c.	subkutan
S1 - S5	Sakralsegment 1 - 5
Sek.	Sekunde(n)
serol.	serologisch
SHT	Schädelhirntrauma
SIADH	Syndrom der inadäquaten ADH-Sekretion
SLE	Systemischer Lupus erythematodes
SMA	*Smooth muscle antigen*
s.o.	siehe oben
Staph. aur.	Staphylokokkus aureus
s.u.	siehe unten
sup.	superior
Sy.	Syndrom

T 3, T4	Thyroxin (dreifach, vierfach jodiert)
Tabl.	Tablette
tägl.	täglich
Tbc	Tuberkulose
TBG	Thyroxinbindendes Globulin
TC	*total [lung] capacity*
Ther., ther.	Therapie, therapeutisch
Thrombos	Thrombozyten
TG	Triglyzeride
TIA	Transiente ischämische Attacke
TK	Thrombozytenkonzentrat
TPE	totale parenterale Ernährung
Trep. pall.	Treponema pallidum
TPHA	Treponema pallidum Hämagglutinationstest
TRH	*Thyreotropin releasing hormone*
TSH	*Thyreoidea stimulating hormone*
TSR	Trizeps-Sehnen-Reflex
TZ	Thrombinzeit

U HSK	ultrahochdosierte Streptokinase-Kurzzeitlyse

V .a.	Verdacht auf
v.a.	vor allem
VC	*vital capacity*
VES	ventrikuläre Extrasystole
Vit.	Vitamin
vgl.	vergleiche
VZV	Varicella zoster Virus

W o.	Woche(n)
WPW	Wolff-Parkinson-White
WW	Wechselwirkung (von Arzneimitteln)

Z .B.	zum Beispiel
Z.n.	Zustand nach
ZNS	Zentrales Nervensystem
z.Zt.	zur Zeit
ZVD	Zentraler Venendruck
ZVK	Zentraler Venenkatheter

1 Tips für die Stationsarbeit

Jörg Braun, Gert Müller-Esch

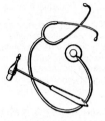

1.1   Patientenaufnahme

1

Nach der Aufnahmeuntersuchung (☞ 1.2) muß entschieden werden:

❒ Nahrungskarenz: Absolute Nahrungskarenz, solange dringende op. Eingriffe
(z.B. Laparatomie) oder invasive diagnostische Prozeduren (z.B. Koronarangiographie, Phlebographie, Bronchoskopie) nicht ausgeschlossen sind.

❒ Parenterale Ernährung (☞ 16.1)

❒ Schmerzbehandlung (☞ 15.1). *Cave:* V.a. bei abdominellen Schmerzzuständen
kann durch zu frühe Analgesie die weitere Diagnostik erschwert werden. Ande-
rerseits senkt bei Herzinfarkt eine effektive Analgesie den myokardialen O_2-
Verbrauch!

❒ Sedierung (☞ 15.1.2). *KI:* V.a. zerebrale Blutung, *rel. KI:* Atemwegsobstruktion,
V.a. Intoxikation.

❒ Intubation und Beatmung (☞ 2.6): v.a. nach Polytrauma und bei drohendem
ARDS frühzeitig. Tendenz der pO_2-Verschlechterung ist entscheidender als
der absolute pO_2!

❒ Monitoring (☞ 1.3)

❒ Ist der Pat. blind oder schwerhörig? Personal mitteilen (ggf. Zettel ans Bett!),
alle Prozeduren vorher erklären, sich vorstellen.

Notfalluntersuchung

Da bei Aufnahme auf die Intensivstation gewöhnlich initiale Ther.-Maßnahmen
vordringlich sind, ist oft zunächst nur eine Problem-orientierte Kurzuntersuchung
möglich:

❒ Anamnese (z.B. Schmerzbeginn bei Angina pect.), evtl. Fremdanamnese

❒ Inspektion: Schmerzen, Atemnot (Atemfrequenz, Zyanose), Prellmarken,
Trauma, Ödeme

❒ Bewußtseinslage: Pat. ansprechbar, komatös

❒ Herz/Kreislauf: Puls (auch Fußpulse), RR, Herzrhythmus, Nebengeräusche

❒ Lunge: Seitengleich belüftet, RG?

❒ Orientierende neurologische Untersuchung: Pupillen (Lichtreaktion), Meningismus, Paresen, Reflexe

Erst nach Initial-Ther. ausführliche körperliche Untersuchung.

1.2   Körperliche Untersuchung

Allgemeines

❒ *Allgemeinzustand* (AZ: gut, reduziert, stark reduziert) und *Ernährungszustand*
(EZ)

❒ *Bewußtseinslage*? Konzentrationsfähigkeit? Ist Pat. zu Raum, Zeit und Person
orientiert (Verwirrtheit ☞ 7.1.2)? Ist der Pat. kontaktfähig? Körperhaltung?
Diagnostik und Vorgehen bei Koma und Präkoma ☞ 6.1.1.

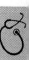

Inspektion von Haut und Schleimhäuten

☐ **Pat. exsikkiert?** — *Exsikkosezeichen:* „stehende" Hautfalten, trockene Haut und Schleimhäute, borkige Zunge, weiche Augenbulbi, flacher schneller Puls, Hypotonie ☞ 11.1.1

☐ **Zyanose?** Konzentration des reduzierten Hb im Kapillarblut > 5 g/dl.
Periphere Zyanose: lokal begrenzte oder generell erhöhte O_2-Ausschöpfung bei normaler O_2-Sättigung des Blutes in der Lunge. *Klinik:* nur Haut und Akren blau, Zunge dagegen nicht. *Ursachen:* z.B. Herzinsuff.
Zentrale Zyanose: O_2-Sättigung im arteriellen Blut sinkt unter 85%. *Klinik:* Haut und Zunge blau. *Ursachen:* Lungenerkrankungen, Herzvitien.

☐ **Ikterus?** Gelbfärbung der Skleren ab Serum-Bili > 1,5 mg/dl (> 26 μmol/l) Juckreiz, Cholestase?

☐ **Anämie?** Konjunktiven erscheinen blaß, wenn Hb < 9 g/dl. Koilonychie = Einsenkung der Nagelplatte bei Eisenmangelanämie. Anämie zusammen mit Ikterus kann Hinweis auf Hämolyse oder Malignom sein.

☐ **Ödeme?** prätibial, periorbital, sakral? Ein- oder beidseitig? Anasarka?

☐ **Haut:** Behaarung? Pigmentierung? Exantheme? Enantheme? Ekzeme? Petechien? *Spider naevi* (u.a. bei Lebererkrankungen)?

Hände

☐ Trommelschlegelfinger und Uhrglasnägel sprechen für chron. Hypoxämie

☐ Braunfärbung an Endgliedern von D_2, D_3: bei Rauchern

☐ Palmarerythem (bei Lebererkrankungen)

☐ Dupuytren'sche Kontraktur (idiopathisch, Leberzirrhose, Alkohol, Epilepsie)

☐ Schwellungen im proximalen Interphalangealgelenk und den Fingergrundgelenken sprechen für rheumat. Arthritis

☐ *Tremor:* chron. Alkoholismus, Hyperthyreose, Parkinsonismus, Leberausfallkoma (→ *flapping tremor*)?

Kopf und Hals

☐ *Pupillen:* direkte und konsensuelle Lichtreaktion, Konvergenz, Isokorie. Konjunktiven, Augenhintergrund spiegeln (hypertensive oder diabetische Retinopathie? Stauungspapille?). Cave: bei V.a. erhöhten Augeninnendruck Pupillen nicht weitstellen → kann Glaukomanfall auslösen!

☐ Mundhöhle: Rötung/Entzündung des Rachenrings, der Tonsillen, Zahnstatus, Gaumensegeldeviation, Belag/Ulzera/Aphten/Enantheme/Soor auf Zunge oder Mundschleimhaut? Blaue Zunge bei zentraler Zyanose, Himbeerzunge bei Scharlach, Hunter-Glossitis bei megaloblastärer Anämie, vergrößerte Zunge z.B. bei Akromegalie, *Foetor ex ore:* Alkohol, säuerlicher Geruch z.B. bei Gastritis, Azeton bei diabetischer Ketoazidose, Lebergeruch bei Leberkoma, urinartig bei Urämie. Mikrostomie (zu kleine Mundöffnung) bei Sklerodermie.

☐ *Kopf:* Meningismus: Nackenbeugeschmerz. Auch Zeichen nach Brudzinski (Passive Kopfbewegung nach vorn führt zu reflektorischem Beugen der Beine) und Kernig (Hüft-und Kniegelenk 90° gebeugt, Schmerzen beim Strecken des Kniegelenkes senkrecht nach oben) prüfen (☞ 6.1.8). Strömungsgeräusche über den Karotiden? Druckschmerzhafte Temporalarterien (Hinweis auf Arteriitis)?

☐ *Hals:* Struma? Vergrößerung der Lk? Halsvenen gestaut (im Sitzen oder bei 45° Oberkörperneigung)?

1

Thorax

☐ *Form* (Faßthorax, Trichterbrust). Mammae und regionäre Lk inspizieren und palpieren.
☐ *Atmungstyp* (Kussmaul-, Schnapp-, paradoxe Atmung)
☐ *Palpation:* Stimmfremitus („**99**" mit tiefer Stimme)
☐ *Perkussion* (Pat. vorher abhusten lassen!): Klopfschall (KS)
  – sonor (= normal)
  – gedämpft (Infiltrat, Pleuraerguß, Pleuraschwarte)
  – hypersonor (Emphysem, Pneumothorax)
  – tympanitisch (über Lungenkavernen oder Darmschlingen).
☐ Atemverschieblichkeit der Lungengrenzen bestimmen, Lungengrenzen seitengleich?

Auskultation der Lunge

Übersicht: Typische physikalische Lungenbefunde			
Diagnose	**Perkussions-befund**	**Stimm-fremitus**	**Auskultation**
Kardiale Stauung	Dämpfung [oder normal]	Normal oder ↑	Feuchte, eher spätinspiratorische, nicht-klingende RG
Pneumonisches Infiltrat	[Starke] Dämpfung	↑	Feuchte, ohrnahe, frühinspiratorische, klingende RG
Pleuraerguß	Dämpfung, aber lageveränderlich	Aufgehoben	Fehlendes Atemgeräusch, oft feuchte RG im Grenzbereich
Große Atelektase	Dämpfung	↓	Abgeschwächtes bis fehlendes Atemgeräusch
Chronische Bronchitis	Normal	Normal	Trockene RG, auch feuchte, nichtklingende RG, verschärftes oft verlängertes Exspirium
Pneumothorax	Hypersonor bis tympanitisch	Aufgehoben	Fehlendes Atemgeräusch

Das **Atemgeräusch** wird beschrieben als
☐ *Vesikulär* (nur bei Inspiration leises Rauschen, Normalbefund)
☐ *Abgeschwächt* (bei Infiltration, verminderter Entfaltung)
☐ *Fehlend* (Pneumothorax, Erguß)
☐ *Verschärft* (= laut, fauchend, z.B. bei beginnender Infiltration)
☐ *Pfeifend* = Stridor (bei Einengung der oberen Luftwege)
☐ „Bronchialatmen" (auch im Exspirium hörbar, bei Infiltration oder Lungenfibrose)
☐ Bronchophonie („**66**" mit leiser, hoher, „zischender" Stimme).

Nebengeräusche werden differenziert in
☐ *Trockene Rasselgeräusche* (RG): Pfeifen, Giemen, Brummen, entstehen durch im In- *und* Exspirium schwingende Schleimfäden (Asthma, [spastische] Bronchitis, "lösende" Pneumonie)
☐ *Feuchte Rasselgeräusche* (nur im Inspirium). Zu unterscheiden sind:

- grobblasige = tieffrequente RG bei Flüssigkeit in den Bronchien (z.B. bei akutem Lungenödem, Bronchiektasen)
- feinblasige = hochfrequente RG bei Flüssigkeit in Bronchiolen und Alveolen z.B. bei chron. Linksherzinsuff. mit Lungenstauung
- klingende = ohrnahe RG: bei Infiltration
- nichtklingende = ohrferne RG: z.B. bei Stauung.

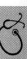

Herz/Kreislauf

❏ *Puls:* seitengleich? Femoralispuls abgeschwächt? (pAVK, Aortenisthmusstenose), Frequenz (Tachykardie > 100/Min, Bradykardie < 60/Min), Rhythmus: regelmäßig, unregelmäßig, peripheres Pulsdefizit (☞ 4.1.5), pulsus paradoxus (Puls wird bei Inspiration schwächer.)
❏ *Blutdruck:* Seitendifferenz > 20 mmHg pathol., Manschette sollte 3/5 des Oberarms bedecken (bei kleineren Manschetten falsch hohe RR-Werte). Distaler Rand mind. 3 cm oberhalb der Ellenbeuge. *Cave:* bei Dialysepat. nie am Shuntarm messen, bei Hemiplegikern nicht an der gelähmten Seite
❏ *Herzinspektion, -palpation und -perkussion:* Pulsationen (z.B. bei Aorteninsuff. im 2. ICR parasternal), Herzspitzenstoß (normal im 5. ICR MCL; bei Linksherzhypertrophie hebend, verbreitert und nach außen unten verlagert), relative Herzdämpfung (kräftige Perkussion von außen nach innen), absolute Herzdämpfung (leise Perkussion von innen nach außen, bei Lungenemphysem fehlend oder verkleinert)
❏ *Rhythmus:* Frequenz, Regelmäßigkeit, peripheres Pulsdefizit (Hinweis auf Vorhofflimmern).

Herztöne (HT)

1. Herzton (tiefer „Myokardanspannungs- bzw. AV-Klappenschlußton"). P.m. (= punctum maximum) Erb. An der Herzspitze lauter als der 2. HT.
❏ *Laut* bei „Streß": Fieber, Anämie, Schwangerschaft.
❏ *Paukend* bei Mitralstenose
❏ *Gedämpft* bei Kontraktilitätsverminderung: Myokarditis, Infarkt, Herzinsuff., Perikarderguß
❏ *Hörbar gespalten* z.B. bei Schenkelblock.

2. Herzton: höherfrequenter „Semilunarklappenschlußton". P.m. Herzbasis (3. ICR li parasternal = „Erb")
❏ *Laut* bei Aortensklerose, Hypertonus
❏ *Gedämpft* oder fehlend bei Aortenstenose
❏ *Physiologische, bei Inspiration verstärkte Spaltung:* Aortenklappe schließt vor Pulmonalklappe
❏ *Paradoxe Spaltung* (Pulmonalklappe schließt vor Aortenklappe, bei Exspiration verstärkt) bei Linksschenkelblock, Hypertonus, Aortenisthmusstenose
❏ *Fixierte Spaltung* bei Vorhofseptumdefekt
❏ *Weite Spaltung* bei pulmonaler Hypertonie und Rechtsschenkelblock.

3. Herzton: ventrikulärer Füllungston in der frühen Diastole → protodiastolischer Galopp. — *DD:* im Vergleich zum 2. HT später, im Vergleich zum Mitralöffnungston dumpfer und ebenfalls später. P.m. Herzspitze. Beim Erwachsenen nur bei rascher Ventrikelfüllung hörbar: Mitralinsuff., Herzinsuff. (Vorlast ↑). Bei Kindern und Jugendlichen häufig und physiologisch.

4. Herzton: niederfrequenter Vorhofkontraktions- und Myokardfüllungston kurz vor dem 1. HT → präsystolischer Galopp. — *DD:* im Vergleich zum 1. Anteil eines gespaltenen 1. HT leiser und gegenüber dem 2. Anteil des 1. HT anders klingend. P.m. Erb. Hörbar bei verstärkter Vorhofkontraktion bei Herzinsuff., häufig bei Hypertonus, Aortenstenose, Myokardinfarkt. Bei Jugendlichen physiologisch. Fehlt bei Vorhofflimmern.

Summationsgalopp: Zusammentreffen von 3. und 4. Herzton; z.B. bei Tachykardie oder AV-Block 1. Grades.

Ejection clicks: Auswurftöne z.B. bei poststenotischer Erweiterung von Aorta oder A. pulmonalis; P.m. 2. ICR re/li parasternal.

Mitralöffnungston (MÖT): diastol. Zusatzton über 5. ICR li parasternal bei Mitralstenose, kann bei Vorhofflimmern nicht auskultiert werden!

Nebengeräusche

Jeweils Zeitpunkt, Lautstärke (übliche Skala 1/6 bis 6/6), Frequenz (hoch-, niederfrequent), Atemabhängigkeit und Punctum maximum (P.m.) bestimmen.

❑ *DD Systolikum:* Mitral- und Trikuspidalinsuff. (Pansystolikum). Aorten-(Pulmonal-)Stenose (spindelförmig, fortgeleitet in die Karotiden). Ventrikelseptumdefekt (Frühsystolikum). Aorteninsuff. (Mittsystolikum). Offener Ductus Botalli (Maschinengeräusch).

❑ *Funktionelle Herzgeräusche:* ohne organische Herzveränderung; P.m. meist nicht lokalisiert, selten holosystolisch: z.B. bei schwerer körperlicher Arbeit, Fieber (HZV ↑), Anämie (Viskosität ↓), Schwangerschaft, Hyperthyreose.

❑ *Akzidentelles Herzgeräusch:* bei Gesunden, meist Jugendl.; ohne strukturelle oder funktionelle Herzveränderungen. Geräusch meist leise, lokalisiert, nicht ausstrahlend, evtl. nach Lagewechsel verschwindend. Nie diastolisch!

❑ *DD Diastolikum:* Mitralstenose (☞ Mitralöffnungston, vgl. Abb.). Aorteninsuff. (frühdiastolisches Decrescendo). Offener Ductus Botalli (Maschinengeräusch). Gelegentlich schwer abgrenzbar von Mitralöffnungston, 3. und 4. HT. *Austin-Flint-Geräusch:* durch relative Mitralstenose bei Aorteninsuff. *Graham-Steel-Geräusch:* hochfrequentes Frühdiastolikum. P.m. 3. ICR li parasternal, z.B. durch rel. Pulmonalisinsuff. infolge pulmonaler Hypertonie.

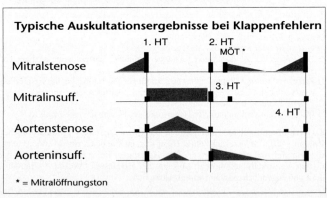

Typische Auskultationsergebnisse bei Klappenfehlern

	1. HT	2. HT MÖT *
Mitralstenose		
Mitralinsuff.		3. HT
Aortenstenose		4. HT
Aorteninsuff.		

* = Mitralöffnungston

Abdomen

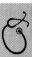

❏ *Inspektion*
- Zeichen der Lebererkrankung („Abdominalglatze", Venenzeichnung?)
- Aufgetriebener Bauch: Faustregel zur DD "Fett, Foetus, Faeces, Flatus (Luft), Flüssigkeit (Aszites) und Tumor"
- Pulsationen

❏ *Palpation*
- Im schmerzarmen Bereich beginnen. Druckschmerz? Resistenzen – verschieblich, schmerzhaft, wie groß?
- Bauchdecken weich oder Abwehrspannung? Loslaßschmerz?
- Bruchpforten geschlossen?
- Leberpalpation: Größe, Konsistenz, Leberpulsation, Courvoisier's'ches Zeichen (pralle, tastbare Gallenblase); hepatojugulärer Reflux bei Leberpalpation? (bei Rechtsherzinsuff.)
- Milzpalpation (wenn tastbar, dann bereits vergrößert)

❏ *Perkussion*
- Lebergrenzen z.B. mit Kratzauskultation bestimmen
- Klopfschall über Abdomen (tympanitisch, gedämpft)
- Ggf. Aszites-Ausdehnung abschätzen (Perkussion und Palpation der fortgeleiteten Flüssigkeitswelle).

❏ *Auskultation der Darmgeräusche* (DG): „Totenstille" bei paralyt. Ileus, gesteigerte, hochgestellte, spritzende, metallisch klingende DG bei mech. Ileus ☞ 8.1.4

❏ *Rektale Untersuchung:* Ampulle stuhlgefüllt? Blut, Teerstuhl, okkultes Blut, Tumor.

Nieren und ableitende Harnwege

❏ Nierenlager palpieren, Tumor, Klopfschmerz?
❏ Nierengefäßgeräusche paraumbilikal?
❏ Äußeres Genitale untersuchen, Hodenpalpation.

Wirbelsäule

Stauch-, Klopfschmerz, Form (Kyphose, Lordose; Skoliose, Gibbus), Muskelverspannung, Beweglichkeit.

Extremitäten

Beweglichkeit (Spastik, Rigor, Zahnradphänomen), Gelenke (Rötung, Bewegungsschmerz, trophische Störungen (z.B. *Purpura jaune d'ocre* an den unteren Extremitäten bei chron. venöser Insuff.), Temperatur und Umfang (im Seitenvergleich!), Ödeme, Varikosis.

Lymphknoten

Sind aurikulär, submandibulär, nuchal, zervikal, supra-, infraklavikulär, axillär, inguinal, kubital, popliteal Lk zu tasten? Lage, Form, Größe, Oberfläche, Abgrenzbarkeit, Konsistenz, Verschieblichkeit? Schmerzhaft?

1

Neurologische Untersuchung

Kopf und Hirnnerven

Hirnnerv	Funktion	Klinische Untersuchung
N. I (olfactorius)	Geruch	Seitengetrennt (ein Nasenloch zuhalten) mit aromatischen Stoffen (Kaffee). Reizstoffe (Ammoniak) werden auch über den N. V wahrgenommen
N. II (opticus)	Sehkraft	Augen getrennt prüfen, mit und ohne Brille; Visustafel in Leseabstand halten und kleinste erkannte Zeile notieren. Unkorrigierte Refraktionsanomalien können mit Hilfe eines „Pinhole" ausgeschaltet werden (Pat. schaut durch ein kleines, mit der Nadel durch Papier gebohrtes Loch)
	Gesichtsfeld	Seitengetrennte Prüfung, eigenes Gesichtsfeld als Kontrolle
	Augenhintergrund	direkte Spiegelung (umgekehrtes Bild); abgeblaßte Papille? (Optikusatrophie); Stauungspapille? (Hirndruck)
	Pupillen	Symmetrisch? Rund? Lichtreaktion (indirekt = Reaktion der nicht beleuchteten Pupille), Konvergenzreaktion = Miosis bei Konvergenz
Halssympathicus,		Horner-Sy.: Ptosis, Miosis und Enophthalmus auf der befallenen Seite
N. III (oculomotorius)	Blickrichtungsbewegungen	Nn. III, IV und VI werden zusammen untersucht. Augenbewegungen in den 4 Richtungen prüfen: Doppelbilder?
N. IV (trochlearis)		Senkung und Abduktion des Auges prüfen. Kompensatorische Kopfseitenneigung? Doppelbilder beim Treppabwärtsgehen?
N. VI (abducens)		Abduktion des Auges prüfen
	Nystagmus	Spontannystagmus (Richtung, Grad), Blickrichtungsnystagmus, Lagerungsnystagmus
N. V (trigeminus)	Motorisch	Pat. beißt Zähne aufeinander, dabei Masseter palpieren
	Sensibel	Leichte Berührung und Spitz/Stumpf-Diskrimination in den Dermatomen der 3 Trigeminusäste prüfen
	Cornealreflex	Berührung der Cornea mit sterilem Wattestäbchen von der Seite → Lidschluß (Afferenz N. V_1, Efferenz N. VII)
N. VII (facialis)	Mimische Muskulatur	Asymmetrie? Verstrichene Nasolabialfalte? Stirnrunzeln, Augen zukneifen (Untersucher versucht, die geschlossenen Augen des Pat. mit zwei Fingern zu öffnen), Zähne zeigen, Backen aufblasen, Pfeifen · *Periphere Lähmung*: komplett mit Lagophthalmus und Bell'schem Phänomen (beim Schließen der Augen wird auf der betroffenen Seite die Vertikaldrehung des Augapfels sichtbar) · *Zentrale Lähmung*: Stirnast intakt, Lidschluß funktioniert, kein Bell'sches Phänomen

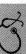

Hirnnerv	Funktion	Klinische Untersuchung
N. VIII (vestibulo-cochlearis)	Hörvermögen	Seitengetrennt (anderes Ohr zuhalten) Zahlen flüstern
	Rinne-Versuch	Stimmgabel auf Processus mastoideus setzen bis Ton nicht mehr hörbar; dann vor das Ohr halten. Wenn Ton dann wieder hörbar = normal. Sonst *Schalleitungsstörung*
	Weber-Versuch	Stimmgabel wird in der Mitte des Kopfes aufgesetzt. Ton wird in der Mitte wahrgenommen (= normal). Lateralisierung zur kranken Seite: Schalleitungsstörung. Zur gesunden Seite: Innenohrschwerhörigkeit
N. IX (glosso-pharyngeus)	Würgereflex (Afferenz)	Mit Spatel auf beiden Seiten getrennt den Würgereflex am weichen Gaumen auslösen
N. X (vagus)	Würgereflex (Efferenz)	☞ N. IX
	Tonus der hinteren Rachenwand	Pat. "Aaaa" sagen lassen. Gaumensegelparese auf der kranken Seite
N. XI (accessorius)	M. sternocleido-mastoideus, M. trapezius	Kopf gegen Widerstand zur Seite wenden lassen und kontralat. M. sternocleidomastoideus palpieren. Schultern hochziehen lassen und oberen Teil des M. trapezius palpieren
N. XII (hypoglos-sus)	Zungenmotorik	Symmetrie der herausgestreckten Zunge? Abweichung zur gelähmten Seite? Atrophie? Faszikulationen, Fibrillationen?

Eigenreflexe

> Funktionsstörungen der Pyramidenbahnen führen zur *Steigerung*,
> periphere Nervenschädigungen zur *Abschwächung* der Eigenreflexe.

❑ **PSR** = Patellarsehnenreflex (L2-L4): Schlag gegen das Lig. patellae 1 cm unterhalb der Kniescheibe → Kontraktion des M. quadrizeps femoris.

❑ **ASR** = Achillessehnenreflex (S1-S2): Schlag auf die Achillessehne am besten bei dorsalflektiertem Fuß → Plantarflexion des Fußes: Ausfall oft als erstes Zeichen einer Polyneuropathie oder beim Bandscheibenvorfall (Wurzel S1).

❑ **Adduktorenreflex** (L2-L4): Schlag auf die Innenseite des Kniegelenks → Adduktion: Seitendifferenz (z.B. re>li) oder gekreuzter Reflex (d.h. Schlag auf die rechte Seite führt zu beidseitiger Adduktion) ist Zeichen einer Pyramidenbahnschädigung (in diesem Fall re).

❑ **BSR** = Bizepssehnenreflex (C5-C6): Schlag auf den auf die Bizepssehne gelegten Zeigefinger → Kontraktion des M. biceps brachii.

❑ **RPR** = Radiusperiostreflex (C5-C6): Schlag auf den auf das distale Drittel des Radius gelegten Fingers (Hand soll in Mittelstellung zwischen Pro- und Supination stehen) → sichtbare Kontraktion des M. brachioradialis.

❒ **TSR** = Trizepssehnenreflex (C7-C8): Schlag auf die Trizepssehne 2 cm oberhalb des Olecranon → Kontraktion des M. triceps.

Kloni: rasche, wiederholte Abfolge von Eigenreflexen als Ausdruck einer gesteigerten Reflextätigkeit. Seitendifferenz und fehlende Erschöpfung (> 6 mal hin und her) sind pathologisch und deuten auf Pyramidenbahnschädigung; erschöpfliche Form nur bei Seitendifferenz pathologisch.
❒ **Patellarklonus:** Patella ruckartig nach distal schieben
❒ **Fußklonus:** ruckartige Dorsalflexion des Fußes.

Merkregel für die Reflexe und ihre Segmente*				
Reflex	**ASR**	**PSR**	**RPR**	**BSR**	**TSR**
Segment	1-2 (S)	3-4 (L)	5-6 (C)	5-6 (C)	7-8 (C)

* ansteigende Folge der Segmentzahlen, wenn Reflexe am Körper von unten nach oben getestet werden.

Pathologische Reflexe

Frühzeichen einer ipsilateralen Pyramidenbahnläsion.

❒ **Babinski-Reflex:** Bestreichen des äußeren Randes der Fußsohle mit Holzstab von der Ferse in Richtung Zehen; „Babinski pos." heißt tonische Dorsalflexion der großen Zehe, meist mit Abspreizung und Plantarflexion der Zehen II-V
❒ **Gordon-Reflex:** Kneten der Wadenmuskulatur → wie „positiver Babinski"
❒ **Oppenheim-Reflex:** kräftiges Streichen entlang der Tibiakante von proximal nach distal → wie „positiver Babinski".

Der Babinski-Reflex gilt nur dann als negativ, wenn auch die alternativen Methoden negativ waren.

Sensibilität

Schmerzen, Parästhesie (Mißempfindung, Kribbeln, Ameisenlaufen, Brennen, Taubheitsgefühl), *Dysästhesie* (Empfindung einer falschen Modalität, z.B. Kälte als Schmerz), *Anästhesie* (fehlende Empfindung), *Hyperästhesie* (Überempfindlichkeit). Allgemein: "*-algesie*" = Schmerz, "*-ästhesie*" = Empfindung.

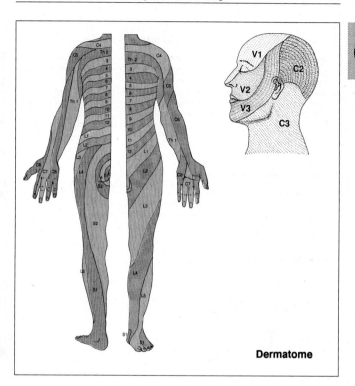

Dermatome

Nervendehnungsschmerz

☐ **Lasègue:** gestrecktes Bein im Liegen senkrecht anheben (☞ Abb. 6.1.8). Schmerzen bei Wurzelirritation L5-S1 oder Meningitis

☐ **Kernig:** Pat. liegt mit im Hüft- und Kniegelenk um 90° gebeugtem Bein auf dem Rücken. Schmerzen beim Strecken des Beins senkrecht nach oben (☞ Abb. 6.1.8). Hinweis auf Wurzelirritation L5-S1 oder Meningitis

☐ **Umgekehrter Lasègue:** Prüfung wie Lasègue, nur in Bauchlage. Wurzelreizung L3-L4

☐ **Brudzinski:** bei passiver Kopfbewegung nach vorn kommt es bei meningealer Reizung zu einem reflektorischen Anziehen der Beine (☞ Abb. 6.1.8).

1

Tonus

Arme und Beine mit unregelmäßigen passiven Bewegungen prüfen.

☐ *Rigor:* Hand-, Ellenbogen- und Kniegelenk beugen und strecken; durchgehender, wächserner Widerstand: leadpipe; ruckartig: *Zahnradphänomen* bei M. Parkinson

☐ *Spastik:* Prüfung von Pro- und Supination am Unterarm und Beugung/Streckung am Ellenbogen- und Kniegelenk: stärkster Widerstand beim Beginn schneller Bewegungen; deutet auf zentrale Parese

☐ *Tonusverlust:* schlaffe Lähmung bei peripherer oder frischer zentraler Parese, Kleinhirnläsion.

Kraft

Inspektion: Atrophien? Faszikulationen?

Suche nach latenten zentralen Paresen

☐ *Armhalteversuch:* Arme bei geschlossenen Augen supiniert nach vorne halten: Pronation und einseitiges Absinken bei zentraler Parese

☐ *Beinhalteversuch:* auf dem Rücken liegend gebeugte Beine hochhalten: einseitiges Absinken bei zentraler Parese

☐ *Ungleichmäßige Abnutzung des Schuhwerks:* ipsilateral findet sich evtl. eine stärkere Abnützung der Schuhspitze.

Koordination

☐ *Finger-Nase-Versuch:* Pat. führt seinen Zeigefinger möglichst schnell zwischen der eigenen Nase und dem sich bewegenden Finger des Untersuchers hin und her (Intentionstremor am Ende der Bewegung?)

☐ *Knie-Hacke-Versuch:* Aufforderung, das gestreckte Bein im Bett liegend hochzuheben, die Ferse auf das Knie des gestreckten anderen Beins zu setzen und zügig am Schienbein nach unten gleiten zu lassen.

☐ *Diadochokinese:* gegensätzliche Bewegungen schnell alternierend ausführen, z.B. die Finger einer Hand nacheinander Daumen gleicher Hand berühren lassen, „Klavierspielen", „Glühbirne einschrauben" (Dysdiadochokinese bei Kleinhirnläsionen, Tiefensensibilitätsstörungen, extrapyramidalen Störungen und motorischen Lähmungen).

1.3   Monitoring auf der Intensivstation

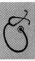

Während des stationären Aufenthaltes auf der Intensivstation sind zur Ther.-Überwachung folgende Untersuchungen in regelmäßigen Abständen zu wiederholen (Frequenz variabel!)

☐ *RR und Frequenz* stündlich
☐ *Urinausscheidung* stündlich: normal 50 - 100 ml/h
☐ *Temperatur:* bei Fieber 2-stündlich, sonst 6-stündlich. Bei Hypothermie rektale Temperatursonde
☐ *EKG-Monitor:* kontinuierlich mit Alarmsystem
☐ *12-Kanal-EKG:* bei V.a. Infarkt 6-stündlich, sonst 12-stündlich
☐ *BGA-Kontrolle:* Bei Beatmung bzw. bei respir. Insuff. stündlich, sonst 6-12-stündlich
☐ *Hämodynamik:* Normwerte ☞ 2.1.2. Je nach Krankheitsbild ZVD 6-8-stündlich, HZV und PCWP 8-stündlich
☐ *Rö-Thorax:* tägl.
☐ *Labor:* Krea, E'lyte, BB, BZ, Gerinnung tägl.

Bei folgenden Leiterkrankungen sind darüber hinaus zu empfehlen:

☐ *Herzinfarkt:* GOT, CK, CK-MB, HBDH, K^+, PTT 8-stündlich.
☐ *E'lyt-Entgleisung:* E'lyte (mit Cl^-, HCO_3, Laktat), BGA (Azidose, Alkalose?), Serum- und Urinosmolalität 6-8-stündlich.
☐ *Intox.:* Quick, CHE, E'lyte, CK, Transaminasen, BB, BGA 4-stündlich. Evtl. Met-Hb, CO-Hb, Hämolyseparameter (freies Hb, LDH), Laktat, Medikamentenspiegel.
☐ *GIT-Blutung:* BB, Laktat 4-stündlich, Quick, PTT, evtl. AT III 12-stündlich
☐ dekompensierter *Leberinsuff.* NH_3, Gerinnung, Krea, E'lyte, Transaminasen, Phosphat, BB, Laktat, BGA tägl.
☐ *Sepsis:* Blutkulturen im Fieberanstieg (mind. 4) und Urinkulturen. Laktat, CRP, Gerinnung, BB, Krea, E'lyte, BGA 4-8-stündlich
☐ *Pankreatitis:* Krea, E'lyte, BZ, BB (Thrombopenie?), Gerinnung (Verbrauchskoagulopathie?), CRP, BGA, Lipase 4-stündlich
☐ *ANV, Urämie:* E'lyte 8-stündlich, Krea 12-stündlich.
☐ *Verbrauchskoagulopathie:* Quick, PTT, AT III, z.B. Fibrinogen, Fibrinmonomere 4-6-stündlich
☐ *Schock:* BGA 6-stündlich, Laktat, BB, Gerinnung 12-stündlich.

1 Serumspiegel und therapeutische Bereiche von Arzneimitteln

*Die im Serum gemessenen Pharmakaspi*egel sind mit Vorsicht zu interpretieren, da die Konzentration eines Pharmakons am Wirkort und diejenige im Serum sich nicht immer entsprechen.

Pharmakon	Therapeutische Breite in SI-Einheiten [µmol/l]	Umrechnungs- faktor [SI:UF = alt]	Therapeutische Breite in alten Einheiten [mg/l]
Ajmalin			0,03-0,05
Amikacin	26-43	1,72	15-25
	Min.:** < 9		Min.: < 5
Amiodaron			0,75-3,5
Amitriptylin	0,43-0,90	3,61	0,1-0,25
Carbamazepin	17-52	4,23	4-12
Chinidin	6-15	3	2-5
Ciclosporin			0,12-0,3
Digitoxin	17-33 nmol/l	1,31	13-25 µg/l
Digoxin *	0,9-2,6 nmol/l	1,28	0,7-2,0 µg/l
Disopyramid	6-15	2,95	2-5
Ethosuximid	280-710	7,08	40-100
Flecainid			0,2-1
Gentamicin	11-25	2,1	5-12
	Min.: < 4		Min.: < 2
Lidocain	8,5-25	4,27	2-6
Lithium	300-1300		
Mexiletin			0,5-2
Phenobarbital	65-170	4,3	15-40
Phenytoin	40-80	3,95	10-20
Primidon	23-55	4,58	5-12
Procainamid	17-43	4,25	4-10
Propafenon			0,1-1,5
Salicylat	720-2160	7,2	100-300
Sotalol			1-3
Streptomycin			Min.: < 5, Max.: 15-40
Theophyllin	44-110	5,5	8-20
Tobramycin	11-26	2,14	5-12
	Min.: < 4		Min.: < 2
Valproinsäure	350-700	6,93	50-100
Verapamil			0,015-0,1

*   *Beachte:* bei Hypokaliämie können bereits Werte > 1,3 nmol/l
    zu toxischen Erscheinungen (☞ 4.11.1) führen
**   *Min.* = Talspiegel *(trough level)*

Nomogramm zur Bestimmung der Körperoberfläche bei Erwachsenen

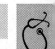

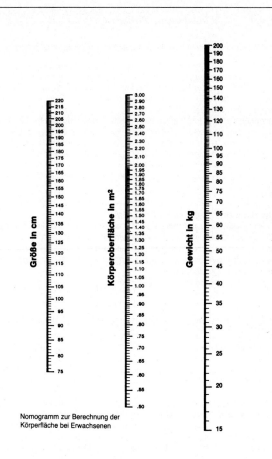

Nomogramm zur Berechnung der
Körperfläche bei Erwachsenen

[Abb. mit freundlicher Genehmigung aus: Infusionsther. und klinische Ernährung, Fresenius
AG, 608 (1987)]

1.4   Sterben und Tod des Patienten

1

1.4.1   Der sterbende Patient

Der Tod eines Patienten darf nicht mit ärztlichem Versagen gleichgesetzt werden.

Liegt ein Pat. im Sterben, sollte der Arzt folgende Fragen prüfen:
- Ist die Verlegung des Pat. von der Intensivstation noch möglich?
- Können Sorgen des Pat. erleichtert werden (z.B. der Wunsch, ein Testament zu schreiben, seine Kinder noch einmal zu sehen, zu Hause zu sterben)?
- Ist der Pat. schmerzfrei?
- Können für den Pat. quälende Diagnostik und Therapieformen (Bestrahlung, Chemother., parenterale Ernährung, Blutentnahmen) abgesetzt werden?
- Ist ggf. dafür gesorgt, daß keine Reanimation vorgenommen wird?
- Sind die Angehörigen und ggf. der Hausarzt informiert?
- Hat der Pat. noch Fragen? Wünscht er Beistand durch einen Seelsorger?
- Ist alles getan, daß der Pat. in Ruhe (Einzelzimmer) und würdevoll sterben kann?

Diagnosekriterien des klinischen Todes:
Pulslosigkeit, Atemstillstand, Bewußtlosigkeit, weite reaktionslose Pupillen.
Sichere Todeszeichen: Totenflecken (nach 0-4 h, rotviolette Flecken, v.a. in abhängigen Körperpartien, die nach spätestens 24 h nicht mehr wegdrückbar sind), Leichenstarre (nach 2-6 h, schreitet vom Kopf zur Peripherie hin fort und löst sich nach 2-3 Tagen).

1.4.2   Totenbescheinigung (Leichenschauschein)

Landesrechtliches Dokument. Es wird von dem Arzt, der die Leichenschau (möglichst innerhalb von 24 h nach dem Tod) vornimmt, ausgefüllt. Es besteht meist aus einem offenen Teil für amtliche Zwecke und einem vertraulichen Teil mit medizinischen Angaben zur Todesursache (Grundlage der amtlichen Todesursachenstatistik).
- Personalien des Toten, Todesfeststellung, Todeszeitpunkt
- Todesart (erfordert Kenntnisse von der Vorgeschichte)
- Lag eine übertragbare Krankheit im Sinne des Bundesseuchengesetzes vor? Wenn ja, Amtsarzt im örtlichen Gesundheitsamt benachrichtigen
- Todesursache: Ist diese unklar (z.B. unbekannter Pat.) oder haben Gewalt, Verletzungen, Suizid, Alkohol, Vergiftung, Vernachlässigung, OP oder Anästhesie eine Rolle gespielt (V.a. unnatürliche Todesursache), ist der Staatsanwalt zu informieren.

✗ *Beachte:* Totenschein nur unterschreiben, wenn mindestens *ein* sicheres Todeszeichen vorhanden ist und eine Untersuchung am unbekleideten Körper möglich
war!

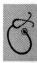

1.4.3 Organtransplantation

Spenderkriterien

Eine Organentnahme ist immer dann in Betracht zu ziehen, wenn:
- ☐ Die klinischen Zeichen des Hirntodes sich andeuten
- ☐ Ein vorbestehender irreversibler Schaden des zu entnehmenden Organs ausge-
  schlossen werden kann (Passagere Funktionsverschlechterung ist keine KI!)
- ☐ Eine Übertragung von Krankheiten (Sepsis, Malignom) unwahrscheinlich ist
  (lokale Infektion keine KI!)
- ☐ Das biologische Alter < 65 Jahren liegt (keine absolute Grenze!)

Vor Organentnahme muß
- ☐ Die Einwilligung des Pat. (Organspenderausweis) oder eines nahen Angehöri-
  gen vorliegen
- ☐ Eine **Hirntoddiagnostik** durchgeführt werden
  - *Voraussetzungen:* Es muß eine akute, schwere primäre (z.B. Hirnblutung)
    oder sekundäre (z.B. Hypoxie) Hirnschädigung vorliegen. *Ausgeschlossen* sein
    müssen: Intox., Infektionen, neuromuskuläre Blockade, Unterkühlung, endo-
    krines oder metabolisches Koma, Schock als Ursache des Komas.
  - *Symptomen-Trias*: Koma, Apnoe, Hirnstammareflexie (lichtstarre, weite Pu-
    pillen beidseits, fehlender Kornealreflex beidseits, fehlender okulo-zephaler
    Reflex (Puppenkopfphänomen), fehlende Trigeminus-Schmerzreaktion, feh-
    lender Tracheal- und Pharyngealreflex. Diese Befunde müssen übereinstim-
    mend und nacheinander im Abstand von 12 h (Beobachtungszeitraum bei
    primärem Hirntod) bzw. 3 Tagen (bei sekundärem Hirntod) von 2 Untersu-
    chern festgestellt und dokumentiert werden (Protokoll zur Feststellung des
    Hirntodes).
  - *Ergänzende Untersuchungen* dienen dazu, diesen Beobachtungszeitraum zu
    verkürzen: Null-Linien-EEG über 30 Min. bei kontinuierlicher Registrierung,
    beidseitige Carotisangiographie (zeigt Sistieren der Blutversorgung des Ge-
    hirns), mehrfaches Ableiten früher akustisch evozierter Potentiale (FAEP)
    mit Erlöschen der Wellen III-V. (Voraussetzung: normale Körpertemperatur
    und nicht relevanter Barbituratspiegel)
  - Bei Unklarheiten unbedingt Kontaktaufnahme zu einer Transplantationszen-
    trale!

1

1.4.4   Obduktion

Eine Obduktion erfolgt nur nach Einwilligung der Angehörigen, evtl. auch nach
Ablauf einer 24h-Frist, innerhalb der die Angehörigen Einspruch erheben können. Näheres regelt der *Krankenhausbehandlungsvertrag* zwischen Pat. und Kran-
kenhausträger. Erzwingbar ist die Obduktion bei Seuchenverdacht (nach amts-
ärztlichem Gutachten!) und vor einer Feuerbestattung, sofern die Todesursache
nicht anders geklärt werden kann. Die *gerichtliche* Sektion wird vom Staatsanwalt
beantragt.

Beachte: Berufsgenossenschaften können zur Klärung eines Kausalzusammen-
hanges zwischen Arbeitsunfall und Tod eines Versicherten eine Obduktion verlangen. Eine „versorgungsrechtlich" begründete Obduktion kann auch vom Sta-
tionsarzt im Einverständnis mit den Angehörigen angeordnet werden, um die
spätere Beweislage der Hinterbliebenen zu verbessern.

1.5   Aufklärungspflicht

Der Pat. muß *grundsätzlich über alle relevanten Umstände seiner Erkrankung und
ihrer Ther.* aufgeklärt werden. Hiervon hängt die juristische Wirksamkeit der Einwilligung zu einem ärztlichen Eingriff ab.

❑ Der *Umfang der Aufklärung* richtet sich nach der Dringlichkeit des Eingriffes,
   Bildungs- und Erfahrungsstand des Pat.
❑ Die Aufklärung sollte dem Pat. die *Selbstbestimmung,* d.h. eine *abwägende
   Wahrnehmung seiner Interessen* ermöglichen.
❑ Über *typische Risiken* eines Eingriffes ist unabhängig von der Komplikationsra-
   te aufzuklären.
❑ Eine OP stellt für jeden Pat. eine Ausnahmesituation dar, in der seine Aufnah-
   mefähigkeit verändert sein kann. Darum
   – Informationen ausdrücklich gliedern. Z.B.: „Als erstes erkläre ich Ihnen die
     OP, als zweites, welche Gefahren bestehen, und zuletzt, was nach der OP
     geschehen wird."
   – Aufklärungsgespräch möglichst wiederholen (auch Angehörige müssen oft
     mehrmals aufgeklärt werden!)
   – Wichtige Punkte schriftlich festhalten, nicht nur für den Staatsanwalt, auch
     für den Pat.!
❑ Die Aufklärung hat außer bei Notfällen rechtzeitig, d.h. zumindest am Tag vor
   dem Eingriff und auf keinen Fall nach der Prämedikation zu erfolgen.
❑ Es ist notwendig, die Aufklärung vom Pat. durch Unterschrift bestätigen zu
   lassen oder vor Zeugen vorzunehmen. Denn: In fast allen Arzthaftungsprozes-
   sen muß der Arzt beweisen, daß der Pat. hinreichend aufgeklärt worden ist!

1.6 Ethische Aspekte

Aufgabe der Medizinethik ist es, Modelle für ethisch begründbare Entscheidungsfindungen zu entwickeln, um dadurch konsensfähige Lösungen bei ethischen Problemen im ärztlichen Alltag zu ermöglichen.

Schwierige ethische Entscheidungen sind häufig durch Konflikte zwischen *Leitprinzipien* gekennzeichnet. Vor der intensivmedizinischen Ära waren im wesentlichen zwei Prinzipien von Bedeutung, nämlich

❑ Leben zu erhalten und
❑ Leiden zu lindern bzw. keinen Schaden zuzufügen.

Intensivmedizin in ihrer heutigen Form ist Folge des medizintechnischen Fortschritts; die damit eröffnete Möglichkeit, schwerstkranke Patienten, die früher mit Sicherheit nicht überlebt hätten, entweder am Leben zu erhalten, in einer kritischen Phase ihrer Erkrankung entscheidend zu bessern oder sogar vollständig zu heilen, ist ethisch häufig nur durch Rückgriff auf weitere Leitprinzipien zu bewältigen:

❑ die Frage nach den Chancen zur Rettung des Patienten
❑ die Berücksichtigung der Selbstbestimmung des Individuums und
❑ das Miteinbeziehen ökonomisch-juristischer Überlegungen.

Insgesamt markieren die genannten fünf Prinzipien das Spannungsfeld, in dem sich ethisches Handeln in der Intensivmedizin zu bewegen hat:

Chancen zur Rettung des Patienten

Gemeint ist die Überbrückung bzw. Besserung eines lebensbedrohlichen Zustandes, die unter Umständen nur von kurzer Dauer sein kann und die Langzeitprognose unbeeinflußt läßt, die jedoch auch die definitive Heilung mit oder ohne Defizite und Residuen ermöglichen kann. Die vom Behandlungsteam zu leistende prognostische Einschätzung wird fundamental vom aktuellen Wissensstand und der persönlichen Erfahrung geprägt. Insofern ist lebenslanges Bemühen um hohen medizinischen Standard und Fortbildung auch ethische Verpflichtung. Daneben gehen in eine solche Beurteilung immer auch die in der aktuellen Situation am aktuellen Ort zur Verfügung stehenden medizintechnischen und personellen Ressourcen ein.

Auftrag, Leben zu erhalten

Der traditionelle ärztliche Auftrag, Leben zu retten und zu bewahren, gilt uneingeschränkt nur bei jenen Patienten, die zu „retten" sind, verliert dagegen beim Schwerstkranken an Gültigkeit bzw. büßt sie völlig ein, wenn sich herausstellt, daß dieser nach gegenwärtigem medizinischen Kenntnisstand unrettbar „verloren" ist. Konsequenterweise werden also alle indizierten intensivmedizinischen Maßnahmen unter Berücksichtigung des Lebensalters, der Vorerkrankungen und des zugänglichen Teils des Lebensentwurfes solange zur Anwendung kommen, wie begründete Hoffnung auf Besserung besteht. Bei definitivem Umschlag in einen medizinisch hoffnungslosen Verlauf müssen am Individuum orientierte Überlegungen zur Modifikation der Behandlung bis hin zum Behandlungsabbau oder sogar Behandlungsabbruch einsetzen. Auch dazu gehören medizinischer Sachver

1

stand und persönliche Erfahrung, so daß derartige Entscheidungen besser vom gesamten Behandlungsteam als von einer einzelnen Person getroffen werden sollten.

Verpflichtung, weder Schaden noch Leid zuzufügen

Da gewöhnlich bei ärztlichen Eingriffen Beeinträchtigungen nicht auszuschließen sind, geht es hier um die gewissenhafte Abklärung zwischen Risiko und Nutzen einer diagnostischen oder therapeutischen Maßnahme. Wichtig ist der Hinweis auf die Chancen zur Rettung des Patienten: sind diese gut, so wird man sich auch dann invasiver, aggressiver Verfahren bedienen, wenn diese vom Kranken als belastend empfunden werden. Kann dagegen keine Rettung oder gar Heilung erwartet werden, so werden ausschließlich Zuwendung, Pflege und Schmerzlinderung die Bemühungen charakterisieren.

Selbstbestimmung des Patienten

Beim bewußtseinklaren, „kompetenten" Patienten setzt die Durchführung diagnostischer und therapeutischer Maßnahmen eine Einwilligung nach entsprechender ärztlicher Aufklärung voraus (☞ 1.5.1). Das im „informed consent" zum Ausdruck kommende fundamentale Selbstbestimmungrecht des Patienten wird bei klarer Bewußtseinslage auch dann gelten und sich gegenüber anderen Leitprinzipien durchsetzen, wenn vom Pat. in der Intensivmedizin Therapiebegrenzung bzw. Therapieabbruch gefordert werden. Konflikte sind in aller Regel erst dann zu erwarten, wenn derartige Entscheidungen beim bewußtseinsgestörten, kritisch Kranken anstehen. Die noch unübersichtliche Rechtslage macht dann eine besonders sorgfältige individuelle Prüfung der medizinisch-ethischen Aspekte erforderlich.

Ökonomisch-juristische Überlegungen

Diese dürften bei weiterer Kostensteigerung im Gesundheitswesen und knapper werdenden Ressourcen in der ethischen Diskussion an Bedeutung gewinnen. Allerdings gehören die damit verbundenen Fragen nach der sozialen Verträglichkeit dieser oder jener medizinischen Maßnahme und der Verteilung („Allokation") der zur Verfügung stehenden Mittel, primär in die entsprechenden politischen und staatlichen Gremien und Institutionen. Auf der Intensivstation dagegen ist der Arzt – wie anderswo auch – zu allererst dem ihm anvertrauten Kranken verpflichtet, und eine Umorientierung der Behandlung im Einzelfall aus ökonomischen und/oder gesellschaftlichen Gründen kommt ohne Not nicht in Betracht.

2 Ärztliche Arbeitstechniken

Roland Preuss, Margret Oethinger

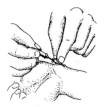

2.1   Gefäßpunktionen

2.1.1   Zentraler Venenkatheter (ZVK)

Seldinger Technik: häufig angewandte Technik bei zentralvenösen oder arteriellen Punktionen. Der Katheter wird über einen Führungsdraht (Mandrin) in das Gefäß vorgeschoben. Vorteil: geringere Traumatisierung, niedrigeres Infektionsrisiko.

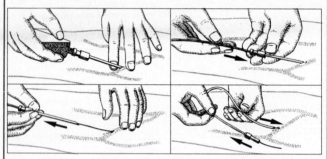

1 Punktion des Gefäßes   2 Mandrin vorschieben   3 Punktionskanüle
zurückziehen   4 Katheter über den Mandrin in das Gefäß vorschieben

Zentraler Venenkatheter

Ind.: hypovolämischer oder kardiogener Schock, Z.n. Reanimation, sicherer Zugang zur V. cava sup. für volle parenterale Ernährung, fehlende Möglichkeit eines peripheren Venenzugangs, Zufuhr von hyperonkotischen oder anderen venenwandreizenden Substanzen (z.B. hochkonz. Glukoselösungen, KCl), ZVD-Messung, Schleuse für Pulmonaliskatheter oder passageren intrakardialen Schrittmacher.

Relative KI: Gerinnungsstörung, Adipositas und extremes Lungenemphysem (V. subclavia), voraussichtlich lange ZVK-Verweildauer (V. cephalica, V. basilica).

❒ *Periphere Zugangswege:* V. basilica, V. cephalica
❒ *Zentrale Zugangswege:* V. subclavia, V. jugularis ext. und int., V. brachiocephalica (= V. anonyma).

Material: Einmalpunktions-Set mit Plastikkatheter 14 G oder 16 G, ca. 70 cm lang für V. basilica und V. cephalica, ca. 30 cm lang für V. jugularis und V. subclavia. 10 ml Spritze mit steriler Kochsalzlösung, 10-20 ml 1%iges Lidocain mit Kanülen (24 G – braun und 21 G – grün). Sterile Handschuhe, Tücher und Mundschutz.

Durchführung: bei V. jugularis und V. subclavia Pat. in die Trendelenburgsche Lage bringen (Senken des Oberkörpers um ca. 20° Grad durch Kippen des Bettes, dadurch bessere Venenfüllung und Vermeidung von Luftembolien), den Kopf zur Gegenseite gedreht. Rasieren, Desinfektion und Abdecken der Haut. Lokalanästhesie. *Cave:* nach mißglückter Punktion der V. subclavia, V. jugularis oder V. anonyma Versuch auf der Gegenseite erst nach Röntgenkontrolle (→ Pneumothorax?).

Periphere Zugangswege (V. basilica, V. cephalica)

❒ Vorteil: geringe Infektionsgefahr, geringe Blutungsgefahr bei Gerinnungsstörungen (Kompressionsmöglichkeit). Nachteil: Thromboseneigung, zeitaufwendig, große Variabilität der Anatomie.
❒ *Punktionsort:* Ellenbeuge
❒ *Technik:* Verwendung von Einmalpunktionssets (z.B. Cavafix®), evtl. Lokalanästhesie. V. basilica (medial) bevorzugen, da V. cephalica (lateral) rechtwinklig in die V. subclavia einmündet und sich von dort manchmal nicht mehr weiterschieben läßt, dann evtl. Arm abduzieren. Einführungslänge vorher abschätzen.

V. jugularis-interna (transmuskulärer Zugang ☞ Abb)

Für den Geübten sicherster Zugang.

❒ *Punktionsort:* etwas unterhalb der sichtbaren Kreuzungsstelle der V. jug. externa mit dem M. sternocl. und ca. 1 cm lateral der tastbaren Arterie
❒ Bei der Lokalanästhesie durch Aspirationsversuche (Probepunktion in der unten angegebenen Richtung) Lage der V. jugularis int. bestimmen, Richtung durch Bluttropfen auf der Haut markieren.
❒ Nach Palpation der A. carotis (postero-medial der V. jugularis int.) Einführen der Punktionskanüle transmuskulär unter Aspiration im Winkel von ca. 30° zur Haut. Zielpunkt beim Vorschieben ist der mediale Rand des klavikulären Muskelansatzes. In ca. 3-4 cm Tiefe wird die V. jug. int. erreicht. Aspiration von venösem Blut
❒ Weiteres Vorgehen je nach Technik, z.B. Seldinger (s.o.).

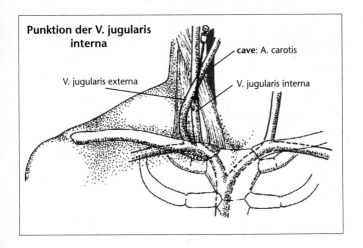

Punktion der V. jugularis interna

cave: A. carotis

V. jugularis externa

V. jugularis interna

Subclaviapunktion (☞ Abb.)

V. subclavia kreuzt 1. Rippe dorsal des medialen Klavikuladrittels. Anteriore Lage zur A. subclavia und der Pleurakuppel.

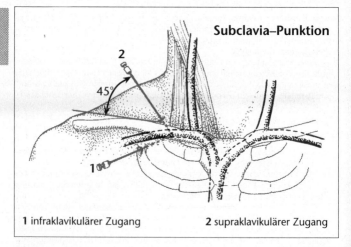

Subclavia-Punktion

2

45°

1

1 infraklavikulärer Zugang   **2** supraklavikulärer Zugang

Infraklavikulärer Zugang (1)

☐ *Lagerung:* Arm des Pat. abduzieren und außenrotieren (übersichtlichere anatomische Verhältnisse).

☐ *Punktionsort:* unmittelbar infraklavikulär in der Medioklavikularlinie. 1-2 ml des Lokalanästhetikums als „Depot" unmittelbar an das Periost der Klavikula setzen; mit weiteren ca. 3-4 ml das umgebende Gewebe infiltrieren. Dabei Probepunktion der Vena subclavia zur Orientierung

☐ Einbringen der Punktionskanüle zwischen aufgesetztem 2. und 3. Finger der nicht punktierenden Hand unter ständiger Aspiration mit aufgesetzter 10 ml-NaCl-Spritze. Zunächst Haut annähernd senkrecht durchstechen, dann Punktionskanüle an die Dorsalfläche der Klavikula heranführen.

☐ Punktionskanüle horizontal unter der Klavikula und in ständigem Kontakt zu ihr in Richtung auf die obere Begrenzung des Sternoklavikulargelenkes vorschieben. Der Winkel zur Thoraxoberfläche beträgt etwa 30° Grad.

☐ Nach Überwinden eines Widerstandes (Lig. costoclaviculare) erreicht man die V. subclavia in 4-6 cm Tiefe. Intraluminale Lage durch mühelose Blutaspiration kontrollieren. Weiteres Vorgehen nach Seldingertechnik wie oben beschrieben.

☐ Katheter re 10-15 cm, li 15-20 cm einführen; Eindringtiefe des Katheters mit dem außen angelegten Führungsdraht abschätzen. *Cave:* Katheter niemals gegen Widerstand vorschieben!

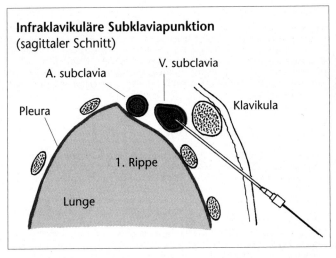

Infraklavikuläre Subklaviapunktion (sagittaler Schnitt)

❑ Erneut intravasale Lage durch Blutaspiration prüfen und Katheter gut fixieren, ggf. Naht.

❑ Anschließend obligate *Röntgenkontrolle;* bei nicht-röntgendichten Kathetern Kontrastmittel verwenden. Lagekorrektur. *Richtige Lage:* Untere V. cava sup., ca. 2 cm oberhalb der Einmündung in den rechten Vorhof (Katheterspitze befindet sich außerhalb des Perikardbeutels) oder hoch im rechten Vorhof (d.h. im Rö-Bild ca. 2 QF unterhalb des Sternoclaviculargelenks).

Supraklavikulärer Zugang (2)

Cave: gefährlichster Zugang! → möglichst vermeiden. *Punktionsstelle:* zwischen Pars clavicularis des M. sternocl. und Klavikula. Kanüle unter 45° zu Haut und Klavikula retroklavikulär vorschieben u. V. subclavia in 3-4 cm Tiefe punktieren.

Vena femoralis

Ind.: zentraler Zugang bei Scheitern anderer Punktionsstellen, großlumiger Zugang für Dialyse oder arterio- bzw. venovenöse Filtration. Lage der V. femoralis: medial der A. femoralis. (*Merkspruch:* IVAN - von Innen: Vene, Arterie, Nerv).

Durchführung: Pat. in möglichst flache Rückenlage bringen. Hilfreich ist die Außenrotation und leichte Abduktion im Hüftgelenk. Desinfektion der Leistenregion. Femoralarterie mit dem 2. und 3. Finger der nicht punktierenden Hand sicher palpieren und fixieren. Ca. 1 cm medial der Arterie von innen (Winkel zum Gefäßverlauf ca. 45°) auf die Mitte des Leistenbandes hin punktieren und Nadel unter Aspiration vorschieben. Kommt kein Blut, langsames Zurückziehen der Kanüle unter Sog, bis Blut angesaugt wird. Weiteres Vorgehen (z.B. Seldingertechnik) wie bei V. jug. int. Punktion.

2

KO aller Zugangswege

Pneumothorax, art. Punktion (Gefahr des Hämatothorax → sofortige Kanülenentfernung und Druckverband für mindestens 5 Min., ggf. Eisbeutel), Hämatom, Verletzung des Ductus thoracicus auf der li Seite (Chylothorax), Luftembolie (Beatmung mit PEEP), Verletzung des Plexus brachialis, Katheterfehllage mit Rhythmusstörungen, Infusothorax, Endokardverletzung, Thrombophlebitis, Infektionen bei 7-16% der Pat. (v.a. Staph. aur. und epidermidis) und Thrombose der zentralen Vene.

 Fußangeln und Fingerzeige

❑ Bei Richtungskorrekturen Kanüle bis unter die Haut zurückziehen, dann erst mit veränderter Richtung vorschieben
❑ Stahlkanüle niemals in situ in die Kunststoffkanüle zurückstecken (diese kann durchbohrt und abgeschnitten werden)
❑ Bei Widerstand beim Vorschieben intravasale Lage des Katheters durch Blutaspiration kontrollieren (Spritze unter das Niveau des Pat. halten). Beim geringsten Verdacht auf Gefäßperforation Katheter entfernen
❑ Vorsicht bei BZ- und E'lytbestimmungen aus ZVK bei gleichzeitiger Infusion
❑ Bei Fieber oder geröteter Eintrittsstelle Katheter entfernen und Neueinlage an anderer Stelle. Evtl. Einmaldosis eines Staphylokokkenantibiotikums, z.B. Vancomycin oder Teicoplanin.

ZVD-Messung

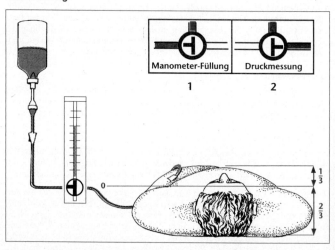

ZVD nur in flacher Rückenlage des Pat. und korrekter zentraler Lage des Katheters meßbar → Rö-Bild prüfen (richtige Lage: Katheterspitze 2 QF unter Sternoclaviculargelenk.)

Prinzip: Meßvorrichtung ausrichten (z.B. mit Thoraxlineal). Re. Vorhof = 0 cm, entspricht 2/3 des Abstands von Wirbelsäule zu Sternum beim liegenden Pat. Manometer wird mit Infusionslösung (NaCl 0,9%) gefüllt (1), dann Dreiwegehahn zum Pat. öffnen: Messung des (atemabhängigen) Venendrucks in cm Wassersäule (2). *Normwert:* ca. 2-12 cm H_2O ≈ 1-9 mmHg (1 cm H_2O = 0,74 mmHg).

2.1.2   Pulmonaliskatheter

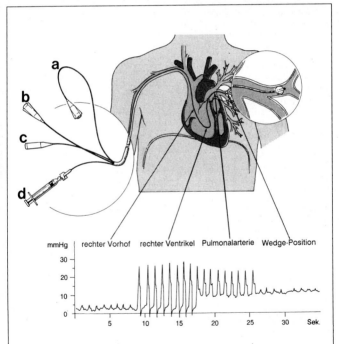

Swan-Ganz-Katheter

a   distales Lumen (rot) zur Messung des Pulmonalarterien- bzw. Kapillardruckes

b   proximales Lumen (blau) zur Messung des ZVD bzw. rechtsatrialen Drucks

c   elektrische Zuleitung zum Thermistor (liegt distal des Ballons an der Spitze des Katheters)

d   Lumen zur Insufflation des Ballons mit Luft

Der Pulmonaliskatheter ermöglicht die Bestimmung folgender Parameter:
- ZVD, rechter Vorhof- und Ventrikeldruck
- Pulmonalarteriendruck
- Pulmonaler kapillärer Verschlußdruck (PCWP = pulmonary capillary wedge pressure), entspricht dem Druck im linken Vorhof
- Herzzeitvolumen und Herzindex (CI = cardiac index)

Ind.: DD von Schock und akuter Dyspnoe, Herzinfarkt (großer Infarkt, kardiogener Schock, akute Klappenfehler, Herzbeuteltamponade, Septumruptur). Therapiesteuerung bei Volumensubstitution, Katecholamingabe (Dobutamin, Dopamin, Adrenalin, Noradrenalin), medikamentöser Vasodilatation.

Durchführung

- Zugangswege wie bei ZVK, jedoch über Einführungsbesteck und Schleuse. Bei Zugang über V. basilica linke Seite geeigneter.
- Vor Punktion Pat. an EKG-Monitor anschließen, Braunüle legen (als Zugang für Notfall). Prüfung der elektrischen Zuleitung, Füllung des distalen und proximalen Lumens mit Kochsalzlösung. Prüfung des Ballons mit Luft auf Dichtigkeit.
- EKG-Monitorkontrolle, Reanimationsbereitschaft
- Vorschieben des Katheters durch Schleuse unter kontinuierlicher Druckkurvenkontrolle am Monitor und evtl. Durchleuchtung. Das charakteristische Aussehen der jeweiligen Druckkurven erlaubt die genaue Lokalisation der Katheterspitze, Registrierung der Druckkurven.
- Nach Erreichen der A. pulmonalis den Ballon aufblasen und den Katheter langsam so weit vorschieben, bis gerade die typische Form der Pulmonalkapillarposition (*wedge-position*, ☞ Abb.) erscheint.
- Jetzt muß der Ballon sofort entblockt und entlastet werden, worauf die typische Pulmonalisdruckkurve erscheinen muß.
- *Cave:* Katheter nie für längere Zeit in wedge-Position geblockt lassen.
- Überprüfung der richtigen Lage durch mehrmaliges Füllen und Entlasten des Ballons. Fixierung des Katheters, Abdecken der Einstichstelle mit sterilem Verband.

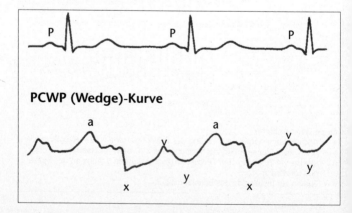

PCWP (Wedge)-Kurve

Messung des Herzzeitvolumens (HZV)

Thermodilutionsprinzip (Injektion von 10 ml, ca. 4°C kalter NaCl-Lösung in das proximale Lumen des Swan-Ganz-Katheters und Bestimmung der Temperaturerniedrigung in der A. pulmonalis mit Thermistor (Berechnung mit Hilfe eines Computers), Herzindex = cardiac index = CI = HZV/Körperoberfläche in m².

KO

Herzrhythmusstörung, Ballonruptur, Luftembolie, Verknotung, Lungeninfarkt, Pulmonalarterienperforation (Hämoptyse).

Normwerte und pathologische hämodynamische Befunde			
Rechter Vorhof	mittel	4-5 mmHg	Erhöhung: Rechtsherzversagen (sekundär nach Linksherzversagen, Rechtsherzinfarkt, Lungenembolie, pulmonaler Hypertonus bei Lungenerkrankungen, Trikuspidalinsuff., Herzbeuteltamponade; Erniedrigung: Hypovolämie
Rechter Ventrikel	systolisch enddiastolisch	25-30 mmHg 5 mmHg	Erniedrigung: Hypovolämie
A. pulmonalis	systolisch diastolisch mittel	20-30 mmHg 8-12 mmHg 12-16 mmHg	Erhöhung: Lungenembolie, COLD, Ventrikelseptumdefekt, PCWP-Erhöhung Erniedrigung: Hypovolämie
PCWP*	mittel	8-12 mmHg	Erhöhung: Linksherzinfarkt, kardiogener Schock, Linksherzinsuff., Überwässerung, Mitralvitium, Herzbeuteltamponade Erniedrigung: Hypovolämie *Bei PCWP* = 20 mmHg Belastungsdyspnoe, 25-30 mmHg Ruhedyspnoe, 30-40 mmHg Lungenödem.
HZV**		5-8 l/Min	Erhöhung: Anämie, Sepsis, Fieber, Hyperthyreose Erniedrigung: Hypovolämie, kardiogener Schock, Herzinsuff.
CI***		> 2,5 l/Min/m²	*Bei Herzindex* = 2,0-2,2 l/Min/m² Müdigkeit und Schwäche, 1,5-2,0 l/Min/m² kardiogener Schock, < 1,5 l/Min/m² Tod

*   PCWP   = „pulmonary capillary wedge pressure" = Verschlußdruck = Druck im li Vorhof
**   HZV   = Herzzeitvolumen = Schlagvolumen x Frequenz
***   CI   = cardiac index = Herzindex = HZV / Körperoberfläche

2

Differentialtherapie je nach Pulmonaliskatheterbefund				
Hämodynamische Störung	Therapeutische Maßnahme			
	Volumen-substitution	Pos. inotrope Substanzen (z.B. Dobutamin)	Vasodilatation (z.B. Nitroprussid)	Diuretika
CI ↓ PCWP ↓ ZVD ↓	++	(+)	o	o
CI ↓ PCWPn ZVD n	(+)	++	o	o
CI ↓ PCWP i ZVD ↑	o	+	++	+
Hämodynamische Wirkung	Vorlast ↑	Kontraktilität ↑	Nachlast ↓	Nachlast ↓

2.1.3 Arterielle Punktion

Ind.: BGA (wenn Bestimmung aus Kapillarblut nicht ausreicht), Arteriographie.
KI: erhöhte Blutungsneigung, Infektionen bzw. Lk-Schwellungen im umliegenden Gewebe
Punktionsorte: A. femoralis, A. radialis, A. brachialis
Material: spezielle BGA-Spritze oder heparinisierte 2-5 ml Spritze mit dünner Kanüle (24 G/lila für A. radialis, 21 G/grün für A. femoralis), Handschuhe.

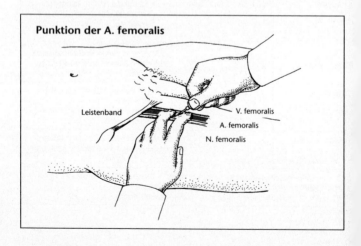

Punktion der A. femoralis

Leistenband

V. femoralis

A. femoralis

N. femoralis

Durchführung für A. femoralis

❒ Pat. soll auf einer harten Unterlage liegen, die Hüfte muß gestreckt sein (evtl. Kissen unter das Gesäß schieben). Haut und palpierende Zeige- und Mittelfinger der li Hand desinfizieren, A. femoralis unter dem Lig. inguinale mit Zeige- und Mittelfinger palpieren (medial liegt die V. femoralis, lateral der N. femoralis), so daß sie zwischen den Fingern verläuft.

❒ Finger ca. 1 cm spreizen, dadurch gleichzeitiges Spannen und Fixieren von Haut und A. femoralis. Mit leerer, aufgezogener Spritze zwischen den beiden Fingern senkrecht zur Haut einstechen, bis Blut kommt. Evtl. muß dafür Kanüle erst langsam zurückgezogen werden.

❒ Bei gelungener Punktion der Arterie *pulsiert* helles Blut aus der Kanüle.

❒ Nach Herausziehen der Kanüle Punktionsstelle 5 Min. fest komprimieren. Danach Blutstillung kontrollieren. Wenn praktikabel, anschließend ca. 30 Min. mit einem Sandsack komprimieren. *Cave:* Falsches oder ungenügendes Komprimieren kann zu erheblichen Hämatomen führen! Spritze sofort luftdicht und ohne Lufteinschluß verschließen und ins Labor transportieren (→ Helfer).

Durchführung für A. radialis

Handgelenk überstrecken. Kollateralkreislauf überprüfen (*Allen-Test*; A. radialis und A. ulnaris abdrücken → Hand blaßt ab → A. ulnaris freigeben → Wenn die Hand rot wird ausreichende Blutversorgung durch A. ulnaris), Pulsation der A. ulnaris? Evtl. Lokalanästhesie, Punktionskanüle (24 G) mit aufgesetzter Spritze im Winkel von 30° von distal nach proximal einführen. Weiteres Vorgehen wie oben.

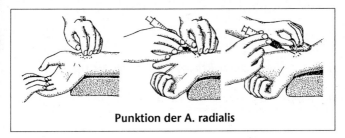

Punktion der A. radialis

Arterieller Katheter

Ind.: direkte (invasive, blutige) RR-Messung bei schwerkranken Pat. oder bei großer OP. Häufige Kontrolle art. Parameter: BGA, Säure-Basen-Status. Kontinuierliche arteriovenöse Hämofiltration (nur A. femoralis!).

KI: wie arterielle Punktion (s.o.).

Punktionsorte: A. radialis, A. femoralis.

Material: Für A. radialis: kurze Teflonkanülen (z.B. Abbo-Cath®, rosa Braunüle) 20 G (Erwachsene), 24 G (Kinder). A. femoralis: Katheter 18 G; Dialysezugang max. 5 F. Sterile Handschuhe. Lokalanästhesie.

Durchführung für A. radialis

❑ Kollateralkreislauf an nicht dominanter Hand überprüfen (*Allen-Test*), s.o.
❑ Handgelenk überstrecken. Desinfektion. evtl. Lokalanästhesie s.c.
❑ Verweilkanüle unmittelbar proximal des Lig. carpale im Winkel von ca. 30° zur Haut in die Arterie einstechen und vorschieben. Blut strömt in den Kanülenansatz. Jetzt Kanüle senken und flach ca. 2 mm vorschieben (sichere intravasale Lage der Kanülenspitze). Punktionsnadel zurückziehen, Vorschieben der Verweilkanüle.

Durchführung für A. femoralis

❑ Hautdesinfektion, evtl. Rasur
❑ leichte Aussenrotation und Abduktion, Palpation der A. femoralis unterhalb des Lig. inguinale (medial liegt die Vene, lateral der Nerv)
❑ Punktion mit entsprechender Kanüle (16 G, 5 F) mit leerer 10 ml Spritze im Winkel von 45° bis Blutaspiration möglich und rhythmisches Pulsieren, dann weiter nach Seldinger-Technik
❑ Fixierung mit Naht
❑ Anschluß der Druckmessung oder des Dialysebestecks.
❑ Bei Blutdruckmessung Zuleitung an den Druckaufnehmer (Transducer) anschliessen und nach Gebrauchsanleitung Druckmeßeinrichtung kalibrieren. Der art. Zugang muß regelmäßig mit NaCl-Heparin gespült werden.

Eindeutige Markierung („Arterie") vermindert das Risiko einer versehentlichen intraarteriellen Injektion! *KO:* Durchblutungsstörungen.

2.2   Pleurapunktion, Pleuradrainage

Ind.: diagnostische oder therapeutische Punktion eines Ergusses, Zytostatika-Instillation, Pleuraempyem, Pneumothorax.

Material: entweder Punktions-Set mit Rotanda-Spritze oder 50 ml Spritze mit 3-Wegehahn und sterilen Verbindungsschläuchen, 2 Punktionskanülen (Abbocath®, Braunüle®) 16 G-grau oder 17 G-gelb. Evtl. 5-10 ml 1%iges Lidocain mit 2 Kanülen (25 G-braun und 21 G-grün). 4-5 Proberöhrchen, Blutkulturflaschen (aerob/anaerob), großes Gefäß. 2 Paar sterile Handschuhe, Desinfektionslösung, braunes Pflaster, sterile Tupfer.

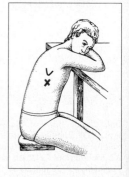

Durchführung

☐ Evtl. Prämedikation mit Analgetikum und Antitussivum (z.B. Paracetamol 1 g + Codein 40 mg)

☐ Pat. mit angehobenem Arm bequem sitzend plazieren (Pat. im Bett: Arme auf Nachttisch mit Kissen. Pat. auf Stuhl: Arme auf Stuhllehne oder Pat. Hand auf die Schulter der Gegenseite legen lassen).

☐ Pleuraerguß perkutieren, auskultieren und mit dem Rö-Bild vergleichen. Markierung der Punktionsstelle dorsolateral in der hinteren Axillarlinie oder Skapularlinie im ICR unterhalb des Ergußdämpfungsrandes, aber nicht tiefer als 5. bis 6. ICR (cave Leber und Milz). Evtl. Sono Kontrolle, Hautdesinfektion.

☐ Zunächst mit 1%igem Lidocain am *„Oberrand der Unterrippe"* Lokalanästhetikum-Depot setzen.

☐ Dann tieferliegendes Gewebe bis auf die Pleura parietalis infiltrieren. Dabei durch Probepunktion die notwendige Eindringtiefe für die Punktionskanüle erkunden.

☐ Punktionskanüle senkrecht zur Haut knapp über dem *oberen Rippenrand* einstechen, Gefäß- und Nervenbündel vermeiden. Ständige Aspiration mit aufgesetzter Spritze. Sobald sich Pleuraflüssigkeit aspirieren läßt, Stahlnadel zurückziehen (sonst Pneu.-Gefahr!) und Plastikkanüle vorschieben.

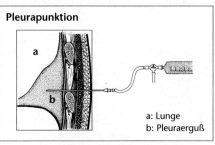

Pleurapunktion

a: Lunge
b: Pleuraerguß

☐ Während eines Valsalva-Manövers ersten Schlauch, auf den unter sterilen Bedingungen ein Dreiwegehahn und ein zweiter Schlauch montiert wurde, auf das Kanülenende setzen. 20 ml Spritze auf Dreiwegehahn setzen und Pleuraflüssigkeit für Bakteriologie usw. abziehen. 50 ml Spritze auf Dreiwegehahn montieren, füllen, Dreiwegehahn drehen und Flüssigkeit durch den zweiten Schlauch ins Gefäß spülen. Alternative bei größeren Mengen: Erguß mit Absauggerät absaugen. *Cave:* Druck nicht > 0,2 mbar.

☐ Max. 1 l/Sitzung abpunktieren (sonst Gefahr des entlastungsbedingten Lungenödems!). Hustenreiz (durch Aneinanderreiben der Pleurablätter) kündigt vollständige Drainage an.

☐ Mit erneutem Valsalva-Manöver Kanüle entfernen, Pflasterverband.

☐ *Cave:* Pleurapunktion bei *starkem* Hustenreiz und Unruhe des Pat. abbrechen.

☐ *Im Anschluß immer Rö-Kontrolle!* Inspiratorische Aufnahme: Resterguß? Exspiratische Aufnahme: Pneumothorax?

KO: Pneumothorax (☞ 5.1.7), Hämatothorax, Infektion, Verletzung der Interkostalgefäße, Lungenödem *(e vacuo)* bei zu schneller Entlastung durch Unterdruck. Verletzung intraabdomineller Organe.

Für die Gewinnung von geringen Mengen Pleuraflüssigkeit genügt die Punktion mit einer 20 ml-Spritze mit aufgesetzter Kanüle (18 G/grün).

Diagnostik von Pleurapunktat, Aszites und Peritoneallavage
❐ „3 Röhrchen" für Klinische Chemie, Pathologie und Mikrobiologie

Untersuchung des Punktats in der Regel auf
– Proteingehalt, spez. Gew. (Transsudat?, Exsudat?), Glukose, Laktat,
  Cholesterin, LDH (nur Pleuraflüssigkeit bei V.a. Tumor), Zellzahl und
  Differentialbild
– Bakteriol. Kulturen, Tbc- und Pilzkulturen
– Bei V.a. maligne Erkrankung: Zytologie (Labor benachrichtigen, Punktat
  zentrifugieren),
Bei Peritonealflüssigkeit
– Mikroskopische Untersuchung auf Speiseanteile
– Bei V.a. Pankreatitis: Amylase, Lipase
– Bei V.a. Blutung (Peritoneallavage): Hkt. (> 2% beweist Blutung)
– Bei V.a. maligne Entartung: maligne Zellen, Cholesterin.

Pleuradrainage

Ind.: größerer Pneumothorax (ab einem Drittel des halben Thoraxdurchmessers),
Pneumothorax mit Atemnot oder bei bestehender Atemwegserkrankung, rezidiv.
oder beidseitiger Pneumothorax, Spannungspneu, Pneumothorax unter Beatmung, Hämatothorax, funktionell relevanter oder rezidiv. Pleuraerguß, Drainage
eines Pleuraempyems.

Notfalldrainage bei Spannungspneumothorax (☞ 5.1.8)

2. ICR in der Medioclavicularlinie der betroffenen Seite mit möglichst großer
Braunüle (14 G) punktieren → sofortige Entlastung des Überdrucks. Anschließend Pleurasaugdrainage wie unten beschrieben.

Bülau-Drainage

Zur fortlaufenden Entleerung eines Pleuraergusses, -empyems oder eines Pneumothorax entweder ohne Sog mittels einer Unterwasserdrainage mit Heberwir-
kung oder über Sog (Vakuum bis max. 20 cm H_2O). Ableitung über einen Ablei-
tungsschlauch, der im Pleuraspalt zu liegen kommt und mit einem geschlossenen
System verbunden ist, das eine Sekretauffangkammer und ein Ventil zum Einstellen eines Unterdruckes enthält. *Cave:* Drainagen möglichst nicht unter der Mam-
millarebene einlegen, um Verletzungen von Zwerchfell und intraabdominellen
Organen zu vermeiden. Zur Schonung der Interkostalgefäße am „Oberrand der
Unterrippe" punktieren.

Material: Skalpell, 1%iges Lidocain, Nahtmaterial (Seide 2/0), 2 Klemmen, Einführungsbesteck mit Trokart und Plastikschläuchen (z.B. Malecot-Katheter) oder
Einmalbesteck (z.B. Pleuracath®), vorbereitete Unterwasserableitung, Saugpum-
pe, steriles Lochtuch, Maske, sterile Handschuhe.

Durchführung
❐ Pat. informieren, Prämedikation, z.B. mit 20 Tropfen Tilidin, z.B. Valoron®
  oder 1/2 Amp. Midazolam, z.B. Dormicum® .
– Bei Pneumothorax 2. oder 3. ICR ventral in der Medioclavicularlinie

- Bei Pleuraerguß, Hämatothorax oder Pleuraempyem 5. ICR hintere Axillarlinie
❏ Aseptisches Vorgehen: Hautdesinfektion, steriles Lochtuch
❏ Infiltrationsanästhesie mit 1% Lidocain: zunächst Haut (Interkostalgefäße meiden!), dann subkutanes Gewebe und Pleura parietalis
❏ Haut und Subcutangewebe mit spitzem Skalpell inzidieren. Um Inzisionstelle evtl. Tabaksbeutelnaht legen.
❏ Trokart mit Einführungskanüle bzw. Punktionsnadel zügig einführen, Drainageschlauch vorschieben und Kanüle über den Schlauch zurückziehen
❏ Bei großen Drainagen: Inzision mit Skalpell, mit Schere Interkostalmuskulatur durchtrennen bis mit Zeigefinger passierbar, dann Einführen der Drainage mit stumpfer, gebogener Klemme. Fixierung mit Naht. Pflasterverband. Cave: Drainageöffnungen müssen intrathorakal liegen!
❏ Rö-Thorax zur Lagekontrolle
❏ Liegende Thoraxdrainage annähen, ans Ableitungssystem anschließen. Steriler Verband (Fäden der Tabaksbeutelnaht auf einen Tupfer aufwickeln).

2.3   Liquorpunktion

Ind.: entzündliche ZNS-Erkrankungen (Meningitis, Enzephalitis), MS, Subarachnoidalblutung, raumfordernder Prozeß mit Liquorzirkulationsstörung.
KI: erhöhter Hirndruck (Augenspiegeln beider Augen, bei Stauungspapille > 3 dpt. Prominenz sofort Not-CCT durchführen) ☞ 6.1.2.
Material: sterile Tücher, Handschuhe, Maske. 5 ml 1% Lidocain mit Kanülen, Spinalnadel (19 oder 21 G). *Punktionsstelle:* L 4/5 oder L 3/4 zwischen den Dornfortsätzen mit Kugelschreiber markieren. Orientierung: Kreuzungspunkt der Verbindungslinie beider Darmbeinschaufeln mit der Wirbelsäule = Höhe L 3/4 (☞ Abb.).

Durchführung

❏ Pat. aufklären, evtl. Prämedikation (z.B. Dormicum® 2,5-5 mg i.v.)
❏ 1/2 h vor LP venöse Blutentnahme zur BZ-Bestimmung
❏ 3 sterile Röhrchen mit Nr. 1, 2, 3 beschriften
❏ Während der Punktion mit dem Pat. sprechen und Vorgang beschreiben
❏ Pat. in Embryohaltung, Rücken an der Bettkante (☞ Abb.)
❏ Haut 3 x großflächig desinfizieren. Evtl. Lokalanästhesie s.c. und interspinal
❏ Spinalnadel mit Mandrin durch die Haut stechen. Zielrichtung schräg nach kranial Richtung Bauch-

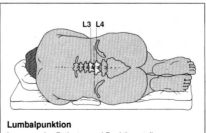

Lumbalpunktion
Lagerung des Patienten und Punktionsstelle

nabel. Nach Überwinden des Widerstandes des derben Lig. interspinale Nadel vorsichtig weiter vorschieben, Nadelöffnung soll nach lateral zeigen.
☐ Zwischendurch Mandrin herausziehen, einige Sek. warten und kontrollieren, ob schon Liquor abtropft, sonst Nadel mit Mandrin langsam weiter vorschieben. Liquor in Röhrchen sammeln (je etwa 1 ml), Reihenfolge beachten.
☐ Nadel herausziehen, steriles Pflaster, Punktionsstelle einige Min. komprimieren. Pat. soll 1 h flach auf dem Bauch, dann 24 h flach im Bett liegen.

2

Liquoruntersuchung

Normwerte im Liquor (☞ 18), Inspektion (eitrig?, blutig?), Zuckergehalt, quantitative Proteinbestimmung, E'phorese (IgG, IgA, IgM, monoklonale IgG-Banden) im Vergleich mit Serumproteinen. Virologie, Lues-Serologie. Nach Zentrifugation: xanthochromer Überstand → Hinweis auf Einblutung in den Liquor.

Mikroskopie: Bakterien (Grampräparat), Zellen, Kultur (Pilze, Pneumok., Meningok., Listerien, Enterobakterien, Hämophilus infl.). Charakteristische Liquorkonstellation (☞ 18).

KO

Bei korrekter Durchführung kein Risiko außer *postpunktionellem Sy.*: diffuse Kopfschmerzen, Übelkeit, Ohrensausen und/oder Ohnmachtsneigung für 1-2 Tage nach der Liquorentnahme. *Prävention:* 24 h Bettruhe nach der Punktion.
Ther.: strenge Bettruhe, vermehrte Flüssigkeitszufuhr (1 l/24 h zusätzlich trinken), evtl. Infusion von 1 l E'lytlösung in 24 h, 1-2 g ASS tägl.

2.4   Ösophaguskompressionssonde

Ind.: gastroskopisch gesicherte, akute obere GIT-Blutung (Ös. - oder Fundusvarizenblutung). Schwerer hypovolämischer Schock, falls Gastroskopie nicht möglich.

Sondentypen

☐ *Die Sengstaken-Blakemore-Sonde* besitzt 2 Ballons und drei Lumen: Magen – Magenballon – Ös.-Ballon.
☐ *Minnesota-Vier-Lumen-Sonde:* zusätzliches Lumen zum Absaugen des Ös.
☐ *Die Linton-Nachlas-Sonde* hat nur einen Ballon, der am Magen/Ösophagusübergang zu liegen kommt. Die Linton-Nachlas-Sonde ist v.a. bei Fundusvarizen geeignet. Durchführung für die Sondentypen ähnlich.

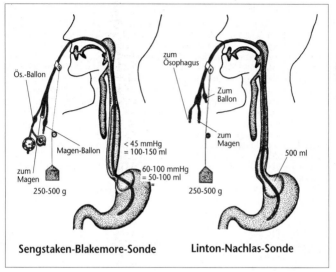

Ös.-Ballon

zum Ösophagus

Zum Ballon

Magen-Ballon

< 45 mmHg = 100-150 ml

zum Magen

zum Magen

60-100 mmHg = 50-100 ml

500 ml

250-500 g

250-500 g

Sengstaken-Blakemore-Sonde   **Linton-Nachlas-Sonde**

Ballonprüfung
Aufblasen des Magenballons mit 100, 200, 300, 400 und 500 ml Luft. Hierunter Druckmessung über Druckkontrollöffnung mittels Hg-Manometer. Druckwerte für jeweiliges Volumen notieren. Wenn keine Leckage, Luft ablassen.

Vorbereitung des Patienten
Lagerung des Patienten mit ca. 45°-Neigung des Kopfes. Nasen- und Rachenraum mit Oberflächenanästhetikum (z.B. Lidocain®-Spray, 8-10 Hübe) betäuben.

Einführen der Sengstaken-Blakemore-Sonde

☐ Luft aus dem Magen- und Ös.-Ballon absaugen und Druckkontrollöffnungen mit Plastikpfropfen versehen, um Deflation der Ballons während des Einführens zu sichern.
☐ Ballons mit Gleitmittel bestreichen (z.B. Lidocain-Gel 2%).
☐ Einführen der Sonde über die Nase bis zur 50 cm-Markierung (Sondenspitze im Magen). Schluckweises Trinkenlassen von Wasser erleichtert das Einführen. Auskultation des Epigastriums während der Instillation von Luft.
☐ Evtl. Rö-Kontrolle! Spitze muß deutlich unterhalb des Zwerchfelles liegen.
☐ Um Erbrechen während des Aufblasens des Ballons zu verhindern, sofort über Magenschlauch absaugen.

Endgültige Plazierung

- ❏ Aufblasen des Magenballons unter Manometerkontrolle mit 100-150 ml Luft. Wenn der intragastrale Ballondruck nach Einführen um 15 mm Hg höher als bei gleichem insuffliertem Volumen vorher, befindet sich der Magenballon im Ösophagus (Rupturgefahr! Erneute Plazierung).
- ❏ Ballon im Magen → Verschluß der Druckkontroll- und Lufteinlaßöffnungen.
- ❏ Sonde vorsichtig zurückziehen, bis man federnden Widerstand spürt.
- ❏ Ös.-ballon mit 25-30 mmHg (ca. 50 ml Luft) aufblocken und verschließen
- ❏ Schlauch an der Nase fixieren und mit Nasenschutz sichern. Evtl. Zug mit 250-500 g (entsprechende Infusionsflaschen)
- ❏ Spülung des Magens mit 0,9%iger NaCl-Lösung bis Aspirat klar. Bleibt es blutig, Erhöhung des intraösophagealen Ballondruckes auf 35-45 mmHg unter ständiger Druckkontrolle über Druckkontrollöffnung des Ös.-Ballons (mindestens stündlich).
- ❏ Bei fortbestehender Blutung Zug von außen auf die Sonde erhöhen.
- ❏ Magenabsaugung in kurzen Intervallen
- ❏ Druck im Ös.-Ballon möglichst niedrig (max. 45 mmHg) halten
- ❏ Steht die Blutung, alle 3 h Ös.-Ballondruck um 5 mmHg bis auf 25 mmHg senken
- ❏ Alle 6 h Ös.-Ballon für 5 Min. entleeren, um Drucknekrosen zu vermeiden.
- ❏ Steht die Blutung bei einem intraösophagealen Druck von 25 mmHg, Ös.-Tamponade für mindestens 12 h, dann Luft ablassen. Ballon noch für weitere 4 h in seiner Position belassen.

Entfernung

- ❏ Tritt in diesen 4 h keine Rezidivblutung auf, Sonde vorsichtig entfernen.
- ❏ Bei Regurgitation mit Aspirations- und Erstickungsgefahr. Zur *sicheren Deflation des Ballons* wird der extrakorporale Teil der Sonde vor der Extubation durchtrennt (Schere am Patientenbett).
- ❏ *Nicht länger als 24 h liegen lassen*

Linton-Nachlas-Sonde

Plazierung im Magen wie Sengstaken-Blakemore-Sonde, dann mit 100 ml Luft aufblasen, zurückziehen, bis leichter Widerstand spürbar. Nachblocken bis zum Gesamtvolumen 500 ml. Zug mit 250-500 g. Rö-Kontrolle, regelmäßiges Absaugen der proximalen und distalen Öffnung, um die Effektivität der Blutstillung zu überprüfen.

2.5 Magen- und Dünndarmsonden

Verschiedene *Sondentypen* (16-20 Ch.)
❏ Kurzzeitsonden für diagnostische Zwecke (nasale oder orale Applikation) und intraoperativ
❏ Verweilsonden für Ernährung oder Sekretabsaugung (nasale Applikation).

Durchführung

Pat. Vorgehen erklären. Zahnprothesen entfernen, ggf. Anästhesie des Mund-bzw. Nasenraumes mit Lidocainspray. Pat. sollte aufrecht sitzen, den Kopf leicht nach vorne geneigt. Sonde wird durch vorheriges Anfeuchten gleitfähiger, durch Aufbewahrung im Kühlschrank ist Flexibilität herabgesetzt und Sonde beim 1. Versuch besser zu schieben. Sonde durch Mund oder Nase einführen, dabei soll Pat. tief durchatmen und vor allem während des Schiebens schlucken (evtl. Wasser trinken). Kontrolle der Sondenlage durch Einblasen von Luft mit einer *Magenspritze* und Auskultation des Luftaustritts im epigastrischen Winkel. Sollte der Pat. Hustenreiz oder Luftnot verspüren, Sonde aus der Trachea sofort zurückziehen! Entfernen der Sonde durch gleichmäßigen und raschen Zug bei aufrecht sitzendem Pat.

❏ Bei diagnostischer Magensekretgewinnung ergibt linksseitige Lage bessere Ausbeute.
❏ Bei länger liegender Sonde müssen E'lyt-Verluste durch Magensekretverlust ausgeglichen werden! Magensaft ist sehr K^+-reich (ca. 10 mval K^+/l); Konzentrationen von Na^+ (40-100 mval/l) und Cl^- (70-120 mval/l) sind pH-abhängig.
❏ Bei dünnen Ernährungssonden Rö-Kontrolle der Lage der Sondenspitze.
❏ Bei länger liegender Sonde Gefahr der Refluxösophagitis → Prophylaxe mit H_2-Blocker, z.B. Ranitidin ☞ 8.4.2.

Dünndarmsonde

Dünndarmsonden sind überwiegend therapeutische Verweilsonden zur enteralen Dauerernährung (☞ 16.6).

Durchführung

Pat. in Rechtsseitenlage, ggf. Hochlagerung des Beckens. Sonst Einführen der Sonden wie Magensonde. Alternative: Pat. auf und ab gehen lassen, dadurch leichtere Passage der Sonde vom Magen in das Duodenum. Pat. während des Schiebens immer wieder schlucken lassen. Lage unter Durchleuchtung kontrollieren. Bei Lage der Sonde im Dünndarm evtl. vorhandenen Ballon mit Luft, 0,9% NaCl oder Wasser füllen. Fixierung mit Pflaster.

Entfernen der Sonde

Ballon (wenn vorhanden) entblocken. Langsames, stündliches Zurückziehen um ca. 20 cm (Invaginationsgefahr). Sonde jedesmal neu fixieren, die letzten 50 cm auf einmal ziehen.

2.6   Beatmung

2.6.1   Indikation, Beatmung mit Maske und Ambu-Beutel, Intubation

Ind.: respiratorische Insuff. mit
❑ Atemfrequenz > 35/Min
❑ art. O_2-Partialdruck (paO_2) <50 mmHg unter O_2-Gabe (6 l/Min)
❑ CO_2-Partialdruck (paCO_2) >55 mmHg (Ausnahme: chron. Hyperkapnie, z.B. bei Lungenemphysem)
❑ Zeichen der Hyperkapnie: Zyanose (kann bei O_2-Atmung fehlen: „rote Erstickung"), Kopfschmerzen, Gefäßerweiterung (Skleren, Hände), Tremor; Tachykardie, Hypertonie; Somnolenz, Hirndruckzeichen, Koma.
❑ Zeichen der Erschöpfung des Pat. durch erschwerte Atemarbeit.

Durchführung
Vor Beginn der Beatmung Freimachen der Atemwege: Überstrecken des Kopfes in den Nacken, Vorziehen des Unterkiefers, Reinigen des Mund-Rachenraums mit Tupfer und Absaugung, Entfernung evtl. Fremdkörper (z.B. Prothese).

Beatmung mit Maske und Ambu-Beutel

Plazierung einer Atemmaske ausreichender Größe über Mund und Nase. Nachvorneziehen des Unterkiefers mit Klein-, Ring- und Mittelfinger. Daumen und Zeigefinger halten die Maske luftdicht auf das Gesicht, die andere Hand komprimiert den Ambu-Beutel ☞ 3.1. Frequenz 10-16/Min, Thorax muß sich sichtbar heben. *Cave:* Beutel nicht komplett entleeren, sonst Überblähung.

Intubation

❑ *Ind.:* respiratorische Insuff., Intox. vor Magenspülung bei bewußtseinsgestörten Pat., zum tiefen Absaugen bei Aspiration, Verletzung und drohende Obstruktion der Luftwege, polytraumatisierte Pat.
❑ *Benötigte Materialien:* Laryngoskop (z.B. MacIntosh-Spatel), Endotrachealtubus mit Führungsstab (Tubusdurchmesser bei M 7,5-8,5, bei F 7,0-7,5. Bei Kindern Größe des kleinen Fingers = Größe des Tubus). 10 ml Spritze zum Blockieren des Tubus, Magill-Zange, Ambu-Beutel, Absauggerät, Mullbinde zum Fixieren des Tubus, Stethoskop. *Wichtig: vorher venösen Zugang legen!*
❑ *Kurznarkose bei ansprechbaren Pat.:* z.B. Etomidat (Hypnomidate®) 7-10 ml = 14-20 mg (0,2-0,3 mg/kg) i.v., Nachinjektion von 0,1 mg/kg (3 ml bei 60 kg) möglich, max. Dosis 4 Amp. = 80 mg. Wirkungseintritt nach 20 Sek., Wirkdauer ca. 2-5 Min. ☞ 15.5.3. *Cave:* keine analgetische Wirkung → Kombination mit kurzwirkendem Opiat, z.B. Fentanyl 2-10 ml = 0,1-0,5 mg i.v., Wirkungseintritt 20 Sek., hypnotische Wirkung 10 Min., analgetische Wirkung 20 Min. ☞ 15.3.8.

Oropharyngeale Intubation: Methode der Wahl im Notfall. Pat. in Rückenlage, Arzt hinter dem Pat., leichte Überstreckung im Occipitalgelenk (*cave:* keine Hyperextension oder Überhängen des Kopfes!)

- ❑ Laryngoskop in der linken Hand, Öffnen des Mundes mit der rechten Hand (bei Kiefersperre 10 mg Diazepam i.v.)
- ❑ Einführen des Laryngoskops von der rechten Seite bis Epiglottis sichtbar
- ❑ Spatelspitze in die epiglottische Falte einführen und nach ventral und kranial anheben, bis Stimmritze sichtbar.
- ❑ Mit der rechten Hand Einführen des Tubus durch die Glottis, bis *cuff* (aufblasbare Manschette zur Abdichtung der Trachea) die Glottis passiert hat.
- ❑ Blocken des Tubus mit 10 ml Luft (Luftdruckmessung!)
- ❑ Kontrolle der Tubuslage durch Beutelbeatmung und Auskultation: beide Lungenflügel belüftet? Falls Tubus zu tief, meist einseitige Intubation des rechten Hauptbronchus!
- ❑ Bei Intubation in den Ös.: Blubbern bei Auskultation im Epigastrium → Tubus liegen lassen, erneuter Versuch mit zweitem Tubus!
- ❑ Fixierung mit Mullbinde.

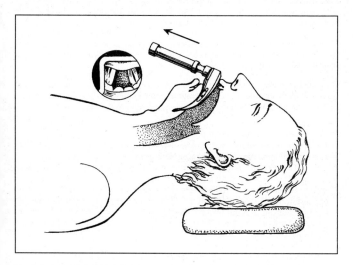

Nasopharyngeale Intubation: Schwieriger, indiziert bei Langzeitbeatmung.

Extubation

Indikation zur Extubation: Pat. nicht komatös, stabile Herz-Kreislaufverhältnisse, Atemfrequenz < 35/min, pO_2 > 70 mmHg, pCO_2 < 45 mmHg (Berücksichtigung der Lungenfunktion vor Intubation: bei Pat. mit Lungenerkrankung auch schlechtere Werte akzeptabel!), funktionierende Schluckreflexe.

Durchführung: Material für eine Reintubation bereithalten, evtl. 50 mg Prednisolon i.v. ca. 30 Min. vor Extubation (Verminderung von Glottisödem durch mechanische Irritation), Pat. aufklären, Absaugen durch den Tubus falls Sekret vorhanden, Tubusbefestigung lösen, entblocken und rasch herausziehen, Oberkörper 45°

hochstellen. *Cave:* ständige Überwachung des Pat. in den nächsten Min., BGA-Kontrolle nach 10 Min.

2.6.2 Maschinelle Beatmung

2

Respiratortypen

Druckgesteuerter Respirator: Inspirationsphase endet bei Erreichen des vorgegebenen Beatmungsdrucks, dann Umschalten auf passive Exspiration. Nachteil: Bei Erhöhung des Atemwegswiderstandes erfolgt eine Verkürzung der Inspirationsphase, mit Verminderung des Atemzugvolumens und Erhöhung der Atemfrequenz ⇒ Neueinstellung erforderlich.

Volumengesteuerter Respirator: Inspirationsphase endet bei Erreichen des vorgegebenen Atemzugvolumens, dann Umschalten auf Exspiration. Automatische Kontrolle des exspiratorischen Atemzugvolumens, um Lecks im Beatmungssystem zu entdecken. *Vorteil:* Innerhalb vorgegebener Grenzen ist eine selbständige Kompensation von Veränderungen der Compliance oder des Atemwegswiderstandes möglich. Meist ist eine automatische Druckbegrenzung vorhanden, um den Pat. vor zu hohen Beatmungsdruck zu schützen.

Zeitgesteuerter Respirator: Umschaltung von Inspiration zu Exspiration erfolgt nach vorgegebener Zeit. Atemzugvolumen und Beatmungsdruck können innerhalb der eingestellten Druck- und Volumengrenzen ständig variieren.

Beatmungstechniken

❏ *Kontrollierte Beatmung:* maschinelle Beatmung ohne Mitwirkung des Pat., Atemantrieb muß ausgeschaltet sein (Narkose ☞ 15.1.3).
❏ *IPPV: Intermittent positive pressure ventilation.* Überdruck in der Einatmungsphase, danach passive Exspiration.
❏ *Assistierte Beatmung:* (ASB: **a**ssistant **s**pontaneous **b**reathing). Nach Einleitung der Inspiration durch den Pat. (Einstellung des notwendigen Unterdrucks, den der Pat. aufbringen muß) maschinelle Beatmung bis zum Erreichen des vorgegebenen Drucks (7,5-25 cm H_2O). *Vorteil:* gute Anwendung beim Entwöhnen (weaning s.u.) durch langsames Zurücknehmen des Beatmungsdrucks. Voraussetzung: ausreichender Atemantrieb.
❏ *IMV: Intermittent mandatory ventilation.* Vorgabe von 2-8 garantierten maschinellen Atemzügen/Min, bei noch ungenügend spontan atmenden Pat. in der Entwöhnungsphase.

PEEP-Beatmung

Positive endexspiratory pressure. Beatmung mit Aufrechterhaltung eines positiven Drucks in den Atemwegen am Ende der Exspiration. Bei Spontanatmung = CPAP (*continuous positive airway pressure*), bei IPPV = CPPV (*continuous positive pressure ventilation*). Wirkung: Offenhalten der kleinen Atemwege während der Exspiration, Eröffnung kollabierter Alveolen, Zunahme der funktionellen Residualkapazität mit Verbesserung des pulmonalen Gasaustausches.

❏ *Ind.:* ARDS, Atelektase, Lungenödem, mangelhafte Oxygenierung
❏ *NW:* Abnahme des HZV durch Behinderung des venösen Rückstroms, RR-Abfall, Verschlechterung der Nierenfunktion, Abnahme der Thorax-Compliance.
❏ *KI:* Schock, Hypovolämie, Lungenembolie, Pneumothorax, Hirndruck ↑.

Hyperventilation

Erhöhung der Atemfrequenz mit Abnahme des pCO_2 und zerebraler Vasokonstriktion. *Ind.:* Hirndruck ↑, hypoxischer Hirnschaden, SHT, Meningitis.

Grundeinstellung des Beatmungsmusters

❏ *Atemminutenvolumen:* Faustregel 100-120 ml/kg, bei 60 kg 6,0-7,2 l/Min
❏ *Atemzugvolumen:* auf das 2fache des normalen Atemzugvolumens (ca. 12-20 ml/kg) einstellen, um Atelektasenbildung zu vermeiden
❏ *Atemfrequenz:* wegen des großen Atemzugvolumens niedrige Atemfrequenz von 6-12/Min
❏ *Inspirations-Exspirations-Verhältnis* (I/E Ratio): bei zu kurzer Inspiration Abnahme des Ventilations-Perfusionsverhältnisses mit Vergrößerung des pulmonalen Shuntvolumens; bei zu langer Inspiration Abnahme des HZV. Deshalb I/E Ratio <1 wählen.
❏ *Inspiratorische O_2-Konz. (F_iO_2):* 0,21 (Raumluft) - 1,0, je nach BGA (so niedrig wie möglich)
❏ *Inspirationsdruck:* max. 15-25 cm H_2O
❏ *PEEP:* 5-20 cm H_2O.

Komplikationen

Komplikationen der Intubation: Zahnbeschädigung (Zahn sofort entfernen, Aspirationsgefahr), Verletzung von Mund, Rachen und Kehlkopf, Trachealperforation, Intubation eines Hauptbrochus (einseitige Belüftung → Zurückziehen des ungeblockten Tubus), Vagusreflex (Atemstillstand → Intubation und Beatmung, Laryngospasmus, RR-Abfall, Bradykardie, Asystolie → Atropin 0,5 – 1,0 mg i.v.)

Komplikationen bei liegendem Tubus: Obstruktion (massive Erhöhung des Beatmungsdrucks – Absaugen, falls keine Besserung → Umintubation), Ballonhernie (Verlegung der distalen Tubusöffnung durch Tubusmanschette – Entblocken, Tubuswechsel), Trachealulcera und –stenosen bei Langzeitbeatmung (Verminderung durch „high volume – low pressure – cuffs", bei absehbarer Langzeitbeatmung Anlage eines Tracheostomas)

Komplikationen der Beatmung: RR-Abfall, Rechtsherzbelastung, Pneumothorax (v.a. bei Lungenemphysem) → Anlage einer Bülau-Drainage, sonst Gefahr eines Spannungspneumothorax ☞ 2.2. Hyperventilationsbedingte Hypokapnie (pCO_2 ↓): respir. Alkalose mit K^+ ↓, systemischer Gefäßwiderstand ↑.
Hypoventilationsbedingte Hyperkapnie: respir. Azidose, Katecholaminfreisetzung (→ HZV ↑, art. RR ↑), Herzrhythmusstörung.

2

Entwöhnung vom Respirator

- ❑ *Voraussetzung* ist eine ausreichende Spontanatmung mit stabilen Herz-Kreislaufverhältnissen.
- ❑ *Weitere Kriterien:*
  - Atemfrequenz < 35/min
  - pO_2 > 80 mmHg bei F_1O_2 von 0,6., pCO_2 < 38 mmHg
  - Atemminutenvolumen > 1,0 l/10 kg
- ❑ *Ursachen einer erschwerten Entwöhnung sind:* Fieber, Sepsis, Pneumonie, Linksherzinsuff., Atemmuskulaturinsuff. (Langzeitbeatmung), chronische Hypoxämie vor Beatmung, Anämie, vermehrte Bronchialsekretion, großes intrapulmonales Shuntvolumen, Sedativa-Überhang, Katabolismus, Hyperglykämie, verminderte Compliance des Pat., psychische Respiratorabhängigkeit.
- ❑ *Cave* drohende respir. Insuff. bei Atemfrequenz ↑, Unruhe, Tachykardie, RR↑. Später respir. Azidose, Hyperkapnie (CO_2-Narkose).

2.7   Dialyse

2.7.1   Indikation, Durchführung und Komplikationen

Entfernung von Flüssigkeit, harnpflichtigen und toxischen Substanzen.

Indikation

- ❑ Urämie (akutes oder chron. Nierenversagen)
- ❑ Überwässerung und Lungenödem
- ❑ E'lytstörungen: Hyperkaliämie, Hyperkalzämie, Hyper-, Hyponatriämie
- ❑ Metabolische Azidose und Alkalose
- ❑ Urämische Perikarditis
- ❑ Intoxikation.

Durchführung

Gefäßzugang: Voraussetzung für Dialysebehandlung ist die Anlage eines geeigneten Gefäßzugangs mit ausreichendem Blutfluß. Bei Akutdialyse Zufluß über großvolumige ZVK (F7 oder F8) in V. jugularis, subclavia oder femoralis, sowie als Abfluß große Verweilkanüle (14 G). In Ausnahmefällen „single-needle"-Verfahren über großen evtl. doppellumigen ZVK (nur 50-60% Effektivität) ☞ 2.1.1. Bei absehbarer längeranhaltender Dialysepflichtigkeit Anlage eines *Scribner-Shunts*, z.B. zwischen A. und V. dorsalis pedis, oder einer *Cimino-Fistel* zwischen A. radialis und V. cephalica.

Antikoagulation: Bei jedem extrakorporalen Blutfluß Heparinisierung des Blutes unmittelbar nach Verlassen des Körpers, da sonst Gerinnung mit Verstopfung der Schläuche und Dialysatoren mit erheblichem Blutverlust droht. Durchführung:

initial 2500-5000 IE Heparin, dann 500-1000 IE Heparin/h kontinuierlich i.v.
☞ 14.3.1.

Bei hämorrhagischer Diathese „regionale Antikoagulation" mit Antagonisierung
des Heparins durch Protamin (1 ml neutralisiert 1000 IE Heparin) vor Wiederein-
tritt des Blutes in den Körper. Geringere Blutungsneigung bei Anwendung nie-
dermolekularer Heparine, z.B. Fragmin®.

Dialysat: K$^+$-Konz. in Dialyseflüssigkeit nach Serumkaliumspiegel, z.B. 2,0
mmol/l bei Hyperkaliämie. *Cave:* Keine hohen Serumkalium-/Dialysatkaliumgra-
dienten bei Erstdialyse wegen Gefahr des Dysäquilibrium-Sy. (s.u.)
Dauer: 2-4 h

Komplikationen

❏ *Gefäßzugang:* Thrombose, Hämatom, Extravasat; Infektion: lokal oder Kathetersepsis (meist Staphylokokken)
❏ Herz-Kreislaufbelastung durch AV-Fistel
❏ Herzrhythmusstörungen durch K$^+$-Abfall, Ca^{2+}-Anstieg, Überpufferung bei Bikarbonatdialyse
❏ RR-Abfall durch metabol. Alkalose, Volumenentzug, Flüssigkeitsverschiebung
nach intrazellulär, autonome Dysregulation.
❏ *Hypoxämie:* ca. 15 Min. nach Beginn der Dialysebehandlung (Ursache unge-
klärt, z.B. Hypoventilation durch CO$_2$-Abfall bei Bikarbonatzufuhr, Leukozy-
tensequestration in Lungenkapillaren nach Komplementaktivierung mit Er-
niedrigung der Diffusionskapazität)
❏ *Dysäquilibriumsyndrom:* Kopfschmerzen, Übelkeit, Muskelkrämpfe, Tremor,
Verwirrtheit, Sehstörungen, Grand mal-Anfälle durch akute Hirndruckerhöhung bei Entzug osmotisch wirksamer Substanzen mit nachfolgender Hypoosmolalität; meist nach erster Dialyse
❏ *Hb-Abfall:* durch Gerinnung im Schlauchsystem ca. 1-2 EK Verlust
Dialysatorallergie: v.a. bei Cuprophanmembranen und ethylendioxidsterilisier-
ten Dialysatoren
❏ Bei Azetatdialyse: RR ↓, Kopfschmerzen, Übelkeit, Erbrechen, Muskelkrämp-
fe.

Cave: Schonung der Unterarmvenen zur Anlage einer Cimino-Fistel!

2.7.2 Dialyseverfahren

Differentialtherapie der Dialyseverfahren

❏ Urämie: Hämodialyse, Hämofiltration, Peritonealdialyse
❏ Überwässerung: CAVH, Hämofiltration, CVVH
❏ Hyperkaliämie: Hämodialyse, Hämofiltration
❏ Hypotensiver Pat.: CAVH, Hämofiltration, Bikarbonatdialyse, CVVH
❏ Intox.: ☞ 17.2.3

2

Hämodialyse

❑ Austausch gelöster Substanzen über eine semipermeable Membran (Dialysator) durch Diffusion aufgrund eines Konzentrationsgefälles zwischen Blut und Dialysat.

❑ Zusätzlich Ultrafiltration (Flüssigkeitentzug durch hydrostatischen Druckunterschied)

❑ Dialysatoren bestehen aus Cuprophan oder Zelluloseazetat (Porengröße 20 000-30 000 Dalton).

❑ Dialysat: Mischung aus E'lytkonzentrat und aufbereitetem Wasser

❑ Individuelle Anpassung der K^+-Konz. (0 - 4,0 mmol/l) und der Ca^{2+}-Konz. (1,5 - 1,75 mmol/l)

❑ Ausgleich der metabolischen Azidose durch Azetat (Metabolisierung in der Leber zu Bikarbonat) oder Bikarbonat.

❑ Bei Bikarbonatdialyse bessere Kreislaufstabilität und geringere subjektive Beschwerden als bei Azetatpufferung, aber apparativ aufwendiger.

Hämofiltration

Reine Ultrafiltration und Ersatz durch E'lytlösung (individuelle Anpassung). Schlechtere Elimination kleinmolekularer Substanzen wie Krea. und Harnstoff, aber bessere Kreislaufstabilität und Entfernung der „middle molecules", die wahrscheinlich für die unspezifische Urämiesymptomatik verantwortlich sind.

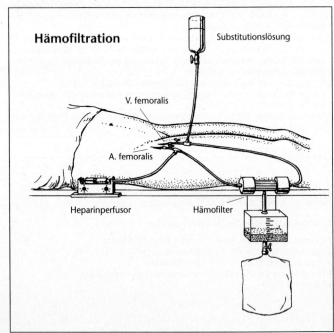

Hämodiafiltration

Kombination von Hämodialyse und Hämofiltration (gute Effektivität bei geringer Kreislaufbelastung).

Kontinuierliche arteriovenöse Hämofiltration (CAVH)

Ultrafiltration über Hämofilter zwischen Arterie und Vene (z.B. A. femoralis und V. femoralis) durch natürliches hydrostatisches Druckgefälle (mind. 400 - 500 ml/h anstreben, da sonst Filter verstopft). Ersatz des Ultrafiltrats nach Ein- und Ausfuhr-Bilanz (z.B. Entzug bei Überwässerung) durch E'lytlösung.
Vorteil: auf jeder Intensivstation anwendbar! Mit Blutpumpe auch kontinuierliche venovenöse Hämofiltration möglich (**CVVH**).

Peritonealdialyse

❐ Peritoneum als natürliche Membran. Intermittierender Austausch von ca. 1-2 l Dialysat über passageren oder permanenten Katheter.

❐ *Vorteil:* einfache Handhabung, Kreislaufstabilität, bessere Elimination von Urämietoxinen (umstritten!), kein Gefäßzugang nötig.

❐ *Nachteil:* nur 50% Effektivität der Hämodialyse, Peritonitisgefahr, Eiweißverlust 7 - 10 g tägl..

❐ *KI:* Peritonitis, Verwachsungen, Hernien, stark eingeschränkte Lungenfunktion (Zwerchfellhochstand!).

Plasmapherese

Plasmaseperation über Zelluloseazetatmembran mit hoher Durchlässigkeit (Porengröße 3 - 4 Mio. Dalton). Austauschvolumen ca. 50 ml/kg und Ersatz durch Humanalbumin oder Frischplasma, Substitution von AT III, evtl. Immunglobuline. Elimination von Antikörpern, Immunkomplexen, Komplementfaktoren und toxischen Substanzen.
Ind.: Goodpasture-Sy., rapid-progressive GN, vaskuläre Abstoßung nach Nierentransplantation, Hyperviskositätssyndrom bei M. Waldenström oder Plasmozytom, Guillain-Barré-Sy., Myasthenia gravis, thrombotisch-thrombozytopenische Purpura, SLE, Panarteriitis nodosa, Thyreotoxikose.

Hämoperfusion

Blut wird extrakorporal über Adsorbenz (Aktivkohle oder Neutralharz, z.B. XAD4) geleitet. Entfernung dialysabler Substanzen sowie lipophiler und proteingebundener Toxine. *Cave* Thrombos ↓, *Ind.* ☞ 17.2.3.

3   Reanimation und Kreislauf

Peter Hügler

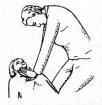

3.1 Leiterkrankungen

3.1.1 Kardiopulmonale Reanimation

Bei infausten Erkrankungen (z.B. fortgeschrittenem Ca) nicht indiziert.

Klinik des Atem- und Kreislaufstillstandes

☐ Pulslosigkeit (A. carotis, A. femoralis)
☐ Bewußtlosigkeit (6-12 Sek. nach Sistieren der O_2-Zufuhr zum Gehirn)
☐ Atemstillstand, Schnappatmung (bei prim. Kreislaufstillstand nach 15-40 Sek.)
☐ Weite, lichtstarre Pupillen (nach 30-90 Sek.)
☐ Grau-zyanotische Hautfarbe (unsicheres Zeichen).

Diagn.: anhand der klinischen Symptomatik. Weitere diagnostische Maßnahmen (EKG, BGA, Labor) erst nach der Elementartherapie (ABCD-Regel).

ABCD-Regel

Atemwege freimachen

☐ Entfernen von Fremdkörpern aus dem Mund-Rachen-Bereich, Kopf überstrecken und Unterkiefer nach vorn und oben ziehen (= Esmarch-Handgriff).

Beatmung

☐ *Mund zu Mund,* Mund zu Nase, Mund zu Tubus (Safar-Tubus, Guedel-Tubus), Maskenbeatmung (Ambu-Beutel, Methode der Wahl für im Intubieren Ungeübte!) mit 100% O_2.
☐ Möglichst frühzeitige Intubation

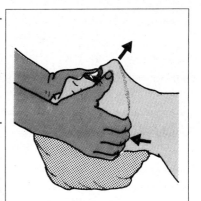

Esmarch-Handgriff

☐ Wenn Beatmung bzw. Intubation nicht möglich ist (z.B. bei Glottisödem) Notfallkoniotomie, ggf. Notfalltrachealpunktion mit 3-5 dicken (z.B. 14 G, braun) Venenverweilkanülen zwischen Schild- und Ringknorpel. Beatmungserfolg kontrollieren (Atembewegung? Rückgang der Zyanose? Atemgeräusch symmetrisch?) ☞ 2.6.

3

❏ Zunächst zweimalige schnelle Beatmung, danach Herzdruckmassage und Beatmung im Wechsel: bei *einem Helfer* 15 : 2, bei *zwei Helfern* 5 : 1, Beatmungsfrequenz 20/Min.

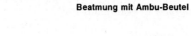

Beatmung mit Ambu-Beutel

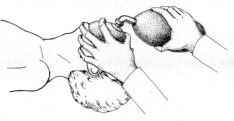

Maske mit Daumen und Zeigefinger über Mund und Nasenöffnung pressen, Unterkiefer nach vorne ziehen und mit den restlichen Fingern Kopf in reklinierter Stellung fixieren.

Cirkulation

❏ Bei jedem Herzstillstand sollte sofort mit präkordialem Faustschlag und Herzdruckmassage begonnen werden. ☞ Abb. S. 51
❏ Extrathorakale Herzdruckmassage (flache Lagerung auf harter Unterlage, Druckpunkt unteres Sternumdrittel, bei Kindern Brustbeinmitte). Massagefrequenz: Erwachsene 80/Min, Kinder 90/Min, Säuglinge 120/Min. Keine Unterbrechung der Herzdruckmassage > 7 sec.
❏ Palpation der A. femoralis zum Überprüfen der suffizienten Herzdruckmassage durch Helfer.

Drugs (medikamentöse Ther.)

❏ Adrenalin 0,5-1 mg (1 Amp. = 1 mg mit 9 ml NaCl 0,9% verdünnen) fraktioniert i.v. oder über Endotrachealtubus (3fache Dosis), alle 3-5 Min. wiederholen, nicht intrakardial injizieren! Sinnvoll bei allen Formen des Herzkreislaufstillstandes. Nicht zusammen mit Bikarbonat über einen Zugang geben ☞ 3.2.4
❏ Atropin bei Bradykardie oder AV-Block III.° 0,5-1 mg i.v. ☞ 4.12.2
❏ Lidocain bei Kammerflimmern/-flattern *initial* 1 mg/kg i.v. oder endobronchial als Bolus, später 2-4 mg/kg/h als Dauerinfusion, ☞ 4.6.2
❏ Volumenersatz: initial durch Beinhochlage. Großzügige Gabe von kristallioden (bevorzugt 0,9% NaCl) und kolliodalen (bevorzugt 5% Humanalbumin) Lösungen ☞ 3.3

❏ Natriumbikarbonat 8,4%: Keine initiale Pufferung. Bei bestehendem Herzstillstand > 10 Min. Korrektur nach BGA erwägen: Bedarf an $NaHCO_3$ in mmol = negativer BE x 0,3 x kg/2 ☞ 11.3.2.

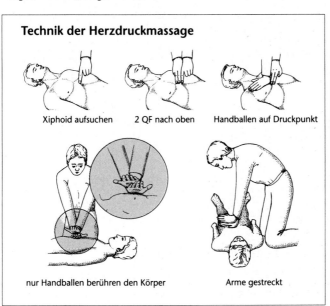

Technik der Herzdruckmassage

Xiphoid aufsuchen   2 QF nach oben   Handballen auf Druckpunkt

nur Handballen berühren den Körper   Arme gestreckt

E_{KG}

❏ Zur DD der Rhythmusstörung (Kammerflimmern, Asystolie und zur Ther.-Kontrolle ☞ 4.1.5, Defibrillation s.u.

$F_{lüssigkeit}$

❏ Kristalloide und/oder kolloidale Infusionslösungen zur Auffüllung des intravasalen Flüssigkeitsvolumens ☞ 3.3.

$G_{espräch}$

❏ Konsensgespräch der an der Reanimation beteiligten Ärzte über weiteres Vorgehen: z.B. OP, Angiographie, Weiterführen oder Beenden der Reanimationsmaßnahmen.

Stufenschema bei Kammerflimmern
☞ 4.1.6

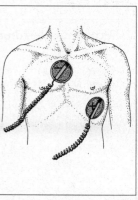

- ☐ Defibrillieren (200 Joule), bei Nichterfolg Wiederholung (200, dann 300, 360 Joule)
- ☐ Adrenalin i.v. 1 mg 1: 10 verdünnt fraktioniert (2-4-6 ml) geben
- ☐ Optimale Oxygenierung durch Intubation und Beatmung mit 100% O_2 sicherstellen.
- ☐ Defibrillieren (360 Joule)
- ☐ Lidocain i.v. 1 mg/kg (ca. alle 15 Min. wiederholen)
- ☐ Evtl. β-Blocker z.B. 1/4- 1/2 Amp. Visken® (= Pindolol). Evtl. KCl 5 mmol (= 5 ml) als Bolus, ggf. wiederholen
- ☐ Defibrillieren (360 Joule)
- ☐ Bei längerer Reanimation evtl. Blindpufferung mit Natriumbikarbonat 1 mmol/kg (= 1 ml/kg einer 8,4%igen Lösung)
- ☐ Bei rezidivierendem Kammerflimmern unter Lidocaindauerinfusion evtl. Propafenon (z.B. Rytmonorm®, Bolus 1 mg/kg i.v. ☞ 4.7.3) oder Sotalol (z.B. Sotalex® 10 mg i.v. ☞ 4.8.6)

Technik der Defibrillation (EKG-Kontrolle!)
- ☐ Elektroden mit Elektrodenpaste bestreichen
- ☐ Über Herzbasis (unterhalb der re Klavikula) und Herzspitze (unterhalb der li Brustwarze) unter Druck aufsetzen
- ☐ Defibrillieren: mit 150 Joule, dann 300, dann 360 Joule; hierbei unbedingt Berührung mit Pat. oder Bett vermeiden!

Stufenschema bei symptomatischer Bradykardie
- ☐ Atropin 0,5-1 mg i.v, Wiederholung nach 5 Min. möglich ☞ 4.12.2
- ☐ Nur bei atropinresisten Blockformen: Orciprenalin 0,5-1 Amp. à 0,5 mg auf 1:10 mit NaCl 0,9% verdünnt i.v., anschließend 10-20 μg/Min,☞ 3.2.6
- ☐ Temporärer Schrittmacher.

Stufenschema bei Asystolie
- ☐ Wenn Rhythmus unklar, wie bei Kammerflimmern vorgehen
- ☐ Adrenalin i.v. 0,5-1 mg einer 1 : 10 verdünnten Adrenalinlösung
- ☐ Atropin 1 mg Bolus i.v., Wiederholung alle 5 Min
- ☐ Evtl. Azidoseausgleich: Natriumbikarbonat 8,4% initial 1 mmol/kg, dann nach BGA ☞ 11.3.2
- ☐ Evtl. temporärer Schrittmacher.

Stufenschema bei elektromechanischer Entkopplung

☐ Adrenalin i.v. 0,5-1 mg (= 5-10 ml einer 1: 10 verdünnten Lösung), alle 5 Min. wiederholen
☐ Herzbeuteltamponade, Spannungspneumothorax, Lungenembolie, Hypoxämie, Azidose erwägen.
☐ Evtl. Kalziumchlorid 10% 10 ml i.v.
☐ Evtl. Hypovolämie ausgleichen!

Zeichen der erfolgreichen Reanimation

Tastbare Pulse an den großen Arterien, Rosigwerden und Wiedererwärmung der Haut, Engwerden der Pupillen, Wiedereinsetzen der Spontanatmung, Wiederkehren des Bewußtseins. *Reanimierte Pat. bedürfen der Intensivüberwachung!*

Beendigung der Reanimationsmaßnahmen

☐ Suffiziente Zirkulation und Atmung
☐ Zeichen des zerebralen Kreislaufstillstandes (weite, lichtstarre Pupillen, Bewußtlosigkeit, fehlende Spontanatmung) > 30 Min. nach Beginn der ordnungsgemäß durchgeführten Reanimation. Ausnahme: Reanimation bei Unterkühlung, Intoxikation, Hyperkaliämie → ausdauernd reanimieren.
☐ Zeichen des Herztodes im EKG (Asystolie) > 15 Min.

Komplikationen der Reanimation

Aspiration des durch die Herzdruckmassage hochgetriebenen Mageninhaltes bei nicht intubierten Pat.; Rippenfrakturen, Sternumfraktur, Hämatothorax, Pneumothorax, Hämatoperikard, Zwerchfell-, Leber- und Milzruptur.

Prognose

Besteht der Kreislaufstillstand länger als 4 Min., sind die Aussichten auf eine erfolgreiche Reanimation gering. Die Wiederbelebungszeit (Zeit bis zum Eintritt irreversibler Schäden für das Gehirn, normal 3-5 Min.) ist bei *Hypothermie* verlängert.

 Fußangeln und Fingerzeige

☐ Bei Bradykardie, bes. mit breiten QRS-Komplexen, immer an Hypoxie denken! → Ausreichende Oxygenierung wichtiger als Atropin oder Adrenalin!
☐ *Cave:* Überkorrektur der metabolischen Azidose mit Bikarbonat kann zu therapierefraktärem Kammerflimmern führen.
☐ Bei elektromechanischer Entkopplung Volumenmangel, Perikardtamponade ausschließen
☐ *Cave:* keine zu frühe Extubation nach Reanimation → Stress → Katecholaminausschüttung → Rhythmusstörungen
☐ Nach erfolgreicher Ther. des Kammerflimmerns immer Rezidivprophylaxe anschließen, ☞ 4.1.6.

3.1.2   Schock

Lebensbedrohliches Kreislaufversagen mit kritischer Verminderung der Organdurchblutung und nachfolgender hypoxisch-metabolischer Schädigung der Zellfunktion.

Klinik

☐ Veränderte Bewußtseinslage (Unruhe, Angst, Apathie, Somnolenz, Koma)
☐ Tachykardie (*Cave: keine β-Blocker!*), erniedrigte RR-Amplitude (Pulsus celer et parvus)
☐ Erniedrigter systol. RR < 90 mmHg (bei zuvor bestehender Hypertonie evtl. „normaler" RR)
☐ Schockindex: Puls/RR$_{systol.}$ > 1,0 (normal 0,5): unzuverlässiger Parameter!
☐ Zeichen der „Zentralisation": Kalte, feuchte, blaßgraue Extremitäten (Ausnahme: septischer Schock in der Frühphase)
☐ Periphere Zyanose (*Cave:* bei CO-Vergiftung rosarote Haut!)
☐ Hyperventilation, Dyspnoe bei metabolischer Azidose
☐ Oligurie (< 20 ml/h).

Diagnostik

☐ *Klinische Untersuchung:* Haut, jugularvenöser Puls (erhöht bei kardiogenem Schock, erniedrigt bei Hypovolämie), Herz und Lungen auskultieren, Bewußtseinslage prüfen; RR, Herzfrequenz, Atemfrequenz, Körpertemperatur. Abdomen palpieren: Druckschmerz, Pulsation? Urinausscheidung (wichtiger Parameter zur Verlaufskontrolle) ☞ 1.2
☐ *EKG:* Herzinfarkt, Rhythmusstörungen ☞ 4.1.5
☐ *Echokardiographie;* Perikardtamponade, Aortendissektion, Vitium?
☐ *ZVD* (bei Linksherzversagen und Lungenembolie ↑, bei Volumenmangel ↓), ggf. *Pulmonaliskat*heter (Swan-Ganz-Katheter) ☞ 2.1.2.
☐ *Rö-Thorax* (z.B. Aneurysma dissecans, Pneumothorax, Hämatothorax), *Rö-Abdomen* (z.B. freie Luft), *Oberbauch-Sono* (z.B. Aortenaneurysma, Herzbeuteltamponade), ggf. *Echo* (Kontraktilität, Klappenfehler)
☐ *Labor:* BB, Gerinnung (mit Fibrinogen, FSP, AT III), Blutgruppe und Kreuzprobe, Krea und E'lyte, BZ, CK, CK-MB, GOT, LDH, HBDH, α-Amylase, Lipase, Laktat! BGA. Ggf. Material für toxikologische Untersuchung.

✔ Management bei allen Schockformen

Schnelle Behandlung ist entscheidend für die Prognose!

☐ *Lagerung:* Pat. hinlegen, Beine hochlagern (Ausnahme: ausgeprägte kardiale Insuff. und Blutungen im Bereich von Kopf, Lungen und oberem GI-Trakt: hier Oberkörper hochlagern)
☐ *Sicherung der Atmung,* O$_2$-Zufuhr (4-6 l/Min), frühzeitige Intubation und Beatmung ☞ 2.6
☐ Legen von 2-3 großlumigen venösen *Zugängen, immer ZVK* (☞ 2.1)
☐ Kontinuierliche *Pulsoxymetrie, arterielle Blutdruckmessung*
☐ Großzügige *Flüssigkeitszufuhr* bei Hypovolämie (unter ZVD-Kontrolle, nicht bei kardiogenem Schock!) ☞ 3.3
☐ Korrektur von E'lytstörungen und metabolischer Azidose ☞ 11.1

❏ Schmerzbekämpfung, Sedierung bei Unruhe (z.B. Diazepam 2-10 mg i.v.) ☞ 15.1.2
❏ Bei Hypothermie (Körperkerntemperatur < 35° C) z.B. warme Decken, ☞ 3.1.4.

Bei Verlust von bis zu 30% des Blutvolumens: 500-1500 ml kolloidale Plasmaersatzlösung, z.B. Hydroxyäthylstärke. Kristalloide Lösungen (z.B. Ringer, 0,9% NaCl), wenn neben Blutverlust Dehydratation oder eine Störung im E'lyt-Haushalt vorliegt.

Bei Verlust von> 30% des Blutvolumens zusätzlich Blut in Form von EK ersetzen (auf ca. 2-3 EK 1 FFP).

Hypovolämischer Schock

Ätiologie

Plasma- bzw. Flüssigkeitsverluste durch Verbrennungen, Erbrechen, Durchfälle, Fistel, Peritonitis, Pankreatitis, Ileus.

Klinik

Kollabierte Halsvenen (DD zum kardiogenen Schock), erniedrigter Hautturgor, starker Durst, Fieber, Oligurie, Labor: Hkt.↑, Na⁺↑ (bei hypertoner Dehydratation), evtl. Hyperglykämie.

Therapie

❏ Volumenersatz unter ZVD-Kontrolle ☞ 3.3
❏ Sauerstoffgabe, ggf. Intubation und Beatmung ☞ 2.6
❏ Bei Hypotonie nach Volumenausgleich z.B. Dopaminperfusor: 250 mg auf 50 ml NaCl 0,9% über Perfusor 2-6-12(-18) ml/h ☞ 3.2.2
❏ Bei Blutungsschock Bluttransfusion, 1 FFP auf 2-3 EK ☞ 14.4.1.

Kardiogener Schock

Ätiologie

Myokardinfarkt, Arrhythmien, akute Herzinsuff. ☞ 4.1, dekompensierte Klappenvitien Septumperforation, Lungenembolie (☞ 4.1.3), Myokarditis, Herzbeuteltamponade, Spannungspneumothorax.

Klinik

In der Vorgeschichte meist art. Hypertonus, Herzinsuff., KHK oder durchgemachter Infarkt. Häufig sitzender Pat. (Orthopnoe), ängstlich, blaß, zyanotisch; Zeichen der Linksherzinsuff. (z.B. „brodelnde" Lunge) und der Rechtsherzinsuff. (gestaute Halsvenen, ZVD ↑); häufig Arrhythmien (bei Hypovolämie dagegen selten).

✔ Management

Spezielle Therapie:
❑ Lagerung mit erhöhtem Oberkörper, Beine tief, unblutiger Aderlaß.
❑ Sauerstoffgabe, z.B. 4-6 l/Min
❑ Sedierung ☞ 15.1.2, z.B. mit Diazepam 5-10 mg i.v.☞ 7.4.2, bei Schmerzen z.B.
   Fentanyl 0,05-0,1 mg i.v. (☞ 15.3.8)
❑ Nitroglycerin (☞ 4.2.2) zunächst 2 Sprühstöße sublingual, dann über Perfusor:
   50 mg auf 50 ml, Dosierung ca. 1-6 ml/h möglichst unter Pulmonaliskatheter-
   kontrolle. *Cave:* RR$_{systol.}$ darf nicht < 100 mmHg sinken!
❑ Bei Hypotonie:
   – Dopamin 250 mg auf 50 ml NaCl über Perfusor → 2-6-12-(18) ml/h, ☞ 3.2.2
   – Dobutamin 250 mg auf 50 ml NaCl über Perfusor → 2,5-5-10 ml/h. Kombina-
     tion mit Dopamin sinnvoll, ☞ 3.2.3
❑ Furosemid i.v. 20-80 mg, evtl. Urindauerkatheter zur Flüssigkeitsbilanzierung ☞
   4.3.2
❑ Vorsichtige Volumenzufuhr unter Pulmonaliskatheterkontrolle (☞ 2.1.2)
❑ Bei Tachyarrhythmia absoluta Digoxin (z.B. Novodigal®) 0,4 mg i.v., nach 1 h
   wiederholen ☞ 4.11.1.

Zusatztherapie bei:
❑ Myokardinfarkt: Lyse ☞ 14.2.1, 4.1
❑ Ventrikelseptumruptur, Papillarmuskelabriß: OP
❑ Herzrhythmusstörungen (☞ 4.1.5): Antiarrhythmika, Defibrillation
❑ Lungenembolie (☞ 4.1.3): Fibrinolyse, Embolektomie
❑ Perikardtamponade: Punktion.

Septischer Schock ☞ 12.1.1

Ätiologie

Schock durch freiwerdende Bakterientoxine → Mediatorenaktivierung → kapillä-
re Gefäßweitstellung → relative Hypovolämie. Risikofaktoren sind Diab. mell.,
große operative Eingriffe, Kachexie, Verbrennungen, Agranulozytose, Leukämie,
Malignome, Behandlung mit Glukokortikoiden und Zytostatika. Ausgangspunkt
sind oft Harnwegs- (☞ 10.1.3) oder Gallenwegsinfektionen, Peritonitis ☞ 8.1.5,
septischer Abort, Katheterinfektion (z.B. Venenverweilkanülen, ZVK; Erreger
oft Staph. aur.), Tracheostoma. *Toxic shock Syndrome:* meist menstruierende
Frauen, die Tampons benutzen. Klinik: hohes Fieber, Hautausschlag, Hautde-
squamation v.a. an Händen und Füßen. Erreger: toxinbildende Staph. aureus-
Stämme

Klinik

Meist hohes Fieber mit Schüttelfrost, aber auch initiale Hypothermie! Hyperventilation. Zu Beginn warme, gut durchblutete, trockene Haut: Pat. wirkt gesünder,
als er ist! Haut später kalt, zyanotisch, evtl. marmoriert; evtl. Hautblutungen.
Bewußtsein meist eingeschränkt. ZVD anfangs normal!

Diagnostik (Ther.-Beginn darf nicht verzögert werden!)

❏ Leukozytose oder Leukopenie, Thrombozytopenie, Zeichen der Verbrauchs-koagulopathie (☞ 14.1.3). CRP ↑ ↑. BGA: Hypoxie, Azidose. Laktat ↑

❏ Blutkultur, Urinkultur, Liquor: Ausstrich und Kultur, evtl. Stuhlkultur. Immer vor Therapiebeginn abnehmen!

❏ Rö-Thorax: Pneumonie? Abszeß? ARDS?

❏ Sono: Harnaufstau (→ Urosepsis), Cholestase (→ Cholangiosepsis), Aszites, Milzgröße?

❏ Pulmonaliskatheter: HZV ↑, peripherer Widerstand ↓.

✔ Management ☞ 12.1.1

❏ Allgemeine Schockther.

❏ Bei ZVD ↓ Volumensubstitution mit kristalloiden/kolloidalen Lösungen ☞ 3.3

❏ Bei ZVD ↑ Dopamin/Dobutamin über Perfusor ☞ 3.2.2, ☞ 3.2.3

❏ Azidosekorrektur nach BGA

❏ Antibiotikather., z.B. mit Cefalosporin und Aminoglykosid ☞ 12.1.1

❏ DIC-Prophylaxe ☞ 14.1.3

❏ Weitere Ther.: evtl. IgM-angereichertes Immunglobulin (z.B. Pentaglobin®) ☞ 12.12.2. Bei Verdacht auf gramnegative Sepsis evtl. Endotoxin-Ak (z.B. Centoxin®).

Anaphylaktischer Schock

Ätiologie

Allergische Reaktion auf *Medikamente:* oft Antibiotika (v.a. Sulfonamide und Penicillin), Rö-Kontrastmittel, Lokalanästhetika, Jodide, Pyrazolone, ASS, Dextran- und Gelatine-Präparate. *Fremdeiweiße* und *Polysaccharide:* Insekten- und Schlangengifte, Vakzine, Organextrakte, Allergene bei Hyposensibilisierungen.

Klinik

Sek. oder Min. nach Zufuhr des Allergens Unruhe, Juckreiz, Niesen, Erythem, Urtikaria. Dann Schwindel, Fieber mit Schüttelfrost, Angstgefühl, Übelkeit und Erbrechen, Durchfall, Dyspnoe mit Bronchospasmus, Larynxödem, RR-Abfall und Tachykardie. Evtl. Krampfanfälle, Bewußtseinsverlust, Kreislaufstillstand.

✔ Management

❏ Unterbindung weiterer Allergenzufuhr!

❏ Großlumige venöse Zugänge legen, 3-Wege-Hahn ☞ 2.1

❏ Rasche Volumenzufuhr, z.B. Ringer 1-2 l als Druckinfusion, kolloidale Plasmaersatzlösung (z.B. Humanalbumin 5%) ☞ 3.3

❏ Adrenalin 0,25-1 mg, verdünnt in 10 ml 0,9% NaCl, langsam i.v., ggf. Wiederholung nach 10 Min. ☞ 3.2.4

❏ Glukokortikoide: z.B. Methylprednisolon 100-500 mg i.v. ☞ 5.4.1

❏ Bei Bronchospastik Theophyllin (z.B. Euphyllin®) 480 mg langsam i.v. ☞ 5.3

❏ Bei ausgeprägtem Larynxödem Intubation oder Koniotomie ☞ 2.6

❏ Wärmeentzug bei > 39 °C, z.B. Wadenwickel.

3.1.3 Hypertensive Krise

Akuter RR-Anstieg mit meist diast. RR> 130 mmHg. Dadurch Beeinträchtigung von Organfunktionen (v.a. ZNS, Herz und Nieren).

Ätiologie

☐ Zu über 90% *essentielle (primäre)* Hypertonie
☐ Selten *symptomatische (sekundäre)* Hypertonie
  - *Renal:* renoparenchymatös 2-3%, renovaskulär 1-2%
  - *Medikamentös:* Ovulationshemmer 3%, Glukokortikoide, Sympathomimetika (auch Augen- und Nasentropfen), Psychopharmaka (bes. trizyklische Antidepressiva), Monoaminooxydasehemmer (*„cheese disease"*: Tyraminhaltige Nahrung → Noradrenalinfreisetzung), Schilddrüsenhormone, Antirheumatika (Na⁺-Retention).
  - *Endokrin:* primärer Hyperaldosteronismus 0,3%, Hyperthyreose, Cushing-Sy., Phäochromozytom, Myxödem, Akromegalie, Hyperparathyreoidismus
  - *Neurogen:* Hirndruck, erhöhter Sympathikotonus (Blutdrucklabilität, vegetative Symptome, Katecholaminausscheidung mäßig ⇑), Sklerose der Karotissinus (RR syst. ↑, Puls ↑, Karotisdruck → keine RR-Senkung, Bradykardie oder ZNS-Symptome)
  - *Vaskulär:* Aorteninsuff., hyperkinetisches Herzsy., a.v.-Fistel.
  - *Sonstige:* Fieber, Hypervolämie (nach Transfusionen, Polyzythämie), EPH-Gestose, akute intermittierende Porphyrie, nach Bestrahlung intraabdomineller oder retroperitonealer Tumoren.

Klinik

☐ *ZNS:* Kopfschmerzen, Übelkeit und Erbrechen, Aphasie, Paresen, Krampfanfälle, Apathie, Desorientiertheit, Somnolenz, Koma
☐ *Herz, Kreislauf:* Atemnot, RR diast.> 130 mmHg, Angina pect., Herzinfarkt, kardiales Lungenödem ☞ 4.1.2
☐ *Augen:* Sehstörungen, Skotome, Amaurose. Augenhintergrund: Fundus hypertonicus IV, evtl. Papillenödem
☐ *Niere:* Oligurie, Anurie.

Diagnostik

☐ Diagnostik der auslösenden Ursache erst nach Beginn der antihypertensiven Ther.!
☐ RR an beiden Armen messen. Wiederholung alle 15 Min. Bei sehr dicken Armen breitere RR-Manschette verwenden: sonst falsch hoher RR!
☐ Gefäßstatus: Strömungsgeräusche in Karotiden, Nierenarterien, Femoralarterien
☐ Abdomenpalpation: Aortenaneurysma, vergrößerte Nieren (Zystennieren)? *Cave:* kann Katecholaminausschüttung bei Phäochromozytom provozieren!
☐ Neurologische Untersuchung
☐ Ausfuhrkontrolle, ggf. Blasenkatheter
☐ Augenhintergrund untersuchen

Fundus hypertonicus	
Stad. I	Arterienverengung, gestreckte Arteriolen
Stad. II	Kreuzungszeichen, Kaliberunregelmäßigkeiten
Stad. III	Blutungen, cotton-wool-Degenerationsherde
Stad. IV	Papillenödem

❑ V.a. renovaskulären oder parenchymatösen Hypertonus: Sediment, Sono, evtl. i.v. DSA und/oder Angiographie der Nierenarterien, Nierenbiopsie bei V.a. GN (nach RR-Senkung!)
❑ V.a. Phäochromozytom: 24-h-Urin auf Katecholamine und Vanillinmandelsäure
❑ V.a. *M. Cushing:* Cortisol im 24-h-Urin und Cortisol-Tagesprofil
❑ V.a. Schilddrüsenerkrankung: fT$_3$, fT$_4$, TSH basal (*vor* Rö-KM-Untersuchungen!)
❑ Apparative Diagnostik: EKG (Hypertrophie- oder Ischämiezeichen), Oberbauchsono (Nieren, Nebennierentumor, Aneurysma), Rö-Thorax (Herzgröße, Stauung, Aneurysma).
❑ *Labor:* BSG, K$^+$, Na$^+$, BZ, BB (Polyglobulie, Anämie?), Krea, Harnsäure, Gesamteiweiß, Cholesterin und Triglyzeride, U-Status.

Therapie der hypertensiven Krise

❑ Bei i.v.-Ther. häufige RR- und Pulskontrollen
❑ Oberkörper hochlagern
❑ 1-2 Kaps. (á 10 mg) Nifedipin (z.B. Adalat®) zerbeißen und Flüssigkeit im Mund lassen ☞ 4.2.3 nach 30 Min. bei Bedarf wiederholen.
❑ 25 mg Urapidil (z.B. Ebrantil® 25, frequenzneutral) i.v. am liegenden Pat., Fortsetzung mit Ebrantil®-Perfusor (Dosierung ☞ 3.5.6)

Je nach Begleiterkrankung:
❑ Bei *Überwässerung* oder drohendem *Lungenödem* (feuchte RG, kein Fieber) 20-40 mg Furosemid (☞ 4.3.2, z.B. Lasix®) i.v. + 2-3 Hub Glyceroltrinitrat (☞ 4.2.2, z.B. Nitrolingual®) sublingual, letzteres ggf. alle 15 Min. wiederholen, oder Nitro-Perfusor 50 mg auf 50 ml mit 1-6 mg/h
❑ Bei *Tachykardie* 0,15 mg Clonidin (☞ 3.9.2, z.B. 1 Amp. Catapresan®) i.v. oder i.m., bei Bedarf nach 30 Min. 0,3 mg i.v., cave initialer RR-Anstieg
❑ Bei *Bradykardie* 6,25 mg Dihydralazin (☞ 3.9.4, z.B. 1/4 Amp. Nepresol®) langsam i.v., bei Bedarf nach 30 Min. mit doppelter Dosis wiederholen.
❑ Bei *Phäochromozytom* 5 mg Phentolamin (z.B. Regitin®) i.v. ☞ 3.5.7.

Bei nicht ausreichender RR-Senkung:
❑ 50-200 mg Labetalol (z.B. Trandate®) i.v., ☞ 3.5.4 oder
❑ Nitroprussidnatrium-Perfusor mit 1 ml/h beginnen. Max. Dosis 28 ml/h, ☞ 3.9.6

Ziel: RR zunächst nicht < 170/100 mmHg wegen Hirnischämiegefahr, besonders bei generalisierter Arteriosklerose.

3.1.4   Unterkühlung

Absinken der Körperkerntemperatur < 35° C. Akute Lebensgefahr bei Temperaturen < 26°-30° C (drohendes Kammerflimmern).

Ätiologie

❑ Kühle Umgebung (z.B. bei bewußtlosem Pat., kalte Gewässer)
❑ Medikamente (Hypnotika, Antidepressiva, Tranquilizer), Alkohol
❑ Alte und dünne Menschen
❑ Endokrinolog. Erkrankungen (Coma diabeticum, Hypothyreose, Addison-Krise, Hypophyseninsuff.)
❑ Hirnschädigung (Störung des Temperaturzentrums).

Stadien der Unterkühlung		
	Körpertemp.	**Klinik**
I. Grad	37 - 34°C:	Muskelzittern, Schmerzen! RR ↑, bewußtseinsklarer Pat., Tachykardie, Haut blass und kalt
II.Grad	34 - 27°C	Kein Muskelzittern, Somnolenz, ggf. Koma, Keine Schmerzen, Bradykardie, Arrhythmie, RR normal oder ↓, BZ ↓, Reflexe abgeschwächt
III.Grad	< 27°C	Koma *(Scheintod):* Puls nicht tastbar, minimale Atmung, keine Reflexe, extreme Bradykardie

Diagnostik

❑ Messung der Rektaltemperatur mit Spezialthermometer (Frühgeborenenthermometer oder Elektrothermometer)
❑ Bradykardie; im EKG verlängertes PR-Intervall, verbreiterter QRS-Komplex, ST-Hebung, Vorhofflimmern, Kammerflimmern
❑ Erniedrigte Atemfrequenz und -tiefe (führt zu respir. Azidose)
❑ Blasse kalte Haut, Bewußtlosigkeit, Pupillenerweiterung (kann Tod vortäuschen).

✔ Management

❑ Bei Kreislaufstillstand kardiopulmonale Wiederbelebung (☞ 3.1.1). Kammerflimmern bei Temp. < 30° C spricht häufig nicht auf Defibrillation an, vasoaktive Substanzen wirken meist nicht, darum Herzdruckmassage und schnelle Wiedererwärmung, z.B. mittels aufgewärmter Infusionslösungen (ca. 40° C), warmer Wasserdampf (46 °C) über Inhaliergerät oder Respirator; Hämodialyse mit überwärmtem Dialysat ☞ 2.7.
❑ Azidosekorrektur ☞ 11.3
❑ Besteht kein Kammerflimmern, vorsichtige Wiedererwärmung (Zunahme der Körpertemperatur um etwa 1° C stündl.); Gefahr des Kammerflimmerns (Monitorkontrolle) und RR-Abfalls
 – Passive Wiedererwärmung: warmer Raum (25°-30° C), Wolldecke
 – Aktive Wiedererwärmung: z.B. warmes Vollbad mit ansteigenden Temperaturen, lauwarm beginnen (*Cave:* alte Menschen. *KI:* Schlafmittelvergiftung).

Fußangeln und Fingerzeige

❑ Nicht zu schnell erwärmen
❑ Vorsicht beim Transport (Kammerflimmern, wenn kaltes Blut aus Extremitäten zum Herzen fließt: *Bergungstod*)

3.1.5 Hitzschlag

Ätiologie

Große Wärmezufuhr von außen bei Behinderung der Wärmeabgabe (schwüle Luft, geringe Ventilation).

Klinik

Kopfschmerz, Schwindel, Erbrechen, Synkope. Haut zunächst rot und heiß, Tachypnoe, Tachykardie, RR normal. Später Haut grau, Cheyne-Stokes-Atmung, Schock, Bewußtlosigkeit, Reflexe ↑ (Kloni, Opisthotonus, Nystagmus).

Diagnostik

Kontinuierliche rektale Temperaturmessung, E'lyte, BZ; CCT (Hirnödem?), evtl. Liquorpunktion (☞ 2.3) zum Ausschluß einer Meningitis (☞ 6.8.1).

Therapie

Schnelle Senkung der Körpertemperatur: Besprühen mit kaltem Wasser (6-15° C), Luft „fächeln". Schockther. (☞ 3.1.2), Hirnödemther. (☞ 6.1.2)

DD: Sonnenstich (*Ther.:* Kopf erhöht lagern und mit feuchten Tüchern kühlen.), Hitzekrämpfe (durch E'lytverlust), Hitzekollaps (durch orthostat. Dysregulation), Coma diabeticum (☞ 13.1.1), Meningoenzephalitis (☞ 6.1.8), Intox. ☞ 17.1.

Komplikationen

❑ Rhabdomyolyse, DIC, ANV, irreversible ZNS-Schädigung
❑ Bei Körpertemperatur> 41°C Letalität 10 - 50%.

3.1.6 Elektrischer Unfall

Die Folgen eines elektrischen Unfalls sind abhängig von:
❑ Stromspannung und -art (Gleichstrom, Wechselstrom)
❑ Stromstärke
❑ Einwirkdauer
❑ Stromweg: uni-, bipolarer Kontakt, Lichtbogen, Feuchtigkeit oder Isolierschuhe, Teil- oder Ganzkörperdurchfluß.

Einteilung und Symptome der elektrischen Unfälle nach Stromstärkebereich	
Stromstärkebereich	**Klinik**
I *	Gleichstrom bis etwa 80 mA, Wechselstrom (50 Hz) bis 25 mA, Einwirkungsdauer unbegrenzt.	Geringe RR-Erhöhung je nach Stromstärke, leichte Verkrampfung der Atemmuskulatur, keine Herzrhythmusstörungen
II *	Gleichstrom 80 - 300 mA, Wechselstrom (50 Hz) 25 - 80 mA, Einwirkungsdauer unbegrenzt.	Herzstillstand während der Körperdurchströmung mit nachfolgenden Rhythmusstörungen wechselnder Dauer und guter Rückbildungsneigung, deutliche RR-Erhöhung, Verkrampfung der Atemmuskulatur
III *	Gleichstrom 300 mA bis 3-5 A, Wechselstrom 80 mA bis 3-5 A, Einwirkungsdauer> 0,3 Sek.	Herzstillstand mit nachfolgendem Kammerflimmern (bei Gleichstrom nur bei Längsdurchströmung).
IV **	Gleichstrom> 3 - 8 A, Wechselstrom> 3 - 8 A.	Herzstillstand während der Körperdurchströmung mit nachfolgender, meist lang anhaltender Arrhythmie, deutliche RR-Erhöhung und Atemverkrampfung, Lichtbogen. Bei Einwirkung> mehrere Sek. meist Tod durch Verbrennung

* Niederspannungsunfälle
** Hochspannungsunfälle

Klinik

❏ Hypertonus, Angina pect., Zeichen der Herzinsuff.
❏ Tachykardie, Arrhythmie, Asystolie, Kammerflimmern
❏ Tetanische Krämpfe
❏ Dyspnoe (Lungenödem)
❏ ZNS: Hyperästhesien, Hyporeflexie, Paresen, Bewußtlosigkeit. Selten Hirn-ödem
❏ ANV
❏ GIT: Übelkeit, Erbrechen, Ileus, Blutungen
❏ Augen: Verbrennungen, später Katarakt.

Diagnostik

❏ Bei Herz-Kreislaufstillstand erst nach Reanimation: ☞ 3.1.1
❏ EKG, EKG-Monitor
❏ Labor: Krea, E'lyte, BB, GOT, LDH, HBDH, CK, CK-MB, BZ, BGA.
❏ Ggf. Rö-Thorax.

Therapie

❏ Bei Asystolie/Kammerflimmern Reanimation nach der ABCD-Regel ☞ 3.1.1
❏ Bei Kreislaufschock: Volumengabe, Katecholamine ☞ 3.1.2
❏ Bei Hirnödem Dexamethason, Furosemid ☞ 6.1.2
❏ Bei ANV Dialyse ☞ 2.7
❏ Bei Herzrhythmusstörungen ☞ 4.1.5.

3.2 Sympathomimetika

Substanzen, die Rezeptoren des sympathischen Systems (dopaminerge, α, β_1, β_2) besetzen und eine sympathoadrenerge Reaktion des Organismus auslösen.

Wirkmechanismus

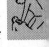

Die Wirkungen der Einzelsubstanzen im Organismus sind komplex und lassen sich nicht einfach aus der Einteilung in dopaminerge, α-, oder β-Agonist ableiten. Die meisten Sympathomimetika wirken dosis-, d.h. konzentrationsabhängig auf die verschiedenen Rezeptortypen und können dabei den gleichen Rezeptortyp in Abhängigkeit von seiner Lokalisation im Organismus unterschiedlich stark stimulieren. Daneben können die meisten Sympathomimetika noch Noradrenalin aus den sympathischen postganglionären Nerven freisetzen.

Einteilung:
- *Nach Wirkart:* direkte Sympathomimetika wirken durch direkte Rezeptorbesetzung, indirekte Sympathomimetika wirken durch Noradrenalinfreisetzung aus Speichern
- *Nach Wirkort* (Rezeptor): dopaminerge-, α-, β_1-, β_2-Sympathomimetika. β_2-Sympathomimetika (☞ 5.2).

Sympathoadrenerge Stimulation verschiedener Organe						
Erfolgsorgan	Parameter	Rezeptortyp	Adrenalin	Noradrenalin	Dopamin	Dobutamin
	Frequenz	β_1	↑	↓	↑	↑
	Schlagvolumen	β_1	↑↑	↑↑	↑↓	↑
	HZV	β_1	↑↑↑	↑→↓	↑	↑↑
	Arrhythmien	β_1	↑↑↑↑	↑↑↑↑	↑↑	↑
	Koronar-Konstriktion	α				
	Koronar-Dilatation	β_2				
	Koronar-Durchblutung		↑↑	↑↑	↑	↑

Sympathoadrenerge Stimulation verschiedener Organe						
Erfolgsorgan	Parameter	Rezeptor-typ	Adre-nalin	Noradre-nalin	Dop-amin	Dobu-tamin
	Systolisch		↑↑	↑↑↑	↑	↑→↓
	Mittel		↑	↑↑	↑	↑→↓
	Diastolisch		↑→↓	↑↑↑	→↑	↑→↓
	Pulmonalart.		↑↑	↑↑	→↑	↓
	Gefäßwiderstand		↓	↑↑	→↑	↓
	Konstriktion	α				
	Durchblutung		↓↓	↓↓	→↑	
	Konstriktion	α				
	Dilatation	β_2				
	Durchblutung		↑↑↑	→↓	↑↑	
	Konstriktion	α				
	Durchblutung		↑	→↓		
	Konstriktion	α				
	Dilatation	β_2				
	Konstriktion	α				
	Dilatation	β_2				
	Durchblutung		↓↓	↓↓	→↑	
	Konstriktion	α				
	Dilatation	β_2				
	Durchblutung		↑↑↑	→↑	↑↑↑	

3

3.2.2   Dopamin

 z.B. Dopamin Giulini 1 Amp. à 5 ml = 50 mg,
Dopamin Nattermann 1 Amp. à 10 ml = 50 mg,
Dopamin Giulini 200 1 Amp. à 10 ml = 200 mg,
Dopamin 200-Nattermann 1 Amp. à 5 ml = 200 mg,
Dopamin Giulini 250/500 1 Amp. à 50 ml = 250/500 mg.

WM   Erregung von dopaminergen, α- und β_1-Rezeptoren dosisabhängig:
– 0,5 bis 5 μg/kg/min dopaminerge, β_1-Stimulation, indirekte β_2- Stimulation (Noradrenalinfreisetzung)
– 6 bis 9 μg/kg/min dopaminerge, direkte (β_1) und indirekte (β_2) β_1-Stimulation
– 10 μg/kg/min dopaminerge und α-Stimulation
– *Wirkdauer:* 1 Min.

✎   – Vorwärtsversagen des Herzens mit RR-Abfall ☞ 4.1.2
– Steigerung der Durchblutung von Niere, Leber, Splanchnikusgebiet (auch Darm).

➤
> – *Niedrigdosierung:* 0,5 - 5 μg/kg/min (bei 60 kg Pat.)
> Perfusor: 250 mg auf 50 ml 0,9% NaCl = 5 mg/ml, 1 - 3,5 ml/h
> Wirkmodus: Kontraktilität und RR unverändert,
> peripherer Gefäßwiderstand sinkt (dopaminerge art.
> Vasodilatation), HZV unverändert oder gering gesteigert
> (Durchblutungsverbesserung)
> – *Mittlere Dosierung:* 6 - 9 μg/kg/min, Perfusor mit 4-7,2 ml/h.
> Wirkmodus: Kontraktilität und RR gering gesteigert, peripherer
> Gefäßwiderstand und Nierendurchblutung unverändert.
> – *Hohe Dosierung:* 10 μg/kg/min, Perfusor mit 8 ml/h.
> Wirkmodus: Kontraktilität, RR, peripherer Gefäßwiderstand
> (generalisierte Vasokonstriktion), HZV gesteigert, Nierendurchblutung vermindert.

NW   – Tachykardie, Arrhythmie, Angina pect.
– Zeichen der Überdosierung: Herzfrequenzsteigerung um mehr als 25/min (DD Volumenmangel).

⇔   – Guanethidin (Wirkungsverstärkung)
– MAO-Hemmer (Dosisreduktion des Dopamins auf 1/10 der Dosis erforderlich).

✗   – Wirkt nicht oral bzw. enteral; nicht s.c oder i.m. applizieren
– Nicht in alkalischen Lösungen (pH > 8) lösen, nicht mit Natriumbikarbonat oder Haloperidol im selben Zugang applizieren → Wirkungsverlust
– Vor Dopamingabe Ausgleich eines evtl. Volumenmangels
– Synergismus mit Dobutamin

– In hoher Dosierung Erhöhung des pulmonalen und peripheren Widerstandes: → Kombination mit Nitropräparaten oder Nifedipin
  anstreben
– Tachyphylaxie (→ Intervalltherapie)
– Bei hoher Dosierung Diureserückgang
– Bei hoher Dosierung akrale Durchblutungsstörung mit eventueller
  Nekroseausbildung sowie Laktaterhöhung
– Bei versehentlicher paravenöser Applikation 5-10 mg Phentolamin
  1: 10 verdünnt s.c. injizieren
– Vorsicht bei Ulkusblutung (Blutungsverstärkung)
– Reboundhypotonie
– *Antidot:* Bei Überdosierung reicht in der Regel das Absetzen der
  Medikation aufgrund der kurzen HWZ.

3

3.2.3   Dobutamin

® z.B. Dobutrex 1 Injektionsflasche (Trockensubstanz) = 250 mg,
Dobutrex liquid 1 Injektionsflasche à 20 ml = 250 mg
(1 ml = 12,5 mg)

WM Sehr geringe, klinisch bedeutungslose α-Rezeptorenwirkung, keine
Wirkung an dopaminergen Rezeptoren. Steigert dosisabhängig HZV,
RR, Herzfrequenz, intrapulmonale Shuntdurchblutung. Vermindert
links- und rechtsventrikuläre Vor- und Nachlast, pulmonalvaskulären
Widerstand und Pulmonalarteriendruck. Wirkdauer: 1-5 Min.

– Vorwärts- und Rückwärtsversagen bei Herzinsuff. (akut oder
  chron.)
– Kreislaufversagen nicht kardialer Ursache. Bei gleichzeitiger Hypotonie evtl. Kombination mit α-konstriktorischem Sympathomimetikum, z.B. Dopamin (mittlere bis hohe Dos.), Noradrenalin.

– *i.v.:* 2,5 -12 μg/kg/Min
– *Perfusor:* 250 mg auf 50 ml Glukose 5%.

Dosis	niedrig: 3 μg/kg/min	mittel: 6 μg/kg/min	hoch: 12 μg/kg/min
50 kg	1,8 ml/h	3,6 ml/h	7,2 ml/h
70 kg	2,5 ml/h	5,0 ml/h	10 ml/h
90 kg	3,2 ml/h	6,4 ml/h	12,8 ml/h

NW – Tachykardie, Arrhythmie
– Überleitungsbeschleunigung bei absoluter Arrhythmie
– Angina pect.

KI – *Absolut:* Erkrankungen, bei denen Ventrikelfüllung und/oder Entleerung mechanisch behindert sind, z.B. Perikarderguß, obstruktive Kardiomyopathie.
– *Relativ:* Myokardischämie, Volumenmangel.

⟺ – Erhöhter Insulinbedarf.
– β-Blocker (Verminderung der pos. Inotropie, periphere Vasokonstriktion)

✗ – Wirkt nicht oral/enteral; nicht s.c. oder i.m. applizieren
– Nicht in alkalischen Lösungen (pH > 8) lösen
– Synergismus mit konstriktorisch wirkenden Sympathomimetika: Dopamin, Noradrenalin.
– Tachyphylaxie bei kontinuierlicher Gabe > 72 h
– Zunahme der intrapulmonalen Shuntdurchblutung, Senkung der rechtsventrikulären Nachlast, Senkung des Pulmonalarteriendruckes, Senkung der linksventrikulären Nachlast.
– *Cave:* Einen eventuell zusätzlich vorliegenden Volumenmangel stets ausgleichen, da Tachykardie mit konsekutiver myokardialer Minderperfusion (durch Verkürzung der Diastolendauer bei niedrigem diast. RR) auftreten kann.

3.2.4 Adrenalin

® z.B. Suprarenin 1 Amp. à 1 ml = 1 mg Adrenalin

WM Sympathomimetikum, stimuliert alle sympathischen Rezeptoren. Bei hoher Dosierung überwiegt α-Stimulation. Positiv inotrop, chronotrop, bathmotrop, dromotrop; Verminderung des diast. RR (β_2-Rezeptorwirkung). Hohe Dosen senken Herzfrequenz (über reflektorische Vagusaktivierung?). Hirndurchblutung und zerebraler O_2-Verbrauch werden ohne Änderung des zerebralen Gefäßwiderstandes bei kontinuierlicher Gabe dosisabhängig vermehrt. Meist Erhöhung der koronaren Durchblutung ☞ 5.2.7.

✎ – Medikament der ersten Wahl bei Reanimation (Asystolie, Lowoutput-Sy.) ☞ 3.1.1

➤ | *i.v.:* 1 Amp. à 1 mg 1: 10 verdünnt, fraktionierte Gabe (2-4-6-10 ml)
Perfusor: 0,01 - 0,4 μg/kg/min: 3 oder 5 Amp. mit NaCl auf 50 ml = 60 bzw. 100 μg/ml

NW – Tachykardie, ventrikuläre Extrasystolie, Kammerflimmern ☞ 4.1.6
– Angina pect. durch Frequenzanstieg
– BZ- und RR-Anstieg
– Tremor
– K^+-Abfall.

KI   Obstruktive Kardiomyopathie

⇔   – Antidiabetika (Wirkungsabschwächung)
             – Halothan (vermehrte Rhythmusstörungen)
             – Trizyklische Antidepressiva (vermehrte Sympathikusaktivität)
             – β-Blocker (Wirkungsumkehr des Adrenalins mit RR-Abfall).

✗   – Bei AV-Blockierung besser Orciprenalin einsetzen
             – Mittel der Wahl bei Reanimation (hier nicht primär Orciprenalin
               einsetzen)
             – Bei Reanimation stets vor Natriumbikarbonat geben
             – Gabe über Trachealtubus möglich: 1 Amp. auf 10 ml NaCl 0,9%
               mit Applikation von 10 ml.

3

3.2.5   Noradrenalin

®   z.B. Arterenol 1 Amp. à 1 ml = 1 mg

WM   Sympathomimetikum mit Wirkung auf β_1 und α-Rezeptoren. Wir-
             kungsdauer: Min.

✎   – Schock (v.a. septischer Schock)
             – Erniedrigter peripherer Widerstand (z.B. bei Histaminausschüt-
               tung im Rahmen eines anaphylaktischen Schocks)
             – Antidot bei Überdosierung von Vasodilatantien.

➤ | – *initial:* 1/3 Amp. = 0,3 mg i.v. oder 0,3 - 0,8 mg i.m. oder s.c.
               (hierzu 1 Amp. auf 10 ml NaCl 0,9% verdünnen, 3 - 8 ml
               injizieren)
             – *Perfusor:* 0,05 - 0,3 μg/kg/Min, Verdünnung: 3 Amp. oder 5 Amp.
               mit NaCl auf 50 ml = 60 oder 100 μg/ml

⇔   – Trizyklische Antidepressiva (sympathomimetische Wirkung zuneh-
               mend)
             – Antidiabetika (Wirkung abgeschwächt)
             – Halothan (Rhythmusstörungen).

✗   – Überdenken der Ther. bei Zentralisation, Akrozyanose, Anurie
             – Kombination mit Dobutamin bei erniedrigtem periphervaskulärem
               Widerstand als Hypotonieursache sinnvoll (Pulmonaliskatheter!)
             – Herabsetzung der Nierendurchblutung, dadurch Diureserückgang
             – Zunahme des enddiastolischen linksventrikulären Drucks
             – I.v.-Gabe nur kurzfristig über h bei sonst nicht behebbarer Schock-
               symptomatik
             – Bei Paravasat Hautnekrosen möglich, sofortige Umspritzung mit
               NaCl 0,9%
             – Bei kardiogenem Schock Verbesserung der Koronarperfusion
             – *Antidot:* Rezeptorenblocker (z.B. Priscol ® = Tolazolin).

3.2.6   Orciprenalin

® z.B. Alupent Injektionslösung 1 Amp. à 1 ml = 0,5 mg,
Infusionslösung 1 Amp. à 5 mg = 10 ml.

WM β-Sympathomimetikum mit β_1- und β_2-Wirkung.
Wirkdauer: HWZ 1,5 h

✎
- Sinusbradykardie ☞ 4.1.7
- Digitalisinduzierte Bradykardie ☞ 4.11.1
- Absolute Bradyarrhythmie bei Vorhofflimmern ☞ 4.1.7
- Bradykarde Erregungsleitungsstörungen z.B. AV-Block II° ☞ 4.1.7
- Antidot bei Intoxikation mit β-Blockern ☞ 17.3.13.

➤
> *i.v.:*
> - 1 Amp. à 0,5 mg in 10 ml NaCl 0,9% (1: 10 Verdünnung)
> - 5-10 ml, Wiederholung möglich
> - *Perfusor:* 1 Amp. = 5 mg (10 ml) auf 50 ml 0,9% NaCl mit
>   10-30 μg/min = 6-18 ml/h

NW
- Tachykardie, Kammerflimmern, VES
- Kopfschmerzen, Tremor, Psychosyndrom
- Übelkeit
- Allergische Hautreaktionen möglich.

KI
- Obstruktive Kardiomyopathie
- Asystolie
- Asthma bronchiale.

⇔ Antidiabetika (Wirkungsabschwächung)

✗
- Schlecht steuerbares Medikament („Alupent nur, wer es kennt.",
  ☞ 3.2.4). Bei Bradykardien deshalb primär Adrenalin verwenden.
- Vorsicht bei frischem Infarkt
- Gabe auch über Trachealtubus möglich
- Tachyphylaxie
- RR-Abfall durch periphere Gefäßerweiterung
- Strenge Indikationsstellung im 1. Trimenon der Schwangerschaft
- Auch s.c., i.m.-Gabe möglich
- *Antidot:* β-Blocker ☞ 3.5.

3.2.7   Angiotensin

®   z.B. Hypertensin 1 Amp. = 2,5 mg Angiotensinamid

WM
- Kein direktes Sympathomimetikum, sympathomimetische Wirkungen durch Adrenalinfreisetzung. Angiotensin wirkt direkt vasokonstriktorisch.
- *Wirkungsdauer: Min.*

- Schwerer Kreislaufschock, bei dem in kürzester Zeit durch die üblichen Sympathikomimetika (z.B. Noradrenalin, Adrenalin, Dopamin) sowie Ausgleich eines evtl. Volumenmangels keine adäquate Zirkulation erreicht werden kann.
- Ausgeprägte Hypotonie bei Zustand nach beidseitiger Nephrektomie zur Überbrückung des Zeitraums bis zur Nierentransplantation
- Ausgeprägte Hypotonie unter Dialyse.

➤   1 Amp. à 2,5 mg auf 50 ml NaCl 0,9% oder 5%ige Glukoselösung mit 1 - 20 μg/min = 60 - 1200 μg/h = 1,2- 24 ml/h

NW
- Diureserückgang
- Bei längerer Anwendung mögliche Organnekrosen
- Angina pect.
- Reflektorische Bradykardie
- Hautblässe.

⇔   Wirkungsverstärkung von Aldosteron, Indometacin, Steroiden.

✗
- Stärkster Vasokonstriktor, Einsatz nur bei schwersten, therapierefraktären Schockformen gerechtfertigt
- I.v.-Gabe nur kurzfristig zur initialen Schockbekämpfung
- Absolutes Reservemedikament.

3.3 Plasmaersatzmittel

3.3.1 Übersicht

Körpereigene oder körperfremde zellfreie kolloidhaltige Infusionslösungen, die den kolloidosmotischen Druck im Intravasalraum erhöhen und damit Wasser im Intravasalraum binden.

☐ Das ideale kolloidale Plasmaersatzmittel sollte
- hypovolämisch bedingte hämodynamische Veränderungen bes. auch im Bereich der Mikrozirkulation verbessern.
- die körpereigenen Regulationsmechanismen unterstützen.
- so lange im Kreislauf bleiben, daß eine Kreislaufstabilisierung erreicht werden kann.
- belastungsarm abgebaut und ausgeschieden werden können.
☐ *Cave*: Bei Anwedung aller Plasmaersatzmittel ist mit anaphylaktoiden NW zu rechnen.

Lösungen zum primären Volumenersatz			
Lösung	**Dosierung**	**Initialer Volumeneffekt**	**Effektive Wirkdauer**
Dextran 60* 4,5% oder 6%	max. 15 ml/kg tägl.	ca. 120%	ca. 5-6 h
Hydroxyäthylstärke 450**/6%	max. ca. 20 ml/kg tägl.	ca. 100%	ca. 6-8 h
Hydroxyäthylstärke 200**/ 10%	max. ca. 20 ml/kg tägl.	ca. 130%	ca. 3-4 h
Gelatine 3%	max. ca. 30 ml/kg tägl.	ca. 70%	ca. 1-2 h
Albumin 5%	max. ca. 30 ml/kg tägl.	ca. 100%	ca. 3-4 h
Ringer-Laktat	max. ca. 30 ml/kg tägl.	ca. 25%	ca. 1 h

*   *Cave:* Gefahr des anaphylaktischen Schocks: Prophylaxe mit Dextran 1 (Promit®) 20 ml über 2 Min. i.v.
**   Mittleres Molekulargewicht in Tausend

[Tabelle modifiziert nach Gahr; aus: F.W. Ahnefeld, J.E. Schmitz: Infusionssther., Ernährungssther. 151f., Kohlhammer, Stuttg. (1986)].

Indikation

☐ Primärther. bei Volumenmangel jeder Genese
☐ Volumenther. bei allen Schockformen ☞ 3.1.2
☐ Körperfremde kolloidale Plasmaersatzmittel:
- Thromboseprophylaxe (umstritten)
- Verbesserung der Mikrozirkulation (z.B. bei Hörsturz).

3.3.2   Stärkederivate

®   z.B. Haes steril 10%ig
        Substanz: Polyhydroxyäthylstärke, Mol-Gewicht 200 000, 1000 ml =
        100 g + 154 mmol Na$^+$, 154 mmol Cl$^-$.

WM   Stärkepräparat mit Wasserbindungskapazität zur Erhöhung des intra-
        vasalen Volumens.

✎   – Hypovolämie
        – Schock ☞ 3.1.2
        – Ther. Blutverdünnung bei Gefäßerkrankung wie z.B. Apoplex.

➤   ┌───┐
        │ – 20 ml/kg = 1000 ml tägl.   │
        │ – Bei Schock bis 20 ml/kg/h = 1000 ml/h   │
        └───┘

NW   – Anaphylaktoide Reaktion, Linksherzdekompensation bei übermä-
          ßiger Zufuhr ☞ 4.1.2, Hypervolämie.

✗   – Erhöhung der BSG, Serum-Amylase und Cholesterin im Blut
        – Beeinflussung von Eiweißbestimmung im Urin mittels Biuret, sowie
          des spezifischen Uringewichtes
        – Dosisreduktion bei Niereninsuff.
        – Wirkung ähnlich den Dextranen, weniger schwere Anaphylaxie.

3.3.3   Dextrane

®   z.B.
        – Dextran-Lösung 40 elektrolytfrei
        – Dextran-Lösung 60, Macrodex 6%, Onkovertin 6%
        – Dextran-Lösung 70 mit E'lyten
        – Dextran-Lösung 75 salvia mit 0,9% NaCl
        Substanz: hochmolekulare Polysaccharide. Die Zahl hinter dem Na-
        men gibt mit 1000 multipliziert das mittlere Molekulargewicht an.

WM   Kolloidale Substanz mit Wasserbindungskapazität zur Erhöhung des
        intravasalen Volumens. Initialer Volumeneffekt ca. 120%, effektive
        Wirkdauer: 5-6 h.

✎   Unterschiedliche Ind. je nach mittlerem Molekulargewicht:
        – 40 000: Ther. und Prophylaxe von Mikrozirkulationsstörungen,
          Thromboseprophylaxe, kolloidaler Volumenersatz, Hörsturz, peri-
          phere und zentrale Durchblutungsstörungen.
        – 60 000 und 70 000 bzw. 75 000: Ther. und Prophylaxe des hypo-
          volämischen Schocks, geeignet zur akuten präoperativen Hämodi-
          lution.

➤ | Max. 15 ml/kg tägl.

NW
– Anaphylaktoide und anaphylaktische Reaktionen
– Gefahr der akuten Volumenüberladung ☞ 4.1.2
– Nephrotoxizität, bes. nach Gabe größerer Mengen niedermolekularen Dextrans
– Beeinflussung klinisch-chemischer Untersuchungen möglich: Glukose, Protein, BSG, Biuret, Fettsäure, Cholesterin, Fructose, spezifisches Uringewicht.

KI
Relativ: Afibrinogenämie, Hyperhydratationszustände, Hypervolämie, schwere Herzinsuff., Lungenödem, intrakranielle Blutungen, bekannte Allergie auf Dextrane.

✗
Zur Vermeidung anaphylaktischer/anaphylaktoider NW unmittelbar vor Beginn einer Dextraninfusion monovalentes Hapten-Dextran in einer Dosierung von 3 g Dextran-1 beim Erwachsenen (Promit®) langsam i.v.

3.3.4   Gelatine

®
z.B. Hämaccel 35
1000 ml = 35 g vernetzte Polypeptide, 145 mmol Na^+, 5,1 mmol K^+, 6,25 mmol Ca^{2+}, 145 mmol Cl^-

WM
Kolloidale Substanz mit Wasserbindungskapazität zur Erhöhung des intravasalen Volumens. Wirkdauer: 4 h.

✎
Volumenmangelschock infolge Blut- bzw. Plasmaverlust.

➤
Bei akutem Verlust bis zu 1500 ml infundieren, je nach klinischem Schweregrad auch mehr.
Infusionsgeschwindigkeit je nach Symptomatik ca. 500 ml/h;
Bei Akutsituationen bis 500 ml in 5 Min.

NW
– Anaphylaktoide Reaktion, Herzinsuff. ☞ 4.1.2, Hypervolämie.

⇔
Herzglykoside (Wirkungsverstärkung durch Ca^{2+}-Anteil) ☞ 4.11

✗
– Verstärkung einer evtl. vorhandenen Blutungsneigung
– Stickstoffbelastung und verzögerte Ausscheidung bei Niereninsuff. beachten
– Wasserbindungskapazität und Verweildauer ist geringer als bei Dextranen
– Häufigkeit der Anaphylaxie ist größer als bei Dextranen, dafür im Schweregrad geringer
– Nicht zusammen mit Citratblut infundieren, da hier Rekalzifizierung eintritt.

3.3.5   Humanalbumin

®   z.B. Humanalbumin 5% und 20%.

WM   Albuminfraktion ist wesentlicher Bestandteil der Plasmaproteinfraktion mit Einfluß auf Proteinreserve, Arzneimitteltransport, Pufferkapazität und onkotischen Druck.
Wirkdauer: HWZ ca. 20 Tage, im Blutplasma 16 h.

3

✎
- Volumenmangelschock
- Lebererkrankung mit Synthesestörungen
- Nephrotisches Sy.
- Substitutionslösung bei Plasmaseparation
- Evtl. kardiogener Schock
- Albuminsturz bei SHT

➤
100 ml 20%iges Humanalbumin bzw. 250 ml 5%iges Humanalbumin je nach klinischer Symptomatik wiederholt infundieren

NW   Selten allergische Reaktion.

✗
- Strenge Indikationsstellung wegen hoher Kosten
- *Cave:* Möglichst keine Substitution bei ARDS
- Im Gegensatz zu Frischplasma HIV-sicher
- Bei Lebererkrankungen und nephrotischem Sy. keine Normalwerte anstreben, Albumin > 20 g/l halten
- Applikation möglichst langsam
- 5% Lösung zum Volumenersatz, 20% Lösung für hyperonkotische Ther.
- Zur Albuminbestimmung ist eine korrekte Blutentnahme wichtig: nach 10 Min. Venenstau, Anstieg der Konz. um 15%. Im Liegen Abfall der Konzentration um 5-8%.

3.4 Antihypertensiva

Wirkmodus

Erniedrigung des HZV, Verringerung des Gefäßwiderstandes durch Verringerung des Natriumbestandes des Organismus, Abnahme des Sympathikotonus oder direkte Gefäßerweiterung.

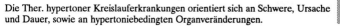

3.4.1 Stufenschema

Die Ther. hypertoner Kreislauferkrankungen orientiert sich an Schwere, Ursache und Dauer, sowie an hypertoniebedingten Organveränderungen.

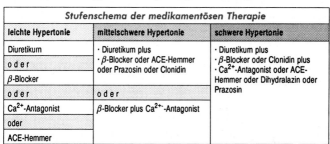

Stufenschema der medikamentösen Therapie

leichte Hypertonie	mittelschwere Hypertonie	schwere Hypertonie
Diuretikum	· Diuretikum plus	· Diuretikum plus
o d e r	· β-Blocker oder ACE-Hemmer oder Prazosin oder Clonidin	· β-Blocker oder Clonidin plus
β-Blocker		· Ca^{2+}-Antagonist oder ACE-Hemmer oder Dihydralazin oder Prazosin
o d e r	o d e r	
Ca^{2+}-Antagonist	β-Blocker plus Ca^{2+}-Antagonist	
oder		
ACE-Hemmer		

Auswahl der Mittel nach den Begleiterkrankungen
- **Herzinsuff.:** Diuretika, Dihydralazin, ACE-Hemmer, Prazosin
  Vermeiden: β-Blocker, Ca^{2+}-Antagonisten außer Nifedipin
- **KHK:** β-Blocker, Ca^{2+}-Antagonisten, ACE-Hemmer
- **Bradykardie:** Dihydralazin, Prazosin, Nifedipin, ACE-Hemmer
- **Tachykardie:** β-Blocker, Clonidin, Verapamil, Diltiazem
- **Diab. mell.:** ACE-Hemmer; *vermeiden:* β-Blocker, Thiaziddiuretika
- **Hyperlipoproteinämie:** Prazosin, Ca^{2+}-Antagonisten, ACE-Hemmer.
  Vermeiden: β-Blocker (erhöhen Blutfette), Thiaziddiuretika
- **Hyperurikämie:** β-Blocker, Ca^{2+}-Antagonisten, ACE-Hemmer.
  Vermeiden oder mit Allopurinol kombinieren: Diuretika
- **Niereninsuff.:** Schleifendiuretika, Dihydralazin, Prazosin, Ca^{2+}-Antagonisten.
  Vermeiden: Thiazid- und K^+-sparende Diuretika
- **pAVK:** Ca^{2+}-Antagonisten, Dihydralazin, ACE-Hemmer.
  Vermeiden: β-Blocker
- **Obstruktive Atemwegserkrankungen:** β-Blocker sind kontraindiziert!

Hypertensive Krise ☞ *3.1.3.*

3.5   Alpha- und Beta-Blocker

3.5.1 Übersicht – Alpha-Blocker

Wirkmodus

Rezeptorenblocker: antagonisieren eine α-sympathomimetisch verursachte Vasokonstriktion. Man unterscheidet präsynaptische α_2-Rezeptoren und postsynaptische α_1-Rezeptoren.
Wirkung: verbessert die Gewebeperfusion, senkt Gefäßwiderstand und RR.
Wirkort: Postkapilläre Kapazitätsgefäße.

Indikation

Hypertonie, Phäochromoyztom, Behandlung von hypertensiven Krisen ☞ 3.1.3,
Afterload-Reduktion bei Herzinsuff. ☞ 4.1.

Beta-Blocker

Wirkmodus

Die klinische Wirkung der β-Blocker zeigt sich in Abhängigkeit von:
❑ *Kardioselektivität:* Man unterscheidet kardiale β_1-Rezeptoren und vorwiegend
   bronchiale β_2-Rezeptoren.
❑ *Membranwirkung:* Viele β-Blocker hemmen den Natriumeinstrom in die Zellen
   und haben damit eine membranstabilisierende Wirkung.
❑ *Negativ inotrope Wirkung:* Folge der Verminderung der positiv inotropen Sym-
   pathikusaktivität. Bei sehr hoher Dosierung klinisch wenig bedeutsame, direkt
   negativ inotrope Wirkung.
❑ *Sympathomimetische Eigenaktivität* (intrinsic activity, ISA): Je geringer der
   Sympathikotonus, desto ausgeprägter kann sich die sympathomimetische Eigenaktivität darstellen: Herzfrequenz steigt an.

Die β-blockierende Wirkung ist proportional dem Logarithmus der Plasmakonz.
Wirkungsprofil und Differentialindikation der β-Blocker ☞ 4.8.1

Indikation

❑ Hypertonie: Medikament der ersten Wahl beim jugendlichen Hypertoniker
❑ KHK, als Sekundärprophylaxe nach Herzinfarkt
❑ Herzrhythmusstörungen ☞ 4.1.6
❑ Hyperkinetisches Herzsy.
❑ Hypertrophe obstruktive Kardiomyopathie
❑ Thyreotoxikose ☞ 13.1.3.

Nebenwirkungen

❏ Psychische Störungen, z.B. Depression, Somnolenz, motorische Störungen
❏ Raynaud-Symptome an Armen und Beinen, Bradykardie evtl. mit Schwindel
❏ Metabolische Nebenwirkungen: Bei insulinbehandelten Diabetikern besteht die Gefahr ausgeprägter Hypoglykämien.

Kontraindikation

Herzinsuff., AV-Block, obstruktive Atemwegserkrankungen ☞ 5.1.2, periphere Durchblutungsstörungen.

 Fußangeln und Fingerzeige

Cave: β-Blocker nicht plötzlich absetzen: Bei Pat. mit KHK können Infarkt, instabile Angina pect. oder Rhythmusstörungen auftreten! Ther.: β-Blocker.

Dosierungsübersicht von α- und ß-Blockern

Generic	Handels name z.B.	Re-zeptor	Dosierung	Bemerkung
Propranolol	Dociton®	β_1 β_2	i.v.: 1 mg/Min; max: 10 mg p.o.: Anfangsdosis: 2 x 80 mg tägl. Erhaltungsdosis: 160-320 mg tägl.	Reaktionsvermögen oft beeinträchtigt. Atmungskontrolle!
Metoprolol	Beloc®	β_1	i.v.: 1 mg/Min; max: 20 mg p.o.: Anfangsdosis: 25-50 mg/6 h für 2 Tage, danach Erhaltungsdosis: 2 x 100 mg tägl.	Nach je 5 mg 10 Min. Pause. Reaktionsvermögen oft beeinträchtigt
Carvedilol	Dilatrend®	α_1 β_1 β_2	p.o.: initial 1/2 Tabl. = 12,5 mg, ab 3. Tag 1 Tabl. = 25 mg tägl. Langsam ausschleichen	Cave bei AV-Blovk, Herzinsuff.; z.Z. kein i.v.-Präparat
Prazosin	Mini-press®	α_1	p.o.: Anfangsdosis: 1 mg tägl. Erhaltungsdosis: 4 x 1 mg tägl. Max.: 20 mg tägl.	Reaktionsvermögen oft beeinträchtigt
Urapidil	Ebrantil®	α	i.v.: Bolus: 10-50 mg Kontinuierlich: initial 2 mg/Min Erhaltungsdosis: 9-30 mg/h	Dosis nach RR
Indoramin	Wydora®	α_1	p.o.: Anfangsdosis: 2 x 25 mg Maximaldosis: 200 mg tägl.	Reaktionsvermögen oft beeinträchtigt
Phentolamin	Regitin®	α_1 α_2	i.v.: Bolus: 5 mg in der 1.Min. Erhaltungsdosis: 0,1-2 mg/Min i.m.: bei Phäochromozytom 5-10 mg	Regitin-Test auf Phäochromozytom (5 mg i.v.)
Phenoxy-benzamin	Diben-zyran®	α_1, α_2	p.o.: Anfangsdosis: 2 x 5 mg tägl. Erhaltungsdosis: 20-60 mg tägl. Max.: 240 mg tägl.	Auch zur Ther. von neurogenen Blasenent-leerungsstörungen

3.5.2   Propranolol

☞ 4.8.2

3.5.3   Metoprolol

☞ 4.8.3

3

3.5.4   Labetalol

®   z.B. Trandate 1 Tabl. = 100/200/400 mg, 1 Amp. à 20 ml = 100 mg

WM   Kompetitiver α_1-Rezeptorantagonist, β_1 und β_2-Blockade. Wirkdauer: Nach Bolusinjektion 6-12 h.

✎
- Phäochromozytom
- Hypertonie und hypertensive Krise
- KHK bei Hypertonie.

➤
– *i.v.:* 50-200 mg – *p.o.*: 2 x 100, max. 2 x 400 mg

NW
- ZNS: Kopfschmerzen, Müdigkeit, Depressionen, selten Krämpfe
- Vegetative Beschwerden: Schwitzen, Kribbeln der Kopfhaut
- GIT: Schmerzen im Epigastrium, Obstipation, Diarrhoe, Übelkeit, Erbrechen
- Miktionsbeschwerden, akuter Harnverhalt, Ejakulationsstörungen
- Myalgien, Gelenködeme
- Allergische Reaktionen, Exanthem; extrem selten SLE
- Schleiersehen, Reizung der Augen
- Sehr selten toxische Myopathie
- Selten erhöhte Leberfunktionswerte, Ikterus, Lebernekrose: bei Auftreten dieser Symptome Ther. sofort abbrechen!
- Bei Einnahme sehr großer Mengen ist ANV möglich.

KI
- Digitalisresistente Herzinsuff.
- Kardiogener Schock ☞ 3.1.2
- Starke und anhaltende Hypotonie
- AV-Block II.° u. III.°, SA-Block, Sick-Sinus Sy. ☞ 4.1.7
- Obstruktive Atemwegserkrankungen ☞ 5.1.2.

⇔
- Verstärkung der blutdrucksenkenden Wirkung von Inhalationanästhetika aus der Gruppe der halogenierten Kohlenwasserstoffe.

- Bei Kombination mit anderen Antihypertensiva, Ca^{2+}-Antagonisten vom Verapamiltyp, Antiarrhythmika oder Diuretika wechselseitige Wirkungsverstärkungen möglich.
- Bei gleichzeitiger Gabe von trizyklischen Antidepressiva evtl. vermehrt Tremor.
- Cimetidin kann die Bioverfügbarkeit von Labetalol erhöhen.
- Wechselwirkungen mit oralen Antidiabetika und Insulin möglich.
- Bei Narkose muß die Medikation nicht unterbrochen werden. Atropin-Prämedikation ist empfehlenswert.

✗
- Das Reaktionsvermögen ist oft vermindert.
- Bradykardien können mit Atropin therapiert werden ☞ 4.12.2.
- Ein durch Labetalol ausgelöster Bronchospasmus kann durch Inhalation von β_2-adrenergen Substanzen durchbrochen werden; oft sehr hohe Dosen erforderlich ☞ 5.2.
- z.Z. nicht im Handel, Medikament mit ähnlicher Wirkung Carvedilol (Dilatrend®)

3.5.5   *Prazosin*

®   z.B. Minipress, Prazosin-ratiopharm 1 Tabl. à 1/2/5 mg.

WM   Postsynaptische α_1-Blockade.

✎
- Hypertonie
- Herzinsuff.
- M. Raynaud.

➤
– *p.o.:* 1 x 0,5 mg abends, max. 3 x 5 mg

NW
- Exanthem, Ödeme
- Schwindel, Kopfschmerzen, Wahrnehmungs- und Stimmungsbeeinträchtigung, Adynamie
- GIT: Übelkeit, Erbrechen, Obstipation, Diarrhoe
- Bei erster Dosis Kreislaufkollaps (selten)
- Tachykardie, orthostatische Dysregulation
- Priapismus.

KI   Herzinsuff. durch mechanische Funktionsbehinderung (z.B. Klappenveränderungen, Lungenembolie, konstriktive Perikardänderungen).

⇔   Wirkungsverstärkung bei Kombination mit anderen Hypertensiva

✗
- Das Reaktionsvermögen ist oft vermindert.
- Zur Beurteilung der Wirkung bei frischem Myokardinfarkt liegen noch nicht genügend Unterlagen vor.
- Strenge Indikationsstellung bei Kindern, Schwangerschaft und Stillzeit.

3.5.6 Urapidil

® z.B. Ebrantil 1 Amp. à 5 ml = 25 mg bzw à 10 ml = 50 mg

WM Zentrale Aktivierung der α-Rezeptoren, periphere Hemmung der postsynaptischen α_1-Rezeptoren sowie Stimulierung der präsynaptischen α_2-Rezeptoren.
Wirkdauer: Wirkungseintritt 2-5 Min. nach i.v.-Applikation, Wirkung über Stunden

✎ – Hypertonus, insbesondere bei zentraler Regulationsstörung.

➤
> – *i.v.:* initial 1 - 2 Amp. à 25 mg langsam i.v. (2 mg/Min)
> – *Perfusor:* 150 mg = 3 Amp. auf 50 ml NaCl mit 3 - 10 ml/h
>   = 9 - 30 mg/h

NW – RR-Abfall
– ZNS-Störungen.

⟺ – Antihypertensiva (Wirkungsverstärkung)
– Alkohol (Wirkungsverstärkung).

✗ – Tachyphylaxie nicht bekannt
– Individuell unterschiedliche Ansprechbarkeit
– Keine Beeinflussung der Nierendurchblutung
– Nicht einsetzen bei Aortenisthmusstenose
– Keine Beeinflussung der zerebralen Durchblutung, kein Hirndruckanstieg
– In Kombination mit Furosemid Verstärkung des antihypertensiven Effektes
– *Antidot:* Volumengabe.

3.5.7 Phentolamin

® z.B. Regitin 1 Amp. à 1 ml = 10 mg

WM α-Rezeptorenblocker (nichtselektiv). Wirkdauer: Min.

✎ Hypertone Krise bei Phäochromozytom oder Phäochromozytomverdacht.

➤
> – *i.v.:* 5-10 mg = 1/2-1 Amp. über 1 Min., danach 0,1- max. 2,0 mg/Min.

NW – RR-Abfall
– Orthostase
– Tachykardie

　　　　　　– Nasenverstopfung
　　　　　　– Miosis.

⟺　　　– Antihypertensiva (Wirkungsverstärkung)
　　　　　　– Vasodilatatoren (Wirkungsverstärkung)
　　　　　　– Adrenalin (Wirkungsumkehr) ☞ 3.2.4.

✗　　　　Prophylaxe vor OP eines Phäochromozytoms mit Phenoxybenzamin
　　　　　　durchführen.

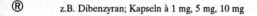

3.5.8　Phenoxybenzamin

®　　　　z.B. Dibenzyran; Kapseln à 1 mg, 5 mg, 10 mg

WM　　Rezeptorenblockade.
　　　　　　Wirkungsdauer: lange Wirkungszeit durch irreversible Blockade des
　　　　　　α-Rezeptors, Wirkungsverlust erst durch Rezeptorneusynthese.

✎　　　　– Hypertonie bei Phäochromozytom präop.
　　　　　　– Inoperables Phäochromozytom
　　　　　　– Neurogene Blasenentleerungsstörungen.

➤
| – Individuelle, einschleichende Dosierung |
| 2-3 x 1 mg bis 2-3 x 40 mg |
| – Max. Dosis 240 mg tägl. |

NW　　– Fragliche Karzinogenität
　　　　　　– Tachykardie
　　　　　　– Orthostatische Dysregulation.

KI　　　– Schwangerschaft

⟺　　　– Antihypertensiva (Wirkungsverstärkung)
　　　　　　– Vasodilatatoren (Wirkungsverstärkung)
　　　　　　– Adrenalin (Wirkungsumkehr) ☞ 3.2.4.

✗　　　　– Nicht als α-Blocker bei Ther. der Herzinsuff. oder essentiellen Hy-
　　　　　　pertonie verwenden, da hierfür besser verträgliche und steuerbare
　　　　　　α-Rezeptorenblocker zur Verfügung stehen.
　　　　　　– *Antidot:* Die Gabe von α-Sympathikomimetika ☞ 3.2.1 ist aufgrund
　　　　　　der irreversiblen Blockade der α-Rezeptoren wirkungslos.

3.6   Kalziumantagonisten

Wirkmodus

Bei der Aktivierung kontraktiler Strukturen im Myokard und in den Gefäßen
spielt die Kinetik des Kalziumeinstroms eine zentrale Rolle. Eine Verminderung
des Kalziumeinstromes bedingt neben einer Gefäßerweiterung auch eine negative
Inotropie und einen verminderten Sauerstoffverbrauch.

Substanzen ☞ *4.10.1*

3

3.7 Diuretika

Wirkmodus

Zweiphasige antihypertensive Wirkung:
- In der 1. Phase wird durch den natriuretischen Effekt die Natriumbilanz des
Organismus negativ, die Blutdrucksenkung tritt durch das verminderte Plasmavolumen und Herzzeitvolumen ein.
- In der 2. Phase ist die Natriumbilanz bei einem verringerten Gesamtnatriumge-
halt des Organismus wieder ausgeglichen, das Plasmavolumen und das Herzzeitvolumen können wieder normal sein. Die Blutdrucksenkung tritt hier durch
den herabgesetzten Gefäßwiderstand ein.

Der antihypertensive Effekt, der sich auf systolischen und diastolischen Blutdruck
gleich auswirkt, läßt auch bei Dauermedikation nicht nach. Zur antihypertensiven
Ther. haben sich Diuretika mit langer HWZ bewährt (z.B. Benzothiadiazin-Deri-
vate). Kurzwirksame Diuretika wie Furosemid und Etacrynsäure sind wegen ihrer
zu raschen und zu starken Wirkung nicht zur Langzeitther. geeignet.

Auf Intensivstation kommen v.a. die hochwirksamen Schleifendiuretika zum Einsatz ☞ 4.3.

3.8 ACE-Hemmer

3.8.1 Übersicht

Das Renin-Angiotensin-System hat, zusammen mit dem sympathischen Nervensystem und dem Vasopressin, in Abhängigkeit von der Natriumbilanz des Organismus einen entscheidenden Einfluß auf das Blutdruckverhalten. Plasmareninaktivität und Angiotensin-II-Spiegel korrelieren sehr gut mit der Natriumbilanz, nicht dagegen mit dem Ausmaß einer Blutdruckerhöhung.

Wirkmodus

Angiotensinkonversionsenzymhemmer blockieren die Bildung von Angiotensin II durch Hemmung des zur Synthese erforderlichen Angiotensinkonversionsenzyms.

Indikation

Hypertonie, Herzinsuff.

Nebenwirkungen

- ❏ Bronchiale Hyperreagibilität mit Hustenreiz, Schnupfen, Atemnot, Allergie
- ❏ Exantheme, Photosensibilisierung, selten angioneurotisches Ödem
- ❏ Geschmacksstör., Übelkeit, Erbrechen, Obstipation, Diarrhoe, Ileus ☛ 8.1
- ❏ Reversibel verschlechterte Nierenfunktion, Hyperkaliämie, Hyponatriämie
- ❏ Orthostatische Dysregulation
- ❏ Blutbildveränderungen, sehr selten Leukopenie
- ❏ Schwindel, Kopfschmerz, Schwäche, Müdigkeit, das Reaktionsvermögen ist oft vermindert.
- ❏ Hypotonie, Synkope, Herzklopfen, Arrhythmie, Angina pect.
- ❏ Sehr selten Leberfunktionsstörungen, Hepatitis, Cholestase ☛ 9.1
- ❏ Haarausfall, Impotenz, Hitzewallung, Glossitis, Muskelkrämpfe
- ❏ Nervosität, Schlaflosigkeit, Benommenheit, Verwirrtheit, Depression, Gleichgewichtsstörungen, Kribbeln, Ohrensausen, Schwitzen, Myalgien, Gelenkschmerzen.

Kontraindikation

- ❏ Kinder, Schwangerschaft und Stillzeit
- ❏ Auftreten eines durch ACE-Hemmer bedingten Angioödems, hereditäres Angioödem
- ❏ Herzinsuff. durch mechanische Funktionsbehinderung (z.B Klappenveränderungen, Lungenembolie, konstriktive Perikardveränderungen)
- ❏ Primärer Hyperaldosteronismus
- ❏ Nierenarterienstenose beidseits oder bei Einzelniere, Z.n. Nierentransplantation (umstritten)
- ❏ *Anwendungsbeschränkungen* bei: Autoimmunkrankheiten, Kollagenosen; Niereninsuff. (Dosisreduktion oder Verlängerung des Dosierungsintervalls erforderlich ☛ 10.2). Cave: Vor Ther. Hyponatriämie und Exsikkose ausgleichen.

3.8.2 Captopril

®   z.B. Lopirin 1 Tabl. = 25 mg/50 mg

WM   Blockiert Umwandlung von Angiotensin-I in -II (Enzymhemmung).

✎   – Hypertonie , Herzinsuff. NYHA III-IV.

➤   *Hypertonie:* 3 x 12,5 - 50 mg tägl., *Herzinsuff.:* 3 x 6,5 mg tägl.

NW/KI   ☞ 3.8.1

⬌   – Diuretika (ausgeprägte Wirkungsverstärkung) ☞ 4.3, Antihypertensiva (RR-Abfall), Prostazyklinsynthesehemmer (Wirkungsabschwächung), Kaliumsparende Diuretika (Hyperkaliämie).

✗   – Dosisreduktion bei Niereninsuff. erforderlich ☞ 10.2
     – Resorptionsminderung bei Einnahme zu den Mahlzeiten
     – Falsch positive Ketonbestimmung im Urin möglich
     – Unter Ther. regelmäßige Kontrolle von BB, Krea und Harnstatus
     – Keine Reflextachykardien
     – Keine Kombination mit K^+- sparenden Diuretika ☞ 4.3.

3.8.3 Enalapril

®   z.B. Pres, Xanef 1 Tabl. = 5/10/20 mg

WM   ACE-Hemmer

✎   – Hypertonie, v.a. bei Begleiterkrankungen wie Diab. mell., Niereninsuff. (nach Ausschluß einer Nierenarterienstenose), Herzinsuff.

➤   – Zur antihypertensiven Ther.: *Initial* 1 x 5 mg tägl.
     Erhaltungsdosis: 1 x 10-20 mg tägl.
     – Bei Herzinsuff.: *Initial* 1 x 2,5 mg tägl.
     Erhaltungsdosis: 1x 10-20 mg tägl.

NW/KI   ☞ 3.8.1

⬌   – Antihypertensive Wirkungsverstärkung bei Diuretikagabe ☞ 4.3
     – Evtl. verringerte Lithiumausscheidung
     – Immunsuppressiva, Allopurinol, Glukokortikoide, Zytostatika ver-
stärken BB-Veränderungen
     – Antirheumatika, nichtsteroidale Antiphlogistika vermindern RR-
Senkung, Narkosemittel verstärken antihypertensive Wirkung
     – Kaliumsparende Diuretika erhöhen den Kaliumspiegel
     – Die Alkoholwirkung wird verstärkt.

3

✗   – 2-3 Tage vor Behandlungsbeginn Diuretika möglichst absetzten
        – Dosisreduktion bei Niereninsuff.

3.9   Andere Antihypertensiva

3.9.1   Übersicht

Direkte Vasodilatatoren

❑ *Typische Vertreter:* Natriumnitroprussid ☞ 3.9.6, Nitropräparate ☞ 4.2.1
❑ *Wirkmodus:* Vasodilatation durch direkten Angriff an der glatten Gefäßmuskulatur

Sympatholytika

❑ Sympatholytika, die die Speicherung biogener Amine vermindern
   – *Typischer Vertreter:* Reserpin
   – *Wirkmodus:* Beeinträchtigt zentral und peripher die Speicherfähigkeit von Katecholaminen

❑ Sympatholytika, die als falsche Transmitter wirken
   – *Typischer Vertreter:* α-Methyl-Dopa ☞ 3.9.3
   – *Wirkmodus:* Wird zu α-Methyldopamin decarboxyliert, dies wird zu α-Methylnoradrenalin hydroxyliert. Letzteres ist ein potenter Stimulator für zentrale präsynaptische α_2-Rezeptoren. Die antihypertensive Wirkung ist also Folge der zentralen Sympathikushemmung.

❑ Zentral wirkende Sympatholytika
   – *Typischer Vertreter:* Clonidin ☞ 3.9.2
   – *Wirkmodus:* Stimulation zentraler α-Rezeptoren verringert den Sympathikotonus.

3.9.2   Clonidin

®   z.B. Catapresan 1 Amp. à 1 ml = 0,15 mg

WM   – Zentrale α_2-Rezeptorenstimulation, periphere α_2-Rezeptorenhemmung,
      – *Pharmakokinetik:* Wirkungseintritt 5-10 Min. nach i.v.-Applikation, Wirkungsdauer 1-4 h, HWZ 8 h.

✎   – Hypertonie
    – Alkoholentzugsdelir (Verminderung der sympathomimetischen Symptome).

➤   – *initial:* 1-2 Amp. langsam i.v. (ggf. s.c.)
    – *Perfusor:* 3 Amp. auf 50 ml 0,9% NaCl mit 1-5 ml/h = 9-45 µg/h
      Alkoholentzugsdelir: 4-5 µg/kg p.o. bzw. Perfusor mit 9-45 µg/h

NW Initialer RR-Anstieg, Bradykardie, Müdigkeit, Mundtrockenheit, Sedierung.

KI – Sick-Sinus-Sy. mit Bradykardie
    – Phäochromozytom.

⟷   – Diuretika (Wirkungsverstärkung)
    – Vasodilatantien (Wirkungsverstärkung)
    – Trizyklische Antidepressiva (Wirkungsabschwächung)
    – Neuroleptika, Alkohol und Hypnotika (Wirkungsverstärkung).

✗   – Vorsicht bei hypertensiver Krise wegen initialer RR-Erhöhung
    – Bei strenger Ind. auch in der Schwangerschaft erlaubt (besser Dihydralazin oder Methyldopa verwenden)
    – *Cave:* Entzugshypertonie bei abruptem Absetzen
    – *Antidot:* Tolazonin (z.B. Priscol®) 10 mg i.v. antagonisieren 0,6 mg Clonidin; Katecholamine.

3.9.3   Alpha-Methyldopa

®   z.B. Presinol 1 Amp. à 5 ml = 0,25 g

WM Zentrale α_2-Rezeptorenstimulation. Wirkungsdauer: 10-16 h.

✎   Hypertonie

➤ | 250 - 500 mg = 1 - 2 Amp. i.v., je nach Symptomatik bis 4 x tägl. |

NW – Sedierung, Allergie, Mundtrockenheit, Ödeme, Orthostase, Leberschäden, Depression, Bradykardie, hämolytische Anämie.

⟷   – Verstärkung der antihypertensiven Wirkung durch Diuretika, β-Blocker, Procainamid, Chinidin, Phenothiazine
    – Aufhebung der antihypertensiven Wirkung durch trizyklische Antidepressiva
    – Teilweise Hemmung der Wirkung von Adrenalin ☞ 3.2.4
    – Verstärkung von Ausmaß und Dauer der Wirkung von Noradrenalin ☞ 3.2.5.

✗
- Wirkungseintritt nach i.v.-Applikation erst nach 2 - 6 h!
- Neben Dihydralazin Mittel der 1. Wahl bei der Hypertonie in der Schwangerschaft!
- In 20% der Fälle positiver Coombs-Test
- Außerhalb der Schwangerschaft als Antihypertensivum meist entbehrlich.

3.9.4 Dihydralazin

®
z.B. Nepresol 1 Amp. à 2 ml = 25 mg

WM
Vasodilatator mit direktem Angriff an der glatten Gefäßmuskulatur. *Pharmakokinetik:* HWZ 1-2 h, Wirkdauer 6 h.

- Hypertensive Krise ☞ 3.1.3
- Hypertonie

– *i.v.:* 1 Amp. auf 10 ml NaCl 0,9% verdünnt, fraktioniert mit jeweils 2 ml unter RR-Kontrolle, Nachinjektion alle 5 - 10 Min.   – *Perfusor:* 3 Amp. auf 50 ml 0,9% NaCl mit 1-5 ml/h   (= 1,5 - 7,5 mg/h)

NW
- Reflextachykardie, Angina pect.
- Leukopenie
- Medikamentös induzierter SLE
- Orthostase, Kopfschmerzen.

⇔
Antihypertensiva (Wirkungsverstärkung)

✗
- Mittel der Wahl in der Schwangerschaft
- *Cave:* nicht einsetzen bei frischem Herzinfarkt ☞ 4.1.1
- Keine Dosisreduktion bei Niereninsuff. erforderlich ☞ 10.2
- Kombination mit β-Blocker günstig
- Orale Medikation wegen Metabolismus ungünstig
- Kombination mit Nitroglycerin günstig ☞ 4.2.2
- *Antidot:* Bei übermäßigem RR-Abfall Volumengabe ☞ 3.3.

3.9.5 Nitroglycerin

☞ *4.2.2*

3.9.6   Nitroprussidnatrium

®   z.B. Nipruss 1 Amp. à 60 mg

WM   Vasodilation durch direkten Angriff an der glatten Gefäßmuskulatur.
Wirkungsdauer: Wirkungseintritt mit Infusion, Wirkungsende mit
Infusionsende

✎   – Hypertensive Krise ☞ 3.1.3
– Aortendissektion
– Intraoperative kontrollierte Hypotension
– Hyperkinetischer Herzinfarkt
– Durchbrechung der Therapieresistenz gegenüber konventionellen
Antihypertonika.

➤   – *Perfusor:* 60 mg mit 0,9% Natriumcitrat auflösen, auf
50 ml mit 5%iger Glukose
0,3 - 8 μg/kg/min Bei 70 kg z.B. 21 - 560 μg/Min = ca.
1 - 28 ml/h. Kombination mit Natriumthiosulfat im Verhältnis
1:10 bei Gabe von >2 μg/kg/Min. ☞ 17.4.11
– *Initial:* 1 ml/h unter minütlicher RR-Kontrolle, je nach Wirkung
langsame Dosissteigerung

NW   – Tachykardie
– Thiozyanidbildung
– Muskelzuckungen.

KI   – Aortenisthmusstenose, schwere metabolische Azidose, Hypothyreose
– Hypovolämie.

⇔   – Vasodilatatoren (Zunahme des RR-Abfalls)
– Antihypertensiva (RR-Abfall)
– Sedativa, Narkotika (verstärkter RR-Abfall)

✗   – Stärkster Vasodilatator mit ausgeprägter RR-Senkung, daher mi-
nütlich RR-Kontrolle
– Stets lichtgeschützt infundieren
– Ther. nicht > 2 Tage (Zyanidvergiftung)
– Stets mit Natriumthiosulfat im Verhältnis 1: 10 kombinieren
☞ 17.4.11
– Stets ZVK vor Ther. legen
– Wirkt auf arterielle und venöse Strombahn
– Einsatz besonders günstig bei Linksherzinsuff. und Hypertonie
– *Antidot:* Bei RR-Abfall Dopamin, bei Zyanidvergiftung 4-Dime-
thylaminophenolhydrochlorid 1 mg/kg ☞ 17.4.10.

4 Herz

Roland Preuss

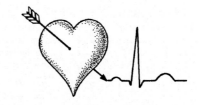

Herzzyklus

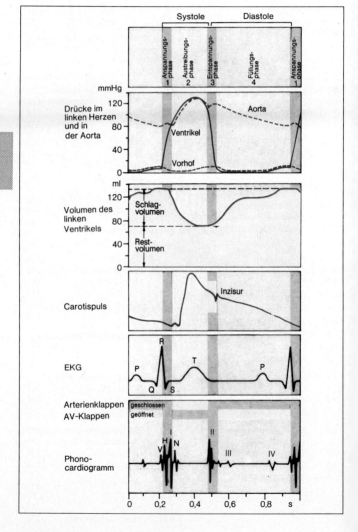

4.1 Leiterkrankungen

4.1.1 Angina pectoris und Herzinfarkt

Angina pect.: *Symptom des myokardialen Sauerstoffmangels, auf dem Boden einer Koronarsklerose. Der myokardiale Sauerstoffverbrauch wird bestimmt durch Herzfrequenz, systolische Wandspannung und Kontraktionskraft.*

Herzinfarkt: *ischämische Herzmuskelnekrose überwiegend des muskelstärkeren linken Ventrikels,meist als Folge einer plötzlichen Abnahme der Koronardurchblutung.*

❑ Vorderwandinfarkte meist größer (schlechtere Prognose).
❑ Bei ca. 30% der Pat. mit Hinterwandinfarkt dehnt sich der Infarkt auch auf den rechten Ventrikel und Vorhof aus (erhöhter ZVD, dilatierter rechter Ventrikel, HZV erniedrigt, ggf. kardiogener Schock).

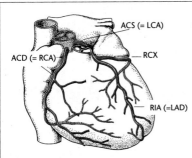

Koronarangiogramm

ACD	A. coronaria dextra =
RCA	Right Coronary Artery
ACS	A. coronaria sinistra =
LCA	Left Coronary Artery
RIA	Ramus interventr. ant. =
LAD	Left Anterior Descendent
RCX	Ramus circumflexus

Klinik
❑ **Stabile Angina pectoris** (Belastungsangina): anfallsweise auftretender thorakaler Druck oder Schmerz, der typischerweise durch körperliche Anstrengung ausgelöst wird und sich in Ruhe oder nach Gabe von Nitroglycerinpräparaten innerhalb von Min. bessert. Das Beschwerdebild bleibt individuell meist gleich.
KO: Linksherzinsuff.
❑ **Prinzmetal-Angina:** koronarer Gefäßspasmus, häufig kombiniert mit vorbestehender Koronarsklerose. Ruheschmerzen! EKG: ST-Strecken-Hebungen (wie beim frischen Myokardinfarkt).
❑ **Instabile Angina pectoris:** neuaufgetretene Angina pect. oder eine massive Zunahme der Beschwerden bei stabiler Angina oder eine Angina in Ruhe bzw. bei geringer Belastung. Behandlung wie bei Herzinfarkt auf der Intensivstation.
KO: Herzinfarkt (15-20%), plötzlicher Herztod (2-3%), Linksherzinsuff., Hypotonie, Herzrhythmusstörungen.

❒ **Herzinfarkt:** Infarktverdacht bei Angina pect. >20 Min.; Vernichtungsgefühl,
Todesangst, Übelkeit, Dyspnoe. Typische Schmerzausstrahlung in Arme, Hals,
Epigastrium, Unterkiefer („Zahnschmerzen"), nie in den Oberkiefer. Nitro-
Präparate bewirken keine Schmerzlinderung. Prodromale Angina pect. in 60%.
Cave: bei 30 % der Pat. schmerzloser Infarkt (gehäuft bei Diab. mell. durch
autonome Neuropathie!).
Befund: kaltschweißige Haut, Zyanose (Schock, Lungenödem?), Anämie, Zei-
chen der akuten Linksherzinsuff. (Tachykardie, Hypotonie, feuchte RG), Zei-
chen der akuten Rechtsherzinsuff. (Halsvenenstauung, Leberstauung mit Kap-
selschmerz und pos. hepatojugulärem Reflux, Pleuraerguß). Herzauskultation:
Klappenvitium (Aortenstenose, Mitralinsuff.)? Perikardreiben?

DD des retrosternalen Schmerzes

Angina pect., Herzinfarkt, Lungenembolie (☞ 4.1.3), Spontanpneumothorax (☞
5.1.8), Ulcus ventriculi (☞ 8.1.1), akute Pankreatitis (☞ 9.1.2), Perikarditis , Aneurysma dissecans, Pleuritis, Pneumonie (☞ 5.1.3), Ösophagitis, Neuralgie, Myalgie.

4

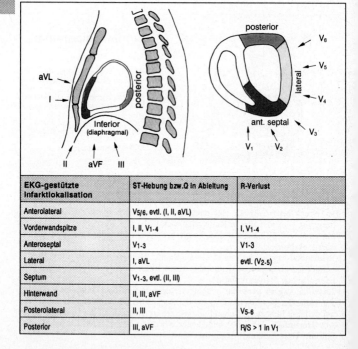

EKG-gestützte Infarktlokalisation	ST-Hebung bzw.Q in Ableitung	R-Verlust
Anterolateral	V5/6, evtl. (I, II, aVL)	
Vorderwandspitze	I, II, V1-4	I, V1-4
Anteroseptal	V1-3	V1-3
Lateral	I, aVL	evtl. (V2-5)
Septum	V1-3, evtl. (II, III)	
Hinterwand	II, III, aVF	
Posterolateral	II, III	V5-6
Posterior	III, aVF	R/S > 1 in V1

Diagnostik bei Verdacht auf Herzinfarkt

Bei Vorliegen von zwei der drei folgenden Kriterien ist von Infarkt auszugehen:
- ☐ Typische Klinik (fehlt bei 30%)
- ☐ Infarkttypisches EKG (fehlt bei 30%)
- ☐ Infarkttypischer Enzymverlauf (fehlt bei 30%).

Herzinfarkt im EKG		
Initialstadium	Beträchtliche T-Überhöhung (Erstickungs-T) – meist bei Klinikeinweisung nicht mehr nachweisbar	Erstickungs-T
Stadium I (frisches Stadium)	ST-Hebung, Abgang aus absteigendem QRS-Schenkel, evtl. konkav, spiegelbildliche Senkung über den gesunden Zonen;	Frischer Infarkt
Zwischenstadium	ST-Überhöhung, Auftreten pathol. tiefer Q-Zacken, R-Verlust, terminal spitz-negative T-Welle. ST-Hebung > 6 Wo.: an Aneurysma denken!	Zwischenstadium
Stadium II (Folgestadium)	Rückbildung der ST-Hebung, T-Welle wird tiefer, spitzer, evtl. Aufbau einer kleinen R-Zacke, pathol. Q-Zacken persistieren (Pardée-Q)	Folgestadium
Stadium III (Endstadium)	Pathol. Q-Zacken, ST-Hebung nicht mehr nachweisbar, T-Wellen pos., R-Zacke nimmt wieder an Höhe zu	Endstadium

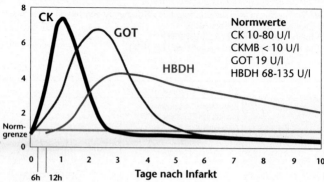

4

Weitere Diagnostik

❑ Rö-Thorax (Herzgröße, Lungenstauung, Pneumonie)
❑ Echokardiographie (Perikarderguß, Kontraktilität, ventrikuläre Hypertrophie/Dilatation, Wanddyskinesien, Mitral- bzw. Aortenvitium, Aneurysma)
❑ Koronarangiographie v.a. bei konservativ nicht beherrschbarer Symptomatik zur Ind.-Stellung für PTCA oder Notfall-Bypass.

Therapie bei instabiler Angina pectoris und V.a. Herzinfarkt

❑ 50% aller Todesfälle im Rahmen eines Herzinfarktes in den ersten 3-4 h nach Auftreten der ersten Symptome. Daher Beginn der Ther. bei Infarktverdacht auch ohne ausgeprägte EKG-Veränderungen bis die Diagnose gesichert oder ausgeschlossen ist.
❑ Ziel ist die Beherrschung von Komplikationen und die Begrenzung der Infarktgröße, da die Ausdehnung des Infarktes die langfristige Prognose bestimmt.
❑ Die Entscheidung, ob eine konservative oder invasive Ther. (systemische Lyse, intrakoronare Lyse, PTCA) durchgeführt wird, ist abhängig vom Alter des Infarktes, der Schwere und Lokalisation des Infarktes, dem Ausmaß der Koronarsklerose (Koronarangiogramm) und KI gegen die invasive Ther. (☞ 14.2.1).

Erstmaßnahmen:

❑ Nitroglycerin 2 Sprühstöße (= 0,8 mg) sublingual ☞ 4.2.2
❑ Sofortige Verlegung auf Intensivstation einleiten, bequeme Lagerung des Pat., beengende Kleidung ausziehen, Oberkörper schräg aufrichten, Pat. beruhigen
❑ Venösen Zugang legen
❑ Schmerzbekämpfung: Pat. muß bis zur Wirkung der spezifischen Ther. schmerzfrei werden! Z.B. Fentanyl 0,05-0,1 mg (1-2 ml) i.v. (☞ 15.3.8)
❑ Sauerstoff über Nasensonde oder Atemmaske z.B. 2-6 l O₂/Min
❑ Evtl. Sedierung, z.B. Diazepam 5-10 mg i.v., bei Übelkeit alternativ Triflupromazin (z.B. Psyquil®) 5-10 mg i.v. (☞ 8.6.2)
❑ Bei Hypertonie zunächst adäquate Schmerzbekämpfung, falls nicht ausreichend Nitroglycerin ☞ 4.2.2, Nifedipin ☞ 4.2.3, β-Blocker ☞ 4.8.1

Weitere Therapie:
Systemische Lyse ☞ 14.2.1 möglichst innerhalb von 3-4 h nach Symptombeginn (v.a. bei Hinterwandinfarkt prophylaktisch Schrittmacher-Schleuse legen ☞ 2.1.1), mit
❏ 2 Mio. IE Urokinase über 2-5 Min. i.v. oder
❏ 1,5 Mio. IE Streptokinase über 1 h; davor 250 mg Prednison i.v. oder
❏ rt-PA: 5000 IE Heparin als Bolus i.v., dann 15 mg rt-PA als Bolus über 1-2 Min. i.v., anschließend 50 mg rt-PA im Perfusor auf 50 ml NaCl 0,9% über 30 Min. (Perfusor 100 ml/h), danach 35 mg auf 50 ml NaCl 0,9% über 1 h (Perfusor 50 ml/h). Nach Beendigung der Lyse ggf. 1 g ASS (z.B. Aspisol®) i.v.

Immer *Vollheparinisierung* anschließen:
❏ Vollheparinisierung: 5000-10 000 IE i.v. als Bolus, dann ca. 1000 IE/h über Perfusor (10 000 IE auf 50 ml 0,9% NaCl mit 5 ml/h). Ziel: PTT-Verlängerung auf das 1,5-2 fache des Ausgangswertes ☞ 14.3.1

❏ Nitrate (z.B. „Nitroperfusor" 50 mg Nitroglycerin = 50 ml im Perfusor auf 1-6 ml/h ☞ 4.2.2. *KI:* systolischer RR < 100 mmHg, Schock
❏ Falls Symptomatik fortbesteht Ca^{2+}-Antagonisten (z.B. Nifedipin 0,5 mg i.v. als Bolus über 5 Min., dann 5 mg in 50 ml 0,9% NaCl-Lösung im Perfusor ☞ 4.2.3, oder Diltiazem i.v. ☞ 4.2.4) zur Nachlastsenkung und Behandlung einer vasospastischen Komponente. *NW:* RR-Abfall!
❏ Falls die Symptomatik fortbesteht: *β*-Blocker, z.B. Atenolol (z.B. Tenormin®) 50-100 mg tägl. ☞ 4.8.5 oder Metoprolol (z.B. Beloc®) 2 x 50 mg tägl. ☞ 4.8.3 (ohne intrinsische sympathomimetische Aktivität!). *KI:* Vasospasmus, Herzinsuff., obstruktive Atemwegserkrankung, Bradykardie
❏ *Monitoring:* EKG-Monitor, RR, Labor, BGA, Rö-Thorax, Stundendiurese
❏ Je nach Schwere des Krankheitsbildes z.B. bei drohendem kardiogenen Schock: ZVD, Pulmonaliseinschwemmkatheter mit Messung von Pulmonalarteriendruck, pulmonalkapillärem Verschlußdruck und Herzzeitvolumen ☞ 2.1.2.

Bei innerhalb 24 h nicht beherrschbarer Angina pect. eine Koronarangiographie mit PTCA oder Bypassoperation anstreben.

Komplikationen des Herzinfarktes

❏ Rhythmusstörungen (90%, vorwiegend in den ersten 48 h), Kammerflimmern (10%), Asystolie (7%)
❏ Linksherzinsuff., Lungenödem (20-50%; ☞ 4.1.2)
❏ Reinfarkt (35%)
❏ Perikarditis epistenocardica (15%)
❏ Kardiogener Schock (10%)
❏ Ventrikelruptur (1-3%), meist nach 3-10 Tagen
❏ Akute Mitralinsuff. durch Papillarmuskelabriß (1-2%)
❏ Herzwandaneurysma
❏ Thrombembolien
❏ Postmyokardinfarktsyndrom

Therapie der Komplikationen

☐ Bei *Kammerflimmern* oder *Asystolie*: sofortige Reanimation nach dem ABCD-Schema ☞ 3.1.1

☐ Bei *tachykarden ventrikulären Herzrhythmusstörungen* initial Lidocain (☞ 4.6.2) 100-200 mg (5 ml 2% Xylocain®) als Bolus i.v., dann über Perfusor: z.B. 1 Spezialampulle Xylocain® 20% = 1000 mg auf 50 ml NaCl 0,9% mit 6-12 ml/h (= 120-240 mg/h). Dosisreduktion auf 50% bei Schock oder schwerer Leberinsuff.! *Cave* bei Hypokaliämie. Kaliumspiegel auf hochnormale Werte (>5 mmol/l) anheben: KCl 50 mmol im Perfusor mit 5-20 mmol/h über ZVK ☞ 11.2.2

☐ Bei Kammertachykardie >150/Min: Kardioversion (EKG-getriggerte Defibrillation)☞ 3.1.1

☐ *Tachykarde supraventrikuläre Herzrhythmusstörung:* bei Tachyarrhythmia absoluta schnelle Digitalisierung ☞ 4.1.6. Bei gehäuften, hämodynamisch wirksamen supraventrikulären Extrasystolen Chinidin (☞ 4.5.2) alleine oder in Kombination mit Verapamil p.o. ☞ 4.5.3.

☐ *Bradykarde Herzrhythmusstörungen:* Atropin 0,5-1 mg i.v., (☞ 4.12.2) bis zur Versorgung mit einem passageren Schrittmacher.

☐ *Linksherzinsuff.* (Rückwärtsversagen, ☞ 4.1.2)
– Furosemid 40 mg i.v., *cave:* Arrhythmien durch Hypokaliämie ☞ 4.3.2
– Nitrate zur Vorlastsenkung 2-6 mg/h i.v. über Perfusor ☞ 4.2.2
– Nifedipin 10 mg p.o. oder Nifedipinperfusor (☞ 4.2.3) zur Nachlastsenkung v.a. bei arterieller Hypertonie
– Dobutamin 250 mg auf 50 ml mit 2-12 ml/h, v.a. bei Hypotonie, ☞ 3.2.3

☐ *Kardiogener Schock* (Vorwärtsversagen): Dobutamin und Dopamin in Kombination im Verhältnis 2 : 1 oder 1 : 1 ☞ 3.2.2

☐ *Pericarditis epistenocardica:* ASS 0,5-1 g i.v. (*Cave:* verstärkte Blutungsneigung bei zusätzlicher Antikoagulation) ☞ 15.2.3

☐ *Akute Mitralinsuff.:* Kontrollierte RR-Senkung durch Vasodilatatoren, z.B. Nitroprussid (60 mg auf 50 ml Glukose 5% im Perfusor mit 1 ml/h beginnen (minütliche RR-Kontrolle), bis max. 28 ml/h (☞ 3.9.6), OP anstreben

☐ *Ventrikelruptur:* RR-Senkung mit Nitroprussid bis zur OP ☞ 3.9.6

☐ *Perikardtamponade*: Perikarddrainage.

Weitere Maßnahmen, Prophylaxe

Bettruhe, psychische Führung, Stuhlregulierung. Verlegung auf periphere Station nach Normalisierung der CK und Beschwerdefreiheit. Bei unkompliziertem Verlauf vorsichtige KG-Mobilisation nach Stufenschema über 2 Wochen. Nach 3 Wo. Belastungs-EKG, danach Anschlußheilbehandlung oder Entlassung. Koronarangiographie, wenn Pat. für eine Bypass-OP operabel. Als Reinfarkt-Prophylaxe ASS, Nitro, β-Blocker, Diltiazem, Ausschalten der Risikofaktoren.

Fußangeln und Fingerzeige

❏ Keine i.m.-Injektionen z.B. zur Schmerzther. → Infarktenzyme verfälscht, KI für Lysetherapie
❏ I.v.-Zugänge, gut sichern
❏ Kein Pat.-Transport ohne ärztliche Begleitung
❏ Keine unnötige Digitalisierung: Digitalis nur, wenn die Ursache der Linksherzinsuff. eine Tachyarrhythmia absoluta bei Vorhofflimmern ist. Sonst keine Ind. für Digitalis bei der Behandlung der akuten Herzinsuff.
❏ Rechtzeitige Behandlung von hypertensiver Entgleisung, Spannungspneumothorax (☞ 5.1.7) und Perikardtamponade
❏ Gefährlichkeit bei scheinbar unproblematischen Pat. nicht unterschätzen
❏ *Cave:* Ein Hinterwandinfarkt kann als akutes Abdomen verkannt werden.

4.1.2   Akute Linksherzinsuffizienz und Lungenödem

Ätiologie

Häufig nach Myokardinfarkt, bei art. Hypertonus (bes. bei hypertensiver Krise), Herzrhythmusstörungen, Herzvitium, Kardiomyopathie und durch kardiodepressive und kardiotoxische Medikamente. *Lungenödem ohne kardiale Ursache:* Überwässerung (z.B. bei Niereninsuff.), seltener durch Permeabilitätserhöhung der Kapillaren (z.B. toxisches Lungenödem nach Reizgasinhalation (☞ 5.1.6), Heroinlungenödem oder durch verminderten onkotischen Druck (z.B. bei nephrot. Sy.).

Klinik

Dyspnoe, Orthopnoe, Halsvenenstauung, Zyanose, Blässe, Kaltschweißigkeit, Tachykardie. Herz: 3. Herzton (Ventrikelgalopp), 4. Herzton (atrialer Galopp), pathol. Geräusche; Lunge: basale RG re > li, später über der ganzen Lunge.

Diagnostik

BGA; Rö-Thorax: (Herzdilatation, Blutumverteilung auf die Lungenoberfelder, symmetrische perihiläre Verdichtungen: *fluid lung.* EKG (Infarkt, Arrhythmie?), Echokardiographie (Perikarderguß, Klappenfehler, Kontraktilität?), Pulmonaliskatheter ☞ 2.1.2
DD: primäre Herzinsuff., Überwässerung (z.B. bei Niereninsuff.), toxisches Lungenödem (☞ 5.1.7), respiratorische Insuff. ☞ 5.1.1.

Allgemeine Maßnahmen

❏ Oberkörper hochlagern, Beine tief z.B. im „Herzbett"
❏ Venöser Zugang
❏ Unblutiger Aderlass mittels Blutdruckmanschetten (Manschetten an Oberarmen und Oberschenkeln anlegen, auf ca. 60-80 mmHg aufpumpen, um venösen Rückstrom zu verhindern).

❑ Vorsichtige Sedierung (z.B. 5 mg Diazepam i.v. ☞ 6.4.2)
❑ O₂-Zufuhr (2-6 l/Min)
❑ Flüssigkeitsrestriktion (Trinkmenge 750 ml tägl.) mit Bilanzierung von Ein- und Ausfuhr
❑ Kochsalzrestriktion (kochsalzarme Kost).

Spezielle Therapie

❑ Diuretika: z.B. Furosemid 40-80 mg i.v. ☞ 4.3.2
❑ Nitrate (Vorlastsenkung), z.B. Nitroglycerin 1-6 mg/h unter RR-Kontrolle ☞ 4.2.2. *Cave:* Hypotonie
❑ Ca²⁺-Antagonisten (Nachlastsenkung bes. bei erhöhtem RR), z.B. Nifedipin 10 mg p.o. ☞ 4.2.3.
❑ Evtl. Nitroprussid 0,3-8 µg/kg/Min: Nachlastsenkung in der Akutphase ☞ 3.9.6. *Cave:* stärkster Vasodilatator, strenge Indikationsstellung.
❑ Pos. inotrope Substanzen, z.B. Dobutamin ☞ 3.2.3. Bei eingeschränkter Diurese und niedrigem RR Dopamin in niedriger Dosierung („Nierendosis" 2-3 µg/kg/Min ☞ 3.2.2. Bei Vorwärtsversagen (kardiogener Schock): Dobutamin und Dopamin kombiniert im Verhältnis 2: 1 oder 1: 1 ☞ 3.2.3
❑ Bei Herzrhythmusstörungen ☞ 4.1.5
❑ Digitalis nur, wenn eine Tachyarrhythmia absoluta die Ursache der Herzinsuff. ist, sonst keine Ind. in der Ther. der akuten Herzinsuff.
❑ ACE-Hemmer, z.B. Captopril 3 x 6,25 mg p.o. nach der akuten Phase ☞ 3.8.1
❑ Bei Versagen der medikamentösen Maßnahmen Flüssigkeitsentzug mittels arteriovenöser und veno-venöser Hämofiltration ☞ 2.7
❑ Bei respir. Insuff. Intubation und Beatmung mit PEEP (positiver endexspirat. Druck) z.B. 5-10 cm Wassersäule ☞ 2.6.
❑ Pulmonaliskatheter zur Diagnosestellung und Therapiesteuerung bei lebensbedrohlicher oder unklarer Herz-Kreislaufschwäche ☞ 2.1.2.

Einteilung der Linksherzinsuffizienz (nach Swan und Forrester) nach Einschwemmkatheterbefunden ☞ 2.1.2			
I	II	III	IV
Ø pulm. Stauung	pulm. Stauung	Ø pulm. Stauung	pulm. Stauung
Ø Hypotension	Ø Hypotension	Hypotension	Hypotension
PCWP ≤ 18 mmHg	PCWP > 18 mmHg	PCWP ≤ 18 mmHg	PCWP > 18 mmHg
CI ≥ 2,2 l/Min/m²	CI ≥ 2,2 l/Min/m²	CI < 2,2 l/Min/m²	CI < 2,2 l/Min/m²
PCWP = pulmonalkapillärer Verschlußdruck CI = cardiac index			

 Fußangeln und Fingerzeige

Durch rasches Handeln mit O₂-Gabe, Sedierung, Nitro-Gabe und Furosemid läßt sich die Intubation und Beatmung häufig vermeiden.

4.1.3   Akutes Cor pulmonale (Lungenembolie)

Ätiologie

Akute Dekompensation des rechten Ventrikels durch eine Erhöhung des Pulmonalarteriendruckes. Häufigste Ursache ist eine fulminante Lungenembolie. Abhängig vom Ausmaß der Gefäßobliteration unterschiedliche Schweregrade mit Verminderung des Herzzeitvolumens. Risikofaktoren für Phlebothrombose: Immobilisation, OP, Trauma, Adipositas, Schwangerschaft, orale Antikonzeptiva (bes. in Kombination mit Zigarettenrauchen), Glukokortikoide, Diuretikather., maligne Tumoren, AT-III-Mangel, Protein C-Mangel.

Schweregrade der Lungenembolie (nach Grosser)			
	I	II	III	IV
Klinik	leichte Dyspnoe thorakaler Schmerz	akute Dyspnoe Tachypnoe Tachykardie thorakaler Schmerz	akute schwere Dyspnoe Zyanose, Unruhe Synkope thorakaler Schmerz	zusätzlich Schocksymptomatik evtl. Herzkreislaufstillstand
art. RR	normal	erniedrigt	erniedrigt	Schock
Pulmonalarteriendruck (PAP)	normal	16 – 25 mmHg	25 – 30 mmHg	> 30 mmHg
pO₂	ca. 80 mmHg	70 mmHg	60 mmHg	< 60 mmHg
Gefäßverschluß	periphere Äste	Segmentarterien	ein Pulmonalart.-Ast	Pulmonalarterien-Hauptstamm oder mehrere Lappenart.

Klinik

Dyspnoe, Zyanose, Husten (evtl. blutig), plötzliche Thoraxschmerzen v.a. bei Inspiration, Schweißausbruch, Tachykardie, Hypotonie bis Schock, Halsvenenstauung (ZVD ↑), Zeichen der Phlebothrombose.

DD: Angina pect., Herzinfarkt (☞ 4.1.1), Pneumonie, Pleuritis, Pneumothorax (☞ 5.1.8), Neuralgie, Myalgie.

Diagnostik

❏ *Klinik!*
❏ *EKG* ($S_I Q_{III}$-Typ, Rechtsdrehung des Lagetyps, inkompletter RSB, Verschiebung des R/S-Umschlags nach links, ST-Hebung oder T-Negativierung in V_1-V_2 P-pulmonale, Sinustachykardie, Vorhofflimmern. Vergleich mit Vor-EKG!
❏ *BGA:* Hypoxie bei Hyperventilation (pO₂↓, pCO₂↓)
❏ *Rö:* nur in 40 % pathol. verändert. Zwerchfellhochstand, Kalibersprung der Gefäße, periphere Aufhellungszone nach dem Gefäßverschluß (Westermark Zeichen), evtl. Pleuraerguß, Lungeninfarkt bei Linksherzinsuff. (10%)

❑ *Perfusionsszintigraphie:* bei unauffälligem Befund ist eine Lungenembolie mit großer Wahrscheinlichkeit ausgeschlossen (Sensitivität 99%), bei Perfusionsdefekt immer Beurteilung mit Hilfe des Röntgenbildes und Inhalationsszintigramms. DD des Perfusionsausfalls: Emphysem, Ca, Infiltrat, Pleuraerguß, Atelektase.

❑ *Pulmonalisangiographie:* Indikation bei Unklarheit und geplanter Lysether. (Katheter nach Untersuchung für lokale Lyse liegen lassen).

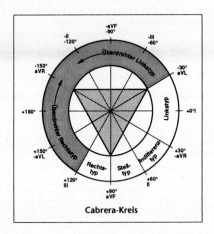

Cabrera-Kreis

Therapie

❑ *Allgemeine Maßnahmen:* Bettruhe, Analgesie (z.B. Fentanyl 0,1 mg i.v. ☞ 15.3.8) und Sedierung (z.B. Diazepam 5-10 mg ☞ 7.4.2), O_2 (z.B. 2-6 l/Min)

❑ Heparin 10 000 IE Bolus, dann ca. 1000 E/h (Ziel: Verlängerung der PTT auf das ca. 1,5-2 fache des Ausgangswertes) zur Verhinderung eines appositionellen Thrombuswachstums ☞ 14.3.1

❑ Lysetherapie ☞ 14.2.1
  - *Ind.:* Stadium IV nach Grosser (Schock). Evtl. im Stadium III (bes. bei BGA-Verschlechterung). Beachte evtl. lysepflichtige Phlebothrombose.
  - *rt-PA:* 10 mg Bolus i.v. in 1-2 Min., dann 20 mg/h über 2 h, dann 10 mg/h über 5 h
  - *Urokinase:* 250 000 IE initial als Bolus i.v., dann 50 000 - 100 000 IE/h + Vollheparinisierung. Bei vitaler Ind. 2 000 000 IE i.v. als Bolus
  - *Streptokinase:* 250 000 IE initial über 30 Min, dann 100 000 E/h über 3-6 Tage.
  - *KI:* ☞ 14.2.1 Nur relative KI für eine Lysetherapie im Stadium IV bei lebensbedrohlichem Schock. Alternativ Notfallembolektomie nach Trendelenburg in einer thoraxchirurgischen Abteilung (selten indiziert).

❐ Nitrate zur Senkung des Pulmonalarteriendrucks (1-6 mg Nitroglycerin/h i.v. ☞ 4.2.2) und Ca^{2+}-Antagonisten, (z.B. Nifedipin-Perfusor 5 mg auf 50 ml mit 6-12 ml/h ☞ 4.2.3) unter RR-Kontrolle.

❐ Dobutamin (6-12 μg/kg/Min ☞ 3.2.3) bei Hypotonie, da es im Gegensatz zu Dopamin nicht zu einer Erhöhung des Pulmonalarteriendrucks führen soll (umstritten!).

❐ *Bei schwerem Schock zusätzlich:* Dopamin 2-6 μg/kg/Min (☞ 3.2.2).

❐ *Bei respir. Insuff.* (pO$_2$ < 50 mmHg) Intubation und Beatmung (☞ 2.6).

Komplikationen

Letalität 5%, rezidivierende Lungenembolien können zum chron. Cor pulmonale führen.

 Fußangeln und Fingerzeige

❐ Bei Indikationsstellung für Lysether. eine evtl. lysepflichtige Phlebothrombose nicht übersehen ☞ 14.2.1

❐ Nachbehandlung mit Marcumar® (falls keine KI) bei Lungenembolie 6 Monate, bei rezidivierenden Lungenembolien mind. 2 Jahre, ggf. lebenslänglich.

4.1.4 Infektiöse Endokarditis

Entzündung der Herzinnenwand, bes. der Herzklappen durch Bakterien, seltener durch Pilze. Am häufigsten sind Mitral- und Aortenklappe betroffen. Selten Rechts-herzendokarditis (oft i.v.-Drogenabhängige).

Ätiologie

Häufig auf vorgeschädigten Klappen (rheumatische Klappenfehler, kongenitale Vitien, Kalkauflagerungen), oder nach Herz-OP. Prädisponiert sind abwehrge-schwächte Pat. (z.B. Diab. mell., Leberzirrhose, Alkoholabusus, Dialyse, AIDS, Immunsuppression, Malignome), die einer Bakteriämie oder Fungämie ausgesetzt sind (ther. oder diagnostische Eingriffe: z.B. Zahnextraktion, Abort, OP, Dialyse, Endoskopie, ZVK, i.v.-Drogenabusus).

Erreger: Streptokokken 45-65% (davon 20% Enterok.), Staphylok. 10-30% (Ver-lauf meist hochakut! V.a. nach kardiochirurgischen Eingriffen und i.v.-Drogen-abusus), gramnegative Bakterien 2-12%, Pilze 1-3%, Anaerobier 1-3%.

Klinik

Klassische Trias: Fieber, Herzgeräusch und septische Embolie (v.a. Schleimhäute, Nagelbett, Finger, „Osler splits", Zehen, Augenhintergrund). Schwäche, Nacht-schweiß, Splenomegalie, Nephritis, Entzündungszeichen, Anämie.

Diagostik

☐ Wiederholt (3-4) venöse Blutkulturen in 1-2 stündlichem Abstand, wenn möglich zu Beginn des Fieberanstiegs. Bei V.a. Pilzendokarditis evtl. auch arterielle Entnahme
☐ Echokardiographie: Nachweis von Klappenvegetationen, evtl. Ös.-Echokardiographie
☐ Labor: BB (Leukozytose, Anämie?), CRP↑, BSG↑
☐ Serologische Untersuchungen: KBR auf Brucellen, Salmonellen, Rickettsien, Chlamydien, Candida, Aspergillus.
☐ **DD:** rheumatisches Fieber (Endokarditis 8-14 Tage nach Infektion mit β-hämolysierenden Streptokokken der Gruppe A; meist Jugendliche, ASL in 80% erhöht), Libman-Sacks-Endokarditis bei SLE (Auto-AK), sklerotische Klappenveränderungen.

Komplikationen

Akute Herzinsuff. (v.a. bei Aortenklappenendokarditis), intrakardiale Fisteln, Klappenperforation, Septumdefekte, Myokarditis, Perikarditis, intrakardiale Abszeßbildung, Herzrhythmusstörungen v.a. AV-Block. *Embolische KO:* Mikroembolien und „Osler splits" an den Extremitäten, septische Metastasen, z.B. in Retina (Augenhintergrund spiegeln!), Herdenzephalitis, Löhlein'sche Herdnephritis (Hämaturie, Proteinurie).

4

Therapie

☐ *Allgemeine Maßnahmen:* Bettruhe, Schonung; Antikoagulation und Glukokortikoide sind kontraindiziert!
☐ Antibiotika
  - Initial bei unbekanntem Erreger: Penicillin G 4 x 5-10 Mio. IE tägl. i.v. ☞ 12.2.1 + Aminoglykosid (z.B. Gentamicin) 3 x 1 mg/kg tägl. ☞ 12.4.1 (Serumspiegelkontrolle)
  - Bei akuter Verlaufsform und V.a. Staphylokokkeninfektion Flucloxacillin 4 x 1 g tägl. ☞ 12.2.5, alternativ Vancomycin 2 x 1 g tägl. i.v. ☞ 12.8.3 oder Teicoplanin 1 x 400 mg tägl. i.v. ☞ 12.8.4 jeweils kombiniert mit Gentamicin
  - Bei Penicillinallergie: Vancomycin oder Teicoplanin + Gentamicin.
  - Anpassung der Antibiose nach Antibiogramm
  - Dauer der Ther. 4-6 Wochen
☐ Behandlung einer auftretenden Herzinsuff. ☞ 4.1.2
☐ Indikation zum Klappenersatz: akut bei Herzinsuff. NYHA III und IV, falls nach 48 h kein Ansprechen auf medikamentöse Ther.

 Fußangeln und Fingerzeige

☐ Bei neg. Blutkulturen an Pilze, Mykobakterien, Chlamydien, Rechtsherzendokarditis oder vorausgegangene Antibiotikather. denken
☐ Bei Nachweis von Staphylok. epidermidis liegt evtl. Hautkontamination vor → Kontrolle.
☐ Nur Einsatz potentiell bakterizider Antibiotika, hohe Dosierung anstreben, synergistische Ther. sinnvoll (z.B. Penicillin + Aminoglykosid)
☐ *Cave:* ausreichende Behandlungsdauer (4-6 Wo.), sonst hohe Rezidivgefahr.

Antibiotikaprophylaxe: bei ther. und diagnostischen Eingriffen mit Bakteri-
ämierisiko z.B. Zahnextraktion, OP:
❏ Bei geringem Risiko: 3 g Amoxycillin p.o. 1 h vor dem Eingriff, bei
Penicillinallergie Clindamycin 600 mg p.o. 1 h vor dem Eingriff
❏ Bei mittelgradigem Risiko: 3 g Amoxycillin p.o. 1 h vor dem Eingriff und
3 g Amoxycillin nach OP, bei Penicillinallergie Clindamycin 600 mg p.o.
1 h vor dem Eingriff, danach 4 x 300 mg für 48 h.
❏ Bei hohem Risiko: Amoxycillin 2 g i.v. + Gentamicin 120 mg i.m. +
Amoxycillin 500 mg p.o. nach OP.
❏ Bei Penicillinallergie Vancomycin 1 g über 1 h i.v. + Gentamicin 120 mg
i.v. unmittelbar vor OP.

4.1.5 Herzrhythmusstörungen – Übersicht

Ätiologie

Häufigste Ursache Ischämie bei KHK. Sonstige Ursachen: E'lyt-Imbalance (z.B.
Hypokaliämie), Kardiomyopathie, Medikamenten-NW (z.B. Digitalis), Stoffwech-
selentgleisung (z.B. Hyperthyreose), Herzvitium, entzündliche Herzerkrankung
und Präexzitationssy. Unterscheidung zwischen supraventrikulären und ventrikulären sowie bradykarden und tachykarden Rhythmusstörungen wichtig für Ther.
und Prognose.

Therapiebedürftigkeit abhängig von
❏ Hämodynamischer Wirksamkeit
❏ Risiko von Kammerflimmern/-flattern
❏ Kardialer Grunderkrankung
❏ Subjektiven Beschwerden.

Diagnostik

Anamnese (Synkopen, Angina pect., Herzstolpern), Puls, Pulsdefizit, 12-Kanal-
EKG, 24-h-EKG, Belastungs-EKG, intrakardiales EKG, programmierte intrakardiale Stimulation, EKG-Monitor, Echokardiographie (Ejektionsfraktion?). *Labor:*
E'lyte, CK, HBDH, GOT, BB, Digitalisspiegel. *Rö-Thorax* (Herzgröße, Lungenstauung?).

Allgemeine Maßnahmen

❏ Bettruhe
❏ EKG-Monitor
❏ Venöser Zugang
❏ Dokumentation von intermittierenden Rhythmusstörungen falls möglich mit
12-Kanal-EKG
❏ Sedierung (z.B. 5-10 mg Diazepam i.v. ☞ 6.4.2) v. a. bei supraventrikulären
tachykarden Herzrhythmusstörungen.

4.1.6 Tachykarde Herzrhythmusstörungen

Modifiziert nach Wolff/Weihrauch, Internistische Therapie 1990

Differenzierung tachykarder Rhythmusstörungen

	Vorhoffrequenz in Min⁻¹	Kammerfrequenz in Min⁻¹	Gleichmaß der Schlagfolge	
			Vorhöfe	Kammern
Sinustachykardie	100 - 220	ebenso	respiratorische Arrhythmie (gering oder nicht nachweisbar)	
Vorhoftachykardie	150 - 250	ebenso	regelmäßig	regelmäßig
Vorhofflattern („langsames Flattern")	250 - 350 160 - 230	120 -190 80 -130	regelmäßig	regelmäßig oder unregelmäßig
Vorhofflimmern	über 350	120 -160	unregelm. Flimmern-Flattern	absolute Arrhythmie
Vorhoftachykardie mit Block	100 - 220	80 -140	regelmäßig	regelmäßig oder unregelmäßig
AV-Tachykardie	100 - 250	ebenso	regelmäßig	regelmäßig
WPW-Syndrom	150 - 250	ebenso	regelmäßig	regelmäßig
Kammertachykardie	wechselnd	100 - 250	regelmäßig oder wechselnd	regelmäßig

	Formkriterien für P	QRS	AV-Überleitung	Vagomimet. Manöver
Sinustachykardie	normal	normal	1 : 1 0,12 - 0,18 Sek.	vorübergehende, oft nur geringe Verlangsamung
Vorhoftachykardie	abnorm, klein, oft nicht nachweisbar	normal, selten abnorm	1 : 1	kein Effekt oder plötzlich beendet
Vorhofflattern („langsames Flattern")	sägeblattartig deformiert in Abl. II, III	normal, selten abnorm	wechselnder Block z.B. 1 : 1, 2 : 1, 4 : 1	vorübergehende Verlangsamung demaskiert Flatterwellen
Vorhofflimmern	unregelm. Wellen (V₁, V₂)	normal, intermitt. abnorm	wechselnd blockiert	leichte, vorübergehende Verlangsamung
Vorhoftachykardie mit Block	spitz, schmal, Nullinie glatt (II. V₁)	normal, seltener abnorm	wechselnd blockiert	Vorsicht! Nicht ausüben!
AV-Tachykardie	abnorm, meist nicht nachweisbar	abnorm oder normal	retrograd	ohne Effekt, selten Unterbrechung
WPW-Syndrom	meist nicht nachweisbar	abnorm	re-entry	ohne Effekt, selten Unterbrechung
Kammertachykardie	meist nicht nachweisbar	abnorm	orthograd nur intermittierend, oft retrograd (Kombinationssystole)	ohne Effekt

*   Frequenzangaben nur als Richtlinien, Grenzen oft unscharf

Supraventrikuläre Tachykardie

☐ **Sinustachykardie:** Frequenz 100-160/Min, Ther.: Behandlung der Grundkrankheit (Anämie, Volumenmangel, Hypoxie, Hyperthyreose, Schmerzen, Angst) evtl. β-Blocker ☞ 4.8.1

☐ **Supraventrikuläre Extrasystolie:** meist normaler QRS-Komplex, Ther.: selten nötig, nur bei subjektiven Beschwerden. β-Blocker ☞ 4.8.1, Antiarrhythmika der Klasse I (direkter Membraneffekt) v.a. Ajmalin, Chinidin, evtl. in Kombination mit Verapamil, Disopyramid ☞ 4.5.1 oder Propafenon (Klasse IC) ☞ 4.7.3

☐ **Paroxysmale supraventrikuläre Tachykardie** plötzliches Herzrasen, evtl. Schwindel, Übelkeit, Synkope

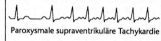
Paroxysmale supraventrikuläre Tachykardie

- *EKG:* P-Wellen kaum abgrenzbar, Vorhoffrequenz 150 - 250/Min, Kammerfrequenz 150 - 250/Min oder 2: 1 Überleitung, QRS-Breite < 0,14 Sek, evtl. Deformierung: Rechtsschenkelblockbild (RSR') in V1.
- *Ther.:* Im Anfall vagomimetische Manöver (Valsalva, Trinken von Eiswasser, Karotisdruckversuch unter EKG-Kontrolle), medikamentös: Verapamil ☞ 4.10.2, β-Blocker ☞ 4.8.1, Digitalis ☞ 4.11.1, Antiarrhythmika der Klasse IA ☞ 4.5.1 und IC ☞ 4.7.1
  Prophylaxe: β-Blocker ☞ 4.8 oder Ca^{2+}-Antagonisten (Klasse IV-Antiarrhythmika ☞ 4.10.1, evtl. in Kombination mit Klasse IA-Antiarrhythmika ☞ 4.5.1)

☐ **Vorhoftachykardie mit AV-Block II.°** bei KHK und häufig (50%) als Folge einer Digitalisüberdosierung

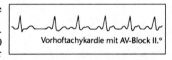
Vorhoftachykardie mit AV-Block II.°

- *Ther.:* Digitalispause, K^+-Substitution (40-80 mmol p.o. oder 40-80 mmol KCl i.v. ☞ 11.2.2, nur über ZVK! *Cave:* nicht > 20 mmol/h i.v.). Bei digitalisinduzierter Vorhoftachykardie mit Block Phenytoin 125-250 mg langsam i.v. (EKG-Monitor) ☞ 4.6.3. Liegt keine Digitalisüberdosierung vor: Senkung der Kammerfrequenz durch Digitalis ☞ 4.11.1, Ca^{2+}-Antagonisten ☞ 4.10.1, oder β-Blocker ☞ 4.8.1

☐ **WPW-Sy:** Präexzitationssy.; plötzlich einsetzende supraventrikuläre Tachykardie aufgrund kreisender Erregung über abnorme, akzessorische atrioventrikuläre Leitungsbahn (James-Bündel). Häufigkeit: 0,1-2%. EKG: verkürzte PQ-Zeit, Deltawelle, verbreiterter QRS-Komplex.

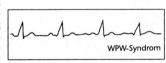
WPW-Syndrom

- *Ther.: Blockierung der akzessorischen Leitung.* Im Anfall: Ajmalin ☞ 4.5.4, Propafenon ☞ 4.7.3, Disopyramid ☞ 4.5.5, Flecainid ☞ 4.7.2, Verapamil ☞ 4.10.2 (*cave* Verapamil und Digitalis nicht bei zusätzlichem Vorhofflimmern: Verkürzung der Refraktärzeit im akzessorischen Bündel bewirkt einen gefährliche Erhöhung der Kammerfrequenz!). I.v.-Applikation nur unter EKG-Monitorkontrolle! Zur Rezidivprophylaxe: β-Blocker ☞ 4.8.1, Propafenon ☞ 4.7.3

❑ **Vorhofflimmern, -flattern:** Kreisende Erregungen im Vorhof mit einer Frequenz von ca. 300/Min bei Vorhofflattern und 450-600/Min bei Vorhofflimmern. Abfall des HZV um 20-30 % durch Wegfall der atrialen Kontraktion und Verkürzung der diastolischen Füllungszeit. Vorhofflattern ist wegen plötzlicher Erhöhung der Kammerfrequenz bei schneller Überleitung gefährlicher als Vorhofflimmern und muß immer beseitigt werden.
Ätiol.: Mitralvitium, KHK, Kardiomyopathie, Myokarditis, Lungenembolie, Hyperthyreose, Präexzitationssy., toxisch (z.B. Alkohol), Hypovolämie, E'lytentgleisung (Hypokaliämie)
Klinik: Tachykardie, Pulsdefizit, Linksherzinsuff., Angina pect.

❑ **Vorhofflattern:** sägeblattartige Deformierung der EKG-Nullinie. Meist regelmäßige Überleitung zum Ventrikel (2:1 oder 3:1).

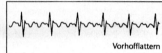

Vorhofflattern

  – *Ther.:* Bettruhe, Monitorkontrolle, Antikoagulation (KI ☞ 14.3.1).
Elektrische Kardioversion oder intrakardiales „overpacing" mit Schrittmachersonde. Falls erfolglos, medikamentöse Kardioversion mit Digitalis zum Überführen des Vorhofflatterns in stabileres Vorhofflimmern ☞ 4.11.1

❑ **Vorhofflimmern:** absolute Arrhythmie mit Flimmern der Nullinie bes. in Ableitung V_1, bei schneller AV-Überleitung Tachyarrhythmia absoluta

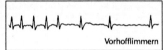

Vorhofflimmern

  – *Allg. Ther.:* Bettruhe, Monitorkontrolle, Antikoagulation.

Therapie der akuten Tachyarrhythmia absoluta

1. Verlangsamung der Kammerfrequenz und Verminderung des Pulsdefizits
❑ Digitalis (Hemmung der AV-Überleitung) z.B. Digoxin 0,4 mg i.v., danach 0,8 - 1,8 mg in 24 h i.v. unter EKG-Monitor (*Cave:* vorher Ausgleich einer Hypokaliämie, sonst Gefahr von Kammerflimmern) ☞ 4.11.1; Verapamil z.B. 5 - 10 mg langsam i.v. (*cave* Entstehung eines AV-Block III.°; stark negativ inotrop!); *β*-Blocker ☞ 4.8.1.
❑ Behandlung der exazerbierenden Faktoren (Anämie, Volumenmangel, Hypoxie, Hyperthyreose, Schmerzen, Angst)
2. Wiederherstellung eines normofrequenten Sinusrhythmus (Kardioversion des Vorhofflimmerns)
❑ *Ind.:* Nach Behebung der auslösenden Ursache, wenn Vorhöfe nicht vergrößert sind und die Dauer der Arrhythmie < 6 Mo. beträgt. Überführung in einen Sinusrhythmus gelingt um so eher, je kürzer die Rhythmusstörung vorliegt.
❑ Medikamentöse Kardioversion: Akut vor Rhythmisierung Vollheparinisierung ☞ 14.3.1, evtl. Rhythmisierung schon durch die Senkung der Kammerfrequenz durch Digitalis ☞ 4.11.1. Falls erfolglos Chinidin 2-3 x 200-400 mg tägl. p.o. ☞ 4.5.2 evtl. in Kombination mit Verapamil (z.B. Cordichin®) ☞ 4.5.3. Digitalis weitergeben wegen möglicher schneller AV-Überleitung (*cave* Kammerfrequenz ↑, Kammerflimmern!). Alternativ Sotalol ☞ 4.8.6
❑ Elektrische Kardioversion bei Versagen der medikamentösen Ther.

KO: Bei großem li. Vorhof (Echokardiographie) hohes Risiko einer art. Embolie. Bei Fortbestehen der Rhythmusstörung evtl. Antikoagulation mit Marcumar®

Ventrikuläre Herzrhythmusstörungen

Ätiologie

Myokardinfarkt, KHK, Kardiomyopathie, Myokarditis, dekompensierte Herzinsuff., Herztrauma, Herzvitium, Mitralklappenprolaps; Hypokaliämie; Digitalis, Antiarrhythmika, Katecholamine, Alkohol; intrakardiale Katheter (passagere Schrittmacher, Pulmonaliskatheter, zu tief liegender ZVK); QT-Sy. (selten, idiopathisch verlängerte QT-Zeit).

Klinik

Herzrasen, Herzstolpern, Synkope, Angina pect.

Lown-Klassifikation		
0	keine VES	
I	<30/h VES	
II	>30/h VES	
IIIa	multiforme VES	
IIIb	Bigeminus (VES - normaler Komplex - VES - normaler Komplex im Wechsel)	
IVa	Couplets (zwei VES direkt hintereinander)	
IVb	Salven (> 2 VES hintereinander)	
V	R auf T Phänomen*	

*Bei gehäuften VES besteht die Gefahr, daß eine sehr früh erscheinende Extrasystole (ES) in die vulnerable Phase von T fällt:

Vorzeitigkeitsindex $VI = $ Zeit Q bis R_{ES} / Zeit Q bis T_{normal}

$VI < 1,0$ [< 0,9!]: Gefahr des Kammerflimmems

Prognose

Abhängig vom Vorliegen einer kardialen Erkrankung (VES bei Herzgesunden sind ohne klinische Bedeutung: vereinzelte VES bei bis zu 50% der Gesunden im Langzeit-EKG!) und von der linksventrikulären Funktion. Die größte Gefahr der VES besteht in der Induktion eines Kammerflimmerns mit plötzlichem Herztod.

Therapie

Behandlungsindikation abhängig vom Grad der Lown-Klassifikation, der zugrundeliegenden Erkrankung und der Beschwerden des Pat. Bei akutem Herzinfarkt Behandlung schon bei wenigen VES (Lown I). Sonst ab Lown IVa unter Berücksichtigung der Häufigkeit der Couplets (wenige Couplets pro 24 h noch keine Behandlungsindikation) und dem Vorliegen einer kardialen Grundkrankheit.

Ventrikuläre Extrasystolie

❑ Akutther: Lidocain ☞ 4.6.2, Ajmalin ☞ 4.5.4, Propafenon ☞ 4.7.3. Bei Herzinfarkt Serumkaliumspiegel auf hochnormale Werte anheben: z.B. KCl 5-10 mmol/h über ZVK ☞ 11.2.2.
❑ Rezidivprophylaxe: Mexiletin ☞ 4.6.4, Propafenon ☞ 4.7.3, Disopyramid ☞ 4.5.5, Sotalol ☞ 4.8.6, Amiodaron ☞ 4.9.1.

Ventrikuläre Tachykardie

Diagnosekriterien:
❑ QRS-Breite >0,14 Sek.
❑ Linkstyp, Linksschenkelblock
❑ AV-Dissoziation

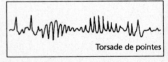
ventrikuläre Tachykardie

❑ Kombinationssystolen (Zusammen-treffen der ventrikulären und supraventrikulären Erregung)
❑ Normale Sinusaktionen sichtbar
❑ QRS-Komplexe ähneln VES aus früherem EKG

Akutther: Lidocain ☞ 4.6.2, Propafenon ☞ 4.7.3, Mexiletin ☞ 4.6.4, KCl ☞ 11.2.2
❑ Bei Versagen der medikamentösen Ther. oder rascher Ther.-Bedürftigkeit (hämodynamische Verschlechterung oder kardiale Ischämie) *externe Kardioversion* in Kurznarkose (z.B. Etomidat 14-20 mg i.v. und Fentanyl 0,1 mg i.v.)
❑ Rezidivprophylaxe wie bei ventrikulärer Extrasystolie.

„Torsade-de-pointes"-Tachykardie

Kammertachykardie mit wechselnder QRS-Achse. Ätiol.: Antiarrhythmika z.B. Chinidin, Hypokaliämie oder QT-Sy.

Torsade de pointes

❑ *Akutther.:* auslösende Ursache beseitigen. K⁺-Substitution, Lidocain ☞ 4.6.2. Bei Erfolglosigkeit Anhebung der Herzfrequenz durch Orciprenalin ☞ 5.2.6 oder passagere Schrittmacherstimulation des Ventrikels.
❑ *Prophylaxe:* Vermeidung von Hypokaliämie und QT-Zeit verlängernden Medikamenten. Medikamentös: Propranolol ☞ 4.8.2 in hoher Dosierung (>240 mg tägl.!).

Kammerflattern

Entspricht hämodynamisch einem Kreislaufstillstand, häufig Übergang zu Kammerflimmern.
Diagn.: haarnadelförmig deformierte QRS-Komplexe, Frequenz 180-250/Min,
Ther.: ☞ Kammerflimmern.

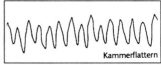

Kammerflimmern

Unregelmäßige Flimmerwellen in allen EKG-Ableitungen, Frequenz 250-400/Min, keine QRS-Komplexe sichtbar.
Akutther.: präkordialer Faustschlag, Herzdruckmassage sofort beginnen,

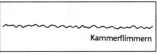

dann externe Defibrillation mit 200-360 J, weiter Reanimation nach ABCD-Regel ☞ 3.1.1
Rezidivprophylaxe: ☞ ventrikuläre Extrasystolie; 24 h Überwachung auf der Intensivstation.

 Fußangeln und Fingerzeige

❑ Alle Antiarrhythmika können eine proarrythmogene Wirkung haben.
❑ Nach erfolgreicher Reanimation nicht zu früh extubieren (Stress → Herzrhythmusstörungen und Angina pect.)
❑ *Cave:* Alkalisierung mit Hypokaliämie durch Natriumbikarbonatüberdosierung kann therapierefraktäres Kammerflimmern auslösen.
❑ Behandlungsfähige Grundleiden als Auslöser der Herzrhythmusstörung nicht übersehen (z.B. Hyper-, Hypothyreose; Hyper-, Hypokaliämie; Schrittmacherfunktionsstörung).

4.1.7 Bradykarde Herzrhythmusstörungen

Frequenz <50/Min (bei Sportlern durch hohes Schlagvolumen evtl. physiologisch), Gefahr durch Abfall des HZV mit Durchblutungsstörungen von Herz, Gehirn und anderen Organen.

Ätiologie

Herzinfarkt (v.a. Hinterwandinfarkt), KHK, Sinusknotensyndrom, Hyperkaliämie, Medikamenten-NW und Intoxikation (Digitalis, β-Blocker, Antiarrhythmika), Kardiomyopathie, Myokarditis, Hypothyreose, zentrale Regulationsstörung (Hirndruck), kardiochirurgischer Eingriff.

Klinik

Symptomatik von kardialer und vaskulärer Grundkrankheit abhängig. *ZNS:* Schwindel, Übelkeit, Synkope. *Herz:* Angina pect., Herzinsuff. Herzfrequenz bis zum Auftreten von Symptomen individuell sehr unterschiedlich.

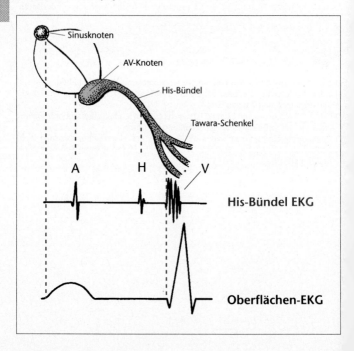

Diagnostik

Anamnese, EKG, Labor (E'lyte, Herzenzyme), intrakardiales EKG mit His-Bündel-EKG und Bestimmung der Sinusknotenerholungszeit. *Atropintest:* 0,5-1 mg (0,02 mg/kg) Atropin i.v. unter EKG-Kontrolle; führt bei Gesunden zu einer Erhöhung der Herzfrequenz um 25% bzw. auf mindestens 90/Min. Pathologisch (d.h. kein Frequenzanstieg) bei Sinusknoten-Sy.

Allgemeine Maßnahmen

❑ Absetzen von Bradykardie verursachenden oder verstärkenden Medikamenten (z.B. β-Blocker, Digitalis, Clonidin, Antiarrhythmika, Ca^{2+}-Antagonisten)
❑ Behandlung der Grundkrankheit
❑ EKG-Monitor bei bedrohlichen Bradykardien (SA-Block II. + III.°, AV-Block II.° (Typ II), AV-Block III.°.

Spezielle Therapie

❑ **Sinusbradykardie:** selten Ther. notwendig. Atropin ☞ 4.12.2, Ipratropiumbromid ☞ 4.12.3 oder Orciprenalin ☞ 3.2.6

❑ **Sinusknotensyndrom** (Sick-Sinus-Sy, Bradykardie-Tachykardie-Sy): Degenerative Erkrankung des Sinusknotens mit intermitterendem Sinusarrest, Überleitungsstörungen und schnellen atrialen Arrhythmien (supraventrikuläre Tachykardie, Vorhofflimmern, Vorhofflattern). Typischerweise schneller Wechsel zwischen Bradykardie und Tachykardie. Pathologischer Atropintest.
Ther.: Antitachykarde Behandlung mit Digitalis ☞ 4.11, β-Blocker (z.B. Propranolol ☞ 4.8.2) oder Verapamil (☞ 4.10.2) und gleichzeitiger Implantation eines Herzschrittmachers zum Schutz vor Bradykardien.

❑ **Sinuatriale (SA) Leitungsblockierung:**
– I.°: im EKG nicht erkennbar
– II.° Typ I: Wenckebach-Periodik, bei gleichbleibender PQ-Zeit Verkürzung der PP-Intervalle bis zum Auftreten einer längeren Pause, die kürzer ist, als das Doppelte des vorangehenden PP-Intervalls.
– II.° Typ II (Mobitz): Pause ohne vorangehende Änderung der PP-Intervalle
– III.°: totaler SA-Block, keine P-Wellen, sekundärer Ersatzrhythmus.

□ **AV-Block:**
- I.°: Verlängerung der PQ-Zeit über 0,20 Sek. (jedoch abhängig von der Herzfrequenz, bei 50/Min 0,21 Sek. noch normal)

AV-Block I.°

- II.°: Typ I (Wenckebach-Periodik) Verlängerung der PQ-Zeit bis zum Ausfall einer Herzaktion; Typ II (Mobitz) intermittierender Ausfall einer Herzaktion mit fixiertem Blokkierungsverhältnis z.B. 2: 1 bis 4: 1. PQ-Zeit kann normal sein. Gefährlicher als Typ I wegen höherer Wahrscheinlichkeit eines AV-Block III.°

AV-Block II.° Typ Wenckebach

- III.°: totaler AV-Block, P-Wellen ohne Kammeraktion, bis zum Einsetzen eines sekundären (junktionalen) oder tertiären (ventrikulären) Ersatzzentrums. Gefahr des Adam-Stokes-Anfalls durch zerebrale Minderperfusion.

AV-Block II.° Typ Mobitz

  Therapie: Behandlungsind. bei klinischer Symptomatik. Medikamente häufig nur zur Überbrückung bis zu einer passageren oder permanenten Schrittmacherversorgung: 0,5-1 mg Atropin i.v. ☞ 4.12.2 oder 0,5 mg Or-ciprenalin auf 50 ml NaCl 0,9% über Perfusor ☞ 3.2.6

AV-Block III.°

□ **Asystolie:** Reanimation nach ABCD-Regel, 0,5-1 mg Atropin i.v., 0,2-1 mg Adrenalin i.v. ☞ 3.1.1 externe oder interne Schrittmacherstimulation.

Fußangeln und Fingerzeige

□ Vor Implantation eines permanenten Schrittmachers immer kausal therapierbare Ursachen ausschließen (Digitalisüberdosierung, Hypothyreose, Hyperkaliämie)

□ *Cave:* Frühzeitige passagere Schrittmacherversorgung bei Bradykardie infolge Herzinfarkt

□ Asystoliegefahr bei akuten AV- oder SA-Blockierungen wesentlich größer als bei Sinusbradykardie oder Bradyarrhythmia absoluta.

4.2 Antianginosa

Wirkmodus der Antianginosa

☐ Vorlastsenkung (Nitrate)
☐ Nachlastsenkung (Ca^{2+}-Antagonisten)
☐ Senkung der Herzfrequenz und Kontraktilität (β-Blocker)
☐ Relaxation vasospastischer Koronararterien (Ca^{2+}-Antagonisten)
☐ Dilatation der großen Koronargefäße (Nitrate)

Akuttherapie

Nitroglycerin und Kalziumantagonisten. β-Blocker bei instabiler Angina pect.

☐ *Nitrate:* ☞ 4.2.2. Nach einer thiolabhängigen enzymatischen Umwandlung kommt es zu einer Erhöhung des cGMP in den Zellen der glatten Gefäßmuskulatur v. a. im Bereich des venösen Gefäßsystems (venöses pooling). Dadurch Senkung der Vorlast und des enddiastolischen Ventrikelvolumens mit nachfolgender Abnahme der Wandspannung und Verminderung des kardialen O$_2$-Bedarfs. Zudem Dilatation der epikardialen Gefäße und großen Arterienstämme.

☐ *Kalziumantagonisten:* Blockade der langsamen Ca^{2+}-Kanäle. Dadurch art. Vasodilatation und Relaxation vasospastischer Koronararterien. Senkung des Pulmonalarteriendrucks. Antianginös wirksam sind Nifedipin (☞ 4.2.3), Diltiazem (☞ 4.2.4) und Gallopamil ☞ 4.2.5. *Weitere Ind.:* art. Hypertonus, Lungenembolie. Wirkungsprofil der Kalziumantagonisten ☞ Tab. 4.10.1

☐ *β-Blocker* senken Herzfrequenz, Kontraktilität und arteriellen RR. *Ind.:* instabile Angina pect., Rezidivprophylaxe bei Angina pect. und Herzinfarkt, art. Hypertonus; Antiarrhythmikum der Klasse II.
 – Verschiedene Wirkungsprofile ermöglichen Differentialther. je nach Ind. und Begleiterkrankung ☞ Tab. 4.8.1
 – Erwünscht für die antianginöse Ther. sind Kardioselektivität und Hydrophilie, um die NW zu verringern. Intrinsische sympathomimetische Wirkung bei instabiler Angina pect. unerwünscht, bei Bradykardie erwünscht. Als Antianginosum kommen v.a. Metoprolol ☞ 4.8.3 und Atenolol ☞ 4.8.5 in Frage.

4.2.2   Nitroglyzerin

® z.B. Nitrolingual, Perlinganit, Nitro-Pohl 1 Amp. à 50 ml = 50 mg

WM Venöse Vasodilatation, Erweiterung der epikardialen Gefäße und
großen Arterienstämme durch direkten Gefäßangriff.
Pharmakokinetik: Wirkungseintritt nach 1-2 Min., HWZ 9 Min.

– Angina pect.
– Vorlastsenkung bei Myokardinfarkt
– Lungenödem
– Pulmonalisdrucksenkung bei akuter Rechtsherzbelastung
  (Lungenembolie)
– Art. Hypertonus.

> *Perfusor:*
> 1 Amp. à 50 ml mit 1-6 ml/h = 1-6 mg/h = 0,3-1,8 μg/kg/Min;
> 2 Hub „Nitrospray" = 0,8 mg; „Nitrozerbeisskapsel" = 0,8 mg

NW Vasomotorische Kopfschmerzen in 20% durch Erweiterung der me-
ningealen Gefäße, RR-Abfall, reflektorische Tachykardie, Hautrötung.

⇔ Antihypertensiva, Diuretika, Alkohol (Wirkungsverstärkung).

✗
– Wirkungsverlust bei Verwendung von PVC-Kathetern
– Initial mit Nitrospray oder Kapseln beginnen bis Perfusor vorberei-
  tet ist. Geringe Dosierung (1-2 mg/h) auch bei Hypotonie mit
  gleichzeitigem Lungenödem möglich.
– Kombination mit Dobutamin bzw. Dopamin sinnvoll
– Toleranzentwicklung bei kontinuierlicher Applikation > 24 h →
  Nitratpause für 8-10 h
– HZV-Abnahme bei älteren Pat. möglich, bei niedrigen Füllungs-
  drücken und RR-Abfall Beine hochlagern und Gabe von
  100-200 ml NaCl 0,9% i.v.
– Abfall des pO_2 um 10% möglich (erhöhtes pulmonales Shuntvolumen).

4

4.2.3 Nifedipin

® z.B. Adalat 1 Kaps. = 5 mg; 10 mg, 1 Retardtabl. = 20 mg; 1 Inf.-Flasche = 50 ml = 5 mg

WM Blockade der langsamen Ca^{2+}-Kanäle.
Pharmakokinetik: rasche Resorption nach sublingualer Applikation. Bioverfügbarkeit 65%, nach vollständiger Metabolisierung in der Leber renale Elimination, HWZ 2 h.

✎ – Instabile Angina (Präinfarktsy., vasospastische Angina, Prinzmetal-Angina, Ruheangina)
– Infarkt mit spastischer Komponente (rezidivierende ST-Hebungen)
– Hypertensive Krise
– Lungenembolie.

➤ > *Perfusor:*
> 1 Inf.-Flasche à 5 mg = 50 ml; 6,3-12,5 ml/h = 0,63-1,25 mg/h, zuvor Bolusgabe mit 0,5-1 mg/5 Min. = 5-10 ml/5 Min.
> = 60-120 ml/h für 5 Min.
> *p.o.:* 1 Kapsel (10 mg) zerbeißen (liegender Pat.) unter ärztlicher Aufsicht

NW Tachykardie, neg. Inotropie, *„steal Phänomen"* (umstritten!), Übelkeit, Erbrechen, Juckreiz, Leberfunktionsstörung, RR-Abfall durch periphere Gefäßerweiterung, Flush, Kopfschmerzen, Beinödeme, Allergie, Venenreizung bei i.v.-Gabe.

KI Höhergradige Herzinsuff., Hypotonie, Schwangerschaft.

⇔ β-Blocker, Cimetidin (RR-Abfall).
✗ – Koronarther. mit Nifedipin-Perfusor, bei hypertensiver Krise Nifedipin-Kaps. zerbeißen
– Infusion muß lichtgeschützt sein
– *Cave:* Auslösung einer Angina durch Tachykardie bzw. Steal-Phänomen
– Anwendung nur bei RR > 100 mmHg und Frequenz < 120/Min
– Kombination mit niedrigen Nitroglycerin-Dosen (1-2 mg/h) möglich
– *Antidot:* bei RR-Abfall Volumengabe, evtl. Dopamin ☞ 3.2.2.

4.2.4 Diltiazem

®   z.B. Dilzem; Dilzem retard; Dilzem 10 mg parenteral, Dilzem parenteral 25 mg/100 mg.
1 Tabl. = 60 mg, 1 Retardtabl. = 90 mg, 1 Amp. = 10 mg,
1 Flasche = 25 mg bzw. 100 mg

WM   Blockade der langsamen Ca^{2+}-Kanäle, Antiarrhythmikum der Klasse IV. Antiarrhythmischer Wirkungsort: Sinusknoten +, Vorhof +, AV-Knoten ++, His-Bündel 0, Ventrikel 0.
Pharmakokinetik: fast vollständige Resorption, Bioverfügbarkeit 40% wegen ausgeprägtem first-pass-Effekt, fast vollständige hepatische Metabolisierung (96%), 4% unveränderte renale Elimination, HWZ 2-6 h, ther. Plasmakonz. 30-130 ng/ml.

✎
– KHK
– Vasospastische Angina
– Vorhoftachykardie
– Vorhofflattern, Vorhofflimmern bei schneller Überleitung
– Ischämische ventrikuläre Arrhythmien
– Art. Hypertonus
– Raynaud-Phänomen.

➤

> *i.v.:*
> 0,3 mg/kg über 5 Min. als Bolus = 2 Amp. à 10 mg bei 70 kg
> *Perfusor:*
> 100 mg auf 50 ml NaCl 0,9%, initial Bolus, dann
> 0,168-0,84 mg/kg/h = 12-60 mg/h = 6-30 ml/h bei 70 kg
> *p.o.:*
> 3 x 1 Tabl. bis max. 3 x 2 Tabl. tägl., 2 x 1 Retard-Tabl. bis
> max. 2 x 2 Retard-Tabl. tägl.

NW   AV-Block, Bradykardie, Herzinsuff., RR-Abfall, Allergie, Übelkeit, Erbrechen, Kopfschmerzen, Pruritus, Beinödeme, Leberfunktionstörung. Selten Erythema multiforme.

KI   Bradykardie, Schwangerschaft, Hypotonie, schwere Herzinsuff., Sinusknoten-Sy. mit ausgeprägter Bradykardie, AV-Block II.°-III.°, WPW-Sy. mit Vorhofflimmern (*Cave* Kammerflimmern!).

⇔
– Antihypertensiva (RR-Abfall), β-Blocker, Antiarrhythmika, Digitalis (AV-Blockierung)
– Erhöhung von Medikamentenspiegeln: Digoxin (bis zu 30%), Ciclosporin, Carbamazepin, Theophyllin.

✗
– Wirkung auf Reizleitungssystem schwächer als die von Verapamil
– Keine Kombination mit Antiarrhythmika mit starker Leitungsblockierung.

4.2.5 Gallopamil

® z.B. Procorum/ -mite, 1 Tabl. = 50 mg/25 mg

WM Blockade der langsamen Ca^{2+}-Kanäle, Antiarrhythmikum der Klasse IV. Antiarrhythmischer Wirkungsort: Sinusknoten +, Vorhof +, AV-Knoten ++, His-Bündel 0, Ventrikel 0.
Pharmakokinetik: fast vollständige Resorption (90%), Bioverfügbarkeit wegen ausgeprägtem first-pass-Effekt 25%, max. Plasmaspiegel nach 1-2 h, fast vollständige hepatische Metabolisierung (98%), danach 50-60 % renale und 40-50 % fäkale Elimination, 1-2 % unveränderte renale Elimination, HWZ 3,5-11,4 h.

✎ – KHK
– Vasospastische Angina pect.
– Paroxysmale Vorhoftachykardie
– Vorhoftachykardie mit wechselnder Überleitung
– Vorhofflattern/-flimmern mit schneller Überleitung
– Ischämisch bedingte ventrikuläre Extrasystolie
– Obstruktive Kardiomyopathie
– Art. Hypertonus
– Raynaud-Sy.

➤ | 3-4 x tägl. 1 Tabl. mite bzw. 2-3 x 1 Tabl., max. Dosis 200 mg tägl. |

NW Bradykardie, AV-Block, Herzinsuff., RR-Abfall, Allergie, Übelkeit, Obstipation.

KI Bradykardie, AV- und SA-Block II.° und III.°, Hypotonie, schwere Herzinsuff. Nicht mit i.v.-applizierten β-Blockern kombinieren. Vorsicht bei Kombination mit Antiarrhythmika mit starker Leitungsblockierung, z.B. Klasse II und III. Schwangerschaft, schwere Lebererkrankungen. WPW-Sy. (*Cave:* Kammerflimmern!)

⇔ β-Blocker, Antiarrhythmika, Digitalis (AV-Block), Antiarrhythmika (Verstärkung der neg. Inotropie), Antihypertensiva (RR-Abfall).

✗ – Vorsicht bei WPW-Sy. mit Vorhofflimmern/-flattern, da durch Akzelerierung der aberranten Leitung eine Kammertachykardie bzw. Kammerflimmern entstehen kann.
– In Wirkung und Pharmakologie dem Verapamil am ehesten vergleichbar
– Nicht parenteral verfügbar, daher für die Akutther. Verapamil verwenden
– Dosisreduktion bei Leberinsuff.
– *Antidot:* Atropin ☞ 4.12.2, Kalziumglukonat 10% ☞ 11.2.4, Sympathomimetika ☞ 3.2.1.

4.3   Diuretika

4.3.1   Übersicht

Substanzen: hochwirksame Schleifendiuretika (Furosemid, Piretanid), mäßig wirksame Thiaziddiuretika, Aldosteronantagonisten (Spironolacton), kaliumsparende
Diuretika. Auf der Intensivstation v.a. rasch wirksame Schleifendiuretika und bei
besonderen Indikationen Spironolacton.

Schleifendiuretika

❑ *Wirkmodus:* Schleifendiuretika wirken über eine Hemmung des Natriumchlo-
ridtransports durch Blockierung des $Na^+/K^+/2Cl^-$-Carriers im aufsteigenden
Teil der Henle'schen Schleife. Furosemid hat zusätzlich noch eine extrarenale
Wirkung mit Senkung des Venentonus und des Pulmonalarteriendruckes. Wir-
kung auch noch bei stark eingeschränkter Nierenfunktion (hohe Dosierung!).
❑ *Ind.:* Erkrankungen, die einer raschen Entwässerung bedürfen: z.B. Herzinsuff.,
Überwässerung bei Nieren- oder Lebererkrankung, Hyperkaliämie und -kalzä-
mie, hypertone Krise, forcierte Diurese mit Volumenersatz bei Intox.

Aldosteronantagonisten

❑ *Wirkmodus:* Spironolacton und seine Metaboliten hemmen kompetitiv die Ald-
osteronwirkung an der Tubuluszelle. Dadurch verstärkte Na^+- und Wasseraus-
scheidung und erhöhte K^+-Rückresorption.
❑ *Ind.:* prim. Hyperaldosteronismus (Conn-Sy.) und sek. Hyperaldosteronismus:
Leberzirrhose mit Aszites und Ödemen, Rechtsherzinsuff. mit Stauungsleber,
art. Hypertonie in Kombination mit Saluretika, Hypokaliämie.

Vorgehen bei Ausschwemmen massiver Ödeme
❑ Indikationsstellung und Auswahl des Diuretikums (s.o.). Unterstützung der
medikamentösen Ther. durch Reduktion der NaCl-Zufuhr (max. 2,5 g tägl.)
und der Trinkmenge (1,0-1,5 l tägl.) mit Einberechnung der Infusionen
❑ Tägl. E'lyt-, Krea- und Gewichtskontrolle, evtl. ZVD
❑ Gewichtsabnahme bei Ödemen max. 1,5 kg, bei alleinigem Aszites 0,5 kg
tägl.!
❑ Bei bettlägerigen Pat. oder erhöhter Thromboseneigung low-dose Heparinisierung (☞ 14.3.1). Bei Pat. mit Leberinsuff. auf Zeichen einer hepatischen
Enzephalopathie achten (Müdigkeit, flapping tremor, Schriftbildver-
änderungen, NH_3^+ ↑ ↑)

4

4.3.2   Furosemid

®   z.B. Lasix 1 Amp. à 2 ml = 20 mg, 1 Amp. à 4 ml = 40 mg, 1 Amp. à 25 ml = 250 mg

WM   Schleifendiuretikum mit Blockierung des NaCl-Transports im aufsteigenden Schenkel der Henle'schen Schleife. Zusätzlich Senkung des Venentonus und des Pulmonalarteriendrucks.
Pharmakokinetik: Wirkungseintritt nach 2-5 Min., Maximum 20-60 Min. nach i.v.-Applikation, Wirkungsdauer: ca. 2 h, 70% Bioverfügbarkeit bei p.o. Applikation; 98 % Plasmaeiweißbindung, 67% renale Elimination.

    – Lungenödem
    – Rechtsherzinsuff.
    – Akute Erhöhung des pulmonalarteriellen Druckes
    – Flüssigkeitsretention bei Leber- und Nierenerkrankung
    – Hypertone Krise
    – Hyperkalzämie
    – Hyperkaliämie
    – Vergiftung (Durchführung einer forcierten Diurese ☞ 17.2.3)

    i.v.:
    1-2 Amp. à 20 mg oder 1 Amp. à 40 mg langsam i.v.,
    evtl. wiederholte Applikation.
    Bei ausgeprägter Niereninsuff.
    Perfusor: 2 x 25 ml à 250 mg = 500 mg mit 50-100 mg/h
    = 5-10 ml/h.
    Max. Tagesdosis 2000 mg.

NW   – Hypokaliämie (*Cave:* frischer Herzinfarkt, Digitalisther.), Hypokalzämie, Hyponatriämie, metabolische Alkalose, RR-Abfall, Hämokonzentration (Krea-Anstieg durch Exsikkose), Thromboseneigung, Allergie (Sulfonamidabkömmling), Leukopenie, Thrombopenie, BZ-Anstieg, Hyperurikämie, akute Pankreatitis, Ototoxizität.
    – Selten: chronische Aortitis durch Furosemid-Albumin-Komplex-induzierte Immunreaktion an den Vasa vasorum, Auslösung einer akuten Porphyrie.

⇔   – Salizylate (erhöhte Salizylattoxizität)
    – Curareartige Mittel (Verstärkung der Muskelrelaxation)
    – Herzglykoside (Wirkungsverstärkung durch Hypokaliämie)
    – Glukokortikoide (Verstärkung der Hypokaliämie)
    – Antihypertonika (Verstärkung der RR-Senkung)
    – Aminoglykoside (Verstärkung der Nephrotox.)
    – Theophyllin- und Lithiumspiegelerhöhung
    – Antidiabetika (Verminderung der BZ-Senkung)
    – Nicht-steroidale Antiphlogistika (Verminderung der Furosemidwirkung).

KI   Dekompensierte Leberinsuff., Hypokaliämie, Hyponatriämie, Anurie
            (nur initial als „Nierenstarter"), Schwangerschaft, Sulfonamidallergie,
            Blasenentleerungsstörung (Blasenkatheter legen).

✗   – Bei i.v.-Applikation engmaschige Kontrolle von Krea, E'lyten und
              Bikarbonat
            – Bei i.v.-Applikation Ausschluß einer Blasenentleerungsstörung
            – Drastische Flüssigkeitsverschiebungen vermeiden, daher höhere
              i.v.-Applikation nur bei vitaler Indikation z.B. im Rahmen eines
              Lungenödems
            – Mögliches Rebound-Phänomen nach Absetzen von Furosemid
            – Initiale Wirkung bei Lungenödemther. vor Einsetzen der Diurese
              durch Senkung des Venentonus und des Pulmonalarteriendrucks.

4

4.3.3 Piretanid

®   z.B. Arelix Tabl., Arelix mite Tabl.; Arelix Amp., 1 Tabl. = 6 mg,
            1 mite Tabl. = 3 mg, 1 Amp. à 2 ml = 6 mg; 1 Amp. à 5 ml = 12 mg;
            1 Amp. à 20 ml = 60 mg

WM   Schleifendiuretikum mit Blockierung des NaCl-Transports im aufstei-
            genden Schenkel der Henle'schen Schleife. Zusätzlich Senkung des
            Venentonus und des Pulmonalarteriendrucks.
            Pharmakokinetik: Wirkungseintritt 30 Min., Wirkungsmaximum nach
            1-2 h, Wirkungsdauer: 90 Min. Rasche und gute p.o. Resorption, Bio-
            verfügbarkeit 80-90 %, 99 % unveränderte renale Elimination, HWZ
            1-2 h bei p.o. Applikation, 1 h bei i.v.-Applikation.

✎   – Lungenödem
            – Rechtsherzinsuff.
            – Akute Erhöhung des pulmonalarteriellen Druckes
            – Flüssigkeitsretention bei Leber- und Nierenerkrankung
            – Hypertensive Krise
            – Hyperkalzämie
            – Hyperkaliämie
            – Vergiftung (Durchführung einer forcierten Diurese ☞ 17.2.3)

➤   *i.v.:* 1-2 Amp. = 6-12 mg langsam (2 ml/3 Min) i.v.; Wiederholung
            nach 30-60 Min. je nach Wirkung.
            Perfusor: Bei starker Niereninsuff. (Glomerulumfiltrat < 20
            ml/Min) 20 ml à 60 mg auf 50 ml NaCl mit 2,5-5 mg/h = 2-4 ml/h
            = 60-120 mg tägl.
            Max. Tagesdosis: 120 mg
            p.o.: 1-2 Tabl. à 6 mg tägl.

NW   Hypokaliämie, Hypokalzämie, Hyponatriämie, Hämokonzentration (Krea-Anstieg, Thromboseneigung), BZ-Anstieg, Hyperurikämie, metabolische Azidose, Allergie (Thrombopenie, Exantheme), Ototoxizität.

⟺   Salizylate (erhöhte Salizylattoxizität)
– Curareartige Mittel (Verstärkung der Muskelrelaxation)
– Herzglykoside (Wirkungsverstärkung durch Hypokaliämie)
– Glukokortikoide (Verstärkung der Hypokaliämie)
– Antihypertonika (Verstärkung der RR-Senkung)
– Aminoglykoside (Verstärkung der Nephrotox.)
– Theophyllin- und Lithiumspiegelerhöhung
– Antidiabetika (Verminderung der BZ-Senkung)
– Nicht steroidale Antiphlogistika (Verminderung der Piretanidwirkung).

KI   Anurie, Hypokaliämie, Hyponatriämie, dekompensierte Leberinsuff. (Präkoma- und Coma hepaticum), Schwangerschaft, Stillzeit, Sulfonamidallergie.

✗   – Kontrolle von E'lyten und Krea
– Mischung nur mit NaCl 0,9%- oder Ringerlösung
– Ausschluß einer Blasenentleerungsstörung vor i.v.-Applikation.

4.3.4 Spironolacton (Kaliumcanrenoat)

® z.B. Aldactone Dragees (Spironolacton), 1 Tabl. à 25/ 50/100 mg ;
Aldactone 1 Amp. à 10 ml = 200 mg Kaliumcanrenoat.

WM Kompetitiver Aldosteronantagonismus mit konsekutiver Steigerung
der Natriurese und Diurese, verstärkte Kaliumrückresorption.
Pharmakokinetik: Wirkungseintritt nach 24 h bei i.v.-Gabe, 48-72 h
bei p.o. Applikation. Metabolisierung des Spironolactons zu aktiven
Metaboliten z.B. Canrenon (gut wasserlöslich); lange HWZ 15-40 h;
50% renale Elimination. Fast vollständige p.o. Resorption mit 95 %
Bioverfügbarkeit. Kumulation bei Langzeitther., Wirkungsdauer 4-10
Tage!

✎ – Leberzirrhose mit Aszites und Ödemen
– Herzinsuff.
– Primärer Hyperaldosteronismus (Conn-Sy.)

➤ *i.v.:*
   200-400 mg = 1-2 Amp. tägl. langsam (10 ml/3 Min) i.v.,
p.o.:
   50-200 mg tägl. als Dauerther.
Max. Tagesdosis: 800 mg

NW Hyperkaliämie, metabolische Azidose, Hyponatriämie, Hypermagne-
siämie, Nierenfunktionsverschlechterung (v.a. bei erhöhtem Krea),
Gynäkomastie, Stimmveränderungen, Menstruationsstörungen; neurologische Symptome: Parästhesien, Sensibilitätsstörungen, Müdigkeit, Verwirrtheitszustände; Allergie, Übelkeit, Obstipation, Diarrhoe, Nausea bei schneller i.v.-Applikation, Immunsuppression!

⇔ – Nichtsteroidale Antiphlogistika, K^+-sparende Diuretika (Verstärkung der Hyperkaliämie)
– ACE-Hemmer (Verschlechterung der Nierenfunktion, Verstärkung der Hyperkaliämie)
– Scheinbare Erhöhung des Digoxinspiegels (bis 30%) aufgrund
meßtechnischer Einflüsse bei RIA.

KI Hyperkaliämie, Krea > 180 μmol/l, Anurie, Coma hepaticum,
Schwangerschaft, Stillzeit.

✗ – Überwachung von E'lyten und Krea
– Ther. bei bedrohlicher Hyperkaliämie: 10-30 ml NaCl 10%
☞ 11.1.2, Glukose-Insulin-Infusion (Verschiebung des Kaliums
nach intrazellulär ☞ 13.2), Dialyse ☞ 2.7.

4.4 Antiarrhythmika

4.4.1 Übersicht

Einteilung der Antiarrhythmika nach elektrophysiologischem Wirkmechanismus (Beeinflussung des Aktionspotentials durch Wirkung auf Na^+-, K^+- und Ca^{2+}-Kanäle an der Zellmembran) nach Vaughan-Williams in folgende Klassen:

Klassifizierung der Antiarrhythmika		
Direkter Membraneffekt: Abnahme der maximalen Anstiegsgeschwindigkeit (Phase 0), Depression der diastolischen Depolarisation (Phase 4)		
I	A	Verlängerung des Aktionspotentials: Chinidin, Ajmalin, Disopyramid
	B	Verkürzung des Aktionspotentials: Lidocain, Mexiletin, Phenytoin
	C	Keine signifikante Wirkung auf die Aktionspotentialdauer: Flecainid, Propafenon
II	*Sympatholyse:* Beta-Rezeptorenblocker	
III	*Zunahme der Repolarisationsphase:* Amiodaron, Sotalol	
IV	Ca^{2+}-Antagonismus: Verapamil, Diltiazem, Gallopamil	

* [Nach: Gross, Schölmerich (Hrsg.): Lehrbuch der Inn. Medizin. 7. Aufl., Schattauer, Stuttg. 290-291 (1987)]

Unterteilung des Aktionspotentials in verschiedene Phasen, die verschiedenen Permeabilitäten für Na^+, K^+ und Ca^{2+} entsprechen.

❏ **Phase 4:** langsame Depolarisation in der Diastole; Abflachung durch Erhöhung der K^+-Permeabilität bewirkt ein Absinken der Herzfrequenz (z.B. Parasympathikomimetika)

❏ **Phase 0:** maximaler Na^+-Einstrom; Anstiegssteilheit bestimmt die Leitungsgeschwindigkeit (Abflachung durch Digitalis, Klasse I-Antiarrhythmika)

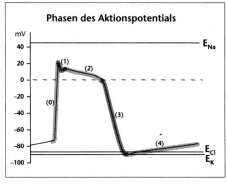

Phasen des Aktionspotentials

❏ **Phase 1:** kurzzeitige Repolarisation

❏ **Phase 2:** Plateau und **Phase 3:** Repolarisationsphase; bestimmen die Dauer des Aktionspotentials und der Refraktärzeit (Verkürzung durch Klasse IB, Verlängerung durch Klasse IA und Klasse III)

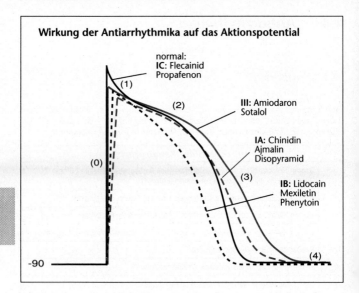

Wirkung der Antiarrhythmika auf das Aktionspotential

Kombination verschiedener Antiarrhythmika: verbesserte Wirksamkeit bei geringeren NW durch geringere Dosis. Vorsicht bei der Kombination von Antiarrhythmika mit starker Leitungsblockierung, z.B. Klasse II und IV.
Erlaubt sind folgende Kombinationen:
- IA + IB oder IV
- IB + II oder III
- IC + II oder III.

Proarrhythmogene Wirkung

Bei jeder antiarrhythmischen Ther. ist die potentiell arrhythmogene Wirkung aller Antiarrhythmika zu beachten (Verschlechterung der Rhythmusstörung in 2-20%). Möglich sind bradykarde (Sinusknotendysfunktion, AV-Block) Rhythmusstörungen sowie supraventrikuläre und ventrikuläre Tachykardien. Wichtig: proarrhythmogene Wirkung ist auf das Medikament beschränkt, d.h. eine Vorhersage, ob ein anderes Medikament der gleichen Klasse die gleiche Wirkung hervorruft, ist nicht möglich.

Schwangerschaft

Indikation für prophylaktische Ther. nur bei hämodynamisch wirksamen, Mutter und Kind gefährdenden, tachykarden Rhythmusstörungen. Sonst Anfallsther.
☐ *Verboten* sind Phenytoin, Mexiletin, Amiodaron und Diltiazem.
☐ *Relativ sicher:* Digitalis, β-Blocker, Verapamil, Propafenon, Lidocain, Disopyramid.

Dosierung von Antiarrhythmika bei Patienten mit eingeschränkter Nierenfunktion ☞ auch 10.2		
Unveränderte Dosierung bei Niereninsuff.: Ajmalin, Amiodaron, Chinidin, Diltiazem, Lidocain, Metoprolol, Propafenon, Propranolol, Verapamil.		
Antiarrhythmikum	Glomeruläre Filtrationsrate ml/Min	
	über 50	10-50	unter 10
Disopyramid	unverändert	12-24 h Dosisintervall	24-40 h Dosisintervall
Mexiletin		unverändert	individuelle Anpassung
Flecainid		ca. 25% Dosisreduktion	ca. 50% Dosisreduktion
Pindolol		unverändert	ca. 25% Dosisreduktion
Atenolol		ca. 25% Dosisreduktion	ca. 50% Dosisreduktion
Sotalol		individuelle Anpassung	individuelle Dosisreduktion

Dialysierbarkeit
Dialysierbar sind Chinidin und Sotalol, nicht dialysierbar Disopyramid, Lidocain, Mexiletin, Flecainid, Propafenon, Amiodaron, Diltiazem, Verapamil.

Therapiekontrolle
❏ Langzeit-EKG
❏ Ruhe-EKG: Dosisreduktion oder Absetzen bei Verlängerung der PQ-Zeit > 0,2 Sek., QRS-Komplex-Verbreiterung > 25% im Vergleich zum Vor-EKG oder Verlängerung der frequenzkorrigierten QT-Zeit ($QT_{korr.}$ = gemessene QT-Zeit [Sek]/RR-Abstand [Sek] = 0,4 - 0,44)
❏ Belastungs-EKG
❏ Plasmaspiegelkontrolle (☞ 1.3)
❏ Programmierte intrakardiale Ventrikelstimulation kann den proarrhythmogenen Effekt aufdecken.

4.5   Chinidinartige Antiarrhythmika (Klasse IA)

4.5.1   Übersicht

Reduktion der maximalen Anstiegsgeschwindigkeit des Aktionspotentials durch Blockierung des schnellen Na^+-Einstroms und Abflachung der diastolischen Depolarisation durch alle Klasse I-Antiarrhythmika. Damit Verlangsamung der Erregungsausbreitung und der Spontanautomatie. Bei der Klasse IA kommt es zusätzlich zu einer Verbreiterung des Aktionspotentials.

Ind.: supraventrikuläre, aber auch ventrikuläre Rhythmusstörungen.

Vorsicht: bei Schenkelblock; bei QT-Sy. Auslösung von Kammertachykardie.

4

4.5.2   Chinidin

®   z.B. Chinidin duriles, 1 Tabl. Chinidinhydrogensulfat = 0,2 g Chinidinsulfat in Retardform

WM   Klasse IA-Antiarrhythmikum.
Ruhepotential 0, Autonomie ↓, schnelles Aktionspotential ↓, Depolarisation ↓, Erregungsleitung ↓, Aktionspotentialdauer ↑, Refraktärzeit ↑, langsames Aktionspotential 0, Kontraktionskraft ↓, anticholinerge Wirkung.
Antiarrhythmischer Wirkungsort: Sinusknoten +, Vorhof +, AV-Knoten +, His-Bündel ++, Ventrikel++.
Pharmakokinetik: gute Resorption, 75% Bioverfügbarkeit, HWZ 10-12 h, max. Plasmaspiegel nach 1,5 h, ther. Plasmaspiegel 2-4 mg/l, 80-90% hepatische Metabolisierung.

✎   – Supraventrikuläre Extrasystolie
– Vorhofflimmern, -flattern (Konversion und Rezidivprophylaxe)
– Vorhoftachykardie
– (ventrikuläre Extrasystolie, Kammertachykardie).

➤ | 2-3 x tägl. 2 Tabl., einschleichend dosieren |

NW   Allergie (Fieber, Exanthem, Bronchialobstruktion), negative Inotropie, Bradykardie, Asystolie, schnelle AV-Überleitung mit Kammertachykardie, VES, Kammerflimmern, Chinidinsynkope (1-3% selbstlimitierende „Torsade de Pointes"-Tachykardie), Verbreiterung des QRS-Komplexes. Atropinartige NW: Glaukomanfall, Harnverhalt, Harnblasenentleerungsstörung. Erbrechen, Diarrhoe (bis zu 30%). Panzytopenie.

KI
- Schwere Herzinsuff., Sinusknotensy., AV-Block II.°-III.°, Bradykardie, Digitalisintoxikation, Endokarditis mit Vorhofflimmern, Myokarditis, Glaukom, Schwangerschaft *(cave* Abort)
- rel. KI: Schenkelblock, QT-Sy.

⟺
- Reserpin *(Cave:* Depression verstärkt), kurareartige Mittel (Relaxierung verstärkt), Kumarinderivate (Blutungsgefahr), Anticholinergika (anticholinerge Wirkung verstärkt), Digoxin (Erhöhung der Glykosidkonzentration im Serum)
- Rifampicin, Phenytoin, Barbiturate (Verminderte Chinidin-Wirkung durch Enzyminduktion).

✗
- Wegen der Gefahr der schnellen Überleitung bei Vorhofflimmern oder -flattern durch vagolytischen Effekt nur in Kombination mit Verapamil oder Digitalis verabreichen
- *Cave:* Hypalbuminämie mit Gefahr der Intoxikation durch erhöhten Wirkspiegel
- Keine Rhythmisierung bei Verdacht auf intrakardiale Thromben bzw. bei Endokarditis. Fraglicher Nutzen einer Antikoagulation vor Rhythmisierung
- Keine Kombination mit Klasse IA-Antiarrhythmika, Vorsicht bei Kombination mit Antiarrhythmika mit ausgeprägter Leitungsblockierung (z.B. Klasse III).
- *Cave:* Kein Einsatz bei QT-Sy. (Auslösung Kammertachykardie)
- Absetzen der Medikation wenn QRS-Komplex >25% gegenüber dem Ausgangswert verbreitert und/oder QT-Verlängerung.
- Wegen unterschiedlicher individueller Metabolisierung und Ausscheidung Plasmaspiegelbestimmungen sinnvoll (☞ 1.3)
- Kumulation bei Nieren- und Leberinsuff.

4.5.3   Chinidin + Verapamil

®
z.B. Cordichin, 1 Tabl. = Chinidinbisulfat 250 mg + Verapamil 80 mg

WM
Klasse IA- + Klasse IV-Antiarrhythmikum.
- *Chinidin:* ☞ 4.5.2
- *Verapamil:* Blockierung der Ca^{2+}-Kanäle ☞ 4.10.2
- *Pharmakokinetik:* gute Resorption, Bioverfügbarkeit von Chinidin 75%, von Verapamil 22% (bei Dauertherapie 38-48%), max. Plasmakonz. für beide Substanzen nach 1-2 h, HWZ; Chinidin 10-12 h, Verapamil 1,5-7 h (Dauerther. 10-14 h), fast vollständige hepatische Metabolisierung (Chinidin 80-90%, Verapamil 96%).

✎
- Kardioversion von Vorhofflimmern und -flattern ☞ 4.1.6
- Rezidivprophylaxe nach medikamentöser oder elektrischer Kardioversion
- Paroxysmale supraventrikuläre Tachykardie
- Supraventrikuläre Extrasystolie.

➤ | 2 - 3 x tägl. 1 Tabl., einschleichende Dosierung; zur Erzielung einer medikamentösen Kardioversion bis zu 3 x 2 Tabl. tägl.

NW
- Allergie
- Herzinsuff.
- Bradykardie
- AV-Blockierung
- Kammerflimmern, Asystolie
- Hypotonie
- Übelkeit, Erbrechen, Durchfall.

KI
- Schock
- Komplizierter frischer Infarkt
- Bradykardie
- AV-Block II.° und III.°, SA-Blockierung
- Sinusknoten Sy.
- Endokarditis mit Vorhofflimmern
- Ausgeprägte Herzinsuff.
- Digitalisüberdosierung
- Schwangerschaft.

⇔
- Wirkungsverstärkung von β-Blockern und anderen leitungsblockierenden Antiarrhythmika
- Digoxin (Erhöhung der Glykosidkonzentration im Serum)
- Reserpin (*Cave*: Depression verstärkt)
- Kurareartige Mittel (Relaxierung verstärkt)
- Kumarinderivate (Blutungsgefahr)
- Anticholinergika (anticholinerge Wirkung verstärkt)
- Wirkungsabschwächung durch Rifampicin infolge Enzyminduktion.

✗
- Keine gleichzeitige i.v.-Gabe von β-Blockern
- *Cave:* Hypalbuminämie mit Gefahr der Intox. durch erhöhten Wirkspiegel
- Keine Rhythmisierung bei V.a. intrakardiale Thromben bzw. bei Endokarditis
- Fraglicher Nutzen einer Antikoagulation vor Rhythmisierung
- Keine Kombination mit Klasse IA-Antiarrhythmika, Vorsicht bei Kombination mit Antiarrhythmika mit ausgeprägter Leitungsblockierung wie z.B. Klasse III
- *Cave:* Einsatz bei QT-Sy. (Auslösung von Kammertachykardien)
- *Cave* bei WPW-Sy. (Auslösung einer Kammertachykardie)
- Absetzen der Medikation wenn QRS-Komplex > 25% gegenüber dem Ausgangswert verbreitert
- Chinidin-Synkope durch QT-Verlängerung mit Kammertachykardie möglich.

4.5.4   Ajmalin; Prajmalin

®   z.B. Gilurytmal 10 (Ajmalin): 1 Amp. à 10 ml = 50 mg; Gilurytmal 2: 1 Amp. à 2 ml = 50 mg; Neo-Gilurytmal (Prajmalin): 1 Tabl. = 20 mg

WM   Antiarrhythmikum der Klasse IA. Ruhepotential 0, spontane Depolarisation (Autonomie) ↓, schnelles Aktionspotential ↓, Depolarisationsgeschwindigkeit ↓, Erregungsleitung ↓, Aktionspotentialdauer ↑, effektive Refraktärzeit ↑, Gesamtrefraktärzeit ↑, langsames Aktionspotential 0, Kontraktionskraft ↓.
Antiarrhythmischer Wirkungsort: Sinusknoten +, Vorhof +, AV-Knoten +, His-Bündel ++, Ventrikel ++.
Pharmakokinetik
– Ajmalin: Wirkungseintritt bei i.v.-Gabe nach 1 Min., Wirkdauer 15 Min.
– Prajmalin: gute p.o. Resorption, Bioverfügbarkeit 50% (hoher first pass-Effekt). HWZ 6 h. Elimation beider Substanzen hepatisch. Ther. Plasmakonz. 0,03-0,05 mg/l.

✎   – WPW-Sy.
– Supraventrikuläre Extrasystolie, Tachykardie
– Vorhofflattern/-flimmern
– VES
– Ventrikuläre Tachykardie

➤
Ajmalin
i.v.: 1 Amp. = 10 ml langsam (2 ml/Min) unter EKG-Kontrolle.
Perfusor: 1 mg/kg/h
    z.B. 60 kg schwerer Pat. 250 mg = 5 Amp. auf 50 ml NaCl
    mit 60 mg/h = 12 ml/h. Ther. nur bis zum Wirkungseintritt,
    max. 300 mg/12 h, anschließend p.o. Weitermedikation oder
    Perfusorther. mit reduzierter Dosis (12-24 mg/h).
Prajmalin
p.o.: initial 3-4 x 1 Tabl. tägl. für 2-3 Tage
    dann Reduktion 2-4 x 1/2 Tabl. tägl.

NW   Herzinsuff., Bradykardie, Asystolie, AV-Block, Kammerflimmern, Übelkeit, Erbrechen, Durchfall, Cholestase, Agranulozytose, Thrombozytopenie.

KI   Bradykardie, schwere Herzinsuff., QT-Sy., AV-Block I.°, Schenkelblock ohne Schrittmacherschutz, Schwangerschaft.

⇔   Curareartige Mittel (verlängerte Relaxationszeit), trizyklische Antidepressiva (antiarrhythmische Wirkung verstärkt), Neuroleptika (Verstärkung der antiarrhythmischen Wirkung).

✗
- *Cave* bei Kombination mit Antiarrhythmika mit starker Leitungs-verzögerung, z.B. Antiarrhythmika der Gruppe II, III und IV
- Keine Kombination innerhalb der Gruppe IA
- Im Gegensatz zu Chinidin und Disopyramid keine anticholinerge Wirkung, daher keine Kombination mit Digitalis oder Verapamil bei Vorhofflimmern erforderlich. Keine Erhöhung des Digoxin-spiegels. Bei Zunahme der QRS-Breite >20% Abbruch der Ther.
- Nicht mit Furosemid i.v. mischen ⇒ Ausflockung.

4.5.5 Disopyramid

® z.B. Rythmodul 1 Amp. à 5 ml = 50 mg, 1 Kaps. = 0,2 g, 1 Retardtabl. = 0,25 g.

4

WM
- Antiarrhythmikum der Klasse IA.
- Ruhepotential 0, spontane Depolarisation (Automatie) ↓, schnel-les Aktionspotential ↓, Depolarisationsgeschwindigkeit ↓, Erre-gungsleitung↓, Aktionspotentialdauer ↑, effektive Refraktärzeit ↑, Gesamtrefraktzeit ↑, langsames Aktionspotential 0, Kontrak-tionskraft ↓. Zusätzlich anticholinerge Wirkung.
- *Antiarrhythmischer Wirkungsort:* Sinusknoten 0, Vorhof +, AV-Knoten +, His-Bündel +, Ventrikel +.
- *Pharmakokinetik:* Gute Resorption, Bioverfügbarkeit 80%, Max. Plasmakonz. nach 2,5 h, HWZ 4-8 h (individuell sehr unterschied-lich). Elimination zu 50% unverändert renal, zu 50% hepatische Metabolisierung, ther. Plasmakonz. 3-8 mg/l.

✎
- SVES
- Paroxysmale supraventrikuläre Tachykardie
- Vorhofflimmern/-flattern
- VES
- Ventrikuläre Tachykardie
- WPW-Sy.

➤
> i.v.:
> *Initial:*
>   2 mg/kg in 5-15 Min. i.v., bei 70 kg = 140 mg = 14 ml,
>   max. 150 mg = 3 Amp. à 50 mg. Nachinjektion von 1 mg/kg frühestens 20 Min. nach Initialdosis
> *Perfusor* (unmittelbar nach Initialdosis):
>   4 Amp. = 200 mg auf 50 ml NaCl mit
>   0,4 mg/kg/h (für 24 h). Bei 70 kg 28 mg/h = 7 ml/h.
>   Anschließend Erhaltungsdosis mit 0,1 mg/kg/h. Bei 70 kg = 1,75 ml/h. Max. 300 mg/h bzw. 800 mg/24 h.
> *p.o.:*
>   3-4 x 200 mg Kaps. oder 2 x 250 mg Retardtabl.

NW
- Schnelle AV-Überleitung bei Vorhofflimmern mit Kammertachykardie, „Torsade de pointes"-Tachykardie
- Herzinsuff.
- AV-Block
- RR-Abfall
- Anticholinerge NW in 10%: Mundtrockenheit, Sehstörung, Miktionsstörung
- Cholestase
- Agranulozytose (sehr selten)

KI
- Ejektionsfraktion < 30%
- AV-Block II.° und III.°
- Bradykardie
- Glaukom
- Harnverhalt
- Myasthenia gravis
- Schwere Leber-, Niereninsuff.
- Schwangerschaft (i.v.-Gabe).

- Phenothiazine, anticholinerge Medikamente (Verstärkung der anticholinergen NW)
- Rifampicin und Phenytoin (Wirkungsabschwächung infolge Enzyminduktion)
- Furosemid (Wirkungsverlust von Disopyramid).

X
- Substanz ähnelt Chinidin und besitzt ebenfalls eine ausgeprägte anticholinerge Wirkung.
- Möglichst in Kombination mit Digitalis zur Vermeidung einer beschleunigten initialen AV-Überleitung
- Umstellung auf p.o. Behandlung so schnell wie möglich
- Möglichst nicht mit Substanzen mit starker Leitungsblockierung wie Gruppe III kombinieren, keine Kombination innerhalb der Klasse IA, sowie keine Kombination mit Klasse IC
- Bei Nieren- und Leberinsuff. Dosisreduktion
- In der Schwangerschaft Abortgefahr, aber keine absolute KI
- *Cave:* Kein Einsatz bei QT-Sy.
- Absetzen bei QRS-Verbreiterung >25% des Ausgangswertes
- Keine Rhythmisierung von Vorhofflattern/-flimmern bei Verdacht auf intrakardiale Thromben; fraglicher Nutzen einer Antikoagulation vor Rhythmisierung
- Wegen stärker ausgeprägter negativ inotroper Wirkung Mittel der 2. Wahl nach Chinidin
- Vorsicht bei Schenkelblock
- I.v.-Gabe nur unter Monitorkontrolle
- Rasche Konversion von Vorhofflimmern/-flattern (10-15 Min.) in Sinusrhythmus
- Spiegelkontrolle anstreben ☞ 1.3.

4.6 Lidocainartige Antiarrhythmika (Klasse IB)

4.6.1 Übersicht

Klasse IB-Antiarrhythmika verkürzen die Aktionspotentialdauer, verlängern aber die Refraktärzeit. Unterdrückung ektoper Zentren. Weniger negativ inotrop als Klasse IA-Antiarrhythmika.
Ind.: ventrikuläre Rhythmusstörungen (keine Wirkung auf den Vorhof!)

Nebenwirkungen
☐ Herz: Herzinsuff., ventrikuläre Rhythmusstörungen, SA- und AV-Block
☐ GIT: bes. bei Mexiletin Übelkeit, Erbrechen, Durchfall
☐ ZNS: Schwindel, Ataxie, Verwirrtheitszustände, Tremor, Krampfanfall, Koma.

Kontraindikation
Herzinsuff., bradykarde Rhythmusstörungen, Lokalanästhetikaallergie. Vorsicht bei Schenkelblockierung.

4.6.2 Lidocain

®   z.B. Xylocain 2/20%ig,
        1 Amp. à 5 ml = 100 mg, 1 Spezialamp. à 5 ml = 1000 mg

WM   – Antiarrhythmikum der Klasse IB.
        Ruhepotential 0, spontane Depolarisation (Automatie) ↓, schnelles Aktionspotential ↓, Depolarisationsgeschwindigkeit ↓, Erregungsleitung ↓, Aktionspotentialdauer ↓, effektive Refraktärzeit ↓, Gesamtrefraktärzeit ↑, langsames Aktionspotential 0, Kontraktionskraft ↓, Senkung des Katecholaminspiegels.
        – *Antiarrhythmischer Wirkungsort:* Sinusknoten +, Vorhof 0, AV-Knoten 0, His-Bündel 0, Ventrikel +.
        – *Pharmakokinetik:* Ausschließlich parenterale Applikation, Wirkungseintritt 1-2 Min., Wirkungsdauer 15-20 Min., Elimination zu 97% hepatisch (Abnahme der Leberclearance durch Alter, niedriges HZV, Cimetidin, Propranolol, Halothan). Ther. Plasmakonzentration 2-6 μg/ml.

✎   – VES
        – Kammertachykardie
        – Prophylaxe ventrikulärer Rhythmusstörungen bei Myokardinfarkt
        – Ventrikuläre Rhythmusstörung infolge Glykosidintox.

– Intox. mit trizyklischen Antidepressiva
– Mechanische Myokardirritation mit VES
– „Torsade de pointes"-Tachykardie.

> ➤   *i.v.:* Initial 1 Amp. à 5 ml = 100 mg Wiederholungsinjektion nach
> 5-10 Min. möglich
> *Perfusor:*
>   1 Spezial-Amp. á 5 ml = 1000 mg auf 50 ml NaCl mit 2-4
>   mg/kg/h. Bei 70 kg 120-240 mg/h = 6-12 ml/h
> Bei schwerer Herzinsuff., Schock oder Leberinsuff. Dosis-
> reduktion um 50%. Max. 6 g tägl.

NW   – Herzinsuff., VES, Kammerflimmern, Sinusarrest, AV-Blockierung
– ZNS: Tremor, Verwirrtheit, Krampfanfall, Koma.

KI   – Lokalanästhetikaunverträglichkeit
– AV-Block mit ventrikulären Ersatzrhythmen.

⇔   Antiarrhythmika (Verstärkung der negativ inotropen Wirkung)
✗

– Aufgrund der guten Verträglichkeit, sowie der guten Steuerbarkeit
durch die sehr kurze HWZ, Antiarrhythmikum der 1. Wahl bei
ventrikulären Rhythmusstörungen
– Auch in der Schwangerschaft anwendbar
– Kombination mit Antiarrhythmika der Klasse IA, II, III, IV möglich
– Bei idioventrikulären Ersatzrhythmen im Rahmen eines Myo-
kardinfarktes meist nicht wirksam
– Automatie von Ersatzrhythmen wird durch Lidocain stark unter-
drückt, daher kein Lidocain bei AV-Block mit ventrikulären Ersatzrhythmen applizieren!
– Stets auf ausgeglichenes Serum-K$^+$ achten.

4.6.3   Phenytoin ☞ 6.4.4

®   z.B. Phenhydan, 1 Amp. à 5 ml = 250 mg.

WM   – Antiarrhythmikum der Klasse IB.
– Spontane Depolarisation (Automatie) ↓, effektive Refraktär-
zeit ↓, Gesamtrefraktärzeit ↑, Depolarisationsgeschwindigkeit ↑,
Erregungsbildung ↑, Kontraktionskraft ↓.
– Hemmung der Ausbreitung und Intensität von Krampfpotentialen.
– *Antiarrhythmischer Wirkungsort:* Sinusknoten +, Vorhof +, AV-
Knoten +, His-Bündel 0, Ventrikel +.
– *Pharmakokinetik:* Gute orale Resorption. Bioverfügbarkeit 85-
98%. HWZ bei i.v.-Applikation 4-6 h, nach Abschluß der Aufsätti-
gung ca. 24 h (Konz.-abhängig). Elimination zu 95% hepatische
Metabolisierung, zu 5% renal. Ther. Plasmakonz. 10-20 μg/ml.

✎   – VES bei Digitalisintox.

– Zerebrales Krampfleiden (Grand mal-Anfälle).

> Bei Herzrhythmusstörungen:
> initial 125 mg i.v. (25 mg/Min über 5 Min.), Wiederholung nach
> 20 Min. bis max. 500-750 mg.
> Bei Krampfanfällen: Aufsättigung mit 3 x tägl. 1 Amp. à 5 ml =
> 250 mg, anschließend 1 Amp. tägl. unter Plasmaspiegel-
> Kontrolle.

NW
– RR-Abfall bei zu schneller i.v.-Applikation
– Asystolie
– VES, Kammerflimmern
– Gingivahyperplasie bei Langzeitther.
– Störungen der Hämatopoese
– ZNS-Störungen
– Hypokalzämie.

KI
– SA-, AV-Block III.°
– Leukopenie
– Schwangerschaft.

⇔
– Kumarinderivate, Disulfiram, Isoniazid, Chloramphenicol, Sulfonamide, Heparin, Tolbutamid (Wirkungsverstärkung durch Verdrängung aus Eiweißbindung bzw. Hemmung des Abbaus)
– Chinidin, Disopyramid, Mexiletin, Gestagene, Östrogene (werden
  beschleunigt abgebaut).

X
– Außer Digitalisintox. keine Ind. als Antiarrhythmikum
– Bei Krampfleiden Dosis nach Spiegelkontrolle
– *Cave:* evtl. nicht mehr wirksame hormonelle Kontrazeption
– I.v.-Gabe nur bei liegendem Pat. (Orthostase)
– Plasmaspiegelkontrolle ☞ 1.3.

4.6.4 Mexiletin

®
z.B. Mexitil, -mite
1 Amp. à 10 ml = 250 mg, 1 Kaps. = 200 mg bzw. 100 mg

WM
– Antiarrhythmikum der Klasse IB.
– Ruhepotential 0, spontane Depolarisation (Automatie) ↓, schnelles Aktionspotential ↓, Depolarisationsgeschwindigkeit ↓, Erregungsleitung ↓, Aktionspotentialdauer ↓, effektive Refraktärzeit ↓, Gesamtrefraktärzeit ↑, langsames Aktionspotential 0, Kontraktionskraft ↓.
– *Antiarrhythmischer Wirkungsort:* Sinusknoten +, Vorhof 0, AV-
  Knoten 0, His-Bündel +, Ventrikel +.

- *Pharmakokinetik:* Fast vollständige p.o. Resorption, Bioverfügbarkeit 80-90 %, max. Plasmakonz. nach 1,5 h, Elimination zu 90 % hepatisch, kein „first pass-Effekt", HWZ 6,5-12 h (individuell sehr unterschiedlich, deshalb Spiegelbestimmung). Ther. Plasmakonz. 0,5-2 mg/l.

- VES
- Kammertachykardie.

---

p.o.:
    initial 400 mg = 2 Kaps. à 200 mg, anschließend 3 x 200 mg = 3 x 1 Kaps.
i.v.:
    3/4 Amp. = 187 mg = 7,5 ml über 15 Min. i.v., *anschließend Perfusor:*
    2 Amp. à 10 ml = je 250 mg auf insgesamt 50 ml mit 0,9% NaCl Beispiel 70 kg: 15 ml/h für 3,5 h (= 150 mg/h), anschließend 3,5 ml/h = 35 mg/h = 0,5 mg/kg bis zu 12 h.

NW
- GIT: Übelkeit, Erbrechen, Durchfall
- ZNS: Schwindel, Ataxie, Verwirrtheitszustand
- Allergie
- Bradykardie
- Krampfanfall
- Herzinsuff.
- Lungenödem.

KI
- Schwere Herzinsuff.
- Bradykardie
- Schwangerschaft.

⇔
- Antazida und Atropin verschlechtern Resorption
- Metoclopramid steigert Resorption
- Rifampicin und Phenytoin beschleunigen Abbau in der Leber
- Bei gleichzeitiger Cimetidin-Medikation Dosisreduktion von Mexiletin.

✗
- Keine Kombination mit Antiarrhythmika der Gruppe IB, Kombination mit der Gruppe IA, II, III und IV möglich
- Dosisreduktion bei schwerer Leberinsuff.
- Wirkung auch bei Lidocainunwirksamkeit noch möglich
- Keine Wirkung auf supraventrikuläre Rhythmusstörungen
- Geringe Gefahr bei QT-Sy.
- Verlängerung der Sinusknotenerholungszeit
- Einfluß auf His-Leitung, daher Vorsicht bei z.B. Rechtsschenkelblock + LAHB
- Bei p.o Medikation Aufsättigungsdosis erforderlich
- Bei Spiegelbestimmungen zur Feststellung der individuellen HWZ Blutentnahmen nach 4 h und 7,5 h erforderlich.
- *Antidot:* Atropin bei Bradykardie, Diazepam bei Krampfanfall.

4.7   Klasse IC-Antiarrhythmika

4.7.1   Übersicht

Klasse IC-Antiarrhythmika führen zu einer Unterdrückung von ektopen Zentren und zu einer Verlangsamung der Erregungsausbreitung. Sie wirken nicht auf die Dauer des Aktionspotentials oder die Refraktärzeit. *Ind.:* supraventrikuläre und ventrikuläre Rhythmusstörungen. NW und KI wie Klasse IA.

4.7.2   Flecainid

4

®   z.B. Tambocor.
        1 Amp. à 5 ml = 50 mg, 1 Tabl. 100 mg.

WM
- Antiarrhythmikum der Klasse IC.
- Ruhepotential 0, spontane Depolarisation (Automatie)↓, schnelles Aktionspotential ↓, Depolarisationsgeschwindigkeit ↓, Erregungsleitung ↓, Aktionspotentialdauer 0, effektive Refraktärzeit 0, Gesamtrefraktärzeit ↑, Kontraktionskraft ↓.
- *Antiarrhythmischer Wirkungsort:* Sinusknoten +, Vorhof +, AV-Knoten ++, His-Bündel ++, Ventrikel ++.
- *Pharmakokinetik:* Sehr gute p.o. Resorption, Bioverfügbarkeit 95%, HWZ 7-23 h (im Mittel 14 h), Elimination zu 70% hepatisch, zu 25% renal, zu 5% über Faeces, Ther. Plasmakonz. 200-1000 ng/ml.

✎
- Symptomat. VES und Kammertachykardien
- Symptomat. supraventrikuläre Tachykardien bei AV-Reentry-Tachykardie
- WPW-Sy., paroxysmales Vorhofflimmern.

➤
> *p.o.:*
>   2 x 100 - 150 mg tägl.
> *i.v.:*
>   1 mg/kg über 5 Min. i.v. (Monitorkontrolle!),
>   Beispiel bei 75 kg: 1 1/2 Amp. à 5 ml mit 50 mg = 75 mg,
>   ggf. nach 20 Min. erneute Injektion von 0,5 mg/kg über 5 Min.
>   i.v., Beispiel: bei 75 kg: 3/4 Amp. à 5 ml mit 50 mg = 37,5 mg.
> *Perfusor:*
>   5 Amp. à 5 ml = 250 mg auf 50 ml Glukose mit 1,6-3,3 ml/h
>   = 8,0-16,6 mg/h.
> Max. Tagesdosis 300-400 mg.

NW
- RR-Abfall, Herzinsuff.
- Bradykardie
- AV-Block
- VES, Kammerflattern (proarrhythmogene Wirkung!)
- Doppelbilder, Schwindel, Kopfschmerzen, Verwirrtheitszustand
- Übelkeit, Transaminasenanstieg, cholestat. Hepatose.

KI
- Z.n. Myokardinfarkt
- Herzinsuff., kardiogener Schock
- Asymptomatische Rhythmusstörungen
- Bradykardie
- Sinusknoten-Sy.

- Zunahme des Digoxinspiegels um 15-25%
- Propranolol (gegenseitige Erhöhung des Plasmaspiegels)
- Disopyramid (Wirkungsverstärkung)
- Cimetidin, Amiodaron (Zunahme des Plasmaspiegels)
- Phenytoin, Phenobarbital, Carbamazepin (Plasmaspiegel ↓)

✗
- Lange HWZ, daher keine optimale Steuerungsmöglichkeit bei initialer i.v.-Therapie
- Ausgeprägte Leitungsblockierung, daher Vorsicht bei AV-Block oder Schenkelblock (Schrittmacherschutz)
- *Cave* bei Kombination mit Substanzen mit starker Leitungsblockierung, z.B. Antiarrhythmika der Klasse IA und III
- *Cave:* nicht einsetzen bei QT-Sy.
- Ausgeprägte Verlangsamung der intraventrikulären Erregungsleitung, dadurch Induktion ventrikulärer Arrhythmien möglich
- Proarrhythmische Wirkung in 20% der Fälle bei i.v.-Applikation
- Dosisreduktion bei ausgeprägter Niereninsuff. um 25%
- Amp. nur mit Glukoselösung verdünnen, nicht mit NaCl!
- Reserveantiarrhythmikum bei lebensbedrohlichen und sonst therapierefraktären Rhythmusstörungen.

4.7.3   Propafenon

®   z.B. Rytmonorm
       1 Injektionsflasche à 20 ml = 70 mg, 1 Tabl. = 150/300 mg

WM – Antiarrhythmikum der Klasse IC.
       – Ruhepotential 0, spontane Depolarisation (Automatie) ↓, schnel-
         les Aktionspotential ↓, Depolarisationsgeschwindigkeit ↓, Erre-
         gungsleitung ↓, Aktionspotentialdauer 0, effektive Refraktärzeit 0,
         Gesamtrefraktärzeit ↑.
       – *Antiarrhythmischer Wirkungsort:* Sinusknoten +, Vorhof +, AV-
         Knoten + +, His-Bündel + +, Ventrikel +.
       – *Pharmakokinetik:* Gute p.o. Resorption, dosisabhängiger „first
         pass-Effekt", daher Bioverfügbarkeit bei 300 mg 25%, bei 600 mg
         50 %, max. Plasmakonz. nach 2 h, Elimination zu 90% hepatisch,
         HWZ 3-6 h, ther. Plasmakonz. 0,15-15 μg/ml, Metabolit 5-Hydroxy-
         propafenon antiarrhythmisch wirksam. Wirkungseintritt bei i.v.-Ga-
         be während der Applikation, bei p.o. Gabe nach 30 Min.

✎   – VES
       – Ventrikuläre Tachykardie
       – SVES
       – Tachyarrhythmia absoluta
       – (WPW-Sy.)

➤ | *p.o.:*
       | 3 x 150-300 mg tägl.
       | *i.v.:*
       | 0,5-1 mg/kg über 3-5 Min. Bei 70 kg = ca. 35-70 mg =
       | 1/2-1 Amp., 2. Applikation frühestens 90-120 Min. nach
       | 1. Injektion.
       | *Perfusor:*
       | 2 1/2 Amp. = 175 mg auf 50 ml Glucose 5%
       | mit 12-30 mg/h = 3,4-8,5 ml/h
       | Tagesdosis von 560 mg in der Regel ausreichend.
       | Möglichst frühzeitige Umstellung auf p.o. Ther.

NW VES, Kammerflattern, RR-Abfall, Bradykardie, AV-Block, Bronchi-
       alobstruktion bei hoher Dosierung, Spermatogenesehemmung, bit-
       terer Geschmack, Übelkeit, Erbrechen, Cholestase, exogene Psycho-
       se, Kopfschmerzen, Allergie.

KI – Schwere Herzinsuff.
       – Bradykardie
       – SA- oder AV-Block II.° und III.°
       – Sinusknoten-Sy.
       – Schwere Bronchialobstruktion
       – Art. Hypertonus.

⟺ – Erhöhung des Digoxin-, Propranolol- und Metoprololspiegels
– Cimetidin (Erhöhung des Propafenonspiegels).

✗ – Möglichst keine Kombination mit Substanzen mit starker Leitungs-
blockierung, z.B. Antiarrhythmika der Klasse IA und III
– Kumulation bei starker Niereninsuff. (Metabolit) sowie Leberin-
suff. (Propafenon)
– Einsatz in der Schwangerschaft bei strenger Indikation möglich
– *Cave:* Bronchialobstruktion aufgrund der β-Blocker-artigen Wir-
kung bei Pat. mit obstruktiver Lungenerkrankung
– Bei QT-Verlängerung oder QRS-Verbreiterung >20% gegenüber
dem Ausgangswert absetzen
– Vorsicht bei Schenkelblockierung
– Starker Hemmer arzneimittelabbauender Enzymsysteme in der Le-
ber, Wechselwirkung mit vielen Arzneimitteln zu erwarten.
– Mischung nur mit Glukose 5%, bei NaCl 0,9% folgt Ausfällung!
– i.v.-Gabe nur unter EKG-Kontrolle.

4.8 β-Blocker (Klasse II-Antiarrhythmika)

4.8.1 Übersicht

Die β-blockierenden Substanzen unterscheiden sich hinsichtlich ihrer Kardioselektivität, ihrer β-stimulierenden Eigenwirkung (intrinsische sympathomimetische
Aktivität), ihrer Hydro- oder Lipophilie und ihrer membranstabilisierenden Wirkung (☞ Tab.).

❑ Kardioselektivität: geringere bronchiale und andere systemische NW
❑ Lipophilie: mehr zentralnervöse NW
❑ Intrinsische sympathomimetische Aktivität (ISA): partieller β-Rezeptoren-
Agonismus bei Bradykardie und pAVK erwünscht, bei instabiler Angina pect.
unerwünscht.
❑ Membranstabilisierende Wirkung: bei Rhythmusstöungen erwünscht.

Wirkmodus

Hemmung der durch β-Rezeptoren vermittelten Katecholaminwirkung: Senkung
der Sinusfrequenz und der AV-Überleitung, sowie membranstabilisierende Wirkung mit Unterdrückung ektoper Zentren.
Pharmakokinetik: gute Resorption bei p.o. Applikation (70-90%). Bioverfügbarkeit und Elimination von Lipophilie abhängig: je lipophiler, desto geringere Bioverfügbarkeit („first-pass-Effekt") und geringere renale Elimination.

Wirkungsprofile der β-Blocker					
	Kardio-selektivität	Intrinsische sympatho-mimetische Aktivität	Membran-stabilisie-rende Wirkung	Lipophilie (L) Hydrophilie (H)	HWZ (h)
Propranolol	–	–	+	L	3-6
Metoprolol	+	–	–	(L)	3-4
Pindolol	–	+	–	(L)	3-4
Sotalol	–	–	–	H	10-15
Atenolol	+	–	–	H	6-9

4

Indikation

Supraventrikuläre Tachykardien, belastungsinduzierte ventrikuläre Tachykardien, Mitralklappenprolapssy., Digitalisüberdosierung, Rhythmusstörungen durch tri-zyklische Antidepressiva, Hyperthyreose, QT-Sy.

Nebenwirkungen

❑ Bradykarde Herzrhythmusstörungen
❑ Verstärkung einer Herzinsuff.
❑ Bronchialobstruktion
❑ Müdigkeit, depressive Verstimmung
❑ Verstärkung peripherer Durchblutungsstörungen (Raynaud-Phänomen)
❑ Allergie
❑ RR-Abfall
❑ Übelkeit, Diarrhoe, Obstipation
❑ Muskelschwäche
❑ *Cave:* bei abruptem Absetzen der β-Blocker Gefahr eines β-Blockerentzugsy. mit Tachykardie, Angina pect., Herzinfarkt und Herzrhythmusstörungen ☞ langsame Dosis-Reduktion. *Cave:* β-Blocker können spastische Angina pect. auslösen!

Kontraindikation

❑ (Ergeben sich aus den NW) Herzinsuff., Sinusknotensy., AV-Block II.° und III.°, unbehandeltes Phäochromozytom (Gefahr hypertensiver Krisen).
❑ Relative KI: Asthma bronchiale, obstruktive Bronchitis, AV-Block I °. (bis PQ-Zeit < 0,23 Sek.)

Wechselwirkungen

Antidiabetika (Verstärkung der hypoglykämischen Wirkung mit Maskierung der Symptome der Unterzuckerung); Verstärkung des kardiodepressiven Effekts durch Ca^{2+}-Antagonisten (nicht bei Nifedipin) und andere Antiarrhythmika; Verstärkung von Antihypertensiva; Serumspiegel durch Cimetidin um 50% erhöht.

Antidot

Bradykardie: Atropin, Orciprenalin. Hypotonie: Adrenalin. Bei schweren kardialen NW (Intox.): Glukagon ☞ 17.4.7, $β_1$-Sympathomimetikum. Bei Obstruktion: Aminophillin bzw. $β_2$-Sympathomimetikum.

 Fußangeln und Fingerzeige

❑ Sotalol: Sonderstellung. $β$-Blocker mit Klasse III-Eigenschaften (Verlängerung des Aktionspotentials ☞ 4.8.6)
❑ Gute Kombinationsmöglichkeit mit Klasse IB- und IC-Antiarrhythmika bei Beachtung der sich zum Teil verstärkenden NW (Bradykardie, AV-Block, Herzinsuff.).

Differentialindikation der $β$-Blocker:	
Erkrankungen	**$β$-Blocker**
Herzinfarkt	keine ISA*
pAVK	kardioselektiv + ISA*
Diab. mell.	kardioselektiv
Sinusbradykardie, AV-Block I.	ISA*
zentralnervöse NW	Hydrophilie
Hyperthyreose	kardioselektiv, keine ISA*
Phäochromozytom (nach Vorbehandlung mit $α$-Blockern)	keine ISA*
Chron. obstruktive Lungenerkankung	$β$-Blocker kontraindiziert; wenn trotzdem nötig: kardioselektiv
* ISA: intrinsische sympathomimetische Aktivität	

4.8.2 Propranolol

®   z.B. Dociton
           1 Amp. à 1 ml = 1 mg, 1 Tabl. = 10/40/80 mg.

WM   – Antiarrhythmikum der Klasse II, kompetitive Hemmung der β_1-
             und β_2-Rezeptoren, keine intrinsische Aktivität; Membranstabili-
             sierung.
           – *Antiarrhythmischer Wirkungsort:* Sinusknoten +, Vorhof +, AV-
             Knoten + +, His-Bündel 0, Ventrikel 0.
           – *Pharmakokinetik:* Gute p.o. Resorption (lipophil), hoher „first
             pass-Effekt", vollständige hepatische Metabolisierung, danach 98%
             renale Elimination, Wirkungseintritt 2 Min. nach i.v.-Applikation,
             HWZ 3-6 h.

✎   – Vorhoftachykardie
           – Absolute Arrhythmie mit schneller Überleitung
           – Digitalisintox. mit Vorhoftachykardie
           – Sympathikus-induzierte VES
           – Hyperthyreose mit Sinustachykardie
           – Mitralprolapssy. mit ventrikulären Rhythmusstörungen
           – QT-Sy.
           – Rezidivprophylaxe einer „Torsade de pointes"-Tachykardie
           – Essentieller Tremor.

➤   *i.v.:*
           1 Amp. = 1 mg langsam (1 Min.) i.v.; in 2 Min.-Abständen
           wiederholen bis max. 4 mg.
           Max. Dosis tägl. 10 mg bei erhaltenem Bewußtsein, in Narkose,
           5 mg tägl.
           p.o.:
           3 x 10 bis 4 x 80 mg tägl.

NW, KI   ☞ 4.8.1

⇔   – Narkosemittel (Wirkungsverstärkung)
           – Ca^{2+}-Antagonisten vom Verapamiltyp (Verstärkung eines AV-
             Blocks)
           – Insulin (Hypoglykämiegefahr)
           – Blutdrucksenkende Pharmaka (Verstärkung der RR-Senkung, so-
             wie der Bradykardie)
           – Cimetidin (um 50% erhöhte β-Blocker-Plasmaspiegel)
           – Flecainid (gegenseitige Erhöhung der Plasmaspiegel).

✗   – Gute Steuerbarkeit wegen relativ kurzer HWZ
           – Keine Kombination mit Ca^{2+}-Antagonisten bei i.v.-Applikation
           – *Cave:* Kombination mit Antiarrhythmika der Klasse IA
           – Dosisreduktion bei Leberinsuff.
           – In der Schwangerschaft besser β_1-selektive β-Blocker einsetzen.

4.8.3 Metoprolol

® z.B. Beloc, Beloc mite
1 Tabl. = 100 mg bzw. 50 mg, 1 Amp. à 5 ml = 5 mg

WM
- β-Blocker, Antiarrhythmikum der Klasse II
- Selektive Blockierung der β_1-Rezeptoren, keine unspezifische Membranwirkung, keine intrinsische Aktivität
- *Antiarrhythmischer Wirkungsort:* Sinusknoten +, Vorhof +, AV-Knoten ++, His-Bündel 0, Ventrikel 0.
- *Pharmakokinetik:* ☞ 4.8.2, HWZ 3-4 h, Wirkzeit 12 h, 95% renale Elimination.

- KHK
- Hypertonie
- Absolute Arrhythmie mit schneller Überleitung
- Vorhoftachykardie
- Sinustachykardie bei Hyperthyreose
- Herzinfarkt, hyperdyname Form
- Digitalisintox. mit Vorhoftachykardie.

➤
i.v.:
Applikation bei tachykarden Rhythmusstörungen: 1-2 Amp. = 5-10 mg langsam i.v. (1 mg/Min). Nach 5-10 Min. Wiederholung möglich, max. Dosis 20 mg tägl.
p.o.:
- Hypertonie: 2 x 1 Tabl. à 50 mg tägl.
- KHK: 1-2 Tabl. à 50 mg tägl.
- Tachykarde Arrhythmien: 1-2 x 1 Tabl. à 100 mg tägl.

NW
- Auch bei β_1-Selektivität Bronchialobstruktion möglich
- Hypotonie
- Müdigkeit, Alpträume, Depression (wegen Lipophilie sind diese zentralnervösen NW möglich).

KI ☞ 4.8.1.

✗
- Anwendung in der Schwangerschaft erlaubt
- Nicht i.v. applizieren bei gleichzeitiger Ther. mit Ca^{2+}-Antagonisten
- Vorsicht bei Kombination mit Antiarrhythmika mit starker Leitungsblockierung (Klasse IA, Klasse III).

4.8.4   Pindolol

®   z.B. Visken, 1 Amp. à 2 ml = 0,4 mg, 1 Tabl. = 5 mg.

WM   – β-Blocker, Antiarrhythmikum der Klasse II
         – Keine β_1-Selektivität, ausgeprägte intrinsische Aktivität, außerdem
           unspezifische Membranwirkung (chinidinartig) bei Intox.
         – *Antiarrhythmischer Wirkungsort:* Sinusknoten +, Vorhof +, AV-
           Knoten ++, His-Bündel 0, Ventrikel 0.
         – *Pharmakokinetik:* ☞ 4.8.2, nur leicht lipophil, HWZ 3-4 h, 90%
           renale Elimination.

✎   – Hyperkinetisches Herzsy.
         – Sinustachykardie bei Hyperthyreose, SVES
         – Vorhoftachykardie mit wechselnder Überleitung, v.a. bei Digitalis-
           Überdosierung
         – Paroxysmale Vorhoftachykardie
         – Vorhofflattern/-flimmern mit schneller Überleitung
         – Adrenerg induzierte VES
         – Rezidivierendes Kammerflimmern im Rahmen einer Reanimation
         – Obstruktive Kardiomyopathie
         – Art. Hypertonus.

➤ | *i.v.:* 2 ml = 0,4 mg langsam, nach 20 Min. Nachinjektion von
         | 1 ml = 0,2 mg
         | *p.o.:* 3 x 5 mg tägl.

NW, KI ☞ 4.8.1.
✗
         – Nicht mit Ca^{2+}-Antagonisten i.v. kombinieren. Vorsicht bei Kom-
           bination mit Antiarrhythmika der Klasse IA und III mit starker
           Leitungsblockierung
         – In der Schwangerschaft besser β_1-selektiven β-Blocker einsetzen
         – Dosisreduktion bei höhergradiger Niereninsuff. ☞10.2.

4.8.5   Atenolol

®   z.B. Tenormin 1 Amp. à 10 ml = 5 mg; 1 Tabl. = 25/50/100 mg

WM   – β-Blocker, Antiarrhythmikum der Klasse II, selektive Blockierung
           der β_1-Rezeptoren, keine unspezifische Membranwirkung, keine
           intrinsische Aktivität
         – *Antiarrhythmischer Wirkungsort:* Sinusknoten +, Vorhof +, AV-
           Knoten ++, His-Bündel 0, Ventrikel 0
         – *Pharmakokinetik:* ☞ 4.8.2, Hydrophilie, HWZ 6-9 h, >90% renale
           Elimination.

- KHK
- Supraventrikuläre Tachykardie
- Absolute Arrhythmie mit schneller Überleitung
- Sinustachykardie bei Hyperthyreose
- VES
- Art. Hypertonus
- Herzinfarkt.

> *i.v.:*
> tachykarde Arrhythmien: 2,5 mg = 5 ml langsam,
> max. 0,15 mg/kg = 10,5 mg = 21 ml bei 70 kg (Monitorkontrolle)
> *p.o.:* 25-100 mg tägl.

NW, KI   ☞ 4.8.1.

✗

- Strenge Indikationsstellung in der Schwangerschaft
- Nicht i.v. applizieren bei gleichzeitiger Ther. mit Ca^{2+}-Antagonisten
- Vorsicht bei Kombination mit Antiarrhythmika mit starker Leitungsblockierung (Klasse IA, Klasse III)
- Wegen Hydrophilie weniger ZNS-NW
- Schlechte Steuerbarkeit wegen relativ langer HWZ
- Bei Niereninsuff. Dosisreduktion. ☞ 10.2.

4.8.6   Sotalol

®   z.B. Sotalex, - mite.
1 Amp. = 40 mg, 1 Tabl. = 160 mg, 1 mite Tabl. = 80 mg.

WM

- Antiarrhythmikum der Klasse III (Verlängerung der Aktionspotentialdauer) mit gleichzeitiger β_1- und β_2-Blockierung wie bei Klasse II.
- *Antiarrhythmischer Wirkungsort:* Sinusknoten +, Vorhof +, AV-Knoten ++, His-Bündel 0, Ventrikel +
- *Pharmakokinetik:* Sehr gute p.o. Resorption (90%), Bioverfügbarkeit 90%, Elimination zu 90% unverändert renal (hydrophil), HWZ 15 h, ther. Plasmakonz. 1-3 mg/l.

- Paroxysmale Tachykardie
- Tachyarrhythmia absoluta
- VES
- Kammertachykardie
- WPW-Sy.
- Hypertonus
- Evtl. bei KHK, Hyperthyreose

➤

> *i.v.:*
> 20 mg = 1/2 Amp. über 5 Min. ,
> Wiederholung nach 20 Min. 20 mg = 1/2 Amp. mit 1 mg/Min
> Max. bis zu 1,5 mg/kg (2,5 Amp. bei 70 kg) unter
> Monitorkontrolle!
> *p.o.:*
> 1 x 80-160 mg tägl.,
> bei ventrikulären Tachykardien 3 x 40-80 mg tägl.

NW   – Bradykardie, Herzinsuff., AV-Block
          – Bronchialobstruktion
          – RR-Abfall
          – ZNS: Depression, Müdigkeit, Halluzinationen.

KI   – AV-Block II.° + III.°, QT-Verkürzung
          – Bradykardie
          – Kardiogener Schock
          – Obstruktive Lungenerkrankung
          – Allergie gegen Sotalol, Sulfonamide.

⇔   – Antiarrhythmika der Klasse IA, IC, IV (verstärkte Leitungsblockie-
            rung)
          – Antidiabetika (verstärkte Hypoglykämie möglich)
          – Antihypertonika (RR-Abfall).

✗   – Lange HWZ (abhängig von der Nierenfunktion), daher schlechte
            Steuerbarkeit bei evtl. erforderlichem Wechsel auf ein anderes An-
            tiarrhythmikum
          – Dosisreduktion bei Niereninsuff. ☞ 10.2
          – Mögliche Alternative zur risikoreicheren Amiodaronther.
          – *Cave:* nicht einsetzen bei QT-Sy.
          – „Torsade de pointes"-Tachykardien, v.a. bei Hypokaliämie
          – Vorsicht bei Kombination mit IA- und IC-Antiarrhythmika (Lei-
            tungsblockierung)
          – Sehr gute Wirkung auf den Vorhof schon bei niedriger Dosierung
          – Gute Therapieerfolge bei postop. supraventrikulären Tachykar-
            dien
          – Gute Wirkung bei ventrikulären Rhythmusstörungen
          – Bei Überdosierung auftretende ventrikuläre Rhythmusstörungen
            sprechen auf Lidocain gut an.
          – Gabe in der Schwangerschaft unter strenger Indikation möglich.

4.9 Amiodaron-artige Antiarrhythmika (Klasse III)

Klasse III-Antiarrhythmika bewirken eine isolierte Verlängerung des Aktionspotentials. Sonderstellung: Sotalol: β-Blocker mit Klasse III Eigenschaften.

4.9.1 Amiodaron

® z.B. Cordarex, 1 Amp. à 3 ml = 150 mg + 60 mg Benzylalkohol (56 mg organisch gebundenes Jod), 1 Tabl. = 200 mg (74 mg organisch gebundenes Jod)

WM – Selektive Verlängerung des Aktionspotentials
– *Pharmakokinetik:* 50% enterale Resorption; Bioverfügbarkeit 35% (individuell sehr stark schwankend 22-86%), hohe Fettlöslichkeit. Ablagerung in Leber, Fettgewebe, Lunge, Herz, Niere, Schilddrüse, 85% Metabolisierung in der Leber zu aktiven Metaboliten, nur 15% renale Elimination, HWZ 52 Tage! Ther. Plasmakonzentration: 0,75-3,5 μg/ml (Bestimmung erst nach 4-6 Monaten sinnvoll), Wirkungseintritt nach 4-6 Tagen.

✎ – Therapierefraktäre ventrikuläre Extrasystolie und Tachykardie
– Bedrohliche, therapierefraktäre supraventrikuläre Tachykardien (Vorhofflimmern und -flattern, AV-Knoten-Reentry-Tachykardie)
– WPW-Sy.

➤
i.v.:
(nur zur Ther.-Einleitung): 5 mg/kg über 20-120 Min.
als Kurzinfusion. 300 mg = 2 Amp. à 150 mg in 250 ml Glukose 5% (1,2 mg/ml). Beispiel bei 60 kg mit 125-750 ml/h.
Anschließend Erhaltungsdosis 10 mg/kg = 600 mg. Beispiel bei 60 kg = 4 Amp. à 150 mg in 500 ml Glukose 5% mit 20 ml/h in 24 h über 6 Tage
p.o.:
8-10 Tage 3 x 1-2 Tabl. = 600 - 1200 mg tägl. Sättigungsdosis.
Erhaltungsdosis 1 Tabl. = 200 mg tägl.
(evtl. mit Wochenendpause).

NW   Bradykardie, Sinusarrest, AV-Block, RR-Abfall, Herzinsuff., Hyperthyreose, Hypothyreose, Lungenfibrose, Hornhautablagerungen
(bilden sich 6-12 Mo. nach Absetzen zurück)
– ZNS: Kopfschmerzen, Schlafstörung, Alpträume, Tremor, Ataxie,
periphere Neuropathie, Muskelschwäche
– Photosensibilisierung: Hyperpigmentierung, Erythema nodosum,
Sonnenbrandneigung
– GIT: cholestatische Hepatose, Übelkeit, Erbrechen, Völlegefühl,
Obstipation.

KI   Sinusbradykardie, AV-Block, Sinusknotensy., Schilddrüsenerkrankung, Lungenerkrankung, Jodallergie, Schwangerschaft, gleichzeitige
Einnahme von MAO-Hemmern.

⟺   Erhöhung von Digoxin-, Chinidin-, Flecainid-, Phenytoinspiegel; Verstärkung von Kumarin; additiver Effekt von β-Blocker und Ca^{2+}-Antagonisten auf Sinus- und AV-Knoten.

x   – Schwere NW in 10%!
– Wegen Jodgehalt von 37% Gefahr von Schilddrüsenfunktionsstörungen (Auslösung einer hyperthyreoten Krise bei Schilddrüsenautonomie)
– Schlechte Steuerbarkeit wegen extrem langer HWZ
– Nur sehr langsame Rückbildung der NW nach Reduktion oder Absetzen
– Reserveantiarrhythmikum
– *Cave:* bei Kombination mit Klasse IA-, IC-, II-, IV-Antiarrhythmika
(Leitungsblockierung), Kombination mit Mexiletin möglich, kein
Einsatz bei QT-Sy.
– Vor Ther.: Schilddrüsenfunktion, Lufu, Augenarzt
– Bei Aufenthalt in der Sonne Lichtschutz nötig
– Keine Mischung mit anderen Medikamenten, nur Auflösung in
Glukose 5% möglich
– Wegen Venenreizung i.v.-Applikation nur über ZVK möglich
– Bei Verschlechterung der Lungenfunktion oder Polyneuropathie
absetzen
– Beschleunigte Elimination durch Cholestyramin (Unterbrechung
des enterohepatischen Kreislaufs) bei Überdosierung.

4.10 Kalziumantagonisten (Klasse IV-Antiarrhythmika)

4.10.1 Übersicht

Wirkmodus

❏ Ca^{2+}-Antagonisten (Klasse IV) blockieren die langsamen Ca^{2+}-Kanäle und damit den Ca^{2+}-Einstrom in die Zelle. Unterschiedliches Wirkprofil: Antiarrhythmisch wirksam sind Diltiazem (☞4.2.4), Gallopamil (☞4.2.5) und Verapamil durch negativ chronotrope Wirkung auf den Sinusknoten und negativ dromotrope Wirkung auf den AV-Knoten.
❏ Nachlastsenkung, verminderte Kontraktilität.

Wirkungsprofil der Kalziumantagonisten						
	anti-anginös	Herzfre-quenz	antiarryth-mischer Effekt	PQ-Zeit	Kon-traktili-tät	Blut-druck
Nifedipin	+++	↑	↔	↔	↔	↓ ↓↓
Diltiazem	+++	↔ ↓	+	↑	↓	↓↓
Gallopamil	+	↔ ↓	+	↑	↓	↓
Verapamil	+	↓	+++	↑↑	↓↓	↓

❏ *Pharmakokinetik:* Gute p.o. Resorption (90%), unterschiedliche Bioverfügbarkeit (Diltiazem 40%, Gallopamil 25% und Verapamil 20%, wegen hohem „first pass-Effekt"). Weitgehende Metabolisierung in der Leber, renale Elimination.

Indikation

Supraventrikuläre Tachykardien

Nebenwirkungen

Negative Inotropie, RR-Abfall durch Nachlastsenkung, bradykarde Herzrhythmusstörungen (außer Nifedipin)(Sinusbradykardie, SA- und AV-Blockierungen), Kopfschmerzen, Hautrötung, Beinödeme; Venenreizung bei i.v.-Gabe, Allergie, Übelkeit, Erbrechen, Juckreiz.

Kontraindikation

❏ Bradykarde Herzrhythmusstörungen (außer Nifedipin), Sinusknotensy., WPW-Sy. mit Vorhofflimmern (mögliches Auslösen von Kammerflimmern), höhergradige Herzinsuff., Hypotonie, Schwangerschaft
❏ Gleichzeitige Gabe von β−Blockern (nur in Ausnahmefällen, nie i.v.).

4.10.2 Verapamil

®   z.B. Isoptin
1 Amp. à 2 ml = 5 mg, 1 Amp. à 20 ml = 50 mg

WM
- Antiarrhythmikum der Klasse IV
- Blockierung der langsamen Ca^{2+}-Kanäle
- *Antiarrhythmischer Wirkungsort:* Sinusknoten +, Vorhof +, AV-Knoten + +, His-Bündel 0, Ventrikel 0.
- *Pharmakokinetik:* Gute Resorption, ausgeprägter „first pass-Effekt", Bioverfügbarkeit 10-38%, im Mittel 22%, bei Dauerther. Erhöhung auf 38-48%, HWZ initial 1,5-7 h, bei Dauerther. 10-14 h, Elimination fast vollständig durch hepatische Metabolisierung, 4% unverändert renal. Ther. Plasmakonz. 15-100 ng/ml.

✎
- Paroxysmale supraventrikuläre Tachykardie
- Vorhoftachykardie mit wechselnder schneller Überleitung
- Absolute Arrhythmie mit schneller Überleitung
- Supraventrikuläre Extrasystolie bei Ischämie
- Art. Hypertonus
- KHK, Prinzmetal-Angina
- Hypertrophe obstruktive Kardiomyopathie
- Raynaud-Sy.
- Antagonisierung der tachykarden Wirkung von β-Sympathikomimetika bei medikamentöser Wehenhemmung und Theophyllinther.

➤
> *i.v.:*
> 1 Amp. = 5 mg langsam über 2-3 Min., Wiederholung nach 15 Min. möglich
> *Perfusor:*
> 2 Amp. à 20 ml = 100 mg auf 50 ml NaCl-Lösung mit 2-5 ml/h.
> *Max. Dosierung* 10 mg/h = 5 ml/h.
> *Max. Tagesdosis* 100 mg!

NW
- AV-Block, Bradykardie, Herzinsuff.
- RR-Abfall
- Obstipation
- Selten: Allergie, Gynäkomastie, Gingivahyperplasie.

KI
- Schwere Herzinsuff., Sinusknotensy., SA-Block und AV-Block II°. und III°., Vorhofflimmern/-flattern bei WPW-Sy.

⇔
- Digoxin (Erhöhung des Glykosidspiegels im Serum)
- Antikoagulantien und Thrombozytenaggregationshemmer (Blutungsgefahr durch Plättchenaggregationshemmung)
- β-Blocker (Wirkungsverstärkung).

✗ – *Cave:* Vorhofflimmern/-flattern bei WPW-Sy., hierbei schnellere
   Überleitung mit Kammertachykardie bzw. Kammerflimmern mög-
   lich
   – *Cave:* Keine i.v.-Kombination mit β-Blocker
   – Keine Kombination mit Antiarrhythmika mit ausgeprägter Lei-
   tungsblockierung
   – Nicht in der frühen Schwangerschaft anwenden
   – Geringe Wirkung auf Sinustachykardie, daher geringe Wirkung bei
   z.B. postop. Sinustachykardien
   – Dosisreduktion bei Leberinsuff.
   – Keine Mischung mit alkoholischen Lösungen → Ausfällung
   – *Antidot:* Volumen, Atropin, Orciprenalin.

4.11 Herzglykoside

4.11.1 Übersicht

Wirkmodus: positiv inotrope Wirkung durch Ca^{2+}-Einstrom in die Herzmuskelzel-
le, Verlängerung der Refraktärzeit des Vorhofs (negativ chronotrop) und der
AV-Überleitung (negativ dromotrop), dadurch Senkung der Kammerfrequenz bei
supraventrikulären Tachykardien. Zunahme der Reizbildung (positiv bathmotrop). Für den antiarrhythmischen Effekt sind höhere Dosen nötig als für den
positiv inotropen Effekt.

Pharmakokinetische Eigenschaften von Glykosiden		
	Digoxin	Digitoxin
Resorption	90%	90-100%
Bioverfügbarkeit	85%	90%
Wirkungseintritt – orale Applikation	2-3 h	3-5 h
– i.v. Applikation	3-30 Min.	25-120 Min.
Plasmaeiweißbindung	20-30%	90%
Abklingquote	20%	7%
Elimination	80% renal	70-100% hepatisch
HWZ	39 h	4-6 Tage
ther. Plasmaspiegel	0,7-2,0 ng/ml	7,5-20 ng/ml

Indikation

Supraventrikuläre Tachykardien, v.a. Tachyarrhythmia absoluta bei Vorhofflimmern oder -flattern, chron. Herzinsuff. NYHA III-IV.

Nebenwirkungen

❏ AV-Block, Bradykardie, ventrikuläre Rhythmusstörungen (Cave v.a. bei Hypokaliämie!), Vorhoftachykardie mit Block (typische Rhythmusstörung bei Überdosierung)
❏ GIT: Übelkeit, Erbrechen, Durchfall
❏ ZNS: Verwirrtheitszustand, Farbensehen, Kopfschmerzen, Neuralgie
❏ Selten: Exanthem, Eosinophilie, Thrombozytopenie, Gynäkomastie.

Kontraindikation

Hypertroph-obstruktive Kardiomyopathie, Sinusknotensy. (falls nicht mit Schrittmacher versorgt), AV-Block II.° und III.°, Hypokaliämie, Hyperkalzämie, WPW-Sy. mit Vorhofflimmern (Beschleunigung der Leitung im akzessorischen Bündel).

4

 Fußangeln und Fingerzeige

❏ Vor i.v.-Gabe K⁺-Spiegel kontrollieren, falls erniedrigt zuerst K⁺-Substitution (☞ 11.2.2). *Cave:* Hyperkalzämie! (Verstärkung der Digitalis-NW)
❏ *Cave:* Kein Einsatz bei WPW-Sy. mit Vorhofflimmern/-flattern, da durch Beschleunigung der aberranten Leitung Kammertachykardie bzw. Kammerflimmern induziert werden kann. Cave: Digitalis bei elektrischer Kardioversion nur mit liegender Schrittmachersonde. Keine gleichzeitige i.v. Gabe von Ca²⁺-Antagonisten. Kombinationsmittel der Wahl bei gleichzeitiger Chinidin-Applikation zur Antagonisierung des anticholinergen Chinidin-Effektes.

4.11.2 Digoxin

®   z.B. Novodigal-Injektionslösung, 1 Amp. à 2 ml = 0,4 mg,
        Novodigal 1 Tabl. = 0,2 mg, 1 mite Tabl. = 0,1 mg

WM   ☞ 4.11.1
        Pharmakokinetik: Gute Resorption (90%), Bioverfügbarkeit 85%, Wirkungseintritt bei p.o. Medikation 2-3 h, bei i.v.-Gabe 3-30 Min., Plasmaeiweißbindung 20-30%, Abklingquote 20%, Elimination zu 80% renal, ther. Plasmaspiegel: 0,7-2,0 ng/ml.

➤

> *i.v.:*
> Aufsättigung mit 2 x 1 Amp. = 0,8 mg am 1. Tag, anschließend
> Erhaltungsdosis mit 1/2-3/4 Amp. = 0,2-0,3 mg tägl.
> *Bei Tachykardie (schnelle Aufsättigung):* initial 0,4 mg, danach
> Gabe der Sättigungsdosis von 0,8-1,6 mg = 2-4 Amp. in 24 h
> (Monitorkontrolle!)
> *p.o.:*
> 3 x 1 Tabl. à 0,2 mg für 3 Tage, anschließend Erhaltungsdosis
> von 1 x 1 Tabl. tägl.

NW, KI   ☞ 4.11.1

⟺   Erhöhung des Digoxinplasmaspiegels durch Phenytoin, Verapamil,
Nifedipin, Flecainid, Propafenon, Chinidin, Amiodaron. Wirkungsverstärkung durch Hypokaliämie infolge einer Diuretika- bzw. Ste-
roidgabe (v.a. kardiale NW!). Verbesserung der Resorption durch
Penicillin, Salicylate. Verminderung der Resorption durch Antazida,
Cholestyramin, Neomycin, p-Aminosalicylsäure, Sulfasalazin, Metoclopramid. Wirkungsabschwächung durch Schilddrüsenhormone.
Verstärkte Leitungsblockierung bei gleichzeitiger Gabe von Antiarrhythmika mit starker Leitungsblockierung.

✗   – Digoxin i.v. enthält 9,8 Vol.% Äthanol
        – Bei Niereninsuff. Dosisreduktion und Spiegelkontrolle
        – Gabe auch in der Schwangerschaft möglich, hier geringste Wirkdo-
          sis einsetzen
        – *Antidot:* 80 mg Digitalis-Antikörper (☞ 17.4.8) über 6 h infundiert
          binden 1 mg Digoxin. 1 ng/ml Serumspiegel Digoxin entspricht ei-
          ner Körperdosis von 1 mg Digoxin. Bei digitalisinduzierter supra-
          ventrikulärer Rhythmusstörung β-Blocker, bei ventrikulären Tachy-
          kardien Phenytoin ☞ 4.6.3 bzw. Lidocain ☞ 4.6.2.

4.11.3 Digitoxin

®   z.B. Digimerck-Injektionslösung, 1 Amp. = 0,1/0,25 mg,
        Digimerck 1 Tabl. = 0,1 mg, 1 minor Tabl. = 0,07 mg

WM   ☞ 4.11.1.
Pharmakokinetik: Sehr gute Resorption (90-100%), Bioverfügbarkeit
90%, Wirkungseintritt nach 3-5 h bei p.o. Applikation, 25-120 Min.
bei i.v.-Gabe, Plasmaeiweißbindung 90 %, Abklingquote 7%, Elimination zu 70-100 % hepatisch, Erhaltungsdosis 0,05-0,1 mg tägl.,
HWZ 5-7,5 Tage, ther. Plasmaspiegel 7,5-20 ng/ml = 9-30 nmol/l.

➤

> *i.v.:*
> Aufsättigungsdosis 0,8-1,6 mg je nach Körpergewicht
> Initialgabe von 1-2 Amp. à 0,25 mg bzw. 1-5 Amp. à 0,1 mg.
> Anschließend Gabe von 2 Amp. à 0,1 mg alle 6 h bis zum Errei-
> chen des ther. Ziels. Ggf. gesamte Aufsättigungsdosis innerhalb
> 24 h (tachykarde Herzrhythmusstörung).
> *p.o.:*
> Aufsättigung: 4 x 1 Tabl. à 0,07 mg für 4 Tage, anschließend
> Erhaltungsdosis von 0,05-0,1 mg 1 x tägl.

NW, KI ☞ *4.11.1.*

⟺ Phenobarbital, Phenytoin, Spironolacton und Rifampicin verringern
die Wirkung durch Enzyminduktion. Kumarinderivate, Sulfonylharnstoffe und Heparin verstärken die Wirkung.

✗

- Möglichst nicht in der Schwangerschaft
- *Antidot:* Cholestyramin (Quantalan®, ☞ 17.4.13) p. o. halbiert die
  Eliminations-HWZ von Digitoxin (4 x 8 g = 4 x 2 Beutel tägl.).
  Durch Gabe von Digitalis-Antidot BM® (☞ 17.4.8) sofortige Wir-
  kungsantagonisierung. 80 mg Digitalis-Antidot BM® neutralisieren
  1 mg Digitoxin. Eine Serumkonzentration von 10 ng/ml Digitoxin
  entspricht einer Glykosiddosis von 1 mg nach abgeschlossener Verteilung.

4

4.12 Vagolytika

Wirkmodus

Kompetitive Antagonisten des Acetylcholin. Wirkung entsprechend der Verteilung der Acetylcholinrezeptoren.

	Frequenz ↑, AV-Überleitung verkürzt
	Gefäßerweiterung
	Hemmung von Speichel- und Magensaftsekretion, Motilität ↓, Spasmolyse
	Atonie mit Harnverhalt
	Bronchospasmolyse, Hemmung der Sekretion, Hemmung der Flimmerepithelaktivität
	Pupillenerweiterung, Erhöhung des Augeninnendrucks
	Erregung

Klassisches Parasympatholytikum Atropin; Ipratropiumbromid (quartäre Ammoniumverbindung, deshalb keine zentralnervösen NW).

Indikation

Medikamentöse Ther. bei bradykarden Rhythmusstörungen meist nur im Notfall (Atropin) zur Überbrückung bis zur Schrittmacherversorgung oder falls Schrittmachertherapie nicht möglich ist. Zur Dauerther. Ipratropiumbromid. Weitere Ind. für Atropin: Schutz vor Vagusreaktionen bei diagnostischen und ther. Eingriffen, Antidottherapie (Parasympathomimetika, Alkylphosphatintox.)

Nebenwirkungen

❑ Mundtrockenheit
❑ Obstipation, paralytischer Ileus
❑ Glaukomanfall, Mydriasis
❑ Harnverhalt
❑ Hautrötung
❑ Selten tachykarde supraventrikuläre und ventrikuläre Herzrhythmusstörungen
❑ Atropin: zusätzlich Verwirrtheitszustand.

4

4.12.2 Atropin

®   z.B. Atropinsulfat 1 Amp. à 1 ml = 0,5 mg, 1 Amp. à 10 ml = 100 mg

WM   *Pharmakokinetik:* Wirkungsdauer 30 - 120 Min., 50% renale Elimination.

✎   – Bradykarde Herzrhythmusstörungen
        – Parasympathikolyse vor diagnostischen oder ther. Eingriffen (Gastroskopie, Magenspülung, Pleurapunktion, Narkoseeinleitung)
        – Antidot bei Intox. mit Parasympathomimetika
        – Antidot bei Alkylphosphatvergiftung.

➤   *i.v.:*
        1-2 Amp. = 0,5 - 1 mg initial, evtl. Wiederholung bis 2 mg
        (außer bei AV-Block III.° und Intox.).
        Bei Intoxikation mit Alkylphosphaten:
        Dosen von 50-100 mg initial erforderlich, bis Vagussymptomatik verschwindet.
        Anschließend Perfusor mit 5 Amp à 10 ml = 500 mg = 50 ml
        mit 0,5-20 ml/h je nach Symptomatik.

NW   ☞ 4.12.1

KI   Keine bei lebensbedrohlichen Situationen.

⟺   *Wirkungsverstärkung:* alle anticholinerg wirksamen Substanzen z.B. Antihistaminika, Anti-Parkinsonmittel, trizyklische Antidepressiva, Chinidin, Disopyramid.

✗   – 0,04 mg/kg i.v. blockieren die Vagusaktivität am Herzen vollständig (bei 50 kg 2 mg i.v.)
         – Bei Intoxikation mit Alkylphosphaten zusätzlich Obidoximchlorid (☞17.4.9)
         – Bei i.v.-Gabe Kammerflimmern möglich
         – Initial paradoxe Bradykardie für 1-2 Min. möglich
         – Atropinfieber
         – Bei Überdosierung bzw. Intoxikation (Tollkirsche) AV-Blockierung möglich.
         – *Antidot:* Physostigmin 0,01- 0,05 mg/kg langsam i.v. ☞ 17.4.5.

4.12.3   Ipratropiumbromid

®   z.B. Itrop 1 Tabl. = 10 mg, 1 Amp. à 1 ml = 0,5 mg

WM   ☞ 4.12.1.

         Pharmakokinetik: 32% Resorption nach p.o. Applikation, max. Plasmakonz. nach 2-5 h, HWZ 3,7 h, 76% fäkale Elimination, 24% renale Elimination.

✎   Bradykarde Herzrhythmusstörungen (Sinusbradykardie, Bradyarrhythmie bei SA-Block, AV-Block II.° Typ Wenckebach, Bradyarrhythmia absoluta bei Vorhofflimmern)

➤ | individuell unterschiedlich 2 - 3 x 1- 1,5-2 Tabl. tägl. |

NW   ☞ 4.12.1

KI   – Glaukom, Prostatahypertrophie, mechanische Stenosen im Magen-Darmtrakt
         – Rel. KI: Frühschwangerschaft.

⇔   Wirkungsverstärkung aller anticholinerg wirksamen Substanzen z.B. Antihistaminika, Anti-Parkinsonmittel, trizyklische Antidepressiva, Chinidin, Disopyramid.

✗   – Quartäre Ammoniumverbindung, deshalb keine Penetration ins ZNS und keine zentralnervösen NW
         – *Antidot:* Physostigmin 0,01- 0,05 mg/kg langsam i.v. ☞ 17.4.5.

5 Lunge

Jörg Braun

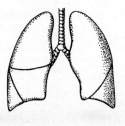

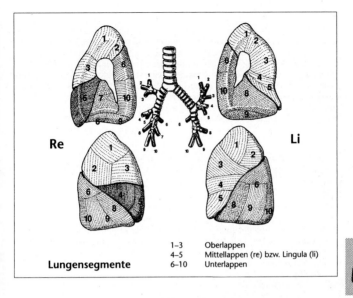

1–3	Oberlappen
4–5	Mittellappen (re) bzw. Lingula (li)
Lungensegmente 6–10	Unterlappen

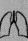

5.1 Leiterkrankungen

5.1.1 Akute respiratorische Insuffizienz

Ätiologie

Respiratorische *Partialinsuff.* ($pO_2\downarrow$, pCO_2 n oder $\downarrow$) durch Ventilations-Perfusionsinhomogenitäten, intrapulmonale Rechts-Links-Shunts; seltener durch Diffusionsstörung. Respiratorische *Globalinsuff.* ($pO_2\downarrow$, $pCO_2\uparrow$) durch muskuläres Pumpversagen, z.B. infolge Erschöpfung der Atemmuskulatur (Atemwegsobstruktion), zentraler Störung des Atemantriebs (z.B. Intoxikation), Thoraxwandinstabilität. Häufigste Ursachen sind akute Atemwegsobstruktion, Lungenödem, schwere Pneumonie, Lungenembolie, Thoraxtrauma und Intoxikationen.

Klinik

Dyspnoe, Tachypnoe, Zyanose, Schweißausbruch, Tachykardie, RR ↑. Später Bewußtseinseintrübung, Blutdruckabfall, zerebrale Krampfanfälle. Terminal Bradykardie, Koma, Asystolie. Störung der Atemrhythmik (z.B. Cheyne-Stokes, Biot), Schnarchen (Verlegung meist durch Zurücksinken der Zunge), inspirator. Stridor (Stenose der extrathorakalen Atemwege), exspirator. Stridor (intrathorakale Stenose). Giemen und Brummen (bronchiale Obstruktion), feuchte RG (z.B. Lungenödem, Aspiration). Ggf. obere Einflußstauung (Rechtsherzinsuff., Spannungspneumothorax), einseitig hypersonorer Klopfschall (Pneumothorax), Hautemphysem, Zeichen der Phlebothrombose.

Diagnostik

BGA, Rö-Thorax, EKG, ggf. flexible Bronchoskopie in Lokalanästhesie.

Therapie

❏ Freimachen und Freihalten der Atemwege, stabile Seitenlagerung (bei Bewußtlosigkeit), evtl. Hochlagerung des Oberkörpers
❏ Bei erhaltener Spontanatmung O_2 über Nasensonde mit 2-8 l/Min
❏ Bei fehlender Spontanatmung oder hochgradiger respirator. Insuff. Intubation und Beatmung (☞ 2.6). Ist dies nicht möglich, Oropharyngealtuben (Guedel, Safar) oder Nasopharyngealtuben verwenden. Bei Verlegung des Kehlkopfes nur in Ausnahmefällen Trachealpunktion mit mehreren großen Kanülen, Koniotomie
❏ Ther. von Status asthmaticus (☞ 5.1.2), Pneumothorax (☞ 5.1.8), kardialem Lungenödem (☞ 4.1.2), Intox. (☞ 17.2), Lungenembolie (☞ 4.1.3).

5.1.2   Akute Atemwegsobstruktion

Ätiologie

Atemwegsobstruktion durch schweren Asthmaanfall (Bronchospasmus, übermäßige Sekretion zähen Schleims und Bronchialwandödem)
DD: Fremdkörperaspiration ☞ 5.1.5.

Klinik

Anamnese oft wegweisend: bekanntes Asthma, seit Tagen bestehender Husten mit Auswurf (Infektexazerbation).
Zu Beginn häufig Hustenreiz, dann Dyspnoe mit verlängertem Exspirium. Giemen, evtl. Stridor, Zeichen der Lungenblähung (hypersonorer Kopfschall, tiefstehende Lungengrenzen, verkleinerte absolute Herzdämpfung) und Rechtsherzinsuff. (obere und untere Einflußstauung, Tachykardie).

Alarmzeichen

Zyanose, verlangsamte unregelmäßige Atmung, Gebrauch der Atemhilfsmuskulatur, vermindertes Atemgeräusch (*silent lung*), Zyanose, Pulsus paradoxus (Abfall des systol. RR während der Inspiration >10 mmHg). Höchste Gefahr bei: Erschöpfung, Bradykardie, Eintrübung des Bewußtseins.

Stadieneinteilung der Atemwegsobstruktion					
Stadium	**Symptomatik**	**FEV$_1$ oder FVC**	**pH**	**p$_a$O$_2$**	**p$_a$CO$_2$**
I (gering)	geringe Dyspnoe; diffuses Giemen	50-80% des Normalwerts*	n oder ↑	meist ↓	n oder ↓
II (mäßig)	Ruhedyspnoe; Gebrauch der akzessorischen Atemmuskulatur; lautes Giemen; Gasaustausch n oder eingeschränkt	50% des Normalwerts*	n oder ↑	↓	in der Regel ↓
III (schwerwiegend)	schwere Dyspnoe; Zyanose; Gebrauch der akzessorischen Atemmuskulatur; Giemen oder Fehlen von Atemgeräuschen („*silent lung*"); Pulsus paradoxus: Abfall des systol. RR während der Inspiration	25% des Normalwerts*	meist ↓	↓	n oder ↑
IV (respir. Insuffizienz)	schwerste Dyspnoe; Lethargie; Verwirrung; auffallender Pulsus paradoxus > 30-50 mmHg	10% des Normalwerts*	stark ↓	↓	stark ↑

* Normwert FEV$_1$ M: ca. 3 l, F: ca. 2,2 l, stark abhängig von Alter, KG und Größe

Diagnostik

❑ *BGA* zeigt Grad der respiratorischen Insuff.
  Cave: zu Beginn häufig p$_a$CO$_2$ ↓, p$_a$O$_2$ ↑ durch Hyperventilation; führt häufig zur Fehleinschätzung eines bedrohlichen Anfalls ("psychisch").
❑ *Blutbild:* Leukozytose (Infekt?), Eosinophilie (bei Bronchitis selten)
❑ *Rö:* Lungenüberblähung (Transparenzvermehrung, abgeflachte Zwerchfelle), evtl.: Pneumothorax, pneumonisches Infiltrat, Aspergillom
❑ *EKG:* eher selten Zeichen der Rechtsherzbelastung: P pulmonale, Rechtsdrehung, Rechtsschenkelblock, S$_I$Q$_{III}$-Typ, S$_I$S$_{II}$S$_{III}$-Typ, S bis V$_6$.

DD: Lungenödem ("*Asthma cardiale*"), Lungenembolie, Spannungspneumothorax, Hyperventilations-Sy., Fremdkörperaspiration, Pneumonie.

✔ Management

❏ *Sauerstoffgabe:* 4-6 l/Min über Nasensonde, möglichst BGA-Kontrolle. Bei Hyperkapnie Überwachung der Bewußtseinslage. Kommt es unter Sauerstofftherapie zur CO_2-Retention, CO_2-Narkose und -Koma (v.a. ältere Pat.): künstliche Beatmung mit Ambu-Beutel bis zur Intubation, ☞ 2.6

❏ *Hochdosierte bronchodilatatorische Therapie:* β_2-Sympathomimetika, bevorzugt mit Düsenvernebler, z.B. 1,25 mg Salbutamol (z.B. Sultanol®) plus Parasympatholytikum Ipratropiumbromid (z.B. Atrovent® 4-8 Tropfen einer 0,025% Lösung) in 4 ml steriler 0,9% NaCl-Lösung. Alternativ 20, in Extremfällen bis 50 Hub Sultanol® als Dosieraerosol: z.B. mit 5 Hub beginnen, danach 2 Hub alle 5 Min.

❏ Evtl. 0,25 mg (1/2 Ampulle) Terbutalin (z.B. Bricanyl®) s.c. *Cave* bei Tachykardie > 130/Min.

❏ *Theophyllin:* 5 mg/kg als Kurzinfusion zur Aufsättigung über 20 Min., dann stündl. 1 mg/kg über Perfusor ☞ 5.3, nach 12 h Reduktion auf 0,8 mg/kg stündl. Bei Vorbehandlung mit Theophyllin Aufsättigungsdosis halbieren. Blutspiegelkontrolle (☞ 1.3) vor Ther. und nach 24 h (1 mg/kg Theophyllin erhöht den Blutspiegel um ca. 2 μg/ml).

❏ *Glukokortikoide:* Prednisonstoß (z.B. 250 mg alle 4-6 h i.v., ☞ 5.4)

❏ *Antibiose:* Infektexazerbation meist durch Pneumok., Haem. infl., Streptok. verursacht. Ther. bei fehlendem Antibiogramm mit Cotrimoxazol 2 x 960 mg p.o. tägl., Amoxycillin 4 x 750 mg p.o. bzw. 4 x 1 g i.v. tägl. oder Cefalosporin (z.B. Zinacef®, Startdosis 1,5 g i.v., danach 3 x 750 mg tägl. i.v.)

❏ Ausreichende *Flüssigkeitszufuhr* (oral oder i.v.) 100-200 ml/h, bis zu 4 l tägl. (cave Herzinsuff.), Physiother., evtl. Expektorantien (z.B. Mucosolvan® 4 x 1-2 Amp. i.v. tägl., Bisolvon® 4 x 1 Amp. i.v. tägl.), ☞ 5.7

❏ Möglichst *keine* Sedierung, nur ausnahmsweise, z.B. Atosil® 15 Tropfen

❏ Ther. bei begleitendem Cor pulmonale (☞ 4.1.3): Furosemid, z.B. 20 mg wiederholt i.v. (bei Hkt. > 50% mit Aderlaß kombinieren), Nitrate, Digitalisierung (*cave:* bei Hypoxie Digitalisempfindlichkeit gesteigert)

❏ *Therapeutische Bronchiallavage* erwägen bei zunehmender respiratorischer Globalinsuff., z.B. mit 0,2 mg Adrenalin in 160 ml NaCl 0,9%

❏ *Indikation zur assistierten Beatmung:* progredienter p_aCO_2-Anstieg, Atemfrequenz über 30/Min, exzessive Atemarbeit, Erschöpfung, Bewußtseinsverlust, drohender Atemstillstand ☞ 2.6.

 Fußangeln und Fingerzeige

❏ Mangelnde Geduld führt zu unnötiger Ther.-Eskalation

❏ *Cave* zu starke Sedierung

❏ Tachykardie nie mit β-Blockern behandeln, evtl. mit Verapamil oder Digoxin.

❏ Respiratorische Azidose nicht mit Natriumbikarbonat ausgleichen, da die Azidose vielleicht einziger Atemantrieb ist!

❏ Auf Verschlechterung der kardialen Situation, z.B. durch zu hohe Flüssigkeitszufuhr, achten.

5.1.3   Pneumonie

Häufigste zum Tode führende Infektionskrankheit!

Ätiologie

(z. T. historisch zu erklärende Begriffe, die sich überschneiden)

❑ *Primäre Pneumonie:* ohne prädisponierende Vorerkrankungen, meist Pneumok.

❑ *Sekundäre Pneumonie:* infolge oder begünstigt durch Bettlägrigkeit (z.B. bei Apoplex), kardiale Stauung, chron.-obstruktive Bronchitis, Alkoholismus, Diab. mell., Immunschwäche; Erreger meist Haem.infl., Streptok., Klebsiellen, Staphylok., gramneg. Problemkeime

❑ *Atypische Pneumonie:* klinisch und radiologisch definiert mit grippeähnlichem langsamem Beginn, häufig fehlender Leukozytose, ohne lobäre Begrenzung im Rö-Thorax; z.B. Virus-Pneumonie, Legionellenpneumonie, bei Kindern Mykoplasmen. Häufiger als die "typische Pneumonie".

❑ *Typische Pneumonie:* akuter Beginn mit hohem Fieber, Leukozytose. Klinik: Nasenflügelatmen, Tachypnoe, Tachykardie. Rö-Thorax: Lappen-, Segment- oder Seitenbegrenzung. Erreger fast immer Pneumok.

❑ *Lobärpneumonie, Bronchopneumonie, Pleuropneumonie:* röntgenologische Begriffe je nach Lokalisation; mit oder ohne Pleuraerguß. Sonderform der Pleuropneumonie: Pleuritis exsudativa tuberculosa (Exsudat meist nicht infektiös).

❑ *Friedländer Pneumonie:* durch Klebsiellen, häufig bei Alkoholikern und Diabetikern. Wechselnde Infiltrate, gelegentlich kavernöse Einschmelzungen, im Gegensatz zur Tbc überwiegend in den Untergeschossen (DD einschmelzende Abszesse auch durch Staphylok.: eher zartwandige Kavernen).

❑ *Pneumocystis carinii Pneumonie:* v.a. HIV-positive Pat. mit CD_4 Zahl <400/ml. Initiale Belastungsdyspnoe, später Abgeschlagenheit, Anorexie; selten Husten, Auswurf. Rö-Thorax: initial unauffällig, dann symmetrisches Infiltrat. Letalität 1-2%, wenn die Diagnose früh gestellt wird, sonst bis 50%!

❑ *Tuberkulose:* Meist Reaktivierung alter Herde durch Schwächung der Immunabwehr ; z.B. hohes Alter, Immunsuppresion, AIDS. Schwerer Verlauf, z.B. bei Miliar-Tbc (z.B. mit Nebennierenbefall, [M.Addison ☞ 13.1.5], Meningitis, Perikarditis, Landouzy Sepsis).

Prädisposition

Alkoholismus, hohes Alter, Zigarettenrauchen, Luftverschmutzung, vorbestehende Lungenerkrankungen, Immunschwäche (AIDS, nach Zytostase).

Klinik

Fieber, Husten (kann am Anfang fehlen), Luftnot, Thoraxschmerz (bei begleitender Pleuritis). Inspiratorische, ohrnahe ("klingende") RG, Zeichen der Konsolidation (gedämpfter Klopfschall, verstärkter Stimmfremitus und Bronchophonie, Bronchialatmen). Bei Kindern oft Erbrechen, Meningismus.

Diagnostik

☐ *Labor:* Leukozytose mit Linksverschiebung und evtl. toxischen Granulationen, BSG beschleunigt, CRP v.a. bei bakteriellen Pneumonien stark erhöht; bei Mykoplasmen oft Kälteagglutinine nachweisbar. Tubergentest

☐ *BGA:* schlechte Prognose bei respir. Globalinsuff.

☐ *Rö:* Lobärpneumonie; bei den "atypischen" Pneumonien oft Diskrepanz zwischen deutlichem Rö.-Befund und neg. Auskultationsbefund

☐ *Erregernachweis* in Sputum, Blut, Pleurapunktat, Bronchialsekret, Magensaft und v.a. in *bronchoalveolärer Lavage.* Ind. für Bronchoskopie mit bronchoalveolärer Lavage sind: Nichtansprechen auf Antibiotika (Rezidiv unter Ther.), chron. oder abszedierende Pneumonie), Aspirationspneumonie, Pneumonie bei Immunschwäche.

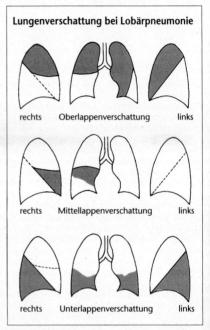

Lungenverschattung bei Lobärpneumonie

rechts   Oberlappenverschattung   links

rechts   Mittellappenverschattung   links

rechts   Unterlappenverschattung   links

☐ Zur Behandlung von Pneumonien bei Immunschwäche ist die Keimbestimmung Voraussetzung für Ther.: invasive Diagnostik (bronchoalveoläre Lavage, Punktion, Biopsie); außerdem Blutkultur (auch Anaerobier), Serologie.

DD: Lungeninfarkt nach Lungenembolie, Lungenödem, ARDS, Aspiration, Autoimmunerkrankungen (z.B. *Goodpasture*-Sy., *M. Wegener*).

✔ Management

☐ Zu Hause erworbene primäre Pneumonie: Erythromycin 2 x 1 g p.o.; Roxithromycin (z.B. Rulid®) 2 x 150 mg p.o.; Penicillin G max. 6 x 4 Mio. IE tägl. i.v.

☐ Zu Hause erworbene sekundäre Pneumonie und im Krankenhaus erworbene primäre Pneumonie: Erythromycin 2 x 1g p.o. oder i.v., Cefalosporin, z.B. Zinacef® 3 x 1,5 g am 1. Tag, danach 3 x 750 mg i.v.

☐ Nach antibiot. Vorbehandlung: Cefalosporin + Aminoglykosid, z.B. Zinacef® und Refobacin® (tägl. 3-5 mg/kg verteilt auf 3 Kurzinfusionen, ototoxisch und nephrotoxisch bes. bei Spitzenspiegeln > 10 μg/ml bzw. *trough levels* > 2 μg/ml ☞ 1.3), ☞ 12.4.1. Alternativ Gyrasehemmer (z.B. Ciprobay® 2 x 500 mg p.o., 2 x 200 mg i.v.) oder Imipenem/Cilastatin (Zienam®) 4 x 500 mg über 20 Min i.v.

(☞ 12.8.5). Bei Staphylokokkenpneumonie Clindamycin oder Vancomycin, ☞ 12.5.2, 12.8.3. Antibiogramm!
❑ *Bei Tuberkulose*
 – Isoniazid (INH): 5 mg/kg p.o. oder i.v. *NW:* hepatotoxisch, daher Alkoholkarenz (Transaminasenanstieg bei 20-30%. INH-Ther. für 4 Tage unterbrechen, wenn GOT oder GPT > 50 U/l! Danach evtl. Dosisreduktion). Sensible Polyneuropathie
 – Rifampicin (RMP): 10 mg/kg p.o. *NW:* hepatotoxisch, Ovulationshemmer können unwirksam werden!
 – *Pyrazinamid* (PZA): 20-30 mg/kg p.o. *NW:* Arthralgie, Harnsäureanstieg (Allopurinol erwägen), hepatotoxisch, Polyneuropathie. Nach 2 Monaten absetzen!
 – Ethambutol (EMP): initial 25 mg/kg, später 15 mg/kg p.o., bei Niereninsuff. Dosisreduktion. Optikusneuritis kann zur Erblindung führen! (nicht länger als 2 Mon. geben, Kunstfehler!)
 – Streptomycin (SM): 1 g tägl. i.m. bis max. 18 g Gesamtmenge. *NW:* nephrotoxisch, ototoxisch.
 – *Therapieschema:* Einschleichende Therapie, um NW besser zu erkennen: Tag 1-3 nur RMP, dann dazu INH, von Tag 7 an zusätzlich PZA. Sensible Erreger: 2 Monate Dreier-Kombination mit INH, RMP und PZA, dann mind. 4 Monate INH + RMP, Rezidivrate < 1%
 – Bei *INH-Resistenz:* RMP / EMB / PZA. Bei *AIDS* und schweren Verläufen zunächst Viererkombination mit Streptomycin 0,5-1 g/Tag i.m. oder i.v. über 3 Wo.

❑ *Pneumocystis carinii Pneumonie:* Cotrimoxazol (Trimethoprim 15-20 mg/kg + Sulfamethoxazol 100 mg/kg). NW: schwere GIT-Beschwerden, Agranulozytose, Thrombopenie, Photosensibilisierung, Cholestase. Alternative Behandlung mit Pentamidin, z.B. Pentacarinat® 3-4 mg/kg i.v. tägl. *Rezidivprophylaxe* mit Pentamidin-Inhalationen.
❑ Ther. von weiteren opportunistischen Infektionen ☞ 12.1.5.
❑ *Allgemeine Maßnahmen:* ausreichend Flüssigkeit, bei hohem Fieber Bettruhe und Thrombembolieprophylaxe, Antipyretika (z.B. Paracetamol 3 x 1 g, Wadenwickel). O₂ über Nasensonde. Ind. zur Beatmung bes. bei atypischer Pneumonie frühzeitig stellen.

KO der Pneumonie: ARDS, Schock, ANV, Verbrauchskoagulopathie.

5.1.4   ARDS (adult respiratory distress syndrome)

Akute respiratorische Insuff. im Rahmen eines protrahierten Schockgeschehens mit disseminierten interstitiellen Lungenveränderungen. *Synonyme:* akute respiratorische Insuff., Schock-Lungen-Sy., hyalines Membran-Sy., Respirator-Lunge, Sauerstoff-Lunge u.a.

Ätiologie
❑ Schock jeder Genese
❑ Infektionen: z.B. Sepsis, Pneumonie

❏ Trauma: z.B. Polytrauma, SHT, Lungenkontusion, Fettembolie, Verbrennungen
❏ Aspiration: z.b. von Mageninhalt, Süß- oder Salzwasser (Ertrinken)
❏ Inhalation: Sauerstoffüberdosierung, Rauchvergiftung
❏ Disseminierte intravasale Gerinnung (DIC), Massentransfusionen
❏ Pankreatitis, Urämie, Coma diabeticum
❏ Intoxikation: z.B. mit Heroin, Barbituraten, Paraquat.

Therapie schon bei Verdacht beginnen!

Stadien des ARDS	
Stad. I	Auslösendes Ereignis, keine klinischen Symptome
Stad. II	Hyperventilation. BGA: Hypoxie, respir. Alkalose. Rö-Thorax unauffällig
Stad. III	Tachypnoe > 20/Min, Zeichen der CO_2-Retention. BGA: respir. Globalinsuff. Rö-Thorax: interstitielles Lungenödem
Stad. IV	Oft therapieresistente Hypoxie durch re-li Shunt, Koma, Schock, hypoxisches Herzversagen.

Diagnostik

❏ Anamnese, BGA (pO_2 < 60 mmHg mit geringem Anstieg nach Sauerstoffgabe; pCO_2 zunächst < 40 mmHg durch Hyperventilation, später Hyperkapnie)
❏ *Rö-Thorax:* z.B. typische "Schmetterlingsfigur", später diffuse Transparenzminderung mit konfluierenden Infiltrationen ("weiße Lunge") und pos. Bronchoaerogramm.
❏ *Lufu:* stark eingeschränkte Vitalkapazität, funktionelle Residualkapazität ↓, Compliance ↓. Evtl. extravasales Lungenwasser bestimmen: bei ARDS ↑.

Therapie

❏ Schockbekämpfung, z.B. Dopamin/Dobutamin (☞ 3.2.2)
❏ Frühzeitige Beatmung mit PEEP bis 1,0 kPa (10 cm H_2O) und großem Atemzugvolumen (☞ 2.6)
❏ Bei pO_2 < 60 mmHg F_iO_2 erhöhen
❏ Hochdosiert Antibiotika (z.B. Cefalosporin ☞ 12.3)
❏ Hochdosiert Glukokortikoide (umstritten, nur in Stadium I und II sinnvoll): inhalativ (☞ 5.4.3), evtl. systemisch
❏ Low-dose Heparin, z.B. mit 2 x 7500 IE s.c., ☞ 14.3.2
❏ Flüssigkeitsbilanzierung mit Pulmonalis-Katheter: ZVD niedrig halten (Ziel: 0-3 cm H_2O), ☞ 2.1.2.

 Fußangeln und Fingerzeige

❏ Keine hochprozentigen Albuminlösungen, keine Vollheparinisierung, keine Fibrinolyse! Bei respir. Verschlechterung an Spannungspneumothorax denken.
❏ Früher Therapiebeginn ist entscheidend für die Prognose.

5.1.5 Fremdkörperaspiration

Gefährdet sind bes. Pat. mit fehlenden Schutzreflexen, z.B. bei Intoxikation, SHT, Koma, Narkose, ösophago-trachealer Fistel.

Ätiologie

Akute Verlegung großer Atemwege (oft im re Unterlappen) durch
❏ Anorganische Fremdkörper, z.B. Zahnteile. Im Rö-Thorax leicht erkennbar.
❏ Organische Fremdkörper, z.B. Erdnüsse, Erbsen; meist bei Kindern. Rö-Thorax: Zeichen der Überblähung, später Atelektase. Diese Fremdkörper sind röntgenologisch nicht schattengebend.
❏ Magensaftaspiration (*Mendelson-Sy.*) führt zu akutem toxischen Lungenödem. Die Aspirationspneumonie dagegen zeigt kein Ödem, sondern eine zur Abszedierung neigende Lungenentzündung, meist mit einer Mischbesiedlung.

Klinik

Klinisch oft stumm! Ggf. akute Dyspnoe, Trachealrasseln, Hustenreiz, Stridor (in-/exspirator.), Zyanose, *inverse* Atmung, Atemstillstand.

Diagnostik

Bei massiver Aspiration erst nach Akutther.
❏ *Rö-Thorax:* Atelektasen, schattengebende Fremdkörper, Pneumonie, Lungenödem?
❏ *Kehlkopfspiegeln:* Fremdkörper?
❏ *Bronchoskopie:* Nachweis und Entfernen von Fremdkörpern, Absaugen, evtl. gezielte Bronchiallavage (*KI:* Lipid-Aspiration).

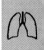

Akuttherapie

Freimachen der Atemwege durch
❏ Digitale Ausräumung des Nasenrachenraumes, Absaugen ggf. unter laryngoskopischer Sicht
❏ Häufig Sedierung notwendig, z.B. 5-10 mg Diazepam i.v.
❏ *Heimlich*-Handgriff nur bei vitaler Bedrohung: Helfer umfaßt den Pat. von hinten, die Hände liegen im Epigastrium; mehrere kräftige Druckstöße in Richtung Zwerchfell. Beim *liegenden* Pat. kniet der Helfer mit gespreizten Beinen über dem Betroffenen, setzt die übereinandergelegten Hände im Epigastrium auf; mehrere Druckstöße in Richtung Zwerchfell.
KO: Magen-, Leber-, Pankreas-, Aorten-Ruptur, Regurgitation.
❏ Evtl. Bronchoskopie, Intubation, Koniotomie, Tracheotomie.

Cave: Durch Bolus-Aspiration kann es zum reflektorischen Herz-Kreislaufstillstand kommen → Reanimation ☞ 3.1.1.

Aspirationspneumonie: häufig Mischflora mit Anaerobiern. Ther.: z.B. Augmentan® + Refobacin®, alternativ Cefotaxim + Clindamycin.

Fußangeln und Fingerzeige

Die Nottracheotomie ist riskant! Invasive therapeutische Maßnahmen (hierzu zählt wegen der hohen Komplikationsrate der Heimlich-Handgriff) sollten *nur bei unmittelbar drohender Erstickung* angewendet werden.

5.1.6   Ertrinken

Tod infolge Sauerstoffmangels. Die Hypoxietoleranz ist durch die meist einhergehende Unterkühlung erheblich verlängert: ausdauernd reanimieren!

Ätiologie

❐ Süßwasser führt durch niedrigen osmotischen Druck zu Hypervolämie und Hämolyse, Kammerflimmern (E'lytverschiebung), hypotoner Hyperhydratation
❐ Salzwasser: Lungenödem, Hypovolämie, Hämokonzentration, Hypotonie
❐ Sekundäres Ertrinken z.B. durch Synkope, epilept. Anfall
❐ Trockenes Ertrinken durch reflektorischen Laryngospasmus (ca. 20%).

Klinik

Bewußtlosigkeit, Apnoe, Zyanose, hämorrhagischer Schaum aus Mund und Nase. Auskultatorisch "Kochen" (lautes Rasseln) über der Lunge.

Diagnostik

Fremdanamnese, Inspektion der Atemwege. Erst nach der Elementar-Ther. (☞ 3.1.1): BGA, E'lyte ($K^+\uparrow$, $Na^+\downarrow$), BB (Hyper-/Hypovolämie), Krea. Rektale Temperaturmessung, da meist Unterkühlung. EKG, Rö-Thorax, ZVD. CCT (Hirnödem?). Neurologische Untersuchung, EEG zur Diagn. des Hirnschadens/Hirntodes. (☞ 1.4).

Therapie

Elementarther. nach der ABCD-Regel (☞ 3.1.1)
❐ Magensonde, nasse Kleidung entfernen, Hypothermie behandeln ☞ 3.1.4
❐ Maschinelle Beatmung mit 100% O_2 und PEEP
❐ Prednisolon, z.B. 250 mg alle 3 h i.v.
❐ Bei Hypovolämie kristalloide und kolloidale Ersatzlösungen, bei Hypervolämie Furosemid i.v., z.B. 20 mg.
KO: ARDS (☞ 5.1.3), ANV, Herzrhythmusstörungen, Hirnödem, Hämolyse.

 Fußangeln und Fingerzeige

Auch ohne Atem- bzw., Kreislaufstillstand den Pat. über 48 h stationär beobachten.

5.1.7   Akute Reizgasinhalation

Ätiologie

Durch verschiedene Gase, Rauche und Nebel (z.B. Ammoniak, Chlorverbindungen, Schwefeldioxid, Schwefelwasserstoff, Nitrosegase, Phosgen, Isozyanate) ausgelöste Lungenschädigung.

Klinik

Reizung von Augen, Nase und Rachen. Brechreiz, Giemen, Laryngospasmus mit plötzlich einsetzender Atemnot, Todesangst, Husten. Tachykardie, Zyanose, Lungenödem mit über Stunden bis Tage zunehmender Atemnot.

Auskultation: meist unauffällig, evtl. feuchte RG, Giemen und Brummen. Als Spätfolge Lungenfibrose mit Zeichen der respir. Insuff.

Diagnostik

Rö-Thorax (Lungenödem?), BGA, CO-Konzentration im Blut.

Therapie

Auch bei Beschwerdefreiheit sofortige Einleitung der Ther. und stationäre Überwachung für mind. 24 h! Lagerung mit erhöhtem Oberkörper. Kortikoidhaltiges Dosier-Aerosol (z.B. Sanasthmax® ☞ 5.4.3): initial 10 Sprühstöße, danach 2 Sprühstöße alle 5-10 Min. bis Packung leer. Danach Zeitintervalle verlängern; evtl. zusätzlich systemische Kortikoidbehandlung, z.B. 100-1000 mg Methylprednisolon (z.B. Urbason® solubile forte).

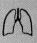

5.1.8   Pneumothorax

Häufig Männer zwischen 20 und 40 J., häufiger rechte Lunge betroffen, Rezidiv nach 1. Spontanpneumothorax in 30%, nach 2. Pneumothorax in ca. 60%.

❏ *Spontanpneumothorax:* meist Ruptur einer subpleuralen Emphysem-Blase oder idiopathisch.
❏ *DD:* Pneumothorax bei Asthma, Fibrose, Abszeß mit bronchopleuraler Fistel, Ca, Tbc, eosinophilem Granulom
❏ *Traumatisch:* iatrogen (Biopsie, Pleuradrainage, Subklaviakatheter, Interkostalblock, intrakardiale Injektion, Reanimation, Überdruckbeatmung), Rippenfraktur, perforierende Thoraxwandverletzungen, Bronchusabriß mit bronchopleuraler Fistel
❏ *Spannungspneumothorax:* Durch Ventilmechanismus dringt Luft während der Inspiration in den Pleuraspalt, die während der Exspiration nicht entweicht. Zunehmende Atemnot, Tachykardie, Schock durch Kompression der großen Gefäße, Mediastinalverlagerung zur gesunden Seite. *Sofortige Punktion ist lebensrettend ☞ 2.2!*

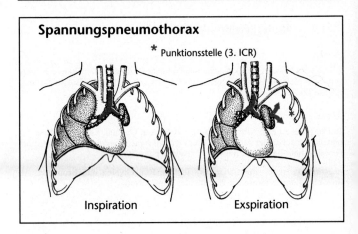

Spannungspneumothorax

* Punktionsstelle (3. ICR)

Inspiration   Exspiration

Klinik

Thorakale Schmerzen (scharf, meist lokalisiert), Husten, Dyspnoe, Tachypnoe, Schock; asymmetrische Atembewegung, hypersonorer Klopfschall bei abgeschwächtem Atemgeräusch und Stimmfremitus.

Diagnostik

Rö-Thorax im Stehen und *Exspiration*; BGA, EKG (evtl. Rechtsherzbelastungszeichen. *DD:* Infarkt, Lungenembolie)

Therapie

❏ Bei kleinem Spontanpneumothorax (im Rö-Thorax ca. fingerbreit) Bettruhe, flach liegen. Luft wird innerhalb von Tagen resorbiert.
❏ Bei größerer Luftmenge Bülau-Drainage (☞ 2.2) evtl. mit Pumpe, Bettruhe
❏ Analgesie (z.B. Paracetamol 0,5 g alle 3-4 h)
❏ Antitussiva (z.B. Kodein 60 mg 4-6 x tägl. p.o.)
❏ Bei persistierender bronchopleuraler Fistel chir. Verschluß, evtl. Segmentresektion
❏ Hohe Rezidivquote, deshalb körperliche Schonung über Monate nach Abheilung
❏ Bei > 3 Ereignissen auf derselben Seite Thorakotomie.

Cave: Fliegen und Gerätetauchen nach Pneumothorax mit erhöhtem Risiko!

5.2 ß₂-Sympathomimetika

5.2.1 Übersicht

	Handelsname z.B.	Rezeptorspezifität	I.v. Dosierung
Terbutalin	Bricanyl®	β₂	–
Salbutamol	Salbutamol Riker®	β₂	0,1-0,2 mg (0,2-0,4 ml) langsam i.v., Wiederholung nach >15 Min. möglich. Max. Einzelgabe 1 mg
	Sultanol®		
Clenbuterol	Spiropent®	β₂	
Reproterol	Bronchospasmin®	β₂	0,09 mg (= 1 ml) über 1Min i.v.
Fenoterol	Berotec®	β₂	
Orciprenalin*	Alupent®	β₁, β₂	10-30 μg/Min

* Wegen β₁-Wirkung größere Arrhythmiegefahr!
Eine i.v. Anwendung von β₂-Mimetika sollte nur erfolgen bei: Alter < 45 J., keiner kardialen Vorerkrankung, Herzfrequenz < 130/Min. Engmaschiges Monitoring notwendig!

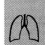

Andere Sympathomimetika ☞ *3.2.*

Wirkmodus

Relaxation der Bronchialmuskulatur, Relaxation der Uterusmuskulatur, Gefäßmuskulatur (Vasodilatation, Blutdrucksenkung → reflektorische Tachykardie). Verstärkte mukoziliare Clearance, erhöhte re-ventrikuläre Ejektionsfraktion, verbesserte Zwerchfellkontraktilität. Steigerung des Gesamtstoffwechsels (kalorigene Wirkung), Steigerung von Muskelglykogenolyse (Hyperglykämie), Lipolyse (freie Fettsäuren im Blut ↑).

Kontraindikation

❏ Hyperthyreose
❏ Hypertroph-obstruktive Kardiomyopathie
❏ Tachykarde Herzrhythmusstörungen (rel. KI)
❏ Frischer Herzinfarkt, ausgeprägte KHK (rel. KI)
❏ BZ-Entgleisung (rel. KI).

Nebenwirkungen

Häufig:
- [] Herzklopfen, Tachykardie, RR-Abfall, Muskelzittern (Tremor), Unruhe, Übelkeit, Schlafstörungen
- [] Hypokaliämie (Fenoterol, Salbutamol, Terbutalin)
- [] Paradoxer Abfall des pO_2 um ca. 10 % durch Zunahme der Ventilation-Perfusions-Inhomogenität.

Selten:
- [] Beeinträchtigung der Glukoseverwertung → bei Diab. mell. BZ-Kontrolle
- [] Angina pect., Kammerflimmern.

5.2.2 Salbutamol

® z.B. Salbutamol 5 Riker, Sultanol.
1 Tabl. = 4 mg, 1 Amp. = 0,5 mg, 1 Infusionskonzentrat = 5 mg

WM Sympathikomimetikum mit rel. selektiver β_2-Wirkung.

> - *inhalativ:* 3-4 x 2 Sprühstöße tägl.
> - *p.o.:* 3-4 x 1/2-1 Tabl. (= 3-4 x 2-4 mg) tägl.
> - *s.c.:* 1/2 Amp. (= 0,25 mg Salbutamol), Wiederholung nach frühestens 15 Min. möglich, sonst alle 4 h.
> - *i.v.:* 0,2-0,4 ml langsam i.v., Wiederholung nach frühestens 15 Min. möglich
> - *Perfusor:* 1 Amp. Salbutamol 5 Riker® Infusionskonzentrat (à 5 mg = 5 ml) auf 50 ml 0,9% NaCl: 0,1 mg/ml; 5-25 µg/Min: Perfusor mit 3-15 ml/h.

5.2.3 Reproterol

® z.B. Bronchospasmin: 1 Amp. à 1 ml = 0,09 mg.

WM Sympathikomimetikum mit relativ selektiver β_2-Wirkung

✎ Bronchospasmus.

> - i.v.: 1 Amp. über 1 Min. langsam i.v., Wiederholung nach 10 Min. möglich.
> - *Perfusor:* 5 Amp. auf 50 ml mit 2-10 ml/h = 0,02 - 0,1 mg/h

NW/KI ☞ 5.2.1

✗
- Wehenhemmung, daher nicht in der Spätschwangerschaft
- Kombination mit Theophyllin sinnvoll.

5.2.4   Terbutalin

®   z.B. Bricanyl: 1 Amp. à 1 ml = 0,5 mg

WM   Sympathikomimetikum mit rel. selektiver β_2-Wirkung

➤

> 0,25 - 0,5 mg = 1/2 - 1 Amp. s.c. bis 4 x tägl.

NW/KI   ☞ 5.2.1

✗
  - Zur i.v.-Applikation nicht zugelassen
  - Wehenhemmung, daher nicht in der Spätschwangerschaft.

5.2.5   Fenoterol-Dosieraerosol

®   z.B. Berotec, 1 Sprühstoß = 0,2 mg Fenoterolhydrobromid.
Pharmakokinetik: 20-40% der inhalierten Dosis werden in den tiefe-
ren Atemwegen resorbiert, 60-80% werden verschluckt (von diesen
werden 60% resorbiert). Plasmaproteinbindung 40-55%, rasche renale Elimination.

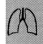

✎   Bronchospasmus.

➤

> 3-4 x 2 Sprühstöße tägl.

NW/KI   ☞ 5.2.1

✗
  - Rel. gering bronchoselektiv, daher begrenzte Indikation
  - Bei >12 Hub tägl. ist kein zusätzlicher Nutzen zu erwarten
  - Bei sehr hohen Einzeldosen (> 0,8 mg Fenoterol) dosisabhängige
    Senkung des K^+-Spiegels: bes. bei gleichzeitiger Ther. mit Diureti-
    ka und Laxantien (K^+-Kontrolle)
  - Toleranzentwicklung (soll durch Gabe von Kortikoiden einge-
    schränkt werden)
  - Vorsicht bei frischem Infarkt
  - *Todesfälle* wurden in Zusammenhang mit Überdosierung bei
    Selbstmedikation vom Pat. gebracht: auch in Akutther. besser Sal-
    butamol verwenden!

5.3   Theophyllin

®   z.B. Euphyllin: 1 Amp. = 0,24 g bzw. 0,72 g Aminophyllin = 0,19 bzw.
0,58 g Theophyllin, Bronchoparat: 1 Amp. (10 ml) = 0,2 g.

WM   Hemmung der Phosphodiesterase mit Erhöhung des c-AMP und Verstärkung der β-adrenergen Wirkungen. Wirkungsdauer 6-8 h. Enthält
Ethylendiamin als Lösungsvermittler.

✎   – Bronchospasmus bei obstruktiver Lungenerkrankung
– Zentrales Atemanaleptikum
– Lungenembolie oder Asthma cardiale als ergänzende Ther.

➤   – *i.v.:* 5 mg/kg als Kurzinfusion über 20 Min. zur Aufsättigung (bei
Theophyllin-vorbehandelten Pat. 2,5 mg), dann 0,5 mg/kg/h
i.v. über Perfusor, nach 12 h Dosisreduktion nach Serumspiegel.
– *Perfusor:* 0,72 g auf 50 ml 0,9% NaCl auf 4-6 ml/h

NW   – GIT-Störung; Übelkeit, Magenschmerzen, Erbrechen
– Schwindel, Kopfschmerz, Schlafstörungen, Tremor
– Tachykardie, supraventrikuläre und ventrikuläre Extrasystolie
– Ethylendiamin: selten Urticaria, Hautrötung, Fieber, Lymphadeno-
pathie, Bronchospasmus
– Zerebraler Krampfanfall meist bei tox. Serumspiegeln > 35 mg/l
– Selten: Tachypnoe, Hyperglykämie, Hämatemesis.

⇔   – Antibiotika (z.B. Erythromycin, Ciprofloxacin); Allopurinol, Cime-
tidin: erhöhter Theophyllinspiegel
– Sympathikomimetika: kardiale NW verstärkt
– Nikotin: Beschleunigung der Metabolisierung von Theophyllin
– Gyrasehemmer: Erhöhung der Krampfbereitschaft, Todesfälle be-
schrieben!
– Wirkungsverstärkung bei Kombination mit Kortikoiden

✗   – 1 mg/kg Theophyllin erhöht den Blutspiegel um ca. 2 mg/l
– Keine schnelle i.v.-Injektion: Gefahr tachykarder Herzrhythmus-
störungen
– Anwendung auch in der Schwangerschaft erlaubt
– Gabe auch über Trachealtubus möglich
– Rasche Wirkung auch nach oraler Gabe (z.B. 1 Amp. à 0,24 g
trinken lassen: Resorption in 10 Min.)
– Wegen individuellem Metabolismus Spiegelkontrollen erforderlich
(angestrebter ther. Bereich 10 - 20 mg/l)
– Wirkungsabschwächung bei Langzeitther.
– Antidot: β-Blocker (bei Atemwegsobstruktion kontraindiziert),
Verapamil (bei Tachykardie) z.B. 2,5 - 5 mg i.v.
– Theophyllinintox.: meist suizidal. Bei hohen Serumspiegeln (> 50
mg/l) Abbau durch Enzymsättigung verlangsamt, ggf. Aktivkohle
p.o., Hämodialyse, Hämofiltration (☞ 17.2.3).

5

5.4 Glukokortikoide

5.4.1 Übersicht

Substanz	Handelsname z.B.	biol. HWZ [h]	gluko-kort. Potenz	minera-lokort. Potenz	Cushing-Schwel-lendosis (mg)
Hydrocortison = Cortison	Ficortil Scheroson F	8-12	1	1	30
Prednison = Prednisolon	Decortin Ultracorten	12-36	4	0,6	7,5
Methylprednisolon = Fluocortolon = Triamcinolon	Urbason Ultralan Volon A	12-36	5	—	6
Dexamethason	Fortecortin	36-72	30	—	1,5
Betamethason	Betnesol Celestan	36-72	35	—	1
Fludrocortison	Astonin H	8-12	10	125	—
Aldosteron	Aldocorten	—	—	700	—

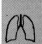

Indikation

❏ Ausgeprägte Atemwegsobstruktion
❏ Inhalationsintoxikation
❏ Bei Aspiration zur Vorbeugung eines ARDS (umstritten)
❏ Schwere Infektionserkrankung mit begleitender Organschädigung (z.B. virale Perimyokarditis)
❏ Schock (septisch, anaphylaktisch)
❏ Andere: Organtransplantation, Autoimmun-Hepatitis, schwere Dermatosen, hämolytische Anämie.

✔ **Faustregeln für das klinische Management**

☐ Bei Notfällen großzügig dosieren und i.v. verabreichen (z.B. 100-500 mg Prednison i.v.). NW sind bei Kurzzeitther. gering. Bei vitaler Ind. (Status asthmaticus, Hirnödem, Leukämie, Pemphigus, exfoliative Dermatitis) ebenfalls hoch dosieren.

☐ *Routine-Diagnostik vor Ther.-Beginn:* BB, Stuhl auf okkultes Blut, Nüchtern-BZ, Rö-Thorax. Bei Dauerther. regelmäßig wiederholen.

☐ Tagesdosis bevorzugt morgens geben.

☐ Zur Verringerung der NNR-Suppression intermittierende oder alternate-day Gabe (jeden 2. Morgen 1,5-2fache Tagesdosis) anstreben.

☐ Wenn möglich, lokale Therapeutika einsetzen (inhalativ bei Asthma, intraartikulär bei Gelenkentzündung, Einlauf bei Kolitis).

☐ Bei Therapiedauer über der Cushingschwelle > 1 Wo. Dosis über mehrere Wo. bis Mon. stufenweise reduzieren, da sonst Gefahr der iatrogen induzierten Addison Krise (☞ 13.1.5).

☐ *Relative KI:* Magen-Darm-Ulzera, Osteoporose, Psychosen, Herpes simplex, Herpes zoster, Varizellen; vor und nach Schutzimpfungen, Glaukom, Hypertonie, Diab. mell., Kindesalter, Stillen (→ abstillen), 1. Trimester der Schwangerschaft, Tbc.

Nebenwirkungen

☐ *Diabetogene Wirkung:* Hyperglykämie, Glukosurie, Steroiddiabetes

☐ *Katabole Wirkung:* neg. Stickstoffbilanz, Wachstumshemmung, Osteoporose, Muskelschwäche und abnorme Muskelermüdbarkeit

☐ *Fettstoffwechselstörung:* Stammfettsucht, Stiernacken, Vollmondgesicht, Fettsäurespiegel ↑

☐ Ca^{2+}-Stoffwechselstörung: Osteoporose

☐ *Blutbildveränderung:* Thrombos ↑, Erys ↑, Neutrophile ↑ (Eselsbrücke: „*TEN plus*"); Eosinophile ↓, Basophile ↓, Lymphos ↓

☐ *Immunschwäche:* erhöhte Infektgefährdung

☐ *Magenschleimhautgefährdung:* Magensäure ↑, Magenschleim ↓ → Ulkus

☐ *Kapillarbrüchigkeit:* Petechien, Purpura, Ekchymosen

☐ *Endokrines Psychosy.:* Euphorie, Depression, Verwirrung, Halluzination

☐ *Auge:* „nach 1 Wo. Hornhautulkus, nach 1 Mon. akuter Glaukomanfall, nach 1 Jahr Katarakt"; letzteres bei 20% nach 1 J. Ther. über Cushing-Schwelle

☐ *Haut:* Atrophie (auch bei Lokalther.), Akne, Striae rubrae

☐ *NNR-Atrophie:* Addison-Krise (☞ 13.1.5 Schwäche, Schwindel, Schock bei Belastung)

☐ Wasserretention, Hypertonie, Hypokaliämie, metabolische Alkalose (Mineralokortikoidwirkung)

☐ Myopathie, Atrophie der Hüft- und Oberschenkelmuskulatur (CK erhöht!).

Wechselwirkungen

☐ Digitalis (evtl. Wirkungsverstärkung durch Hypokaliämie)

☐ Saluretika (Hypokaliämieverstärkung)

☐ Antidiabetika (Wirkungsabschwächung)

☐ Cumarinderivate (Wirkungsabschwächung)

☐ Rifampicin, Phenytoin, Barbiturate → Verminderung der Steroidwirkung.

5.4.2   Prednison, Prednisolon

®   z.B. Solu-Decortin H:
1 Amp. = 10/25/50/250 mg = 7,5/18,7/37,4/186,7 mg Prednisolon,
Urbason: 1 Amp. = 20/40 mg, Urbason forte 1 Amp. = 250 mg,
1000 mg.

WM   *Wirkungsdauer:* HWZ 2-4 h, max. biologische Wirkung nach 2-8 h

➤
> – Schock: 1 g i.v.
> – Status asthmaticus: 250 mg alle 6 h i.v.
> – Schwere Infektionserkrankung: 100 mg tägl. i.v.
> – Hyperthyreose: 50 - 100 mg tägl. i.v.
> – Hyperkalzämische Krise: 125 - 250 mg tägl. i.v.
> – Abstoßungsreaktion: 500 mg tägl. i.v. für 3 Tage

✗   – Nahezu keine NW bei Einmalgabe, geringe NW bei kurzfristiger
Gabe
– Bei Leberinsuff., M. Addison besser Hydrocortison geben
– Bei Hirntumor bzw. SHT besser Dexamethason (☞ 6.2.5)
– Anwendung auch in der Schwangerschaft möglich
– Geringe Mineralkortikoidwirkung (ca. 1/4 von Hydrocortison)
– Wirkungseintritt erst nach ca. 30 Min.

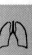

5.4.3   Inhalative Glukokortikoide

®   z.B. Sanasthmax (1 Aerosolstoß = 0,25 mg Beclometason),
Pulmicort (1 Sprühstoß = 0,2 mg Budesonid),
Inhacort (1 Sprühstoß = 0,25 mg Flunisolid).

WM   Lokale antiexsudative und antientzündliche Wirkung, Erhöhung der
Wirksamkeit von β_2-Sympathomimetika.

✎   – Akute Reizgasinhalation (prophylaktisch): v.a. bei Rauchgasvergif-
tung, Inhalation von Zinknebel, Chlorgas, Ammoniak, Nitrosegase,
Phosgen, Schwermetalldämpfe
– Kortikoidbedürftige Atemwegsobstruktion
– Nicht bei akutem Status asthmaticus.

➤
> – Bei Reizgasinhalation initial
> 10 Sprühstöße, danach 2 Sprühstöße alle 5 Min. ☞ 5.1.7.
> – Bei obstruktiver Atemwegserkrankung z.B. Beclometason
> 2 x 2 Hübe tägl.

NW   Heiserkeit, Candidabefall der Mund- und Rachenschleimhaut.

✗   – Durch Inhalation können ca. 7 mg systemisches Prednison tägl.
            eingespart werden.
          – Bei Dosierung > 2 x 2 Sprühstöße tägl. muß mit systemischen NW
            gerechnet werden.
          – Durch Verwenden eines Spacers können NW reduziert werden.

5.5   Parasympatholytika

5.5.1 Ipratropiumbromid ☞ 4.12.3

®   z.B. Itrop-Injektionslösung 1 Amp. (1ml) = 0,5 mg
          Atrovent Dosieraerosol.

WM   Vagolytikum.

✎   – Bradykardie (☞ 4.1.5)
          – Atemwegsobstruktion (Mittel der 2. Wahl): besonders bei Pat. mit
            Herzkreislauf-Begleiterkrankungen.

➤   ┌──┐
          │ – *i.v.:* initial 1 Amp.(= 0,5 mg) i.v.   │
          │ – *Inhalation:* 3 x 1-2 Hübe täglich   │
          └──┘

⟺   Wirkungsverstärkung durch β-Sympathomimetika.

NW   ☞ 4.12.1.

✗   Bei Tagesdosis > 12 Hübe kein zusätzlicher ther. Effekt zu erwarten.

5.6   Atemanaleptika

5.6.1 Übersicht

Atemanaleptika werden in der Intensivther. in einigen Zentren in der Respiratorentwöhnung eingesetzt, auch wenn ihr Einsatz *umstritten* ist. Bei Pat., die im
Rahmen einer CO_2-Retention eintrüben, kann mitunter eine Intubation und Beatmung vermieden werden. Neben Theophyllin (☞ 5.3) und Koffein kommen v.a.
Amiphenazol, Doxapram und Azetazolamid in Betracht.

5.6.2   Amiphenazol

®   z.B. Daptazile 1 Flasche = 150 mg.

WM   Stimulation des Atemzentrums. Wirkungseintritt nach 10 - 15 Min.,
         Wirkdauer 10 - 12 h.

✎   – Respiratorentwöhnung (Effizienz umstritten)
         – Atemstimulation bei Arzneimittelvergiftung oder bei Neuroleptan-
           algesie
         – Akute respir. Azidose
         – Respir. Azidose bei chronischen Atemwegserkrankungen.

➤ | 1 Amp. = 150 mg langsam i.v.; wiederholte Gabe nach 1 h möglich |

NW   – Tachykardie
         – Übelkeit, Erbrechen
         – Schlaflosigkeit
         – Knochenmarkdepression, Gesichtsrötung, Exanthem.

✗   – Nur indiziert bei zentraler Atemstörung, gestörte Atemmechanik
           wird dagegen nicht gebessert. Daher umstrittene Ind. bei der Re-
           spiratorentwöhnung mit primär gestörter Atemmechanik, z.B. in-
           folge Interkostalmuskelatrophie!
         – Nicht mit Theophyllin über den selben Zugang applizieren.

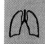

5.6.3   Azetazolamid

®   z.B. Diamox 1 Injektionsflasche = 500 mg

WM   Carboanhydrasehemmung. Senkung der Bikarbonat-Konzentration
         im Liquor. Dadurch pH-Erniedrigung und Atemstimulation durch die
         induzierte Azidose. Wirkdauer: 4-6 h

✎   – Respiratorische Insuff. mit respiratorischer Azidose und kompen-
           satorischer metabolischer Alkalose
         – Metabolische Alkalose
         – Glaukomanfall
         – Hirnmassenblutung mit Ventrikeleinbruch zur Verringerung der
           Liquorproduktion und Vermeidung eines frühzeitigen Hydroce-
           phalus internus.

➤ | 1-2 x tägl. 1 Flasche = 500 mg langsam i.v. |

NW   – Allergie (Sulfonamide)
         – GIT-Beschwerden
         – RR-Abfall.

KI   – Stärkere Niereninsuff.
              – Hypokaliämie, Hyponatriämie, Hyperkalzämie
              – Leberkoma

⟺   – Antidiabetikawirkung wird abgeschwächt
              – Bei gleichzeitiger Kortikoidgabe vermehrte K^+-Ausscheidung (cave: verstärkte Digitaliswirkung)
              – Verstärkte Blutdrucksenkung bei gleichzeitiger antihypertensiver Ther.

✗   Kurzfristige Anwendung in der Schwangerschaft möglich.

5.6.4 Doxapram

®   z.B. Dopram 1 Amp. à 1 ml = 20 mg

✎   – Respir. Insuff. bei chron. Lungenerkrankungen
              – Medikamentös induzierte Atemdepression
              – Antagonisierung von Buprenorphin (☞ 15.3.9)

➤   – *i.v.:* 0,5 - 1,5 mg/kg
              – *Perfusor:* 10 Amp. (= 200 mg) auf 50 ml
              NaCl 0,9%: 1-3 mg/Min = 15-45 ml/h.

NW   RR-Steigerung, Zunahme der Adrenalinausschüttung ☞ 3.2.4.

KI   Schwangerschaft, Kinder <12 J., schwerer art. Hypertonus, KHK, Hyperthyreose, akute Atemwegsobstruktion, Apoplex.

⟺   Bei Komb. mit Sympathomimetika und MAO-Hemmern hypertensive Entgleisung möglich.

✗   – Nicht mit alkalischen Lösungen (z.B. Aminophyllin, Bikarbonat) mischen → Ausfällung
              – Injektion langsam und streng i.v.

5.7 Expektorantien

5.7.1 Übersicht

Expektorantien wirken über eine Verringerung der Viskosität des Bronchialschleims (Acetylcystein) bzw. über eine vermehrte Schleim- und Surfactantbildung (Ambroxol, Benzylamin). Ob hierdurch eine verminderte Inzidenz z.B. postoperativer Pneumonien erreicht wird und ob eine Pneumonie bzw. Bronchitis durch Expektorantien schneller ausheilt, ist fraglich, so daß Expektorantien nur in Einzelfällen eingesetzt werden sollten.

Cave: Hustenreiz ist bisweilen einziges Korrelat einer Atemwegsobstruktion → antiobstruktive Ther.!

5.7.2 Acetylcystein

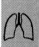

®   z.B. Fluimucil 1 Amp. à 3 ml = 300 mg Acetylcystein, mit H_2O auf 3 ml

✎
- Bronchiektasen
- Mukoviszidose
- Bronchitis
- Sinusitis
- Antidot bei Paracetamolvergiftung ☞ 17.3.12
- Protektive Wirkung auf das Flimmerepithel der Bronchialschleimhaut bei chronisch toxischen Einflüssen (umstritten)

➤
- 1 Amp. (= 300 mg) 1 - 2 x tägl. langsam i.v., bei schwersten Fällen 2-3 Amp. 2-3 x tägl. i.v.
- *Paracetamolvergiftung:* 150 mg/kg unverdünnt innerhalb der ersten 15 Min. i.v., anschließend bis zur 4. Stunde 50 mg/kg auf 500 ml 5%ige Glukose als Infusion, anschließend bis zur 20. Stunde 100 mg/kg auf 1000 ml 5%ige Glukose als Infusion.

NW   Durch Disulfidbrückenaufspaltung mögliche Beeinflussung von Immunglobulinen und Antiproteasen.

⇔
- Bei gleichzeitiger Gabe von einigen Tetrazyklinen und Cefalosporinen verminderte Wirkung. Amoxicillin, Doxycyclin und Erythromycin werden in ihrer Wirkung nicht beeinflußt.
- Keine Komb. mit hustenhemmenden Mitteln (z.B. Codein): kann zu Sekretstau führen.

✗   – Der Stellenwert einer prophylaktischen Ther. zur Verringerung
          chronischer, auf das Bronchialsystem einwirkender Noxen ist noch
          nicht abschließend bewiesen.
          – Der Einsatz sollte sich primär auf Pat. mit Bronchiektasen oder
          Mukoviszidose beschränken.

5.7.3 Ambroxol

®   z.B. Mucosolvan 1 Amp. à 2 ml = 15 mg, 1 Flasche à 50 ml = 1 g
          Ambroxolhydrochlorid, Ambroxol-ratiopharm 2 ml = 15 mg

✎   – Förderung der pränatalen Lungenreifung und Prophylaxe eines
          Atemnotsyndroms bei Frühgeborenen
          – Schleimlösung bei Bronchiektasen, Mukoviszidose

➤   – Zur Lungenreifung: 50 ml (= 1 g) in 500 ml 5% Glukose
          über 4 h i.v. (120 ml/h). Ther.-Dauer: 3 Tage.
          – Zur Sekretolyse 3 x 1 Amp. (45 mg) tägl. i.v.

NW   (selten) Schwächegefühl, Kopfschmerzen, Erbrechen, Durchfall, Ex-
          anthem.

<⇒   Keine Kombination mit hustenhemmenden Mitteln (z.B. Codein):
          kann zu Sekretstau führen.

5.7.4 Bromhexin

®   z.B. Bisolvon 1 Amp. à 4 ml = 8 mg Bromhexinhydrochlorid

✎   Zur Schleimlösung bei Bronchiektasen, Mukoviszidose

➤   2-3 x 2 Amp. i.v. tägl. bei >40 kg

NW   Selten Überempfindlichkeitsreaktionen, GIT-Beschwerden.

6 Neurologische Notfälle

Manio v. Maravic

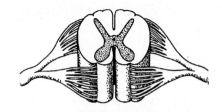

6.1   Leiterkrankungen

6.1.1   Koma

Ätiologie

❏ Primär zerebrales Koma
   - Ischämie (☞ 6.1.3), intrazerebrale Blutung (☞ 6.1.4), Subarachnoidalblutung
     (☞ 6.1.5)
   - Meningoenzephalitis (☞ 6.1.8)
   - SHT (☞ 6.1.9)
   - Hirntumor, Hirnmetastasen
   - Grand mal-Anfall (☞ 6.1.7)
❏ Intoxikation (☞ 17)
❏ Metabolische Enzephalopathie mit Koma bei Hypo/Hyperglykämie, thyreotoxi-
   schem Koma, hypothyreotem Koma, NNR-Insuff. (M. Addison), Hypophysen-
   insuff., Leberkoma, Urämie.
❏ Schock.

Häufigkeit der einzelnen Komaformen: Intox. ca. 43%, Schlaganfall (Blutung und
Ischämie) ca. 31%, Coma diabeticum ca. 10%, Meningoenzephalitis ca. 9%,
Krampfanfälle ca. 5%, sonstige 3%.

Grade der Bewußtseinsstörung			
Bewußtsein	**Klinik**		
bewußtseinsklar	örtlich, zeitlich und zur eigenen Person orientiert		
somnolent	schläft, durch Ansprache leicht erweckbar, örtlich, zeitlich, zur eigenen Person orientiert		
soporös	durch Ansprache nicht erweckbar, gerichtete Reaktion auf Schmerzreize		
komatös			**Glasgow-Coma-Scale**
	Grad I	bewußtlos, auf Schmerzreiz nicht reagierend	6 - 8
	Grad II	bewußtlos, Paresen, Krampfanfall, Anisokorie	5 - 6
	Grad III	bewußtlos, Paresen, Krampfanfall, Anisokorie, Streckmechanismus, Augenbewegungsstörungen	4
	Grad IV	bewußtlos, herabgesetzter Muskeltonus, weite, reaktionslose Pupillen, Ausfall von Hirnstammreflexen (Cornealreflex, Puppenkopfphänomen, Ziliospinalreflex), noch Spontanatmung	3

6

Glasgow-Coma-Scale		
neurologische Funktion		**Bewertung**
Augen öffnen	spontan öffnen	4
	öffnen auf Ansprechen	3
	öffnen auf Schmerzreiz	2
	keine Reaktion	1
verbale Reaktion	orientiert	5
	verwirrt, desorientiert	4
	unzusammenhängende Worte	3
	unverständliche Laute	2
	keine verbale Reaktion	1
Motorische Reaktion auf Schmerzreize	befolgt Aufforderung	6
	gezielte Schmerzabwehr	5
	Massenbewegungen	4
	Beugesynergien	3
	Strecksynergien	2
	keine Reaktion	1
Die Summe ergibt den Coma-Score und ermöglicht eine standardisierte Einschätzung des Schweregrades.		

Klinik

❏ *Hautbefund:* Zyanose, Exsikkose, „Barbituratblasen", Schwitzen (Hypoglykämie, Hyperthyreose), heiße, trockene Haut (thyreotoxisches Koma), Ikterus
  und andere Leberhautzeichen (Coma hepaticum), schmutzig-braun (Coma
  uraemicum), Gesichtsrötung (Hypertonie, Coma diabeticum, Sepsis), Blässe
  (Schock)

❏ *Foetor:* Alkoholfahne, Azeton-/ Obstgeruch (Coma diabeticum), Lebergeruch
  (Coma hepaticum), Harngeruch (Coma uraemicum), aromatischer Geruch (Intox. mit zyklischen Kohlenwasserstoffen, Drogen), Knoblauchgeruch (Alkylphosphate)

❏ *Atmung:* Hypoventilation (Myxödem, zentraldämpfende Pharmaka), Hyperventilation (Mittelhirnschädigung, Thyreotoxikose), Kussmaulatmung (ketoazidoti-
  sches oder urämisches Koma), Cheyne-Stokes'sche-Atmung, (periodisch ab-
  und zunehmende Atemtiefe, z.B. bei Hirndrucksteigerung, Morphinintoxika-
  tion, CO-Vergiftung)

❏ *Motorik:* Halbseitenlähmung, spastische Muskeltonuserhöhung, positive Pyramidenbahnzeichen (z.B. Babinski-Reflex) als Hinweis auf fokale zerebrale Läsion. Stereotype Wälzbewegungen (subkortikale Läsion), Hyperkinesien (metabolisch oder toxische Hirnschädigung), Muskelfibrillieren (Alkylphosphatinto-
  xikation), Tonuserschlaffung (Barbiturate, Tranquilizer)

❏ *Hirnstammreflexe:*
  – Pupillen: Miosis (Sympatholytika, Parasympathomimetika, Morphine, Pons-
    blutung); Mydriasis (Parasympatholytikum, Alkohol, Kokain); Anisokorie mit
    eingeschränkter oder fehlender Lichtreaktion (Hirnblutung, Hirntumor,
    ischämischer Insult). Anisokorie mit normaler Pupillomotorik bei Intox.!
  – Kornealreflex, Puppenkopfphänomen, ziliospinaler Reflex, Rachenhinter-
    wandreflex. Ausfall bei tiefem Koma (Grad IV)

Diagnostik

☐ Initial orientierende Untersuchung, Atmung, Kreislauf , Pupillenreaktion
☐ Fremdanamnese zur evtl. Komaursache (Diab. mell., Alkoholabusus, SHT, Anhalt für Vergiftungen, Drogenmißbrauch, zerebrales Anfallsleiden)
☐ **Primär zerebrales Koma**
   Diagn.: Neurol. Untersuchung ☞ 1.2, Rö-Schädel (Fraktur?), CCT (Ischämie, Blutung, Hirnödem, Mittellinienverlagerung und Liquoraufstau), EEG (Grad der Allgemeinveränderung, Herdbefund), Liquorpunktion (☞ 2.3: DD lymphozytäre/bakterielle Entzündung, Blutung), Laktatspiegel im Liquor (korreliert mit Schweregrad und Prognose des Komas ☞ 18), Angiographie (Aneurysma oder Angiomnachweis; bei V. a. Basilaristhrombose).

Coma diabeticum ☞ 13.1.1

Diagn.: Polyurie, Polydipsie, Exsikkosezeichen, Tachykardie, Hypotonie, gerötetes Gesicht, Kußmaul-Atmung, Acetongeruch der Atemluft, Pseudoperitonitis diabetica, Übelkeit, Erbrechen, Hyporeflexie. Labor: Hyperglykämie (400-1000 mg/dl), Plasmaosmolalität > 320 mosmol/l bei hyperosmolarem Koma.

Hypoglykämischer Schock ☞ 13.1.2

Diagn.: Heißhunger, erhöhter Sympathikotonus (kaltschweißige Haut, Übelkeit, Gereiztheit, Unruhe, Zittern, Herzklopfen); Sehstörungen, Kopfschmerzen, Verwirrtheit, Hyperreflexie, Krampfanfälle, apoplexähnliche Bilder, Bewußtlosigkeit. Labor: BZ < 50 mg/dl.

Thyreotoxisches Koma ☞ 13.1.3

Diagn.: Fieber bis 40°C; warme, meist feuchte Haut; Exsikkose. Tachykardie (140-200/Min); Herzrhythmusstörungen; große RR-Amplitude mit Hypertonie (später Hypotonie); Brechreiz, Erbrechen, Durchfälle; Unruhe, feinschlägiger Tremor, Verwirrtheitszustände, akute Psychose, verwaschene Sprache; Adynamie, Muskelschwäche; evtl. hör- und tastbares Schwirren über der Schilddrüse. Labor: fT_3, fT_4, Na^+.

Hypothyreotes Koma ☞ 13.1.4

Diagn.: Müdigkeit, Apathie, Somnolenz, Desorientiertheit, träge bis erloschene Reflexe; Hypothermie bis 30°C; Bradykardie, Hypotonie, Hypoventilation, Obstipation, Anämie. Bei Myxödem (primäre Hypothyreose): heisere Stimme; grobe, rauhe, verdickte und schuppende Haut, prallelastisches Ödem ohne Dellenbildung; trockene, schuppige und brüchige Haare, Haarausfall; spröde, rissige Nägel. Labor: fT_4, TSH, Na^+ und K^+, Hypercholesterinämie, respir. Azidose.

Urämisches Koma ☞ 10.1.2

Diagn.: Foetor uraemicus, Kußmaul-Atmung (seltener als bei Coma diabeticum); Übelkeit, Erbrechen, Durchfälle, Singultus, Kopfschmerzen, Müdigkeit, Abgeschlagenheit; Zeichen der Dehydratation (bei Polyurie) oder Hyperhydratation (bei Oligo-Anurie: Gefahr von Lungen- oder Hirnödem); trocken, bräunlichgraue Haut; fibrilläre Zuckungen, Reflexe ↑, Muskelwülste bei Beklopfen. Labor: BB (renale Anämie), K^+, Harnstoff und Krea, Ca^{2+}, BGA (respir. Azidose). Ther.: Dialyse, ggf. RR senken.

Hepatisches Koma ☞ *9.1.1*

Diagn.: charakteristische Trias: Schläfrigkeit, flapping tremor (grobschlägig), EEG-Veränderungen. Foetor hepaticus (erdig, leberartig); Ikterus, Leberhautzeichen (Spider naevi, Palmarerythem, Zeichen der hämorrhagischen Diathese mit Petechien und Ekchymosen, Lackzunge); Splenomegalie mit Aszites; Hyper- oder Hyporeflexie. Labor: γ-GT, GOT und GPT, Bili, γ-Globulin, NH_3, Laktat, Albumin, Quick, CHE.

Koma bei akuter NNR-Insuffizienz (Addison-Krise ☞ *13.1.5)*

Diagn.: allg. Schwäche und Verfall der Körperkräfte, Reizbarkeit, Apathie, Bewußtlosigkeit; Übelkeit, abdominelle Schmerzattacken (Pseudoappendizitis); Exsikkose, Gewichtsverlust; Hypotonie, Tachykardie, leise Herztöne, Zyanose, erniedrigte Körpertemperatur; Oligurie. Abnorme Pigmentierung (Handlinien) bei länger bestehender Insuff. Labor: Na^+, Cl^-, BZ und MCV, K^+, Ca^{2+} und Hkt., metabolische Azidose.

Hypophysäres Koma

Diagn.: TSH-Mangel (Bradykardie, Hypothermie, Hypoventilation mit Hyperkapnie, trockene, pastöse Haut), ACTH-Mangel (Hypotonie, Hypoglykämie, Exsikkose, Müdigkeit, Antriebsarmut), Gonadotropin-Mangel (Verlust der Sekundärbehaarung, Infertilität), MSH-Mangel (blasse, alabasterartige Haut). Labor: Na^+, BZ, Cortisol, STH, fT_4 und TSH , CO_2-Retention und metabol. Azidose.

Management

❑ Primärtherapie: Sichern der Vitalfunktion (ABCD-Regel) ☞ *3.1.1*
❑ Venösen Zugang legen
❑ Sekundäre Ther. entsprechend der Komaursache.

6.1.2 Erhöhter intrakranieller Druck

Ätiologie

❑ *Hirnödem: Vasogenes* Ödem: Störung der Blut-Hirn-Schranke z.B. durch Enzephalitis, Hirnabszeß, Blutung, Metastasen, Hirntumor, hypertensive Krise. *Zytotoxisches* Ödem: primäre Zellschädigung mit sekundärer (nach 3-4 Tagen) Störung der Blut-Hirn-Schranke z.B. bei ischämischem Hirninfarkt, zerebraler Hypoxie (z.B. nach Reanimation, subakute Enzephalitis, SHT)
❑ *Intrakranielle Raumforderung:* Blutung, Tumor, Abszeß
❑ *Liquorabflußbehinderung:* Mißbildung (z.B. Aquäduktstenose), Tumor, posthämorrhagische und postmeningitische Arachnopathie, verstopfter Shunt, Hydrocephalus occlusus
❑ *Venöse Abflußbehinderung:* Sinusvenenthrombose
❑ *Idiopathisch:* Pseudotumor cerebri = „benign intracranial hypertension" (junge, adipöse Frauen mit Kopfschmerzen und Doppelbildern).

Symptome bei akuter Drucksteigerung

Bei Einklemmung des medialen Temporallappens im Tentoriumschlitz (*„obere* Einklemmung") phasenhafter Verlauf:

☐ Okulomotorische Symptome: oft zunächst Reizmiosis, dann (evtl. erst einseitige) Mydriasis mit erloschener Lichtreaktion (innere Okulomotoriuslähmung), später evtl. komplette Ophthalmoplegie (→ Blick nach unten).
☐ Extremitätenlähmungen erst ipsilateral (Quetschung des kontralateralen Hirnschenkels), dann beidseits
☐ Bei Einklemmung des Mittelhirns: Bewußtseinstrübung bis zum Koma. Zunächst motorische Unruhe, dann zunehmende Tonuserhöhung der Muskulatur: Streckstellung der Beine - Beugung der Arme - Streckspasmen aller Extremitäten („Enthirnungsstarre"). Pupillenbefunde je nach geschädigtem Gebiet unterschiedlich. Vegetative Symptome: Tachykardie, Hypertonie, Atemstörungen („vegetative Enthemmung").

Bei Einklemmung des Kleinhirns im Foramen magnum (*„untere Einklemmung"* = Bulbärhirn-Syndrom):

☐ Tonusverlust der Muskulatur, Areflexie
☑ Weite, reaktionslose Pupillen
☐ Ausfall der vegetativen Zentren: Bradykardie, RR-Abfall, Hyperthermie, Atemlähmung („vegetative Depression").
☐ Folgezustand bei Überleben schwerer Einklemmungs-Syndrome: apallisches Sy. (= Coma vigile, Coma prolongé).

Symptome bei chronischer Drucksteigerung

☐ Kopfschmerzen (diffus, am Morgen ausgeprägter, verstärkt bei Husten und Pressen)
☐ Erbrechen (nüchtern, im Schwall)
☐ Apathie, Schläfrigkeit, psychische Veränderungen, Gähnen, Singultus
☐ Augensymptome: Stauungspapille mit vergrößertem „Blinden Fleck"; Doppelbilder aufgrund einer Abducensparese
☐ Fokale Zeichen: z.B. Jackson-Anfälle, motorische und sensible Ausfälle, Anisokorie
☐ Zeichen der Einklemmung s.o.

Diagnostik

☐ Neurolog. Untersuchung ☞ 1.2
☐ Augenhintergrund spiegeln: Stauungspapille jedoch erst Tage nach Beginn der Hirndruckerhöhung nachweisbar.
☐ CCT: Verstrichene Hirnfurchen als Ausdruck des Hirnödems, Kompression und Seitenverlagerung der Ventrikelräume, weite Ventrikel bei Obstruktion des Liquorabflusses, Raumforderung?
☐ Liquordruckmessung: epidurale/intraventrikuläre Sonde.

✔ **Management**

❏ Kopf- und Oberkörperhochlagerung auf 30-40°
❏ *Kontrollierte Hyperventilation:* Ind. bei drohender Einklemmung, v. a. bei SHT, Hirntumor, Enzephalitis. *KI:* Ischämie und Hypoxie (wegen Drosselung der Hirndurchblutung). Vorgehen: Intubation, pCO_2 auf ca. 30 mmHg senken, Atemfrequenz ca. 20/Min, niedriges Atemzugvolumen ☞ 2.6. *Cave:* kein abruptes Beenden der Hyperventilation wegen Gefahr der reaktiven Hirndrucksteigerung
❏ *Osmother.:* bei *zytotoxischem* Hirnödem.
  – Sorbit (z.B. Tutofusin S 40®) 4 x 125 ml i.v. über 20 Min. tägl. *Cave:* Rebound (erhöhter Hirndruck 4-8 h nach Infusion) ☞ 6.2.3
  – Glycerin (Glycerosteril® 10%) 500-1000 ml tägl. über mind. 6 h. *NW:* Herzinsuff. mit Lungenödem, Hämolyse ☞ 6.2.2.
  – Mannit (z.B. Eufusol M 20®) 125 ml i.v. 2-3 x tägl. über 10 Min. *Cave:* Rebound ☞ 6.2.4
  – Überwachung der Osmother.: Serumosmolalität, Flüssigkeitsbilanz (ausgeglichen, nicht negativ!), ZVD, BB, E'lyte, Krea
❏ *Glukokortikoide:* bei *vasogenem* Hirnödem. Keine Wirkung bei ischämischem Insult.
  Dexamethason initial z.B. 40 mg i.v., dann 3 x 8 mg tägl. i.v. über 4 Tage, danach Dosisreduktion. Höhere Initialdosis bei SHT III.° (z.B. 80-100 mg i.v.). Magenschutz (z.B. Ranitidin ☞ 8.4.2)
❏ Barbiturate: Bei vasogenem und zytotoxischem Hirnödem (umstritten!); z.B. Thiopental (z.B. Trapanal®) 1,5-3 g i.v. unter EEG-Kontrolle. Erhaltungsdosis 2-4 mg/kg/h. *Cave:* über getrennten Zugang geben! ☞ 15.5.2
❏ Diuretika: kein Einfluß auf das Hirnödem!
❏ Ventrikelshunt: Ind. bei Hydrocephalus mit Verschluß der basalen Zisternen und des 4. Ventrikels.

6.1.3 Akute zerebrale Durchblutungsstörung

15% aller Todesfälle, Letalität ca. 50% nach 6 Monaten, 30% der Überlebenden werden pflegebedürftig. Daher Schlaganfallprävention durch Behandlung der Schlaganfallrisikofaktoren.

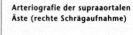

Arteriografie der supraaortalen Äste (rechte Schrägaufnahme)

Ätiologie

❏ *Risikofaktoren:* Art. Hypertonus 6fach, KHK 4-10fach, TIA 3-4fach, Nikotin 3fach, Diab. mell. 3fach erhöhtes Risiko, Hyperlipidämie, Hyperurikämie.

❏ *Ischämie* (85%): meist durch thrombembolischen Verschluß eines intrakraniellen Gefäßes bei Arteriosklerose. Seltene Ursachen: art. Hypotonie (z.B. Schock, nach antihypertensiver Ther.) oder Anämie.

❏ *Thrombembolie:* meist arterio-arterielle Embolie, ausgehend von arteriosklerotischen Plaques der A. carotis interna. Hohes Embolierisiko haben Plaque-Ulzerationen und hochgradige, mehr als 80%ige Stenosen. Seltener sind kardiale Embolien (20-30%) bei Vorhofflimmern oder nach Herzinfarkt.

❏ *Intrazerebrale Blutung* (15%) ☞ 6.1.4: meist durch Aneurysmen (55%), art. Hypertonus (ca. 30%), selten SHT, Angiom, Gerinnungsstörung, Tumoreinblutung, Vaskulitis.

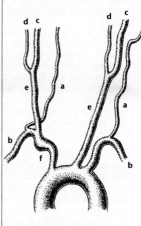

a A. vertebralis
b A. subclavia
c A. carotis int.
d A. carotis ext.
e A. carotis com.
f Tr. brachiocephalicus

Klinik – Schweregrad der zerebralen Durchblutungsstörung

❏ **Stadium I:** Symptomlose Stenose
❏ **Stadium II:** Transitorisch ischämische Attacken
  - Neurologische Ausfälle, die sich innerhalb von 24 h völlig zurückbilden. Manifester Insult bei 10% der Pat. innerhalb eines Jahres.
  - **TIA im Karotiskreislauf:** Ipsilaterale Amaurosis fugax (vorübergehender retinaler Visusverlust, monokuläres Schleier- oder Nebelsehen), passageres kontralaterales sensibles und/oder motorisches Halbseitensyndrom mit zentraler Fazialisparese, passagere Aphasie
  - **TIA im vertebrobasilären Kreislauf:** Kombination von mind. zwei der nachfolgenden Symptome: Augenmuskelparesen, Dysarthrie, Dysphagie, Nystagmus, Hemiparese, Ataxie, Schwindel.

□ **Stadium IIb**
- **PRIND:** Prolonged ischemic neurological deficit: neurologische Ausfälle, die länger als 24 h anhalten, sich aber innerhalb einer Wo. vollständig zurückbilden.

□ **Stadium III**
- *Progressive stroke:* kontinuierliche oder schrittweise Zunahme neurologischer Ausfälle innerhalb von h oder Tagen.

□ **Stadium IV**
Kompletter Schlaganfall: plötzliches Auftreten neurologischer Ausfälle ohne (IVb) oder nur mit unvollständiger Rückbildung (IVa). Die Symptomatik richtet sich nach dem betroffenen Gefäßgebiet:

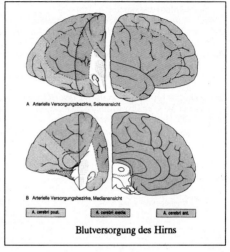

A Arterielle Versorgungsbezirke, Seitenansicht

B Arterielle Versorgungsbezirke, Mediananansicht

| A. cerebri post. | A. cerebri media | A. cerebri ant. |

Blutversorgung des Hirns

- **A. carotis interna/A. cerebri media:** kontralaterale, meist brachiofazial betonte Hemiparese, Halbseitensensibilitätsstörung, Aphasie bei Befall der dominanten Hemisphäre.
- **A. cerebri anterior:** kontralaterale Beinparese
- **A. cerebri posterior:** kontralaterale homonyme Hemianopsie
- **Hirnstamminfarkt:** je nach Lokalisation Hemi- oder Tetraparese, multiple Hirnnervenausfälle, Hemiataxie.

Diagnostik

☐ *CCT:* Differenzierung ischämisch bedingter hypodenser Areale von hyperdensen Hirnblutungsarealen. Pathogenetische Zuordnung der Infarktareale zu embolisch bedingten Territorialinfarkten, hämodynamisch bedingten Endstrom- und Grenzzoneninfarkten sowie lakunären Infarkten auf dem Boden einer zerebralen Mikroangiopathie.

☐ *Auskultation der Halsgefäße:* Strömungsgeräusche über den Karotiden?

☐ *CW-Doppler/Duplex-B-Bild:* Extrakranielle Karotisstenose, Plaquemorphologie (inhomogen ulzerierter Karotisplaque als Emboliequelle?), Karotisverschluß?

☐ *EKG:* Vorhofflimmern/-flattern als Hinweis auf kardiale Embolie

☐ *BB-Kontrolle,* Hämatokrit: bei Hkt. > 45% ungünstige zerebrale Rheologie

☐ *Echokardiographie:* Notfalluntersuchung bei embolischen Insulten ohne Karotisveränderungen

☐ *Art. DSA der extra- und intrakraniellen Hirngefäße:* Im akuten Erkrankungsstadium bei V. a. Basilaristhrombose, rezid. TIA oder progressive stroke, wenn keine CCT-Läsionen nachweisbar sind.

☐ *Liquorpunktion:* bei juvenilen Schlaganfällen (jünger als 40 Jahre) und unklarer Insultursache zur Abklärung einer entzündlichen Genese ☞ 2.3.

✔ Management

Therapie des ischämischen Insults			
	Vollheparinisierung ☞ 14.3.1	isovolämische Hämodilution + Low-dose-Heparin	Ringer/AKE + Low-dose-Heparin
Indikation	Rezid. TIA kardialer oder arterio-art. Genese. Emboliverdächtige A. carotis interna Stenose. Evtl. bei subtotaler Stenose bis zur OP: Ausnahme kompletter frischer Insult oder Infarkteinblutung im CCT. „Progressive stroke"	bei allen anderen Schlaganfallpatienten mit Hkt > 45%	bei allen anderen Schlaganfallpat. mit Hkt. < 45%
KI	Masseninfarkt mit kompletter Lähmung. Schwer einstellbarer art. Hypertonus	Raumforderungszeichen im CCT, dekomp. Linksherzinsuff., Krea > 130 μmol/l Abbruchkriterien: Krea-Erhöhung, zunehmende Linksherzinsuff., zunehmender Hirndruck	keine
Dosierung	Bolusgabe von 10 000 IE i.v., dann über Perfusor (☞ 14.3.1) unter PTT-Kontrolle (PTT auf 1,5 - 2fache des Ausgangswertes) über mind. 2 Wo., dann Übergang auf orale Antikoagulation (z.B. Marcumar®), wenn keine Bluthirnschrankenstörung mehr vorliegt (CCT + KM)	250-500 ml Hydroxyäthylstärke (HAES ®10%) für 10 Tage, kombiniert mit Aderlaß (200-400 ml); solange bis Hkt. < 38% zusätzlich 3 x 5000 IE Heparin oder 1 x 0,3 ml Fraxiparin ®	Ausreichend Ringer (z.B. 2000-2500 ml tägl.) abzüglich der Trinkmenge des Pat.

Zusätzlich: Digitalisierung bei Herzinsuff.; ggf. Behandlung von Herzrhythmusstörungen.
Bei RR > 190/100 mmHg vorsichtige RR-Senkung mit Nifedipin (z.B. Adalat ®; ☞ 4.2.3).
Bei Hypertonikern keine RR-Senkung unter 170/90 mmHg.
Krankengymnastik: Lagerung nach Bobath-Konzept, Dekubitus-, Thrombose-, Pneumonie- und Kontrakturprophylaxe; Sensibilitätsschulung (z.B. Bürstenmassage betr. Areale); KG auf neurophysiologischer Grundlage (PNF, Bobath)

❏ *Dicumarol* (Marcumar®): lebenslange Ther. bei kardialen Embolien, bei Stenosen der A. cerebri media oder des Karotissiphons für 3-6 Monate.
❏ *Thrombozytenaggregationshemmung mit ASS:* 100-300 mg tägl. ☞ 15.2.3. Ind.: einzelne TIA, nicht OP-würdige niedrig- bis mittelgradig stenosierende Karotisplaques, multiple Karotisstenosen, A. vertebralis-Verschluß oder Stenose, Kombination extra-/intrakranieller Stenosen, bei Normalbefund im Doppler, B-Bild oder art. DSA, und bei Ausschluß einer kardialen Emboliequelle.
❏ *Osmother.:* raumfordernder Insult und Hirnödem im CCT, Bewußtseinstrübung, Koma. Ther. mit Sorbit oder Glycerosteril. (☞ 6.1.5). *Cave:* Kortikosteroide haben auf das zytotoxische Ödem des Schlaganfalls keinen Einfluß.
❏ *Karotisthrombendarteriektomie (TEA):* Symptomatische (!) ACI-Stenose > 70%, bei rezidivierenden Amaurosis fugax-Attacken, rezidivierenden TIA's, PRIND- oder Insultstadium IV a (teilweise Remission der neurologischen Symptomatik). Auch bei niedriggradiger A. carotis interna-Stenose mit ulzerierten und inhomogenen Plaques im Duplex-B-Bild.
❏ *Lokale intraarterielle Fibrinolyse:* Ind.: Verschluß der Basilarisspitze, doppelseitiger Vertebralisverschluß oder kaudaler art. Basilarisverschluß. Geringer Ther.-Erfolg bei beidseitigem Vertebralisverschluß oder bei arteriosklerotischem Verschluß der Arteria basilaris. *Absolute KI:* intrakranielle Blutung, V. a. Gefäßdissektion als Ursache des Vertebralisverschlusses, mehr als 6 h anhaltendes Koma, im CCT nachweisbare hypodense Hirnstamm- oder Kleinhirninfarkte. Möglichst frühen Ther.-Beginn anstreben.
❏ Dextrane sind obsolet! Schlechtere Fließeigenschaften des Blutes wenige h nach Infusion. Damit schlechtere zerebrale Durchblutung u. Reinsultrisiko.

6.1.4 Hirnmassenblutung

Ätiologie
❏ 15-20% der zerebralen Insulte. Meist durch Gefäßrupturen bei art. Hypertonus v.a. bei älteren Pat. > 60 J. Seltenere Ursachen sind Angiome, Gerinnungsstörung, Tumoreinblutung, Vaskulitis, Leukämie, Sinusvenenthrombose.
❏ *Lokalisation:* Stammganglien u. Capsula interna 60%, Thalamus 10-15%, Hirnstamm 10-15%, Blutungen in die Groß- oder Kleinhirnhemisphären 15-25%.

Klinik
❏ Abhängig von Lokalisation und Ausdehnung. Kleinere Blutungen sind klinisch oft schwer von ischämischen Insulten zu unterscheiden.
❏ Initiale Bewußtseinsstörung häufiger als bei Ischämie
❏ Akute Halbseitenlähmung mit Blickwendung zur Herdseite: V. a. ausgedehnte Hemisphärenblutung.
❏ Streckkrämpfe, doppelseitige Pyramidenbahnzeichen (positiver Babinski, Gordon oder Oppenheim ☞ 1.2), gestörte Pupillomotorik (fehlender Lichtreflex, Mydriasis): beginnende Mittelhirneinklemmung oder Ventrikeleinbruch.
❏ Akutes Koma, Tetraplegie, horizontale Blickparese: V.a. primär infratentorielle Blutung.
❏ Art. Hypertonus: primär als Auslöser der Blutung, sekundär als Ausdruck der Hirndrucksteigerung.

Diagnostik

❒ CCT zur DD Blutung – Ischämie. Falls kein CCT vorhanden Liquorpunktion
  ☞ 2.3. *Cave:* Bei erhöhtem Hirndruck droht Einklemmung: Bei blutigem Liquor Verlegung in eine neurologische/neurochirurgische Klinik.
❒ Angiographie: Vor evtl. operativer Ther. zur Angiom- oder Aneurysmadiagnostik; bei V. a. Sinusvenenthrombose ☞ 6.1.6.

Therapeutisches Vorgehen

❒ 30-40° Kopfhochlagerung
❒ RR-Senkung bei RR > 180 mmHg systolisch
❒ Bei Grand mal-Anfall: Phenytoin initial 250 mg i.v. Aufsättigung mit 1000 mg in 24 h, dann 250 mg tägl. i.v. nach Spiegel (☞ 6.4.4). Alternativ Clonazepam (z.B. Rivotril®) 2 mg i.v. (☞ 6.4.3)
❒ Bei Hirnödem: Sorbit 4 x 125 ml tägl. über 20 Min. infundieren oder Glycerosteril (500-1000 ml) über 6 h. *Ind.:* Eintrübung und zunehmende neurologische Ausfälle ☞ 6.1.5.
❒ Dexamethason (z.B. Fortecortin®): z.B. initial 40 mg, dann 4 x 8 mg tägl. bis zum 4. Tag, danach weitere Dosisreduktion.
❒ Ulkusprophylaxe: z.B. 2 x 10 mg Pirenzepin (z.B. Gastrozepin®) i.v. oder Ranitidin 2 x 50 mg i.v. ☞ 8.4.2
❒ *Chirurgische Ther.:* Ind. bei großen Blutungen mit primärer Bewußtlosigkeit. Bei supratentoriellen Blutungen unabhängig von der Ausdehnung erst bei sekundärer Eintrübung. Bei Kleinhirnblutungen mit Bewußtseinstrübung: Entlastungs-OP und evtl. externe ventrikuläre Shunt-Anlage. OP nicht bei Blutungen im Thalamus, Putamen oder Hirnstamm.

6

6.1.5   Subarachnoidalblutung (SAB)

Ätiologie

Ruptur eines sackförmigen Aneurysmas (80%), arteriosklerotischen Aneurysmas (10%) oder eines arteriovenösen Angioms (5%). Seltener bei hämorrhagischer Diathese, Leukämie, Hirntumor, mykotischem Aneurysma.

Klinik

❒ Akut auftretende, meist occipital lokalisierte Kopfschmerzen
❒ Meningismus: Nackensteifigkeit, positiver Laségue
❒ Evtl. Somnolenz, Sopor, Koma
❒ Begleitsymptome: Übelkeit, Erbrechen, Tachykardie/Bradykardie, art. Hyper-/Hypotonus.

Gradeinteilung der SAB (nach Hunt u. Hess, 1968)	
Grad I	Asymptomatisch oder nur leichte Kopfschmerzen, geringer Meningismus
Grad II	Schwere Kopfschmerzen, Meningismus, außer evtl. Hirnnervenparesen keine neurologischen Ausfälle
Grad III	Somnolenz, hirnorganisches Psychosyndrom, leichte neurologische Ausfälle
Grad IV	Stupor oder Sopor, Hemiparese/Hemiplegie, vegetative Dysregulation, Dezerebrationssymptome
Grad V	Koma, keine Reaktion auf Schmerzreize

Diagnostik

❏ *CCT:* in 10% unauffällig! Freies Blut in den Liquorräumen. Bei ca. 20% der Pat. zusätzlich Nachweis intrazerebraler Hämatome. Hypodense Zonen: ischämische Gewebsschädigung durch Vasospasmus.
❏ *Lumbalpunktion:* blutiger Liquor. Zentrifugation: zur DD artifizielle Blutbeimengung: Xanthochromer (gelber) Überstand weist auf eine SAB hin, ☞ 2.3.
❏ *Art. Angiographie:* Darstellung aller intrakraniellen Gefäßabschnitte, präoperativ zur Lokalisation der Blutungsquelle
❏ *Transkranielle Dopplersonographie:* zum nichtinvasiven Nachweis von Vasospasmen (tägl. Monitoring).

Erstmaßnahmen

❏ Immobilisierung mit strenger Bettruhe über 2-3 Wochen
❏ Kopfhochlagerung um ca. 30°
❏ Sedation bei psychomotorischer Unruhe: z.B. Diazepam 5-10 mg i.v.
❏ Analgesie: z.B. Buprenorphin (z.B. Temgesic®) 1-2 Amp. i.v. 3 x tägl. oder 3 x 1-2 Tabl. sublingual. *Cave:* ASS kontraindiziert!
❏ RR-Kontrolle: $RR_{systol.}$ sollte zwischen 120 und 160 mmHg betragen
❏ Antiemetika: z.B. Metoclopramid (z.B. Paspertin®) 3 x tägl. 1 Amp. à 10 mg i.v. oder Triflupromazin (z.B. Psyquil®) 5-10 mg i.v. (☞ 8.6).

Spezielle Therapie

❏ *Stadium I-III:* Früh-OP. bei Aneurysmanachweis. Falls SAB älter als 72 h, OP nur nach Ausschluß eines Vasospasmus (transkranieller Doppler)
❏ *Stadium IV und V:* OP nur bei deutlichen zerebralen Raumforderungszeichen. Sonst für 2-3 Wo. konservative Ther., evtl. Spät-OP.
❏ Vasospasmusprophylaxe: Nimodipin (z.B. Nimotop®): 10 mg in 50 ml Perfusor mit 5-10 ml/h nach RR über 14 Tage, danach 4 x 2 Tabl. à 30 mg p.o. ☞ 6.3.1
❏ Prophylaxe der Rezidivblutung: bei fehlendem Vasospasmus RR-Senkung auf ca. 140/80 mmHg, z.B. mit Nimodipin, Urapidil.
❏ Hirnödemprophylaxe: Bei größeren Blutungen Dexamethason (Fortecortin®), z.B. initial 40 mg, danach 3 x 8 mg i.v., evtl. Osmother. ☞ 6.2.1.
❏ *Nur* bei nachgewiesenem Vasospasmus *nach* Aneurysmaklippung hypervolämisch-hypertensive Ther. mit Humanalbumin 5% (z.B. 4 x 250 ml) und E'lytlösungen (z.B. 1 l Ringer und 1 l Glucose im Wechsel bis max. 15 l tägl). *Cave:* Überwässerung mit Herzinsuff., Herzinfarkt, E'lytentgleisung ⇒ engmaschige Bilanzierung und E'lytkontrolle.

Komplikationen

❑ Häufig Rezidivblutung (30%) mit hoher Letalität (30-45%)
❑ Zerebrale Vasospasmen mit dem Risiko ischämischer Insulte
❑ Hydrozephalus (Spätkomplikation).

6.1.6   Sinusvenenthrombose

Ätiologie

Phlebothrombose oder Thrombophlebitis der zerebralen Venen oder Sinus. 25%
in der Schwangerschaft, postpartum oder unter Behandlung mit Kontrazeptiva.
Seltener bei Sinusitis, Mastoiditis, SHT III.°, Thrombophlebitis migrans, Plasmozytom.

Klinik

❑ Kopfschmerzen, Übelkeit: plötzlicher Beginn oder über Tage zunehmend
❑ Grand mal-Anfälle, die fokal eingeleitet sein können (initialer Jackson-Anfall),
   häufig 1. Symptom
❑ Bewußtseinsstörung, evtl. Koma
❑ Oft Meningismus, ggf. Fieber.

Diagnostik

❑ *Labor:* BB (Leuko, Thrombo), BSG, CRP, Gerinnungsparameter
❑ *CCT nativ und mit KM:* Häufig parasagittale, z.T. symmetrische Stauungsblu-
   tungen („empty triangle sign"): dreieckige hypodense Aussparung im Sinus sa-
   gittalis superior
❑ *LP:* Pleozytose mit überwiegend neutrophilen Granulozyten im Zellbild bei
   phlebitischer Sinusthrombose
❑ *Art. Angiographie:* KM-Stop im betroffenen venösen Abschnitt

Therapie

❑ High-dose-Heparin: 5000-10 000 IE i.v. als Bolus, danach Perfusor mit 10 000
   IE auf 50 ml mit 5 ml/h. Ziel: PTT-Verlängerung auf das 1,5 - 2fache des
   Ausgangswertes.
❑ Bei Phlebitis Antibiotikather., z.B. 4 x 10 Mega Penicillin G als Kurzinfusion +
   3 x 2 g Cefotaxim (z.B. Claforan®) i.v. Sofortige operative Sanierung des ent-
   zündlichen Herdes. Glukokortikoide sind kontraindiziert!
❑ Nach 1. Krampfanfall: Phenytoin-Aufsättigung mit 4 x 250 mg i.v. in 24 h (☞
   6.4.4).
❑ Senkung des Hirndrucks ☞ 6.1.2.

6

6.1.7 Zerebraler Krampfanfall

Anfallsweise auftretende ZNS-Störung, die meist mit Bewußtseinsveränderung einhergeht und/oder anfallsartige motorische, sensible, sensorische oder vegetative Phänomene aufweist.

❐ Primär generalisierter Krampfanfall (Grand mal)
❐ Sekundär generalisierter Krampfanfall (fokale Einleitung z.B. motorischer Jackson-Anfall mit nachfolgendem generalisierten Krampfanfall)
❐ Epileptische Reaktion: spezifische Reaktion des Gehirns bei akuter Schädigung: z.B. bei SHT, Meningoenzephalitis, Sinusvenenthrombose, Hirntumor, Metastasen, Blutung, ischämischem Infarkt, Intoxikation, Alkoholentzugsdelir.

Klinik

❐ Akut einsetzendes Ereignis; eine Aura oder ein fokaler Beginn weisen auf einen symptomatischen Krampfanfall hin.
❐ *Tonische Phase:* tonische Anspannung der Muskulatur, Gesichtsverzerrung, Überstreckung von Extremitäten und Rumpf, häufig lateraler Zungenbiß.
❐ *Klonische Phase:* rhythmische Zuckungen der Extremitäten, dabei häufig Urinabgang, seltener Einkoten. Ende mit myoklonen Nachzuckungen und tiefer, stöhnender Atmung.
❐ Terminalschlaf oder postparoxysmaler Dämmerzustand mit Bewußtseinsstörung, Desorientiertheit und psychomotorische Unruhe.
❐ Postparoxysmale Paresen: symptomatisches Anfallsgeschehen.
❐ Serie von Grand mal-Anfällen: Grand mal-Anfälle in zeitlich enger Folge, zwischen den Anfällen stets Wiedererlangen des Bewußtseins, erfordert intensivmedizinische Überwachung
❐ *Grand mal-Status:* ununterbrochene Reihenfolge generalisierter Krampfanfälle ohne zwischenzeitliche Wiedererlangung des Bewußtseins. Akut lebensbedrohlicher Zustand. *DD:* Hirnblutung, Meningoenzephalitis, Sinusvenenthrombose, Hirntumor; bei bekannter Epilepsie, unregelmäßiger Medikamenteneinnahme, Alkoholabusus oder Schlafentzug.

Diagnostik

❐ *Labor:* BZ (Hypoglykämie?), CK, Laktat, Prolaktin im Serum (nach Krampfanfall). Bei bekannter Epilepsie: Antikonvulsiva-Spiegel im Serum vor Ther. ☞ 1.3.
❐ *EEG:* Herdbefund als Zeichen eines symptomatischen Anfalls, typische Muster gesteigerter epileptischer Hirnaktivität für die Klassifikation genuiner Epilepsien. Das Fehlen epileptischer Aktivität spricht nicht gegen weitere Anfälle.
❐ *CCT:* akute Ind. bei jeder Grand mal-Serie oder jedem Grand mal-Status.

Therapie

❑ Gelegenheitsanfall: z.B. bei Alkoholentzug, keine Behandlungsind.

❑ *Grand mal-Serie:* Clonazepam (z.B. Rivotril®) 1-2 mg i.v. (☞ 6.4.3) oder Diazepam (z.B. Valium®) 10-20 mg i.v. langsam injizieren (☞ 6.4.2). Wenn keine Unterbrechung der Serie oder Übergang in Grand mal-Status: weiter wie Grand mal-Status.

❑ *Grand mal-Status:*

- Clonazepam (z.B. Rivotril®) 1-2 mg i.v. oder Diazepam (z.B. Valium®) 10-20 mg i.v. oder Midazolam (z.B. Dormicum®) 15 mg i.v.

- *Alternativ* sofortige Phenytoinaufsättigung: 750 mg in 500 ml NaCl 0,9% innerhalb von 30 Min. i.v. unter EKG-Monitoring. (☞ 6.4.4)

- Bei *Nichterfolg* Phenobarbital (z.B. Luminal®) 30 Min. nach Statusbeginn: 1 Amp. = 200 mg langsam i.v., danach Perfusor mit 3 Amp. = 600 mg auf 50 ml NaCl 0,9% mit 1-2 ml/h (☞ 6.4.5)

- *Bei Nichterfolg* Clomethiazol (z.B. Distraneurin®) 0,8% 500 ml tägl. i.v. (☞ 7.3). Initialdosis 1 g = 125 ml in 5 Min., bis Pat. schläft, danach Dauerinfusion 80-120 ml/h unter Intubationsbereitschaft nur auf einer Intensivstation

- *Alternativ* Thiopental-Natrium (Trapanal®): Wenn nach 1 h keine Statusunterbrechung: initial 200-250 mg über 1-2 Min. i.v., danach Infusion 5 Amp. à 2,5 g auf 250 ml NaCl mit 12-18 ml/h = 600-900 mg/h, Perfusor 1 Amp. à 5 g in 50 ml NaCl 0,9% mit 6-9 ml/h, ☞ 15.5.2.

6

6.1.8 Meningitis, Enzephalitis

Bakterielle Meningitiden

Ätiologie

☐ *Primär bakterielle Meningitis* ohne nachweisbaren Fokus
☐ *Sekundär bakterielle Meningitis* als KO von Infektionen in der Nachbarschaft, sogenannte Durchwanderungsmeningitis: Otitis, Sinusitis, Mastoiditis, Hirnabszeß. Häufigste Erreger bei Erwachsenen: Pneumokok., Meningokok., Listerien. Kinder: Meningokok., Hämophilus influenzae. Säuglinge: E. coli, Streptokok., Hämophilus influenzae. Bei bis zu 30% der eitrigen Meningitiden ist kein Erreger nachweisbar.

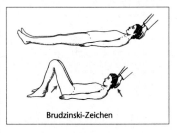

Brudzinski-Zeichen

Klinik

☐ Prodromi: allg. Krankheitsgefühl, Kopfschmerzen, Ausstrahlung in den Rücken, Fieber, leichte Nackensteifigkeit
☐ Vollbild: Kopfschmerzen, Erbrechen, Lichtscheu, Meningismus
  - *positiver Lasègue:* gestrecktes Bein im Liegen senkrecht anheben, Schmerzen in Nacken und Rücken.
  - *Kernig:* Hüft- und Kniegelenk um 90° gebeugt, Schmerzen beim Strecken des Kniegelenks senkrecht nach oben.
  - *Brudzinski:* passive Kopfbewegung nach vorn führt zum reflektorischen Anziehen der Beine.
☐ Zunehmende Bewußtseinstrübung bis Koma
☐ Neurologische Herdsymptome, fokale Anfälle, Hirnnervenparesen (V.a. basale Meningitis).

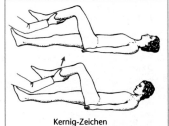

Kernig-Zeichen

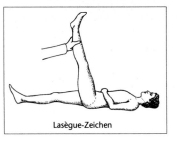

Lasègue-Zeichen

Diagnostik

❏ *Liquorpunktion* ☞2.3: vor Antibiotikather.! Typisch sind trübes, gelbliches Aussehen, Liquorzellzahl meist 2000-10 000/3 Zellen, von denen 80-90% in der Initialphase polymorphkernige Granulozyten sind. Liquorzucker erniedrigt (< 30 mg%) und Liquorlaktat erhöht (> 3 mmol/l), Liquoreiweiß meist > 100 mg/dl.

❏ *Keimnachweis:* direkter Ausstrich mit Gramfärbung (sofort!), Liquorkulturen mit Resistenztestung, Blutkulturen in ca. 50% pos.

❏ *CCT:* Hirnabszeß? Hydrozephalus? Mastoiditis? Rö-NNH und Schädelbasis zur Fokussuche.

KO

❏ Sinusvenenthrombose (☞ 6.1.6)

❏ Hirnödem mit Gefahr der Einklemmung (☞ 6.1.2)

❏ Hirnabszeß: CCT-Verlaufskontrollen

❏ Epileptische Anfälle: Aufsättigung mit Phenytoin 4 x 250 mg in 24 h ☞ 6.4.4. Anfallsprophylaxe (auch ohne Grand mal-Anfall) stets bei i.v. Penicillinther. (Penicillin senkt die Krampfschwelle). Erhaltungsdosis 250 mg Phenytoin tägl. i.v. oder 3 x 100 mg oral (Spiegelkontrolle!).

Therapie

(initial kalkulierte Ther. umstellen nach Erhalt des mikrobiologischen Ergebnisses)

❏ *Spontane Meningitis:* Penicillin G 3 x 5-10 Mega tägl. und/oder Cefotaxim 3 x 2 g i.v.

❏ *Sekundäre Meningitis* (HNO-Infektion, SHT, hirnferner Fokus, allg. Abwehrschwäche): Cefotaxim 4 x 2 g tägl., Fosfomycin 3 x 5 g tägl., + evtl. Aminoglykosid, z.B. Gentamicin 3 x 80 mg tägl. Anpassung der Dosierung an die Nierenfunktion ☞ 10.2 und Spiegelkontrolle

❏ *Bei Abwehrschwäche* (v.a. ältere Pat.) zusätzlich Amoxicillin 3 x 2-3 g i.v., evtl. Kombination mit Gentamicin, wegen möglicher Listerienmeningitis über mind. 4-6 Wochen.

❏ *Allg. Maßnahmen:* Umgebungsprophylaxe bei Meningokok. + Häm. influenzae 600 mg Rifampicin p.o. für 2 bzw. 4 Tage.

❏ *Reserveantibiotika:* Cotrimoxazol 2 x 960 mg p.o. bzw. i.v. (Kurzinfusion!), Chloramphenicol 1,5-3 g tägl. i.v.

6

Virusmeningitis

Akut fieberhafte Erkrankung mit Nackensteifigkeit, Erbrechen und Kopfschmerzen, weniger ausgeprägte Symptomatik als bei bakterieller Meningitis.

Ätiologie

❑ Häufigste Erreger: ECHO-, Coxsackie-, Arbo- (FSME/CEE), Paramyxo- (Mumps), seltener Herpes- oder LCM-Viren.

Diagnostik

❑ Lumbale Liquorpunktion (☞ 2.3): Geringe Pleozytose (bis 1000/3 Zellen), überwiegend lymphozytäres Zellbild, Liquorglukose und Liquorlaktat unverändert (☞ 18).
❑ Evtl. Virusanzüchtung möglich
❑ Serologie: Titerbewegung für Therapieentscheidung zu spät, aber zum Nachweis viraler Genese sinnvoll.

Therapie

Symptomatische Ther., Bettruhe und Abschirmung.

Enzephalitis

Ätiologie

❑ Meist Virusenzephalitis: Herpes simplex, Herpes zoster, Enteroviren, ECHO- Viren, Coxsackie, Polio, Mumps, Adeno-Viren, HIV, Zytomegalie, Toxoplasmose. Selten Leptospiren, Rickettsien, Pilze, Protozoen.

Klinik

❑ Vorerkrankungen (HIV, Masern, Mumps, Grippe?) Erbrechen, Kopfschmerz, Gliederschmerzen, Fieber, Bewußtseinsstörung, bis Koma, evtl. neurologische Herdsymptome (z.B. Krampfanfall), Hirndruckzeichen (☞ 6.1.2).
❑ 20-25% der Pat. mit primär psychiatrischem Erkrankungsbild: hirnorganisches Psychosyndrom, psychotisches Erleben, schwere Gedächtnisstörungen, depressiver Stupor, Katatonie.

Diagnostik

❑ *Liquorpunktion:* Leichte Liquorzellzahlerhöhung (meist nicht > 100/3 Zellen), Proteinerhöhung, in seltenen Fällen auch normaler Liquor. Virusnachweis im Liquor bei ca. 30% der Pat.
❑ *EEG:* Mäßige bis schwere Allgemeinveränderung als Ausdruck einer diffusen Hirnfunktionsstörung, evtl. Herdbefund.
❑ *CCT:* Umschriebene hypodense Läsionen?
❑ *Serologie:* CMV-immediate early-antigen, ansteigende Antikörpertiter zum Nachweis der viralen Genese.

Herpes simplex Enzephalitis

Hämorrhagisch nekrotisierende Enzephalitis, die unbehandelt in 70% der Fälle letal verläuft. Unter optimierter Ther. Senkung der Letalität auf 20%.

Diagnostik

☐ EEG: Allgemeinveränderung, temporale Herdbefunde (häufig bilateral)
☐ CCT: temporal hypodense Läsionen ab 5. Erkrankungstag, häufig mit sekundär hämorrhagischer Infarzierung
☐ Liquor: Zellzahl meist < 100/3 Zellen. Serologie: Herpes simplex Titernachweis ca. nach 7 bis 10 Tagen.

Therapie

☐ Aciclovir (z.B. Zovirax®): Schon bei *Erkrankungsverdacht* 3 x 10 mg/kg tägl. über 10-14 Tage (☞ 12.9.1). Verlängerung der Dosisintervalle bei Niereninsuff.
☐ Antibiotische Behandlung bis zur Diagnosesicherung wie bakterielle Meningitis (s.o.).

6.1.9   Schädelhirntrauma (SHT)

Klinik

☐ *Schädelprellung:* Kopfverletzung ohne Bewußtseinsstörung
☐ *SHT:* Kopfverletzung mit Bewußtseinsstörung, vegetative Begleitsymptome wie Erbrechen und heftige Kopfschmerzen

Einteilung des SHT	
SHT I	Commotio cerebri: kurzdauernde Bewußtseinsstörung mit anterograder Amnesie (posttraumatische Erinnerungslücke) und retrograder Amnesie (prätraumatische Erinnerungslücke). CCT: keine morphologischen Veränderungen
SHT II	leichte Contusio cerebri: Bewußtlosigkeit < 30 Min., Remission innerhalb von 30 Tagen.
SHT III	schwere Contusio bzw. Compressio cerebri: Bewußtlosigkeit > 30 Min., Restitutio mit Defektheilung.

☐ *Neurolog. Untersuchung:* Bewußtseinslage ☞ 6.1.1 (Glasgow-Coma-Scale), Okulo-und Pupillomotorik (Anisokorie? Lichtreaktion? Augenmuskellähmung?), Augenhintergrund, Motorik (Paresen, Reflexstatus), Hirndruckzeichen (☞ 6.1.2): Pupillenerweiterung anfänglich ipsilateral, später beidseits. Zunehmende Bewußtseinsstörung. Progredienter Ausfall der Hirnstammreflexe, Atemstörung, Kreislaufstillstand, Streckkrämpfe.
☐ *Äußere Verletzungszeichen:* Schädelprellmarken, Blutung aus Nase oder Ohren bei Schädelbasisfraktur; Liquorrhoe (pos. Glukosereaktion bei Glukostix) bei Duraeröffnung.

Diagnostik

◻ *Rö:* Schädel in zwei Ebenen, evtl. Town'sche Projektion (Hinterhauptaufnahme, Orbitae, Schädelbasis), HWS in vier Ebenen, Spezialaufnahme des Dens axis (stets bei primär bewußtlosen Pat.), Rö-Thorax. Bei SHT II°. und III.° sofortiges CCT (Kontusionsherd, Coup-Contre-Coup-Verletzung, Einblutung, traumatische SAB)

◻ *Engmaschiges Monitoring* der Bewußtseinslage, des Neurostatus und der Vitalfunktion: art. RR-Messung, EKG, Atmung, Temp., EEG, ggf. intrakranielles Druckmonitoring (ICP: kontinuierliche Messung durch epidurale oder subdurale Druckaufnehmer zur Erkennung der intrakraniellen Drucksteigerung vor klinischer Verschlechterung des Pat.)

◻ *Labor:* BB, E'lyte, Krea, Laktat, BGA, CK, HBDH, GOT, BZ, Gerinnung, Serumosmolalität.

✔ Management

◻ Sicherung der Vitalfunktion ☞ 3.1.1, frühzeitige Intubation
◻ Bei Hirndruckzeichen ☞ 6.1.2
◻ Bei offener Schädelfraktur, Liquorrhoe: Antibiotikather., z.B. Amoxicillin + Clavulansäure (z.B. Augmentan®) 3 x 1,2 g i.v. oder Cefotaxim 3 x 2 g i.v.
◻ Stets neurochirurgisches Konsil zur Frage der operativen Intervention (z.B. Trepanation bei epiduralem oder subduralem Hämatom)
◻ Bei Krampfanfällen Clonazepam (z.B. Rivotril®) 1-2 mg i.v. oder Diazepam (z.B. Valium®) 5-10 mg i.v. oder alternativ Phenytoin-Aufsättigung ☞ 6.1.7.

     Fußangeln und Fingerzeige

Auf Rumpf- und Extremitätenverletzungen achten.

Epidurales Hämatom

Art. Hämatom aufgrund Verletzung der A. meningea media, selten durch Verletzung der Hirnsinus und Diploevenen. Blutungslokalisation zwischen Dura und Schädelkalotte, v.a. temporoparietal.

Klinik

Meist initialer kurzer Bewußtseinsverlust, dann symptomfreies Intervall zwischen 1 und 12 h mit nachfolgender sekundärer Eintrübung, ipsilaterale Okulomotoriusparese: weite Pupille, das Auge schaut nach lateral und unten (Klivuskantensyndrom), kontralaterale Halbseitensymptomatik.

Diagnostik

CCT: Hyperdense, von der parietalen Kalotte ausgehende, bikonkave Raumforderung, schwer vom subduralen Hämatom zu differenzieren.

Therapie

Sofortige Trepanation und Hämatomausräumung (Neurochirurgie).

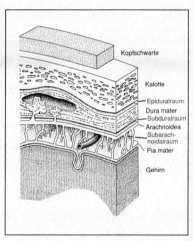

Kopfschwarte
Kalotte
Epiduralraum
Dura mater
Subduralraum
Arachnoidea
Subarachnoidalraum
Pia mater
Gehirn

Subdurales Hämatom

Ausgedehnte, flächenhafte Blutung im Subduralraum zwischen Dura und Arachnoidea. Ausdehnung über die gesamte Großhirnhälfte möglich. Venöse Blutung aus oberflächlichen Gefäßverletzungen, v.a. zerrissene Brückenvenen. Bei älteren Menschen oft keine erkennbare Ursache, insbesondere bei Alkoholikern und Epileptikern.

Klinik

❒ *Akutes subdurales Hämatom*: schwere initiale zerebrale Symptomatik, infolge kortikaler Prellungsherde, bei denen zusätzlich feine art. Gefäße verletzt werden (gemischt art.-venöse Blutung).

❒ *Subakutes und chronisch subdurales Hämatom:* Entwicklung in Wo. bzw. Monaten. Fluktuierende Bewußtseinslage, Persönlichkeitsveränderungen, Kopfschmerzen, Halbseitensymptomatik, Hirndruckzeichen, relativ späte Eintrübung.

Diagnostik

❑ *CCT:* Hyperdenses Areal: akutes subdurales Hämatom. Hypodenses Areal: chronisch subdurales Hämatom, selten auch isodense Areale. Evtl. indirekte Raumforderungszeichen (Verlagerung der Ventrikel).
❑ *DD:* Tumor, Demenz, langsam progredienter Insult.

Therapie

Hämatomentlastung durch Bohrlochtrepanation.

6.1.10 Myasthenia gravis pseudoparalytica

Ätiologie

Unbekannt: Neuromuskuläre Erkrankung aufgrund einer autoimmunen Reaktion mit AK-Bildung gegen nikotinerge postsynaptische Acetylcholinrezeptoren der Muskelzellmembran. Erstmanifestation in jedem Lebensalter möglich, Gipfel zwischen 20. und 40. Lebensjahr. In 15% mit Thymom kombiniert.

Klinik

❑ Belastungsabhängige, im Tagesverlauf zunehmende Muskelermüdung
❑ Häufig Erkrankungsbeginn mit Augenmuskel-, Schlundmuskel- und Gaumensegelparesen
❑ Fehlen von Sensibilitätsstörung, Schmerzen, Faszikulationen oder Muskelatrophien
❑ Sofortige Besserung oder Aufhebung von Paresen durch i.v.-Injektion eines Cholinesterasehemmers.

Diagnostik

❑ *Klinische Provokationstests:* Faustschlußprobe, Kopfheber-Test, *Simpson-Test*: zunehmende Lidheberschwäche (Ptosis) bei anhaltendem Blick nach oben
❑ *Tensilon-Test:* 10 mg = 1 ml Edrophoniumhydrochlorid (Tensilon®). Zunächst 0,2 ml i.v. in 15 Sek., wenn keine NW den Rest spritzen: eine zuvor deutliche Ptosis verschwindet schlagartig für 10-15 Min. *NW:* Speichelfluß, Bronchialkonstriktion, Bradykardie. Antidot: 0,5-1 mg Atropin i.v.
❑ *Acetylcholinrezeptoren-Auto-AK*
❑ *Elektromyographie.*

DD: Myasthene Krise – Cholinerge Krise		
Myasthene Krise	**gemeinsame Symptome**	**cholinerge Krise**
weite Pupillen Blässe Tachykardie Hypotonie und Hyporeflexie	autonome Symptome: Schwitzen, Speichelfluß, Stuhl- und Harndrang muskuläre Symptome: Schwäche, Atemstörung, Schluck-, Kau-, Sprechstörung zerebrale Symptome: Kopfschmerzen, Unruhe, Angst, Benommenheit, Verwirrtheit, Bewußtlosigkeit, Krampfanfälle	Sprechstörung zerebrale Symptome: Kopfschmerzen, Unruhe, Angst, Benommenheit, Verwirrtheit, Bewußtlosigkeit Krampfanfälle

Therapie

❑ *Myasthene Krise:* Plasmapherese (☞ 2.7.2) bei gleichzeitiger Immunsuppression (Azathioprin + Prednisolon), Cholinesterasehemmer: Steigerung der oralen Pyridostigminther. (z.B. Mestinon®) bis max. 600 mg tägl. p.o. Ggf. Pyridostigmin i.v.: max. 24 mg, z.B. Mestinon®, in 500 ml Laevulose tägl. i.v. in Abhängigkeit von der für die Vitalfunktionen wichtigen Muskelgruppen.

❑ *Cholinerge Krise:* Cholinesterasehemmer absetzen. Bei medikamentös ausgelöster Krise *drug holiday* für 4 Tage, 1-2 mg Atropin i.v., ggf. wiederholen, max. 8 mg alle 4 h. Bei starker Verschleimung tiefes Absaugen, evtl. Intubation und Beatmung, Expektorantien ☞ 5.7, keine Plasmapherese.

❑ *Gemischte Krise:* Cholinesterasehemmer absetzen, *drug holiday* für 3-4 Tage, Bronchialtoilette, physikalische Atemther., Thromboseprophylaxe, leichte Sedierung mit Promethazin (z.B. Atosil®) 3 x 25 mg = 3 x 25 Tropfen (☞ 7.2.5). Falls keine KI hochdosierte Kortikoidther. mit 1,5 mg/kg Prednisolon; alternativ Plasmapherese: 3-4 Separationen/Wo., v.a. wenn maschinelle Beatmung notwendig; nach 1 Wo. zusätzlich Azathioprin (z.B. Imurek®) 2-2,5 mg/kg tägl. p.o. Wenn keine Intubation und Beatmung notwendig, niedrig dosiert Prednisolon (10-25 mg tägl.) nach einer Wo. Steigerung bis 100 mg tägl. (Magenschutz) ☞ 5.4.

Myasthenieverstärkende Pharmaka

Curare und Derivate, Depolarisierende Muskelrelaxantien, Chinin (Tonicwater), Malaria-, Rheuma- und Grippemittel, Ajmalin, Procainamid, Lidocain, Morphin und Derivate, Mg-haltige Verbindungen, Abführmittel, Aminoglykoside, Tetrazyklin, Polymyxin, Sulfonamide, Penicillin, Benzothiadiazindiuretika, D-Penicillamin, Hydantoine, Inhalationsanästhetika (Äther, Halothan), Neuround Thymoleptika, Tranquilizer, Sedativa, Hypnotika, β-Blocker.

6.2 Antioedematosa

6.2.1 Übersicht

Hyperosmolare Substanzen

Wirkmodus: Die Wirkung osmotischer Substanzen beim Hirnödem beruht darauf, daß sie nach rascher i.v.-Infusion nicht sofort die Blut-Hirn-Schranke penetrieren, sondern daß sich bei intakter Blut-Hirn-Schranke ein Osmolalitätsgradient zwischen Blut und Hirngewebe aufbaut. Bei einem Osmolalitätsgradienten > 35 mosmol/l wird dem Gehirn Wasser entzogen. *Folge:* Volumenverminderung des Gehirns mit nachfolgender Liquordrucksenkung und Verbesserung der Hirndurchblutung. Die renale Ausscheidung führt zu einer osmotischen Diurese, v. a. bei Mannit und Sorbit. Folge ist eine sekundäre Hämokonzentration mit Viskositätsanstieg und konsekutivem Durchblutungsabfall im Gehirn.

Substanzen: : Mannit 20%, Sorbit 40%, Glyzerol 10%.

Pharmakokinetik: Mannit, Sorbit: Wirkungseintritt nach 5-10 Min, Wirkdauer ca. 3-4 h. Elimination: Mannit 100 % renal, Sorbit renal und hepatisch (insulinunabhängig!), Glyzerol 100% hepatische Metabolisierung. Bei Niereninsuff. Glyzerol, bei Schädigung der Blut-Hirn-Schranke Sorbit bevorzugen. Glyzerol wird komplett verstoffwechselt und soll bei mehrtägiger Anwendung einen geringeren Rebound-Effekt haben. Mannit hat aufgrund der 100% renalen Elimination eine längere Wirkungsdauer als Sorbit.

Glukokortikoide ☞ 5.4.1

Wirkmodus: Senkung der Liquorproduktion, Verminderung der Gefäßpermeabilität bei einem vasogenen Ödem, Aktivierung der Na$^+$/K$^+$-ATPase.

Substanz: Dexamethason (im Vergleich zu Prednison kein Mineralokortikoideffekt).
Äquivalenzdosen: Dexamethason 0,75 mg, Triamcinolon 4 mg, Methylprednisolon 4 mg, Prednisolon 5 mg, Hydrocortison 20 mg ☞ 13.5. *Ind.:* vasogenes Ödem bei Hirntumor. Keine gesicherte Wirkung bei zytotoxischem Ödem bei ischämischem Insult.

6.2.2   Glyzerol

®   z.B. Glyzerosteril 10%
500 ml Flasche = 50 g Glyzerol, 13,75 g Glukose, 2,25 g NaCl.

WM   Bindung von freiem Wasser durch Aufbau eines osmotischen Druckgradienten entlang der Blut-Hirn-Schranke.

✎   Hirnödem bei Hirntumoren, Enzephalitis, raumfordernder ischämischer Insult, SHT, hypoxischer Hirnschaden.

➤
> 4 x 125 ml/h bei 70 kg
> *Max. Tagesdosis* 500 ml.

NW   – Herzinsuff. bei Volumenüberlastung
– Nierenfunktionsverschlechterung bei gleichzeitiger Dehydratation
– Diarrhoe
– Hämolytische Anämie bei zu schneller Infusionsgeschwindigkeit (selten)
– Venenreizung

KI   – Intrazerebrale Blutung (kann eine Rezidivblutung begünstigen), Ausnahme: Bei vitaler Bedrohung aufgrund Hirndrucksteigerung und drohender Einklemmung
– ANV
– Hyperosmolares Koma
– Dehydratation.

✗   – Rebound-Phänomen bei Ther. > 3 Tage möglich
– Osmolalität: 1379 mosmol/l, deshalb Applikation über ZVK (Venenreizung!).

6.2.3   Sorbit

®   z.B. Sorbit 40 Braun, Jonosteril S 40,
1 Flasche = 100 bzw. 250 ml = 40 bzw. 100 g Sorbit

WM   Bindung von freiem Wasser durch Aufbau eines osmotischen Druckgradienten entlang der Blut-Hirn-Schranke.

✎   – Hirnödemther. bei intrakranieller Drucksteigerung mit drohender Einklemmung (vitale Bedrohung) bei: Hirntumor, Enzephalitis, raumfordernder ischämischer Insult, SHT, hypoxischer Hirnschaden.
– Laxans bei Intox. (Applikation über Magensonde) ☞ 17.2.2.

➤

> *i.v.:*
> 3 x 1 ml/kg tägl. über 10-20 Min. Max. Infusionsgeschwindigkeit
> 420 ml/h. Bei vitaler Bedrohung bis 5 x 100 ml tägl.

NW
- Herzinsuff., Lungenödem
- Venenreizung
- Mögliche passagere E'lytverschiebung und Azidose.

KI
- Serumosmolalität > 330-360 mosmol/l (hyperosmolares Koma, Nephrotoxizität)
- *Cave:* nicht bei Dehydratation bei drohenden Nierenversagen.
- Fruktoseintoleranz.

✗
- Nur kurzzeitige Senkung des intrakraniellen Drucks, daher unbedingt fraktionierte Ther.
- Nicht als sog. Nierenstarter verwenden
- Bei Hirnödem infolge intrazerebraler Blutung nur bei vitaler Bedrohung
- Reboundphänomen möglich
- Infusion über ZVK sinnvoll (Osmolalität 2316 mosmol/l).

6.2.4 Mannit

®
z.B. Mannitlösung 20%, Osmosteril 20%
250 ml = 50 g Mannit

WM
Bindung von freiem Wasser durch Aufbau eines osmotischen Gradienten entlang der Blut-Hirn-Schranke mit Senkung der Blutviskosität, sekundär bedingter Vasodilatation, Senkung des Hirndrucks und damit Anstieg der Hirndurchblutung.

✎
- Hirnödemther.: bei raumforderndem ischämischen Insult
- Drohende Einklemmung
- Bei vitaler Bedrohung infolge intrazerebraler Blutung
- Beginnendes ANV (osmotische Diurese, umstritten)
- Glaukom
- Forcierte Diurese ☞ 17.2.3.

➤

> Hirndruck: 3 x 1,5-2,0 ml/kg über 30-60 Min i.v., bei 70 kg = 3 x
> 100 - 140 ml. Max. 7 ml/kg tägl.
> *Beginnendes ANV:* 50 - 75 ml in 5 Min i.v., bei Diurese
> 50 ml/h evtl. Wiederholung mit max. 50 ml.

NW
- Herzinsuff., Lungenödem
- Venenreizung.

✗
ZVK sinnvoll (Osmolalität: 1100 mosmol/l).

6.2.5 Dexamethason

®   z.B. Fortecortin 1 Amp. à 1, 2, 5, 10 ml = 4, 8, 40, 100 mg.

WM   Senkung der Liquorproduktion, Verminderung der Gefäßpermeabilität beim vasogenen Ödem, Aktivierung der Na$^+$/K$^+$-ATPase.

✎
- Glioblastom und Astrozytom III.° und IV. °
- Intrazerebrale Metastasen
- SHT III.°
- Hirnabszeß
- Enzephalitis
- Zerebrale Tuberkulome.

➤
> *Beispiel: initial* 40 mg i.v., danach am 1. - 4. Tag 4 x 8 mg i.v., 5. -7. Tag
>   3 x 8 mg, 8. - 10. Tag 3 x 4 mg, 11. - 12. Tag 3 x 2 mg, 12. - 14.
>   2 x 1,5 mg ,danach Beendigung der Steroidther.
> *Bei SHT* III°. evtl. nur 100 mg einmalig initial.

NW   ☞ 5.4.1

✗
- Keine Wirkung auf das zytotoxische Ödem des ischämischen Insultes (umstritten)
- Keine gesicherte Wirkung auf hypoxische Ödeme bei Zustand nach Reanimation (umstritten)
- Kombination mit Osmother. nur bei vitaler Ind.
- Wegen hoher NW-Rate max. Therapiedauer 14 Tage.

6

6.3 Pharmaka bei Subarachnoidalblutung

6.3.1 Übersicht

Bei bis zu 60% der Pat. treten zwischen dem 4. und 17. Tag nach einer Aneurysmablutung intrazerebrale Vasospasmen auf, die zu einer Minderperfusion und angiospastischen ischämischen Insulten führen können. Durch frühzeitige Applikation von Nimodipin kann die intrazerebrale Blutversorgung durch max. Vasodilatation und durch Erweiterung von kollateralen Anastomosen verbessert werden.

6.3.2 Nimodipin

® z.B. Nimotop S 1 Flasche à 50 ml = 10 mg (alkoholisches Lösungsmittel), Nimotop S Lacktabl. = 30 mg Nimodipin.

WM Ca^{2+}-Antagonist ☞ 4.10.1

✎ Prophylaxe und Ther. zerebraler Gefäßspasmen bei SAB

> *Perfusor:* 50 ml = 10 mg mit 15 μg/kg/h für 2 h initial = 5 ml/h bei 70 kg, danach Erhöhung auf 10 ml/h (RR-Kontrolle!).
> Dauer der i.v.-Ther. 14 Tage oder bis keine Vasospasmen mehr nachweisbar sind.
> *p.o.:* 6 x 2 Tabl. tägl. für 7 Tage im Anschluß an die i.v.-Ther.

NW RR-Abfall, Bradykardie/Tachykardie, Kopfschmerzen, Nierenfunktionsverschlechterung, Herzrhythmusstörungen, Transaminasenanstieg, GIT-Beschwerden bei oraler Anwendung, Venenreizung.

⬌ – Wirkungsverstärkung von Antihypertensiva.
– Verschlechterung der Nierenfunktion bei Kombination mit nephrotox. Medikamenten (z.B. Aminoglykoside, Cefalosporine).

KI – Schwangerschaft

✗ – Stets über ZVK applizieren
– Tägl. Ther-Kontrolle durch die transkranielle Dopplersonographie
– Zur Vasospasmusprophylaxe soll die Vorbehandlung nicht später als 4 Tage nach der Blutung beginnen
– Ther. auch im Stadium I nach Hunt und Hess (☞ 6.1.5), wenn Gefäßspasmen im transkraniellen Doppler nachweisbar sind, obwohl kein neurologisches Defizit vorliegt.
– Lichtgeschützt applizieren (schwarze Perfusorspritze und Infusionsleitung).

6.4 Antiepileptika

6.4.1 Übersicht

❐ *Antiepileptika :* Carbamazepin, Phenobarbital, Phenytoin, Primidon, Valproinsäure, Clonazepam und Ethosuxemid. Die Auswahl der Antiepileptika erfolgt nach dem anfallshemmenden Effekt bei den einzelnen Anfallstypen und nach der Verträglichkeit. Phenobarbital, Primidon, Phenytoin und die neueren Substanzen Carbamazepin und Valproinsäure besitzen die gleiche antikonvulsive Wirksamkeit.

❐ *Notfallbehandlung des epileptischen Anfalls* (Grand mal, Grand mal-Serie oder Grand mal-Status): Benzodiazepine (z.B. Diazepam, Clonazepam), Phenytoin oder Phenobarbital.

❐ *Langzeitther.* bei Erwachsenen bei Grand mal- und fokalen Anfällen: Carbamazepin und Valproinsäure (weniger sedierend als Phenobarbital und Primidon).

6.4.2 Diazepam ☞ 7.4.2

6.4.3 Clonazepam

6

®	z.B. Rivotril: 1 Amp. = 1 ml = 1 mg
WM	Benzodiazepin, Abnahme der Erregung vegetativer Neurone im limbischen System durch Verstärkung der hemmenden GABA-ergen Neurone. HWZ 30 h, Wirkdauer ca. 12 h.
✎	Grand mal-Anfall, Grand mal-Serie, Grand mal-Status.
➤	*i.v.:* 1 mg = 1 Amp. langsam i.v. bis zu 4 x tägl.
NW	Müdigkeit, Verlangsamung, Muskuläre Hypotonie, Muskelrelaxation, Ataxie, Amnesie, Gereiztheit, Sedierung, Verschleimung der Atemwege.
KI	– Akutes Engwinkelglaukom – Myasthenia gravis.
⇔	– Zentraldämpfende Pharmaka und Alkohol (Wirkungsverstärkung von Clonazepam) – Phenobarbital und Phenytoin (Senkung des Clonazepamplasmaspiegels).

- 1 mg entspricht etwa 5-10 mg Diazepam
- Gabe unter strenger Ind. auch in der Schwangerschaft möglich
- Rivotril enthält 20 Vol.-% Alkohol
- Paradoxe Reaktion bei älteren Pat.
- Stets wie bei allen Benzodiazepinen einschleichende und ausschleichende Ther.

6.4.4   Phenytoin

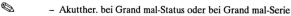

®   z.B. Phenhydan, Zentropil,
1 Amp. = 5 ml = 250 mg.

WM   Hemmung der Ausbreitung und Intensität von Krampfpotentialen. Membranstabilisierung durch Hemmung der postsynaptischen Potenzierung und Aktivierung inhibitorischer Neurone. Antiarrhythmikum der Klasse IB.

Pharmakokinetik: gute orale Resorption. Bioverfügbarkeit 85-98%, HWZ bei i.v. Applikation 4-6 h, nach Abschluß der Aufsättigung ca. 24 h (Konz.-abhängig). Elimination: zu 95% hepatische Metabolisierung, zu 5% renal. Ther. Plasmakonz. 10-20 μg/ml.

✎
- Akuttther. bei Grand mal-Status oder bei Grand mal-Serie
- Mittel der 2. Wahl zur Langzeitther. bei fokalem oder Grand mal-Anfall
- VES bei Digitalisintox.

➤

> *i.v.:* 3 - 4 x 1 Amp. = 250 mg tägl. zur Aufsättigung, danach ca. 1 Amp. tägl. i.v. unter Serumspiegelkontrolle (☞ 1.3)

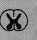

NW
- RR-Abfall bei zu schneller i.v. Applikation
- Asystolie
- VES, Kammerflimmern
- ZNS: Gangataxie, Schwindel, Erbrechen, Doppelbilder, Dysarthrie, Tremor, Nystagmus, extrapyramidale Hyper- oder Dyskinesien
- Allergie: Exantheme bei ca. 5%, Lyell-Sy. (selten)
- Transaminasenanstieg, Hyperglykämie
- Erhöhte Blutungsneigung bei Neugeborenen phenytoinbehandelter Mütter
- Bei Langzeitther.: Kleinhirndauerschäden, Osteopathie, megaloblastische Anämie, Lymphadenopathie, Hypertrichose und Hirsutismus, Cloasma und Gingivahyperplasie (ca 50%), Leukopenie < 2500/μl bei 2%.

- Schwere Herzinsuff.
- Bradykardie
- Schwangerschaft.

⟺   – Antazida, Theophyllin senken den Blutspiegel von Phenytoin
         – Sulfonamide, Isoniazid, Imipramin, Trazedon, Philoxazin, nicht ste-
           roidale Antiphlogistika, Disulfiram erhöhen den Plasmaspiegel
           (Verdrängung aus der Eiweißbindung)
         – Gestagene und Östrogene werden beschleunigt abgebaut.
✗   – Dosisreduktion bei Leberinsuff.
         – Serumspiegelkontrolle anstreben
         – Evtl. Aufhebung der hormonellen Kontrazeption.

6.4.5   Phenobarbital

®   z.B. Luminal 1 Amp. = 1 ml = 200 mg

WM   Narkotikum. Antikonvulsive Wirkung vermutlich durch Membransta-
         bilisierung. Wirkdauer 3-6 h.

✎   – Antikonvulsivum der 2. Wahl bei Grand mal-Anfällen, meist in
           Kombination
         – Grand mal-Serie oder Grand mal-Status: Medikament der 2. Wahl
           Phenytoin, Diazepam oder Clonazepam erfolglos
         – Narkotikum.

➤   *i.v.:* 1 Amp. = 200 mg langsam über mind. 4 Min i.v.
         Perfusor: 3 Amp. auf 50 ml 0,9% NaCl mit 0,2- 0,4 mg/kg/h =
           12 - 24 mg/h = 1 - 2 ml/h bei 60 kg. Max. Dosis 600 mg tägl.
         i.m.: Max. 4 Amp. tägl., 1 Amp. = 200 mg i.m. als vorüberge-
           hender Anfallsschutz, wenn orale Gabe anderer Antiepileptika
           nicht möglich (z.B. OP).

NW   – Herzinsuff.
         – Hypothermie bei hoher Dosierung
         – Obstipation
         – *Langzeitther.:* Osteopathie (Vitamin D-Defizit); erhöhte Blutungs-
           neigung (Vitamin K-Defizit) bei Neugeborenen phenobarbitalbe-
           handelter Mütter, megaloblastäre Anämie (Folsäure-Defizit); Poly-
           fibromatose (Dupuytren'sche Kontraktur, schmerzhafte Schulter-
           steife), Dysphorie, Bewußtseinsstörung, Erregungszustände.

KI   – KHK, Myasthenia gravis

⟺   Wirkungsverminderung von: Antikoagulantien, Phenytoin, Kortiko-
         steroiden, trizyklischen Antidepressiva, Digitoxin, Phenothiazinen
         Rifampicin, Lidocain.

✗   – *Cave:* Kardiodepression bei hohen Dosen
         – *Cave:* Gabe bei Porphyrie
         – Spiegelkontrolle anstreben ☞ 1.3.

6

7 Psychiatrische Notfälle

Tilman Wetterling
Hans Reuter

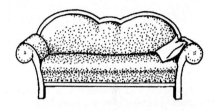

7.1   Leiterkrankungen

7.1.1   Delir

Das Delir ist immer ein lebensbedrohlicher Zustand.

Ätiologie (Ursache fast immer exogen)

❑ *Alkoholinduziertes Delir*: häufigste Ursache. Meist Alkoholentzugsdelir (v.a. bei Pneumonie, nach Trauma, z.B. SHT). Auftreten des Delirs bis 10 Tage nach Alkoholentzug, Dauer 2-8 Tage. Seltener Kontinuitätsdelir (hoher Alkoholspiegel). *DD*: akute Alkoholintox. ☞ 17.3.1

❑ *Andere Drogen*: z.B. Amphetamine, Kokain, Halluzinogene, inhalierte Drogen („Schnüffler")

❑ *Medikamente*: Delir tritt meist *während* Medikation auf. Bes. gefährdet sind Kinder und ältere Menschen. Z.B. Anticholinergika, trizyklische Antidepressiva, Antiparkinsonmittel (z.B. L-Dopa), Neuroleptika; Diuretika, Laxantien (durch Exsikkose, E'lytentgleisung), Digitalis, Cimetidin, Glukokortikoide, Antikonvulsiva. Bei längerer Benzodiazepin-Medikation bis 6 Wo. nach Absetzen!

❑ *Metabolische Störungen*: Hypo-/Hyperglykämie, Urämie, hepatische Enzephalopathie, E'lytstörung, Hypothyreose, Hyperparathyreoidismus, M. Addison, M. Cushing

❑ *Andere Ursachen*: Enzephalitis, Meningitis, Sepsis, zerebrale Hypoxie, SHT, intrakranielle Blutung, Hirntumor, Demenz, postop.

Klinik

❑ Desorientiertheit (zu Zeit, Ort, Person)
❑ Bewegungsunruhe
❑ Abrupter Wechsel zwischen Übererregung und scheinbarer Ruhe
❑ Denkstörungen, Halluzinationen, erhöhte Suggestibilität
❑ (fluktuierende) Bewußtseinsstörung
❑ Vegetative Störungen (Schwitzen, Tachykardie, Hypo-/Hypertonie, Tremor, Thermoregulationsstörungen).

Diagnostik

❑ Wegweisend ist oft die Fremdanamnese!
❑ Labor: Krea, E'lyte, BZ, BB (Leukozytose?), Leberenzyme (γ-GT ↑ bei chron. Alkoholabusus), Gerinnung (z.B. Quick ↓), CK, Alkoholspiegel. Serum und Urin für toxikologische Untersuchungen
❑ Rö-Thorax: Pneumonie, Rippenserienfraktur (z.B. bei Alkoholiker)
❑ Liquorpunktion bei V.a. Meningitis
❑ CCT bei V.a. intrazerebrale Blutung, Hirntumor, Apoplex.

✔ Management des Alkoholdelirs

❑ Pharmaka nach Symptomatik dosieren

❑ Dosierung so, daß motorische Unruhe verschwindet. Pat. sollte jederzeit erweckbar sein

❑ Clomethiazol (z.B. Distraneurin®) 4-8 (max. 12) x 2 Kaps. ≅ 4-8 x 12 ml Mixtur tägl. oder Clomethiazol 0,8% 500-1500 ml tägl. i.v. (max. Tagesdosis 2000 ml; nur unter Intensivüberwachung: *cave* Atemdepression)
  - Über 4-7 Tage ausschleichen
  - Keine Komb. mit Benzodiazepinen (Atemdepression)
  - Vorteil: antikonvulsiv, hypnotisch
  - Nachteil: Atem-, Kreislaufdepression; Bronchospasmus bei gesteigerter Bronchialsekretion (evtl. zusätzlich Atropin 1-2 x 0,25 mg i.v. tägl.)
  - *KI:* Pneumonie, obstruktive Lungenerkrankung, Thoraxverletzung, respiratorische Insuff.
  - Bei starker psychotischer Symptomatik evtl. zusätzlich Haloperidol (z.B. Haldol®) bis max. 4 x 10 mg i.v. tägl.

❑ Alternativ Benzodiazepin, z.B. Chlorazepat (z.B. Tranxilium®) 2-3 (max. 5) x 100 mg i.v. Intensive Überwachung nötig
  - Über 4-7 Tage ausschleichen
  - Vorteil: antikonvulsiv, hypnotisch
  - Nachteil: bei gleichzeitigem Benzodiazepinabusus unwirksam
  - *NW* und *KI* ☞ 7.4.1
  - Bei starker psychotischer Symptomatik evtl. zusätzlich Haloperidol (Haldol®) bis max. 4 x 10 mg i.v. tägl.

❑ Weitere Alternative Clonidin (z.B. Catapresan®) über Perfusor: initial 0,15 mg, dann bis max. 1,2 mg tägl. ☞ 3.9.2, evtl. in Komb. mit Haloperidol bis max. 40 mg tägl. i.v.
  - Ausschleichen (Rebound-Phänomen!)
  - Vorteil: senkt Sympathikotonus, keine Verschleimung der Atemwege
  - Nachteil: keine antikonvulsive Wirkung, keine antipsychotische Wirkung, daher Komb. mit Haloperidol (z.B. Haldol®) sinnvoll
  - Bei Krampfanfällen Diazepam (z.B. Valium®) 10 mg langsam i.v.
  - *KI:* Herzrhythmusstörungen (v.a. bradykarde), cave bei E'lytstörungen

❑ Ernährung, Flüssigkeits- und E'lytsubstitution 2500-4500 ml tägl., ☞ 16.1.5. Häufig Hypokaliämie: ☞ 11.1.2. Vitamin B_1 (*vor* Glukosegabe!)100 mg i.v. tägl. bis zum Abklingen des Delirs ☞ 16.5.6

❑ Bei Hyperthermie: Eisbeutel, Wadenwickel, evtl. Kühlzelt

❑ Bei Krämpfen: Diazepam (z.B. Valium® 10 mg i.v., alternativ Clonazepam ☞ 6.4.3

❑ Bei NH_3 ↑: Laktulose (z.B. Laevilac®, Bifiteral®) 3-5 Eßl. = 25-40 g tägl., ☞ Leberkoma 9.1.1

❑ Tachykardie: Propranolol 1 mg i.v. (Monitorkontrolle, ggf. wiederholen).

 Fußangeln und Fingerzeige

❑ Alkoholgabe obsolet

❑ Desorientierte Pat. ausreichend überwachen

❑ *Cave:* Distraneurin®-Überdosierung

❑ Zu starke Sedierung erschwert Verlaufsbeurteilung.

7.1.2   Akuter Erregungs- und Verwirrtheitszustand

Ätiologie

❑ Intoxikation (Alkohol, Drogen, Medikamente)
❑ „Realangst" (Herzinfarkt, Unfall, Aufwachen auf Intensivstation)
❑ Z.n. SHT (z.B. subdurales Hämatom), Z.n. epileptischem Anfall
❑ Beginnendes Delir (Alkoholentzug)
❑ Narkoseein- oder -ausleitung und nach längerer Beatmung
❑ E'lytentgleisung, Hypoglykämie, Hyperthyreose
❑ Meningitis, Enzephalitis
❑ Hirnorganisches Psychosyndrom (z.B. Demenz u.a.), Minderbegabung
❑ Akute Psychose, Angstneurose (meist Erregung, selten Verwirrtheit).

Klinik

❑ Psychomotorische Unruhe (z.B. Hin-und-Her-Laufen, Nesteln, Schreien)
❑ Verbale Kommunikation kaum möglich
❑ Aggressives Verhalten gegenüber Personen und Sachen.

Diagnostik und Therapie

❑ *Diagnostik:* Im Akutstadium kaum möglich. Nach Sedierung Ausschluß bzw. Nachweis der oben genannten Erkrankungen.
❑ *Therapie:* Zunächst Versuch verbal beruhigend einzuwirken (Verständnis zeigen); Grenzen aufzeigen (evtl. Anwesenheit mehrerer Pfleger); medikamentöse Hilfe anbieten
❑ *Medikamente:* 5-10 mg Diazepam i.m. oder i.v. (*cave* bei Intoxikationen!) Bei V. a. psychischen Erregungszustand 5-10 mg Haloperidol i.m. ☞ 7.2.2 oder i.v. oder 50 mg Chlorprothixen i.m. ☞ 7.2.4. Falls kein ausreichender Erfolg evtl. nach 30 Min. wiederholen
❑ Möglichst im Gespräch mit Pat. bleiben (*talking down!*).
❑ Zu forsches Auftreten kann die Aggressivität steigern.

7

7.1.3   Malignes Neuroleptikasyndrom

Sehr seltene, aber lebensgefährliche Komplikation. Ätiologie: Pathomechanismus noch nicht geklärt. Meist bei Neueinstellung mit Neuroleptika oder Umstellung von Neuroleptika (bevorzugt hochpotente Neuroleptika).
❑ **Klinik:** Rigor, Stupor (bis zum Koma), Fieber > 40°C. Meist CK-Erhöhung, häufig E'lytentgleisung.
❑ *Diagnostik:* Sehr schwierige Differentialdiagnose zur perniziösen Katatonie wegen fast identischer Symptomatik → unbedingt psychiatrisches Konsil, da gegensätzliche Ther. (perniziöse Katatonie: hochdosiert Neuroleptika, evtl. Elektrokrampfther.). Weitere DD: hypokinetische Krise bei Parkinsony., maligne Hyperthermie.
❑ *Therapie:* Neuroleptika absetzen. Bei schwerer Symptomatik Dantrolen (z.B. Dantamacrin®) 50 mg oral bis max. 2,5 mg/kg tägl., bei i.v. Applikation 1 mg/kg, max. Dosis 10 mg/kg. *Cave:* streng i.v.-Gabe.

7.2 Neuroleptika

7.2.1 Übersicht

Psychopharmaka mit antipsychotischer Wirkung, wirksam gegen psychomotorischen Erregungszustand, affektive Spannung und (schizophrene) Ich-Störungen, zusätzlich sedierende und schlafanstoßende Effekte.

Substanz	Handelsname z.B.	Dosis**
Schwach potente Neuroleptika (vorwiegend sedierend)		
Levomepromazin	Neurocil	[50*] 75-300 mg
Chlorprothixen ☞ 7.2.4	Truxal	[30] 50-300 mg
Melperon ☞ 7.2.3	Eunerpan	[25] 50-200 mg
Thioridazin	Melleril, Melleretten	[20] 50-200 mg
Promazin ☞ 7.2.5	Protacyl	[30] 50-200 mg
Prothipendyl	Dominal	[20] 40-200 mg
Promethazin***	Atosil	[30] 50-150 mg
Mittel potente Neuroleptika		
Clopenthixol	Ciatyl	[10] 20-50 mg
Triflupromazin ☞ 8.6.3	Psyquil	[25] 50-100 mg
Chlorpromazin	Megaphen	[50] 150-300 mg
Stark potente Neuroleptika (vorwiegend antipsychotisch)		
Haloperidol ☞ 7.2.2	Haldol	[1] 2-50 mg
Fluphenazin	Lyogen, Dapotum	[1,5] 3-9 mg
Flupentixol	Fluanxol	[2,5] 5-20 mg

* Initialdosis für geriatrische Pat. für 24 h
** 24 h-Dosis, auf 3-4 Einzeldosen verteilen
*** Mittel der Wahl, wenn ausschließlich Sedierung gewünscht wird. Keine antipsychotische Wirkung.

Indikation

☐ Psychomotorischer Erregungszustand: z.B. bei Alkoholentzugsdelir (nur hochpotente Neuroleptika), organisches Psychosy.
☐ Psychotische Sy.: bes. paranoid-halluzinatorische Psychose, schizophrene Denk- und Ich-Störungen, Unruhezustände
☐ Chron. Schizophrenie, Residualzustände
☐ Zur Sedierung und als Einschlafhilfe (niedrig potente Neuroleptika)
☐ Wirkungsverstärkung von zentralen und peripheren Analgetika → Einspareffekt.

Prinzipien zur Wirkstoffauswahl

☐ Bei Erregtheit und Unruhe niederpotentes Neuroleptikum

☐ Bei akuten psychotischen Bildern mit produktiver Symptomatik (z.B. Halluzinationen) stärker potente Neuroleptika

☐ Wenn sedierende Komponente erwünscht, Komb. eines hochpotenten Neuroleptikums mit einem niedrigpotenten

☐ Individuelle (Un-)Verträglichkeiten einzelner Neuroleptika: bei Beschwerden oder Unwirksamkeit → an Wechsel des Präparates denken

☐ Individuelle Empfindlichkeit schwankt um mind. den Faktor 10: korrekte Dosierung schwierig; wenn möglich mit min. Dosis beginnen (einschleichen!)

☐ Anticholinergika wie Biperiden (z.B. Akineton®) erst bei Auftreten extrapyramidal-motorischer NW

☐ Bei Alkoholentzugsdelir keine niedrig potenten Neuroleptika.

Nebenwirkungen

☐ Frühdyskinesien: Stunden bis Tage nach Ther.-Beginn. Paroxysmale Dyskinesien mit Blickkrampf, Verkrampfungen der Mund- und Halsmuskulatur. Ther.: akut Biperiden (z.B. Akineton®) 1 Amp. = 5 mg i.v. Falls weitere neuroleptische Medikation erforderlich 1-3 Tabl. Akineton® tägl. ☞ 17.4.4

☐ Parkinsonoid, zerebrale Krampfanfälle

☐ Akathisie : Tage nach Ther.-Beginn (innere Unruhe mit Nicht-Sitzen-Können, Trippeln): Abgrenzung zu psychotischen Symptomen schwierig!

☐ Spätdyskinesie: nach Jahren auftretende, stereotype, sich wiederholende Hyperkinesien v.a. im Kopfbereich (z.B. Schmatzen, Kauen), oft irreversibel! Ther.: in Zusammenarbeit mit Psychiater

☐ Vegetative Störungen: Mundtrockenheit, Miktionsbeschwerden; Hypotonie, orthostatische Dysregulation; Obstipation; Glaukomverschlechterung

☐ Blutbildveränderungen: V.a. trizyklische Neuroleptika (z.B. Phenothiazinderivate, Chlorprothixen)

☐ Muskelrigidität; Ikterus; Urtikaria, malignes Neuroleptika-Sy. (☞ 7.1.3).

Kontraindikation

☐ Strenge Ind.-Stellung während Schwangerschaft und Stillzeit.

Wechselwirkungen

☐ Wirkung ↑ durch Barbiturate, Hypnotika, Sedativa, Valproinsäure, „Pille", Wirkung ↓ durch Anticholinergika, Wirkung ↑ von Anticholinergika, Antihypertonika, Barbituraten, Hypnotika, Sedativa (v.a. niedrig potente Neuroleptika), Wirkung ↓ von Amantadin, Bromocriptin

☐ Amantadin: Blutdruckabfall verstärkt

☐ Acetylsalizylsäure: Unterkühlung

☐ Benzodiazepine: ZNS-Dämpfung verstärkt

☐ β-Blocker: Kardiodepression

☐ Clonidin: hypertone Krise nach Absetzen von Phenothiazin-Neuroleptika

☐ Lithium: Tremor, wechselseitige Toxizitätssteigerung

☐ MAO-Hemmer, Metoclopramid: extrapyramidale NW verstärkt

☐ Piracetam: Hyperkinesie

☐ Trizyklische Antidepressiva: anticholinerge Wirkung und ZNS-Dämpfung verstärkt.

7.2.2   Haloperidol

®   z.B. Haldol, Sigaperidol,
            Tropfen zu 2 mg/ml, 10 mg/ml; 1 Amp. = 5 mg.

WM   Butyrophenon-Derivat, antidopaminerg, stark antipsychotisch, ausge-
            prägt antiemetisch, gering sedierend. HWZ ca. 21 h.

✎   – Psychosen, Unruhezustände, Verwirrtheitszustände (auch im Al-
            ter), Hyperkinesien, Delir.

➤
> *i.v.* 1 Amp. = 5 mg langsam
> *p.o.* z.B. 2,5 ml = 5 mg = 50 Tr. zu 2 mg/ml
>   Max. 40 mg tägl. Bei geriatrischen Pat. 10 mg, möglichst nicht
>   überschreiten. Wenn möglich einschleichen (Tropfen! Mit 5
>   Tropfen = 0,5 mg beginnen).

NW   – ☞ 7.2.1, AV-Block, Schenkelblock, pharmakogene Depression bei
            Langzeitgabe.

⇔   – Wirkung ↓ durch Phenytoin
            – Wirkung ↓ von Bromocriptin, Levodopa (antagonistische Wirkung
              v.a. im Striatum)
            – Antidot für Guanethidin
            – Adrenalin: paradoxe Hypotonie.

✗   – Wenn möglich einschleichen
            – Haloperidol besitzt nur eine geringe sedierende Wirkung. Evtl.
              Komb. mit niedrigpotentem Neuroleptikum, z.B. Chlorprothixen.
            – Relativ häufig extrapyramidale Störungen
            – Cave gleichzeitige Antikoagulation: verstärkte Blutungsgefahr
            – *Cave* Überempf. älterer Pat.: Parkinsonoid, paradoxe Reaktion.

7.2.3   Melperon

®   z.B. Eunerpan Liquidum 5 mg/ml; 1 Amp. = 50 mg i.m.

WM   Butyrophenonderivat, vorwiegend sedierend, gering antidopaminerg,
            gering antipsychotisch. Wirkdauer 3 h.

✎   Unruhe-, Verwirrtheitszustände (v.a. nachts bei älteren Pat.)

➤
> *p.o.*: 5 ml = 25 mg Liquidum zur Nacht. Soll auch tagsüber eine
> Sedierung erreicht werden bis 4 x 5 ml tägl.
> In Ausnahmefällen 1 Amp. = 50 mg i.m.

NW   ☞ 7.2.1, 1geringe extrapyramidale Störungen.

7.2.4 Chlorprothixen

®   z.B. Truxal, Saft 20 mg/ml; 1 Amp. (1 ml) = 50 mg.

WM   Trizyklisches Neuroleptikum, antidopaminerg, antiadrenerg, anticholinerg, antihistaminerg, stark sedierend und antiemetisch. Wirkdauer 5-6 h. HWZ 8-12 h.

✎   Als Sedativum bei schweren akuten oder chron. Unruhezuständen

➤

> 2,5 ml = 50 mg p. o., max. 200 mg tägl.
> Bei schweren Unruhezuständen 1-3 x tägl. 50-100 mg i.m. oder
> 1-2 Amp. à 50 mg langsam i.v.

NW   – ☞ 7.2.1, Herz: Erregungsleitungsstörung.

⟺   – ☞ 7.2.1
    – Wirkung ↓ von Levodopa, Insulin, oralen Antidiabetika
    – α-Methyldopa: paradoxer RR-Abfall
    – Barbiturate, Carbamazepin: durch Enzyminduktion gesteigerter Chlorprothixen-Metabolismus
    – Adrenalin: paradoxer RR-Abfall.

✗   – Starke Sedierung, daher nur bei schweren Unruhezuständen
    – Möglichst orale Medikation, nur in Ausnahmefällen i.v.
    – Vorsicht bei älteren Pat.: Initialther. mit zunächst 1/2 Amp. = 25 mg beginnen, nur bei schwersten Fällen 1-3 Amp. tägl.

7.2.5 Promethazin

7

®   z.B. Atosil, 1 Amp. = 50 mg; Tropfen 20 mg/ml.

WM   – Phenothiazin-Derivat, vorwiegend antihistaminerg, nicht antipsychotisch.
    – Wirkdauer 4-8 h. HWZ ca. 12 h.

✎   – Sedierung bei Unruhezuständen, Asthma bronchiale, Narkosevorbereitung, Antiemetikum.

➤

> *p.o.:* 3-5 x tägl. 5-25 Tropfen, max. 150 mg tägl.
> *i.m./i.v.:* 1 Amp. = 50 mg langsam i.m. oder i.v.

NW   Agranulozytose, Atemstörung, ☞ 7.2.1

✗   Wegen ausgeprägter sedierender Wirkung, bei gleichzeitig geringen NW und relativ geringer Toxizität, Mittel der Wahl für allgemeine Sedierung.

7.3   Clomethiazol

®   z.B. Distraneurin
1 Kaps. = 192 mg
Mixtur: 1 ml = 31,5 mg
0,8%ige sterile Lösung pro injectione/infusione 100 ml = 503,7 mg

WM   Nicht bekannt (GABAerg?). Metabolisierung in der Leber. HWZ ca. 4 h.

✎   – Entzugsdelir (Alkohol, Medikamente)
     – (Prä-)Eklampsie
     – Status epilepticus (bei Versagen anderer Mittel).

➤
> *p.o.:* initial 2-4 Kaps. bzw. 10-20 ml Mixtur. Wenn nach 30-60 Min. keine ausreichende Sedierung zusätzlich 2 Kaps. bzw. 10 ml Mixtur. Max. 8 Kaps. bzw. 40 ml Mixtur in 2 h, 24 Kaps. bzw. 120 ml Mixtur tägl.
> Fortsetzung der Ther. z.B. mit 6 x 1-2 Kaps. bzw. 6 x 5-10 ml Mixtur) tägl. Behandlung sollte unter ausschleichender Dosierung in 10-14 Tagen abgeschlossen sein.
> *i.v.:* Nur in Ausnahmefällen und unter Intensivüberwachung 100 ml 0,8%ige Lösung (= 504 mg) über 10 Min. i.v.
> *Perfusor:* 500 ml (= 2518 mg) mit 40-60 ml/h. Max. Tagesdosis 2000 ml.

NW   – Verschleimung der Atemwege! Atemlähmung, Darmatonie, Tachykardie, Blutdruckabfall, Muskelrelaxation.

KI   – Pneumonie, schwere respiratorische Insuff.

⇔   – In Kombination mit Alkohol Wirkungsverstärkung (*Cave* Atemlähmung!)
     – Psychopharmaka: Wirkungsverstärkung
     – Cimetidin: Abbau und Ausscheidung von Clomethiazol vermindert.

✗   – Ind. für i.v.-Applikation, wegen starker Verschleimung der Bronchialwege mit oft notwendiger Intubation zur Bronchialtoilette, sehr streng stellen. Alternativmedikation mit Chlorazepat oder Clonidin + Neuroleptikum probieren ☞ 7.1.1
     – Beachtung der Suchtgefahr
     – Wegen Erhöhung des Vagotonus und bronchialsekretorischer NW gleichzeitig Atropingabe mit 1-2 x tägl. 0,25-0,5 mg i.m. empfehlenswert (☞ 4.12.2)
     – Max. Behandlungsdauer 2 Wo.
     – Dosis schrittweise reduzieren.
     – *Häufiger Fehler:* zu starke Sedierung, fehlende Überwachung des Pat.

7.4   Benzodiazepine

7.4.1   Übersicht

Benzodiazepine verstärken die hemmende Wirkung GABAerger Neurone. Alle Benzodiazepine wirken dosisabhängig sedierend, angstlösend, muskelrelaxierend und antikonvulsiv. Hohes Suchtpotential. Unterschiede in Wirkungsstärke und Pharmakokinetik.

Als Hypnotika geeignete Benzodiazepine			
	Substanz	Handelsname z.B.	abendl. Dosis*
Mittlere HWZ	Oxazepam**	Adumbran	5-20 mg
	Temazepam	Remestan	10-30 mg
Lange HWZ	Diazepam	Valium	2-15 mg
	Flurazepam	Dalmadorm	7,5-30 mg
	Chlordiazepoxid	Librium	12,5-50 mg
	Clorazepat	Tranxilium	5-50 mg

*   Cave: Alkohol potenziert Wirkung. Bei alten Pat. vorsichtig dosieren!
**   Flutet langsam an: rechtzeitig geben.

7

Indikation
❒ Akute Belastungssituation
❒ Krampfanfall
❒ Erregungszustand (z.B. nach Unfall)
❒ Alkoholentzugsdelir
❒ Vorübergehende Schlafstörung.

Prinzipien der Substanzauswahl
❒ Bei ausschließlicher Ther. der Schlafstörung: Benzodiazepine mit kurzer HWZ
❒ *Cave* Triazolam (z.B. Halcion®): häufig Alpträume; Benzodiazepine mit hoher Anflutungsgeschwindigkeit wie Flunitrazepam (z.B. Rohypnol®), Lormetazepam (z.B. Noctamid®), Lorazepam (z.B. Tavor®): erhöhtes Abhängigkeitspotential, anterograde Amnesie.

Nebenwirkungen

□ Allergische Reaktionen
□ Hemmung vegetativer Zentren im Hirnstamm (Atemlähmung, Kardiodepression)
□ Amnesie
□ Beeinträchtigung höherer geistiger Funktionen
□ Psychische und physische Abhängigkeit.

Kontraindikationen

□ Schwere Leber-, Nierenfunktionsstörungen
□ Intox. mit anderen zentraldämpfenden Pharmaka
□ Myasthenia gravis
□ Zerebralsklerotisch bedingter Verwirrtheitszustand.

Wechselwirkungen

□ Wirkung ↑ durch MAO-Hemmer
□ Wirkung ↑ von Muskelrelaxantien, Opiat-Analgetika, Phenytoin
□ Wirkung ↓ von Levodopa
□ Alkohol, Antihistaminika, Barbiturate, Clomethiazol, Kodein, Meprobamat, Muskelrelaxantien, Neuroleptika, trizyklische Antidepressiva: ZNS-Dämpfung verstärkt
□ Amantadin: Blutdruckabfall
□ Digoxin: Digoxin-Spiegel und -Toxizität erhöht.

 Fußangeln und Fingerzeige

□ Gewöhnung tritt je nach Kinetik nach 1-2 Wo. ein. Beim abrupten Absetzen ist ein Entzugs-Sy. mit Einschlafstörungen, Unruhe, gesteigerter Angst und Alpträumen zu erwarten (Pat. aufklären!). Daher stufenweise Dosisreduktion oder intermittierende Gabe jede zweite oder dritte Nacht
□ Gabe > 4 Wo. ist wegen Suchtgefahr kontraindiziert!
□ Anterograde Amnesie bei i.v.-Gabe möglich
□ Antidot: Flumazenil (z.B. Anexate®): Aufhebung der Atemdepression, ☞ 17.4.2.

7.4.2 Diazepam

®   z.B. Valium
1 Amp. = 2 ml = 10 mg
1 Supp. = 5 mg bzw. 10 mg

WM   Benzodiazepin (☞ 7.4.1), HWZ 1-3 Tage!

– Erregungszustände
        – Anxiolyse
        – Sedierung, z.B. bei frischem Herzinfarkt und diagnostischen Ein-
          griffen
        – Krampfanfall, Fieberkrampf
        – Sedierung bei Beatmungsther. zusammen mit Analgetika
        – Kombinationspartner für Ketamin (z.B. Ketanest®).

➤ | 1 Amp. = 10 mg langsam i.v. Bei 70 kg 0,15-0,3 mg/kg initial, an-
        | schließend 10 mg alle 4 h, max. 100 mg in 24 h = 1-2 mg/kg tägl.

NW – ☞ 7.4.1
        – Geringer RR-Abfall
        – Venenreizung
        – Atemdepression.

✗   – Bei Krampfanfällen besser Clonazepam (z.B. Rivotril®) verwen-
          den
        – *Cave:* paradoxe Reaktion bei älteren Pat.
        – Bei Dauertherapie, z.B. bei Beatmung, keine festen Dosierungs-
          schemata, da aufgrund der langen HWZ sonst Kumulationsgefahr
          gegeben ist
        – Valium-Amp. enthält Äthanol.
        – Unter strenger Indikation auch in der Schwangerschaft
        – Antidot: Flumazenil (z.B. Anexate®): Aufhebung der Atemdepres-
          sion, ☞ 17.4.2.

7.4.3 Clorazepat

7

®   z.B. Tranxilium
        1 Amp. = 50, 100 mg.

WM Benzodiazepin (☞ 7.4.1). Metabolit mit Wirkdauer von 50 - 100 h!

        – Entzugsdelir (nur Alkohol, nicht Benzodiazepine oder andere Me-
          dikamente!), Alternative bei KI für Clomethiazol.

➤ | 3 x 50 mg langsam i.v., max. 200 mg tägl.

NW ⇔ ☞ 7.4.1.
✗   – *Cave* Kumulation (lange HWZ)
        – *Cave* Suchtgefahr
        – Max. Behandlungszeitraum 14 Tage, vorher schrittweise Dosisre-
          duktion.
        – Antidot: Flumazenil (z.B. Anexate®): Aufhebung der Atemdepres-
          sion, ☞ 17.4.2.

7.4.4 Midazolam

® z.B. Dormicum 5
1 Amp. = 1 ml = 5 mg i.v.; i.m.
Dormicum 15
1 Amp. = 3 ml = 15 mg i.v.; i.m.

WM
– Benzodiazepin (☞ 7.4.1)
– *Pharmakokinetik:* Wirkeintritt ca. 3 Min. nach i.v.-Gabe, ca. 10 Min. nach i.m.-Gabe. Wirkdauer 45-90 Min. Nach Wiederholungsdosen erheblich länger. Rasche Resorption nach i.m. Gabe; HWZ 1,5-2,5 h. Rasche Metabolisierung in der Leber.

– Prämedikation vor operativen Eingriffen
– Sedierung bei Eingriffen in Lokal- und Regionalanästhesie
– Narkoseeinleitung und -aufrechterhaltung
– Kombinationspräparat bei der Ataranalgesie (☞ 15.5.5).

> *Prämedikation:*
> i.v.: 2,5 - 5 mg 5-10 Min. vor dem Eingriff, ggf. Wiederholung. Alternativ i.m.: 0,05-0,1 mg/kg (3,5-7 mg) 20-30 Min. präoperativ
> *Narkoseeinleitung:* 0,15-0,2 mg/kg (10-15 mg) i.v.
> *Aufrechterhaltung der Narkose:* individuell dosierte kleine Nachinjektionen nach Wirkung. (*Cave:* wiederholte Nachinjektionen führen zu deutlich verlängerter Wirkdauer)
> *Zur Ataranalgesie* (☞ 15.5.5): Prämedikation mit Atropin 0,5 mg i.m. oder i.v. und 0,15-0,2 mg/kg (10-15 mg) Midazolam i.v. und 2 mg/kg (50-100 mg) Ketamin i.v.
> *Sedierung* bei Eingriffen in Lokal- und Regionalanästhesie: wie Prämedikation.

NW
– Geringe RR-Senkung (vorher Volumenmangel ausgleichen)
– Atemdepression bis Atemstillstand, bes. bei schneller i.v.-Gabe.

KI
– Myasthenia gravis
– Intox. mit Alkohol oder Psychopharmaka
– Endogene Psychose, Schizophrenie (Exazerbation möglich)
– 1. Trimenon der Schwangerschaft, Stillzeit
– Benzodiazepinallergie.

⟺ Verstärkung des sedativen Effekts in Kombination mit anderen Psychopharmaka, Hypnotika, Anästhetika, Opioiden und Alkohol.

✗
– Wasserlösliches Benzodiazepin
– Doppelte Wirkstärke und kürzere Wirkdauer im Vergleich zu Diazepam.
– Zur Erleichterung der individuellen Dosierung: Verdünnung auf 1 mg/ml NaCl 0,9%
– *Antidot:* Flumazenil (z.B. Anexate®): Aufhebung der Atemdepression, ☞ 17.4.2.
– *Cave* Atemstillstand bes. bei älteren Pat. und i.v. Applikation.

8 Gastrointestinaltrakt

Karsten Schwarting

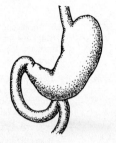

8.1 Leiterkrankungen

8.1.1 Obere gastrointestinale Blutung

Blutung oberhalb der Flexura duodenojejunalis. Cave: 10 % aller GIT-Blutungen verlaufen letal!

Ätiologie

❏ Ulcus duodeni 25 %
❏ Ulcus ventriculi 20 %
❏ Magenerosionen 15 %
❏ Ös.-Varizen 15 %
❏ seltener: Mallory-Weiss-Sy., Angiodysplasien, Ca.

Klinik

❏ Zeichen der Blutung: Hämatemesis (Bluterbrechen), Meläna (Teerstuhl)
❏ Zeichen der Anämie: Schwäche, Schwindel, Luftnot, Blässe
❏ Zeichen der Hypovolämie: Durst, Schwitzen, Tachykardie, Hypotonie, hypovolämischer Schock ☞ 3.1.2
❏ Medikamentenanamnese: Antikoagulation (z.B. Marcumar®), nicht steroidale Antiphlogistika (z.B. ASS).
❏ Anhalt für Leberzirrhose (häufiges Grundleiden bei Ös.-Varizen- und Ulkusblutungen)

Diagnostik

❏ *Labor:* BB, Blutgruppe, Kreuzblut für 4-6 EK und 2 FFP, Quick, PTT, Fibrinogen, E'lyte, Krea, Leberwerte, Lipase, ggf. Laktat. Bei V.a. Verbrauchskoagulopathie auch AT III, Fibrinmonomere, Fibrinogenspaltprodukte (☞ 14.1.3)
❏ Endoskopie: Lokalisation der Blutungsquelle und Blutstillung.

Endoskopische Klassifikation der Blutungsaktivität (modifiziert nach Forrest)		
I a	arteriell spritzende Blutung	
I b	Sickerblutung	
II a	Zeichen der stattgehabten Blutung	sichtbarer Gefäßstumpf
II b		Koagel
II c		hämatinbedeckte Läsion
III	Ulkus ohne Zeichen der vorangegangenen Blutung	

❏ *Angiographie:* bei unklarer Blutungsquelle.

✔ *Management der oberen GIT-Blutung*

❑ *Kreislaufstabilisation:* Mehrere großlumige periphervenöse Zugänge (später auch ZVK zur ZVD-Messung) zur Volumensubstitution: kristalline Lösungen (z.B. Ringer, NaCl 0,9 %) 1-2 l frei Hand, je nach Blutverlust Plasmaexpander z.B. Hydroxyäthylstärke 10%, max. 1 l tägl. ☞ 3.3.2. FFP nicht routinemäßig geben, sondern nur bei Massentransfusionen (>4 EK) und Gerinnungsstörung ☞ 14.4.3. Engmaschige Kontrolle von RR und Puls.
Flüssigkeitszufuhr nach ZVD (Ziel: 4-8 cm H_2O). *Cave:* Herzinsuff., Niereninsuff.

❑ *Endoskopie:* Endoskopische Blutstillung durch Unterspritzung mit Adrenalin (z.B. Suprarenin® 1: 10 000), Polidocanol (z.B. Aethoxysklerol®) oder Fibrinkleber. Bei massiver Blutung Volumensubstitution und Endoskopie parallel durchführen.

❑ *Bei Blutung* der A. gastroduodenalis oder bei medikamentös nicht stillbarer Blutung
→ *Notfall-OP*

❑ *Bei Ulkus:* Säureblockade, z.B. mit 50 mg Ranitidin (= 1 Amp. z.B. Zantic®) i.v. alle 6 h oder 80 mg Omeprazol i.v. (= 2 Amp. Antra®) als Bolus i.v., dann 40 mg alle 8 h ☞ 8.4.1.

❑ *Bei diffusen Blutungen aus Erosionen oder Streßläsionen:* evtl. Somatostatin 3 mg auf 50 ml NaCl mit 3 ml/h. Nur wenn endoskopische Blutstillung und sofortige chir. Intervention nicht möglich ☞ 8.2.2.

❑ *Bei akuter Ös.-Varizenblutung:* Notfallendoskopie und Unterspritzung mit Polidocanol (Aethoxysklerol®) oder blocken mit Histoacryl®. Linton-Nachlas-Sonde oder Sengstaken Sonde (☞ 2.4), wenn Sichtverhältnisse schlecht, fehlende Endoskopiebereitschaft oder Pat. im Schock. *Cave:* nicht >24 h liegen lassen! Nach Kreislaufstabilisierung endoskopische Sklerosierung. Evtl. Gabe von Terlipressin (Glycylpressin® 1 Amp. = 1 mg ☞ 8.2.3.) alle 4 h. *KI:* KHK *Cave:* Pat. nüchtern lassen, da Endoskopie und ggf. OP folgen!

 Fußangeln und Fingerzeige

❑ *Cave:* Unterschätzen der Bedrohlichkeit der Blutung, da Ausgangs-Hb nur wenig erniedrigt ist. Die Blutverdünnung durch Flüssigkeit aus dem Extravasalraum dauert einige Stunden.
❑ Mehrere großlumige periphere Zugänge sind zunächst wichtiger als ein ZVK.
❑ Bei dem Bemühen, die Blutungsquelle zu lokalisieren, darf die Kreislaufstabilisierung und -überwachung nicht vernachlässigt werden. Das Ausmaß der Blutung entspricht dem RR-Abfall und dem Pulsanstieg. (*Cave:* bei Pat. mit β-Blocker kein adäquater Pulsanstieg).
❑ Keine oralen Hämostyptika, keine „Eiswasserspülung" (Wirkung nicht belegt, möglicherweise Blutungsverstärkung)
❑ Indikation zur Intubation überdenken
❑ *Cave:* Übersehen von Gerinnungsstörungen
❑ *Cave:* Falsche Handhabung der Ballonsonde (unsachgemäßes Einlegen, unzureichende Lagekontrolle, fehlerhafte Füllung, Unterlassen des Anspülens, Übersehen einer Rezidivblutung).

8

8.1.2   Übelkeit und Erbrechen

Ätiologie

❑ *GIT:* Schleimhautreizung bei Ösophagitis, akuter Gastroenteritis. Nahrungsmittelvergiftung, Gastritis (Alkohol?), Ulcus ventriculi oder duodeni, Ca. Reflektorisch bei akutem Abdomen.

❑ *Ischämisch:* Angina abdominalis, Mesenterialinfarkt, rupturiertes BAA

❑ *Medikamentös:* z.B. Digitalis, nicht steroidale Antiphlogistika, Antibiotika, Opiate

❑ *Endokrin:* Schwangerschaft, Hyperparathyreoidismus, diabetische Ketoazidose, autonome Neuropathie

❑ *Kreislauf:* Myokardinfarkt, Stauungsgastropathie bei Herzinsuff., Hyper-/Hypotonie

❑ *ZNS:* erhöhter Hirndruck, Migräne, Meningitis, M. Menière

❑ *Andere Ursachen:* Urämie, Glaukomanfall, psychogen.

Anamnese

❑ Anfallsweises Erbrechen: z.B. bei Migräne (Kopfschmerz, Augenflimmern), M. Menière (Ohrensausen, Schwindel)

❑ Regelmäßig intermittierendes Erbrechen, z.B. im 12-48 h-Rhythmus bei Pylorusstenose, Sy. der zuführenden Schlinge

❑ Erbrechen bei Oberbauchschmerzen (Peritonitis, Pankreatitis, Ulkus, Cholezystitis, Cholezystolithiasis), Kopfschmerzen (Hypertonus, Migräne, Hirndruck, Meningitis)

❑ Zeitpunkt des Erbrechens:
  – Morgens (Schwangerschaft, Alkoholismus)
  – Nachts (Ulcus duodeni)
  – sofort nach dem Essen (akute Gastroenteritis, Hepatitis, psychogen)
  – verzögert nach dem Essen (Pylorusstenose, Vagotomie).

❑ Erleichterung durch Erbrechen bei Ulkus; nicht bei Gallen- und Pankreaserkrankungen

❑ Gewichtsverlust: längerdauernde organische Erkrankung, Anorexia nervosa

❑ Medikamente, Toxine, berufliche Exposition

❑ Bekannte Vorerkrankungen: Ulkusleiden, Diab. mell., OP

❑ Zusammensetzung des Erbrochenen: unverdaut (z.B. Achalasie, Ös.-Stenose, Divertikel), blutig, gallig, kaffeesatzartig.

Befund

❑ *Haut:* Exsikkose (stehende Hautfalten, trockene Zunge, Oligurie), Hyperpigmentation (M. Addison ☞ 13.1.5), Ikterus

❑ *Kreislauf:* Bradykardie (bei Digitalisintox. und erhöhtem Hirndruck), Tachykardie (bei Schmerzen, Hypovolämie)

❑ *Pupille:* Miosis (z.B. Opiatvergiftung), Mydriasis (z.B. bei akutem Glaukom, Erregung), Pupillendifferenz (z.B. bei ZNS-Blutung, Apoplex)

❑ *GIT:* Hernien, OP-Narben, Zeichen des Ileus (z.B. fehlende oder hochgestellte Darmgeräusche), Hepatosplenomegalie, sichtbare Peristaltik (z.B. bei Pylorusstenose), Zeichen der Peritonitis (Abwehrspannung, kontralateraler Loslaßschmerz).

Diagnostik

☐ *Labor:* BB, BSG, Krea, E'lyte, Laktat, BGA (metabol. Alkalose, Azidose), CK, HBDH, GOT, Leberwerte, Gerinnung, Lipase, BZ, Urinstatus, ggf. Digitalisspiegel, Toxikologie, Porphyrine in Serum und Urin
☐ *Sono:* Cholestase, Pankreatitis, Appendizitis, Nierensteine, Harnaufstau, Kokarden. Freie Flüssigkeit?
☐ *Rö.-Thorax:* freie Luft unter dem Zwerchfell (Perforation), Pneumonie, Pleuraerguß (z.b. linksseitig bei Pankreatitis)
☐ *Rö.-Abdomen im Stehen und/oder in Li-Seitenlage:* Spiegel (Ileus), freie Luft
☐ *EKG:* Myokardinfarkt, Herzrhythmusstörung
☐ *Gastroskopie:* Ulkus, Ösophagitis, Erosionen, Ca.

✔ **Management**

☐ Behandlung der Grundkrankheit
☐ Symptomatisch (☞ 8.6):
Metoclopramid (Paspertin®) 3 x 10 mg (= 3 x 1 Amp.) i.v. tägl, nicht bei Kindern; alternativ Triflupromazin (z.B. Psyquil®) 2 x 5-10 mg (1/2-1 Amp.) i.v.
☐ Flüssigkeitssubstitution z.B. mit Ringerlösung, E'lyt-Ausgleich.
☐ ggf. Ondansetron, z.B. 3 x 8 mg tägl. p.o. oder 1mg/h über Perfusor i.v. ☞ 8.6.4.

  Fußangeln und Fingerzeige

Cave: Übersehen einer nicht gastrointestinalen Erkrankung als Ursache für Übelkeit und Erbrechen: Hinterwandinfarkt, Glaukom, Hirndruck, akute Porphyrie, Intox.

8.1.3 Durchfall

Ätiologie akuter Durchfallerkrankungen

☐ *Infektiös:* Salmonellen, Shigellen, Cholera, E. coli, Yersinien, Campylobacter, Chlamydien, Viren, Candida, Clostridium difficile (pseudomembranöse Kolitis = antibiotikainduzierte Kolitis), Amöben, Lamblien
☐ *Medikamentös, toxisch:* Antibiotika, Laxantien, Zytostatika, Pilze, Arsen, Quecksilber, Bakterientoxine (Staphylokokken, Botulismus)
☐ *Andere Ursachen:* ischämische Kolitis, Nahrungsmittelallergie, Aufregung, Angst.

Ätiologie chronischer Durchfallerkrankungen

☐ Entzündlich, neoplastisch: M. Crohn, Colitis ulcerosa, Divertikulitis, kollagene Kolitis, Ca
☐ Maldigestion, Malabsorption: Pankreasinsuff., Laktasemangel, Sprue, Kurzdarmsy., Lymphangiektasien
☐ Andere Ursachen: Diab. mell., Hyperthyreose, Karzinoid, VIPom, Zollinger-Ellison-Sy., M. Addison, Urämie, Colon irritabile.

Klinik

Dauer, Häufigkeit, Beschaffenheit des Stuhles (Fettstühle, blutiger Stuhl, wässriger Stuhl), Gewichtsverlust, Auslandsaufenthalt, OP, Fieber, Schmerzen, Begleitsymptome? Ernährungsstatus, Exsikkose, Anämie, Ödeme, rektale Untersuchung (Blut?), Darmgeräusche, Resistenzen.

Diagnostik

☐ *Labor:* BB, Krea, E'lyte (Hypokaliämie?), Albumin, Lipase, AP, γ-GT, Bili, Leberwerte, SD-Hormone, BGA (metabolische Azidose?), Eisen; BSG, CRP, Blutkulturen. Stuhluntersuchung auf Parasiten, Stuhlkultur auf Salmonellen, Shigellen, Campylobacter, Yersinien, Clostridium difficile-Toxin, Chymotrypsin im Stuhl, H_2-Atemtest.

☐ *Serologie:* Yersinien, Campylobacter, Amöben, Gruber-Widal-Reaktion (Salmonellose), Chlamydien

☐ *Sono:* Pankreatitis, Cholelithiasis, patholog. Darmkokarden, Abszeß

☐ *Gastro-Duodenoskopie:* Gastritis, Ulkus, Aphthen; evtl. Dünndarmbiopsie zur Spruediagnostik, evtl. Duodenalsaft zum Nachweis von Lamblien

☐ *Koloskopie:* infektiöse Kolitis, ischämische Kolitis, pseudomembranöse Kolitis, entzündliche Darmerkrankung, Ca.

☐ *Rö.-Abdomen:* Pankreaskalk (bei chron. Pankreatitis in 30%), evtl. KM-Einlauf nach Sellink zur röntgenologischen Dünndarmdarstellung.

✔ Management

☐ Flüssigkeits- und E'lytsubstitution, evtl. oral (z.B. Oralpädon®, Elotrans®), sonst parenteral mit Ringerlösung, ggf. parenterale Ernährung. Bei K⁺-Mangel KCl-Perfusor 50 mmol/50 ml 10-15 ml/h ☞ 11.1.2.

☐ Symptomatisch Motilitätshemmer, z.B. nach jedem flüssigen Stuhl 1 Kaps. Loperamid (Imodium®), bis zu 6 Kaps. tägl. Alternativ Diphenoxylat (Reasec®) 3 x 2 Tabl. *KI:* infektiöse Gastroenteritis

☐ Infektiöse Enterokolitis:
  - Bei Typhus oder Paratyphus 2 x 500 mg Ciprofloxacin (z.B. Ciprobay®) tägl. p.o. ☞ 12.6.1, Alternativ 3 x 2 g Cefotaxim (z.B. Claforan®) tägl. i.v. ☞ 12.3.1
  - Bei Lambliasis 3 x 250 mg Metronidazol tägl. p.o. über 7 Tage
  - Bei Amöbiasis 3 x 750 mg Metronidazol tägl. p.o. über 10 Tage ☞ 12.11.1
  - Pseudomembranöse Kolitis: 4 x 125 - 250 mg Vancomycin tägl. p.o., (parenterale Gabe nicht wirksam). Bei Ileus Einlauf mit 500 mg Vancomycin in 1 l H_2O.
  - Maldigestion bei chron. Pankreatitis: 200 000 - 400 000 FiP-E tägl., z.B. 3 x 5 Kaps. Kreon® tägl.

 Fußangeln und Fingerzeige

☐ Cave: Übersehen einer pseudomembranösen Kolitis
☐ Cave: Keine Transportverzögerung der Stuhlproben auf dem Weg ins mikrobiologische Labor
☐ Enteritische Salmonellosen sollten nur bei kompliziertem, septischem Verlauf antibiotisch behandelt werden.
☐ Keine Behandlung einer infektiösen Enterokolitis mit Motilitätshemmern.

8.1.4   Ileus

Mechanischer Ileus: Verschluß des Darmlumens. Starker Flüssigkeitsverlust in das Lumen und in die ödematöse Darmwand führen zu Hypovolämie, Schock und ANV. Bei Lokalisation im Kolon drohen Darmwandgangrän und Durchwanderungsperitonitis. Klingende „hochgestellte" Darmgeräusche. Evtl. äußerlich erkennbare Darmsteifungen.

Paralytischer Ileus: Lähmung der Darmmotorik. Aufgetriebener, druckempfindlicher Leib, Erbrechen; häufig Singultus. Exsikkose. Auskultatorisch „Totenstille".

Ätiologie

❏ Mechanischer Dünndarmileus: Narbenstränge (Briden) 50%, Hernien 25%. Selten M. Crohn, Gallensteinileus, Bezoar (Haarballen-Ileus)
❏ Paralytischer Dünndarmileus: *reflektorisch* (postoperativ, Gallen- und Nierenkolik, Pankreatitis, Trauma, Myokardinfarkt), *toxisch* (Mesenterialinfarkt, ischämische Kolitis, Enteritis, Pneumonie, Urämie, Sepsis), *metabolisch* (Diab. mell., Porphyrie, Hypokaliämie, Hyponatriämie)
❏ Mech. Dickdarmileus: Kolon-Ca 55%, Volvulus 15%, Divertikulitis 10%
❏ Pseudoobstruktion des Kolon: massive Gasdilatation des re. Hemikolon ohne mechanisches Hindernis oder intraabdominelle Ursache einer Darmparalyse. Ätiol. unklar.

Klinik

❏ Krampfartige Schmerzen bei mechanischem Verschluß, Übelkeit, Erbrechen (je höher die Stenose, desto früher und heftiger, evtl. Koterbrechen (Miserere), Auftreibung des Bauches, evtl. Darmsteifungen, Stuhl- und Windverhalt.
❏ Narben (als Hinweis auf frühere OP), Druckschmerz, Resistenzen, Hernien.
❏ Beim mechanischen Ileus metallisch klingende, „hochgestellte" Darmgeräusche, beim paralytischen Ileus auskultatorisch „Totenstille". Zeichen der Exsikkose, Hypovolämie.
❏ Rektale Untersuchung: Rektum-Ca, Koprostase, Douglasprozess.

Diagnostik

❏ *Rö.-Abdomen* (wenn möglich im Stehen, sonst in Linksseitenlage): luftgeblähte Darmschlingen mit Flüssigkeitsspiegeln, beim paralytischen Ileus Spiegel in allen Darmabschnitten, beim mechanischen Ileus nur proximal der Stenose. Freie Luft als Zeichen der Perforation.
❏ *Sono:* Nachweis von freier Luft oder Flüssigkeit, Pankreatitis, flüssigkeitsgefüllte Darmschlingen, Darmschlingenkonglomerate, Gallenwege (Aerobilie bei Gallenstein-Ileus, Cholezystolithiasis), Nierensteine, Harnaufstau, BAA.
❏ *Rö.-Thorax:* Pneumonie, Pleuritis, freie Luft unter den Zwerchfellkuppeln
❏ Kolonkontrasteinlauf bei Verdacht auf mech. Dickdarmileus, Invagination
❏ Mesenterikographie bei V.a. Mesenterialinfarkt
❏ *Labor:* BB, E'lyte, Krea, Quick, Lipase, Leberwerte, Cholestaseenzyme, Bili, Albumin, Laktat, BGA, Urin-Status. Bei mechanischem Ileus Blutgruppe, Kreuzprobe (z.B. 4 EK, 2 FFP).

✔ Management

❑ Sofortige OP bei Strangulation, Mesenterialinfarkt, Dickdarmileus mit Gefahr der Gangrän
❑ Sondenbehandlung: Magen- oder/und Dünndarmsonden (Dennissonde)
❑ Flüssigkeits- und E'lytsubstitution: ZVD zwischen 4 und 8 cm H_2O
❑ Antibiotika: z.B. Cefotaxim (z.B. Claforan®) 3 x 2 g tägl. i.v. ☞ 12.3.1, bei septischem Verlauf in Kombination mit Gentamicin (z.B. Refobacin®) 3 x 80 mg als Kurzinfusion (Spiegelkontrolle, Dosisanpassung bei Niereninsuff. ☞ 12.4.1) und/oder Metronidazol (z.B. Clont®) 3 x 500 mg tägl. ☞ 12.11.1.
❑ Beim paralytischen Ileus hohe Einläufe und Darmstimulation mit Metoclopramid, Bepanthen, Neostigmin (Donnertropf ☞ 8.7.1) oder Ceruletid (☞ 8.7.2), ggf. Anlage eines Periduralkatheters zur Sympathikolyse
❑ Bei Pseudoobstruktion des Kolon vollresorbierbare Diäten, endoskopische Entlastung. Anus praeter-Anlage selten nötig.

Komplikationen

❑ Hypovolämischer Schock, E'lytstörungen ($K^+ \downarrow$, $Na^+ \downarrow$)
❑ Metabolische Azidose (Bikarbonatverlust aus dem Darm über die Sonde, vermehrter Säureanfall durch Katabolie, Laktat $\uparrow$)
❑ Sepsis infolge einer Durchwanderungsperitonitis, Schock, ARDS.

 Fußangeln und Fingerzeige

❑ Cave: Übersehen einer Invagination oder eines Volvulus bei Kindern
❑ Diagnostik nicht verzögern
❑ Rektale Untersuchung nicht versäumen.
❑ *Cave:* Leukozytose kann auch bei Strangulation oder Peritonitis fehlen!

8.1.5   Peritonitis

Letalität 40-60%

Ätiologie
Primäre Peritonitis: Infektiöse, durch hämatogene Keiminvasion (Pneumokokken) oder auf kanalikulärem Weg (Gonokokken) oder Durchwanderung (E. coli) ausgelöste Peritonitis. *Sekundäre Peritonitis*: häufig durch phlegmonöse Appendizitis, perforiertes Magen- oder Duodenalulkus, Dünn-/Dickdarmperforationen (z.B. Divertikulitis), Gallenwegs- und Pankreaserkrankungen, Entzündungen der weiblichen Genitalorgane, Extrauteringravidität.

Klinik
❑ Anamnese: Letzter Stuhlgang, letzte Miktion, Medikamente, nicht steroidale Antiphlogistika, Ernährung, Fieberverlauf, Übelkeit und Erbrechen, OP's.
❑ Familienanamnese: familiäres Mittelmeerfieber, Thalassämie, Sichelzellanämie, Porphyrie. Bei Frauen: Dysmenorrhoe, letzte Regel (Extrauteringravidität).

Diagnostik

- ☐ *Labor* (v.a. zur OP-Vorbereitung): BB, Kreuzblut (4 EK, 2 FFP), BSG, CRP; E'lyte, Krea, Lipase, Leberwerte, Cholestaseenzyme, Laktat, Albumin, Gerinnung, BGA, Blutkulturen, U-Status. CK, HBDH, EKG (zur DD Herzinfarkt).
- ☐ *Befund:* Druckschmerz, Loslaßschmerz, Abwehrspannung, bretthartes Abdomen., Schock, Ileus, Fieber. Aufrichten, Husten und tiefe Inspiration verschlimmern den Schmerz, bei der primären Peritonitis fehlt das brettharte Abdomen.
- ☐ *Rö.-Abdomen* im Stehen, evtl. zusätzlich in Li-Seitenlage: freie Luft als Zeichen der Perforation, Spiegel bei Ileus, Steinschatten, Aerobilie (Gallensteinileus)
- ☐ *Rö.-Thorax:* Pneumonie, Pleuraerguß, Zwerchfellhochstand (z.B. subphrenischer Abszeß), subphrenische Luftsichel (fehlt bei 30% der Perforationen).
- ☐ *Sono:* Nachweis von freier Luft oder freier Flüssigkeit, Zeichen der Pankreatitis, flüssigkeitsgefüllte Darmschlingen, Darmschlingenkonglomerate, Invagination, Appendizitis, Gallenblasenhydrops, Aerobilie, Milzkapselhämatom, Nierensteine, Harnaufstau, BAA, Extrauteringravidität, Ovarialzysten.

✔ Management

- ☐ Vordringliches Ziel ist die operative Beseitigung des entzündlichen Herdes
- ☐ Pat. bleibt bis zum Ausschluß der OP-Ind. nüchtern, Bettruhe
- ☐ Kreislaufstabilisierung (☞ 3.1.2), Volumengabe, parenterale Ernährung, Ausgleich von E'lytstörungen und metabol. Azidose
- ☐ Toxinentfernung durch ausgiebige Peritoneallavage, ggf. als Dauerspülung über mehrere Drainagen
- ☐ Ileusprophylaxe durch lange Intestinalsonde (Dennissonde)
- ☐ Antibiotika-Kombination mit Cefotaxim (z.B. Claforan®) 3 x 2 g tägl. i.v. ☞ 12.3.1 und Gentamicin (z.B. Refobacin®) 3 x 80 mg tägl. (☞ 12.4.1) und/oder Metronidazol (z.B. Clont®) 3 x 500 mg tägl. i.v. (☞ 12.11.1).
  Alternativ: Cefoxitin (z.B. Mefoxitin®) 3 x 2 g tägl. i.v. und Piperacillin (z.B. Pipril®) 3 x 4 g tägl. als Kurzinfusion ☞ 12.2.4.
  Als Reserveantibiotikum bei lebensbedrohlichem Verlauf trotz obiger Maßnahmen Imipenem (z.B. Zienam®) 3 x 1 g tägl. als Kurzinfusion (☞ 12.8.5) und Gentamicin (z.B. Refobacin®) 3 x 80 mg als Kurzinfusion
- ☐ Bei primärer Peritonitis durch Pneumokokken oder Gonokokken hochdosierte Gabe von Penicillin 3 x 5-10 Mio. IE i.v. tägl. ☞ 12.2.1.

Komplikationen

- ☐ Septischer Schock ☞ 12.1.1, ARDS ☞ 5.1.4, ANV ☞ 10.1.1, GIT-Blutung, abdominelle Abszesse.

8

 Fußangeln und Fingerzeige

- ☐ Auf ausreichende Kreislaufstabilisierung vor OP achten
- ☐ Diabetische Pseudoperitonitis nicht übersehen
- ☐ Eine primäre Pneumokokkenperitonitis ist keine OP-Ind.!
- ☐ Ältere Pat. und Kinder: evtl. abgeschwächte oder atypische klinische Zeichen
- ☐ Unter Glukokortikoiden kann das brettharte Abdomen fehlen
- ☐ Auch an gynäkologische Ursachen denken (Extrauteringravidität, rupturierte oder stielgedrehte Zysten).

8.2 Vasokonstriktiva

8.2.1 Übersicht

Bei GIT-Blutung ist der Einsatz von Medikamenten, die die Splanchnikusdurchblutung vermindern, umstritten. *Ind.:* Vasopressin nur bei Ös.-Varizenblutung, bronchiale Blutung; Somatostatin bei diffuser GIT-Blutung, falls endoskopische Blutstillung unmöglich und sofortige chir. Intervention nicht erforderlich.

8.2.2 Somatostatin

®   z.B. Stilamin: 1 Amp. = 250 µg bzw. 1 Amp. = 3 mg + 1 ml Lösungsmittel

WM   Humanes Polypeptid. Reduktion der Spanchikusdurchblutung, Hemmung der Sekretion von Gastrin, Pepsin, endo- und exokrinen Pankreasenzymen. *Wirkdauer:* Minuten. Keine orale Resorption.

✎   – Akute GIT-Blutung (Ulkus, erosive Gastritis), wenn endoskopische oder op. Ther. nicht möglich
      – Fistel bei M. Crohn, Pankreasfistel (umstritten)

➤ | *Perfusor:* 1 Amp. à 3 mg auf 50 ml NaCl, zunächt 4 ml Bolus (= 250 µg), dann 3 ml/h.

NW   Initial BZ-Abfall, nach 2-3 h BZ-Anstieg, Übelkeit, Bradykardie, Hitzegefühl.

⟺   Hexobarbital (Wirkungsverlängerung)

✗   Sehr teuer, daher strenge Indikationsstellung.

8.2.3 Terlipressinacetat

®   z.B. Glycylpressin: 1 Amp. = 1 mg + 5 ml NaCl als Lösungsmittel

WM   Humanes Polypeptid. Kontraktion der glatten Muskulatur mit Verringerung der Splanchnikusdurchblutung und damit Reduktion des Pfortaderdruckes und Ösophagusvenendruckes. Keine orale Resorption, *HWZ 6 h.*

✎   – Ös.-Varizenblutung
         – Senkung des Pfortaderdruckes
         – Venöse bronchiale Blutung.

➤   *i.v.:* 1-2 Amp., anschließend alle 4 h 1 Amp.
         max. Dosis 6 x 20 μg/kg tägl. (= 6 x 1 mg tägl. bei 50 kg).

NW   RR-Anstieg, Angina pect., Herzinfarkt, Bradykardie, Vasokonstrik-
         tion der Hautgefäße → Blässe! Verminderung der Nierendurchblu-
         tung (Diurese ↓), Erhöhung der Uteruskontraktion, gesteigerte
         Darmperistaltik.

KI   KHK

✗   – Ther. max. über 3 Tage
         – Bessere Verträglichkeit bei gleicher Wirkung wie Pitressin (Vaso-
           pressin), daher diesem bei Ös.-Varizenblutung vorzuziehen
         – Möglichst in Kombination mit Nitroglycerin (im Perfusor 50 mg/50
           ml 1-2 mg/h) wegen der Gefahr einer Myokardischämie ☞ 4.2.2.

8.3   Antazida

8.3.1   Übersicht

Ther.-Ziel: Neutralisierung der vom Magen gebildeten Salzsäure. Bei einem pH-
Anstieg auf >3,5 kommt es zugleich zu einer erheblichen Minderung der pepti-
schen Aktivität. Antazida sollten 1 h nach Nahrungseinnahme gegeben werden.
Sucralfat (Ulcogant® ☞ 8.3.3), gehört streng genommen nicht in die Gruppe der
Antazida, da der Wirkmechanismus auf vermehrter Schleimhautprotektion be-
ruht.

Nebenwirkungen

8

Aluminium-haltige Antazida: Obstipation bei längerdauernder Einnahme; verstärkte Aluminiumeinlagerungen in Gewebe, z.B. Knochen und ZNS (cave Dialyse-Pat.). Kalzium-haltige Antazida: Obstipation, gelegentlich Hyperkalzämie mit
Alkalose. Magnesium-haltige Antazida: Durchfall, daher meist in Kombination
mit Aluminiumhydroxid oder Kalziumkarbonat. Natriumbikarbonat wegen intra-
gastraler Gasentwicklung und Na^+-Belastung nicht verwenden!

   Fußangeln und Fingerzeige

❑ Generelle Ulkusprophylaxe bei Intensivpat. nicht indiziert.

8.3.2 Aluminium-, Magnesiumhydroxid

® z.B. Maalox 70, Beutel à 10 ml = 9 g Al-hydroxid Gel (0,9 g Al-oxid) + 0,6 g Mg-hydroxid

WM Säureneutralisation

✎ – Hyperazidität bei peptischem Ulkus
– Gastritis
– Peptische Ösophagitis
– Sodbrennen.

➤ | 4 x 1 Beutel tägl. p.o., 1 h nach Nahrungsaufnahme |

NW Enzephalopathie, Osteopathie, Diarrhoe.

⬄ – Erniedrigte Resorption von Digoxin und anderen Medikamenten
– Wirkungsverminderung von Ranitidin!

✗ – 8,1 g Maalox 70® neutralisiert 50 mmol Säure
– Cave bei Niereninsuff., Magenausgangsstenose.

8.3.3 Sucralfat

® z.B. Ulcogant
1 Beutel à 5 ml = 1 g Sucralfat Trockensubstanz (Aluminium-Saccha-rose-Sulfat = 190 mg Aluminium) + Konservierungsstoffe.

WM Ausbildung eines Schutzfilmes über Schleimhautläsionen bzw. Ulze-rationen.

✎ – Ther. von Ulcus ventriculi und duodeni
– Ulkus- bzw. Streßerosionsprophylaxe bei Pat. mit SHT und Inten-sivpat.

➤ | 4 x 1 Beutel = 5 ml tägl. über Magensonde bzw. oral |

NW – Obstipation
– Osteopathie, Enzephalopathie (bei längerfristiger Anwendung und Niereninsuff).

⬄ Verminderte Resorption von Tetrazyklin, Phenytoin, Digoxin, Cime-tidin.

✗ – Im Gegensatz zu H_2-Blockern keine Keimbesiedelung des Magens durch nur mäßige pH-Wert-Erhöhung
– Einsatz in der Schwangerschaft möglich!

8.4 Antihistaminika (H$_2$-Blocker) und Protonenpumpenhemmer

8.4.1 Übersicht

Die derzeit empfohlene Ther. eines Ulkus besteht in der einmaligen Abendgabe eines H$_2$-Blockers. Darunter heilen innerhalb von 8 Wo. 90% der Ulzera ab. Gleichwertig sind 800 mg Cimetidin, 300 mg Ranitidin, 40 mg Famotidin, 300 mg Nizatidin und 150 mg Roxatidin. Im Vergleich zum Cimetidin bestehen beim Ranitidin weniger Arzneimittelinteraktionen.

Marktübersicht: Cimetidin (z.B. Tagamet®), Ranitidin (z.B. Zantic®, Sostril®), Famotidin (z.B. Pepdul®, Ganor®), Nizatidin (z.B. Gastrax®, Nizax®), Roxatidin (z.B. Roxit®).

Bei schwerer oberer GIT-Blutung ist der Protonenpumpenhemmer Omeprazol nach endoskopischer oder operativer Ther. das Mittel der Wahl. Dagegen ist es bei Gastritis nicht indiziert.

8.4.2 Ranitidin

®	z.B. Zantic, Sostril, 1 Amp. à 5 ml = 50 mg
WM	H$_2$-Blocker
✎	– Ther. von Ulcus ventriculi und duodeni
	– Ulkus- bzw. Streßerosionsprophylaxe bei SHT und Ulkusrisikopat.
	– Fragliche Ind. vor Kaiserschnitt zur Prophylaxe einer Magensäureaspiration

> ➤ *i.v.:* 2 x 1 Amp. = 2 x 50 mg tägl., max. 4 x 1 Amp. tägl.
> Injektion langsam über 2-3 Min.

NW	Exanthem, Leukopenie, Thrombopenie, Hepatitis, Gynäkomastie, bakterielle Magenbesiedlung mit erhöhtem Pneumonierisiko, AV-Block, Sinusbradykardie bei Überdosierung.
⇔	Ketoconazol: Abschwächung der antimykotischen Wirkung
✗	– Keine Ind. für allgemeine Ulkusprophylaxe auf der Intensivstation, außer bei SHT und Risikopat.
	– Dosisreduktion bei Niereninsuff. um 50%.

8.4.3　Omeprazol

® z.B. Antra, 1 Amp. = 40 mg, 1 Kapsel = 20 mg

WM
- Hemmung der H^+/K^+- ATPase der Belegzellen: „Protonenpumpenblocker".

✎
- Ther.-refraktäre Magenulzera (Malignität vorher ausschließen)
- Ther.-refraktäre Duodenalulzera
- Zollinger-Ellison-Syndrom
- Refluxösophagitis
- Obere GIT-Blutung
- Streßulkusprophylaxe bei vital bedrohten Pat. (Polytrauma, Sepsis): bessere Wirkung im Vergleich zu H₂-Blockern bei dieser Ind. noch nicht belegt!

➤
> *i.v.:* zunächst 2 x 1 Amp. = 2 x 40 mg tägl.,
> dann 1 Amp. tägl. i.v.
> *p.o.:* 2 x 1 Kaps. = 2 x 20 mg am 1.Tag, dann 1 x 1 Kaps. tägl.
> morgens (beim Zollinger-Ellison-Sy. bis max. 160 mg tägl.)

NW
- Endokrine Tumoren (v.a. Gastrinome) bei Versuchstieren, Frage der *Karzinogenität* beim Menschen bei längerer Gabe noch nicht geklärt!
- Selten Diarrhoe, Meteorismus, aber auch Obstipation
- Selten Kopfschmerzen, depressive Verstimmung
- Transaminasenanstieg
- BB-Veränderungen
- Kontaktallergien.

KI Schwangerschaft, Stillzeit.

⇔
- Verlängerte Elimination von Diazepam und Phenytoin
- Wirkungsverstärkung von Vit.K-Antagonisten.

✗
- Nicht indiziert bei geringfügigen GIT-Beschwerden, z.B. nicht ulzeröser Dyspepsie
- Bei Niereninsuff. Reduktion auf 10 mg tägl. = 1/4 Amp. i.v.
- Behandlung nicht länger als 8 Wo.(Ausnahme: Zollinger-Ellison-Sy.).
- bei oberen GI-Blutungen pH-Anhebung auf 7,0 sinnvoll, daher extrem hohe Omeprazoldosierungen: 80 mg Bolus i.v., dann alle 8 h 1 Amp. 40 mg i.v.

8.5 Parasympatholytika

8.5.1 Übersicht

Konventionelle Parasympatholytika, z.B. Scopolamin oder Atropin, hemmen die Magensekretion erst in Dosen, bei denen dann auch ausgeprägte systemische NW (z.B. Akkomodationsstörung, Blasenentleerungsstörung oder Mundtrockenheit) auftreten.

Pirenzepin (z.B. Gastrozepin®) besitzt einen magenspezifischen anticholinergen Effekt, deshalb wird es zur Säureblockade eingesetzt. Zur Behandlung von Spasmen der glatten Muskulatur und zur Ruhigstellung des Magens bei Endoskopien dient Butylscopolamin (z.B. Buscopan®), das im Unterschied zu Atropin keine ZNS-Nebenwirkungen besitzt.

8.5.2 Butylscopolamin

®   z.B. Buscopan
              1 Amp. à 1 ml = 20 mg

WM   Parasympatholytikum, Spasmolytikum.
              Pharmakokinetik: quartäre Ammoniumverbindung, deshalb keine
              Penetration ins ZNS

✎   – Spasmolyse bei Erkrankungen des Gallengangsystems und des
               Darms
              – Motilitätshemmung bei endoskopischen Eingriffen
              – Harnleiterkoliken.

➤ | mehrmals tägl. 1 Amp. à 1 ml langsam i.v. oder s.c. |

NW   – Hypotonie
              – Mundtrockenheit
              – Tachykardie
              – Glaukom
              – Harnverhalt.

⇔   Verstärkung der anticholinergen Wirkung von Amantadin, Chinidin,
              trizyklischen Antidepressiva.

✗   Nach dem 3. Mon. Gabe auch in der Schwangerschaft möglich.

® z.B. Gastrozepin
1 Amp. à 2 ml = 10 mg

WM Parasympatholytikum.

✎ – Ulcus ventriculi und duodeni
– Prophylaxe von Streßerosionen bzw. Streßulzera nach SHT
– Schwere Refluxösophagitis.

➤ | 2 x 1 Amp. à 10 mg i.v. tägl. |

NW – Anticholinerge NW: Mundtrockenheit, Sehstörung, Blasenentleerungsstörung, Darmatonie
– Psychose.

⇔ Ketoconazol: Abschwächung der antimykotischen Wirkung.

✗ – Kombinationsbehandlung mit Ranitidin (☞ 8.4.2) nur bei frischem
blutendem Ulkus indiziert.
– Dosisreduktion bei Niereninsuff. auf 50%.

8.6 Antiemetika

Metoclopramid (☞ 8.6.2) hat neben der zentralen antiemetischen Wirkung noch
motilitätssteigernde Effekte auf den GIT. Zu beachten sind die extrapyramidal-
motorischen Nebenwirkungen bes. bei jungen Erwachsenen (Antidot Biperiden
= z.B. Akineton® 1/2 - 2 Amp. i.v. ☞ 17.4.4).

Triflupromazin (z.B. Psyquil® ☞ 8.6.3) ist noch wirkungsstärker, besitzt jedoch
ausgeprägte sedierende Eigenschaften.

Ondansetron (z.B. Zofran® ☞ 8.6.4) zeigt eine sehr gute antiemetische Wirkung
bei der Zytostatika- und Strahlentherapie. Bei Einsatz einer symptomatischen
antiemetischen Ther. eine Ursachenabklärung anstreben!

8.6.2   Metoclopramid

®   z. B. Paspertin; 1 Amp. à 2 ml = 10 mg. Für „Hochdosisbehandlung"
         bei Zytostatikather. 1 Amp. à 10 ml = 50 mg.

WM   Blockierung der Dopaminrezeptoren in der Area postrema.

✎   – Übelkeit, Erbrechen, Magenentleerungsstörung
        – Ther. mit Zytostatika oder anderen Arzneimitteln (z.B. Opiate) mit
          emetischer NW
        – Röntgendiagnostik zur Peristaltikanregung
        – Singultus, Refluxösophagitis
        – Magenatonie nach Intox.
        – Zusammen mit Dexpanthenol und Neostigmin bei paralyt. Ileus
          („Donnertropf" ☞ 8.7.1)

➤   – 1-3 x tägl. 1 Amp. à 2 ml = 10 mg i.v.
        – *Bei Zytostatikather.* („Hochdosisbehandlung): 1 Amp. à 10 ml =
          50 mg, 1-2 mg/kg i.v. als Kurzinfusion über 15 Min., 1/2 h vor,
          1,5 h, 3,5 h, 5,5 h, 7,5 h nach Zytostase
          (Beispiel: bei 75 kg = 75 mg = 1,5 Amp. = 15 ml)
        – *Alternativ:* 1-2 mg/kg als Aufsättigung; dann Perfusor: 5 Amp.
          à 10 ml = 250 mg mit 2-6 ml/h = 10-30 mg/h

NW   Dyskinesien (nur bei höherer Dosierung), Müdigkeit, Galaktorrhoe.

KI   Kinder

⟺   – Neuroleptika: Verstärkung der extrapyramidalen NW
        – Wirkungsabschwächung von Anticholinergika.

✗   – Kombination mit Butylscopolamin sowie Triflupromazin möglich.
        – *Antidot:* Bei Dyskinesien Biperiden (z.B. Akineton® 1/2 - 2 Amp.)
          = 2,5-5,0 mg langsam i.v., bei GIT-NW Parasympatholytika: Atro-
          pin (☞ 4.12.2), Butylscopolamin (☞ 8.5.2).

8   8.6.3   Triflupromazin

®   z.B. Psyquil; 1 Amp. à 1 ml = 10 mg.

WM   – Neuroleptikum (Phenothiazinabkömmling)
        – Antipsychotisch, antiemetisch, sympathikolytisch, anticholinerg, an-
          tihistaminerg.

✎   – Erbrechen, Unruhe, Singultus, Prämedikation vor OP.

➤   5-10 mg = 1/2 - 1 Amp. à 10 mg langsam i.v.

NW RR-Abfall, Mundtrockenheit, Harnverhalt, Agranulozytose, Krampfanfall, Dyskinesien, AV-Block.

⬄ – Wirkungssteigerung von Sedativa, Antihypertensiva
– Levodopa: Wirkungsverminderung.

✗ Sehr starkes Antiemetikum, sofortige Wirkung nach i.v.-Applikation.
Kombination mit Butyscopolamin und Metoclopramid möglich.

8.6.4 Ondansetron

® z.B. Zofran, 1 Amp. = 4 mg bzw. 8 mg
1 Tabl. = 4 mg bzw. 8 mg

WM Kompetitiver 5-Hydroxytryptamin (Serotinin) 3-Rezeptor-Antagonist

✎ Übelkeit, Brechreiz u. Erbrechen bei Zytostatika- u. Strahlenther.

➤
> 1 Amp. = 8 mg vor Chemother. i.v., dann als Dauerinfusion mit 1
> mg/h über 24 h, weiter 8 mg oral alle 8 h bis zu 5 Tagen
> oder
> 1 Tabl. = 8 mg 1-2 h vor Chemo- oder Strahlenther.
> weiter 8 mg oral alle 8 h bis zu 5 Tagen

NW Sedierung, Kopfschmerzen, Obstipation, Wärmegefühl, Flush,
geringe Transaminasenerhöhungen

KI – Schwangerschaft, Stillzeit
– Kinder unter 4 Jahren

✗ – Für Kinder über 4 Jahren 4 mg-Darreichungsformen
– Keine extrapyramidal-motorischen Nebenwirkungen
– Teuer!

8.7 Darmstimulantien

8.7.1 "Donnertropf" (Metoclopramid, Dexpanthenol, Neostigmin)

® z.B. Paspertin 1 Amp. à 2 ml = 10 mg
Panthenol 1 Amp. à 2 ml = 500 mg
Prostigmin 1 Amp. à 1 ml = 0,5 mg

WM – Metoclopramid: zentraler Angriffspunkt mit Förderung der
Magenentleerung
– Dexpanthenol: direkte Darmstimulation
– Neostigmin: indirekt wirkendes Parasympathomimetikum (durch
reversible Hemmung der Cholinesterase).

✎ Postoperative Darmatonie, paralytischer Ileus.

➤ | 6 Amp. Metoclopramid, 6 Amp. Dexpanthenol und 6 Amp. Neo-
stigmin auf 500 ml Ringer mit 40-80 ml/h |

NW – Metoclopramid (☞ 8.6.1), Dexpanthenol (Verlängerung der Blutungszeit → nicht bei Hämophilie anwenden), Neostigmin: Bradykardie, Bronchialobstruktion, Schweißausbrüche, Speichelfluß;
Übelkeit, Erbrechen.

KI – Mechanischer Ileus
– Hyperthyreose (Gefahr von Vorhof- und Kammerflimmern).

⇔ – Metoclopramid (☞ 8.6.1)
– Dexpanthenol: selten bei gleichzeitiger Gabe von Antibiotika, Narkotika und Barbituraten allergische Reaktionen
– Neostigmin: Wirkungsverstärkung von Morphinderivaten und Barbituraten.

✗ – Vor Ther. E'lytstörung als Ursache für Darmatonie ausschließen
– *Antidot:* Atropin (☞ 4.12.2).

8.7.2 Ceruletid

® z.B. Takus, Amp. à 2 ml = 40 μg.

WM Cholecystokininartige Wirkung (Kontraktion der glatten Muskulatur
des GIT, besonders der Gallenblase und Gallenwege durch direkten
Angriff an der glatten Muskulatur).

✎ – Postoperative Darmatonie
– Paralytischer Ileus
– Röntgendiagnostik zur Peristaltikanregung.

➤ | 1 Amp. à 40 μg auf 50 ml NaCl mit 2 ng/kg/Min
Beispiel (70 kg): 8,4 μg/h = ca. 10 ml/h |

NW – Übelkeit, Erbrechen, Schweißausbruch, RR-Abfall.

KI – Schwangerschaft
– Pankreatitis
– Ausgeprägte Niereninsuff.
– Mechanischer Ileus.

9 Leber und Pankreas

Karsten Schwarting

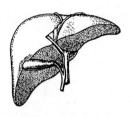

9.1   Leiterkrankungen

9.1.1   Leberinsuffizienz und Leberkoma

Ätiologie

❑ *Leberausfallskoma:* exogenes Leberkoma durch ungenügende Entgiftung bei
bestehender Leberschädigung (meist Zirrhose). Auslöser: z.B. proteinreiche
Kost, GIT-Blutung, E'lytstörung (v.a. Hypokaliämie), Diuretika, Sedativa, Aszi-
tespunktion, Infektion, Schock, OP, Diarrhoe, Erbrechen

❑ *Leberzerfallskoma:* endogenes Leberkoma bei akuter Leberinsuff. Auslöser:
fulminante Virushepatitis, Intox. (z. B. CCl₄, Paracetamol), Medikamente (z.B.
Halothan), Alkoholhepatitis, Schwangerschaftshepatitis, Cholangitis, Lebertu-
moren (Metastasen, Hepatom)

❑ *Ätiol. der Leberzirrhose:* Alkohol, Hepatitis (infektiös, autoimmun), M. Wilson,
Hämochromatose, Medikamente, Toxine (halogenierte Kohlenwasserstoffe,
Pilze), primäre biliäre Zirrhose, chron. Rechtsherzinsuff., Budd-Chiari-Syn-
drom.

Diagnostik

❑ *Anamnese:* Medikamente, Berufsanamnese, Alkohol, Familienanamnese
(Stoffwechselstörungen), Fremdanamnese

❑ *Klinik:* allgemeiner Leistungsabbau, Oberbauchbeschwerden, Appetitlosigkeit,
Übelkeit. Foetor hepaticus, art. Hypotonus, häufig GIT-Blutung (Ulkus, Ös.-
Varizen), Leberzeichen, (Spider naevi, Palmarerythem, Weißnägel, Gynäkoma-
stie, glatte Zunge, Bauchglatze), Aszites, Ikterus.

Hepatische Enzephalopathie	
Stadium I	Prodromalstadium (Verlangsamung, verwaschene Sprache, *flapping tremor*)
Stadium II	drohendes Koma (schläfrig, meist noch orientiert, *flapping tremor*)
Stadium III	Stupor (verwirrt, noch erweckbar)
Stadium IV	tiefes Koma (keine Reaktion auf äußere Reize, Kornealreflex erloschen, Foetor hepaticus, *flapping tremor* fehlt meist)

❑ *Labor:*
 – Transaminasen, Bilirubin (direkt und indirekt), Cholestaseenzyme (γ-GT,
AP), Ammoniak (auf Eis abnehmen!). Syntheseparameter: CHE, Quick.
 – BB (Hb, Thrombos, MCV), Blutkultur, Gerinnung, Virusserologie ☞ 18,
z.B. HBV, HCV, CMV, HSV, EBV
 – E'lyte, Krea, BZ, BGA, Laktat
 – E'phorese: Albumin niedrig, γ-Globuline erhöht ☞ 18
 – Bei unklarer Ätiol. ggf. Spezialuntersuchungen, z.B. Cu , Coeruloplasmin, Fe,
Ferritin, Autoantikörper (ANA, AMA, ASMA), Tumormarker (z.B. CEA)

❑ *Sono:* Lebergröße, Binnenstruktur, Leberrand, hepatozelluläres Ca, Lobus cau-
datus-Vergrößerung, Aszites, Splenomegalie, Zeichen des portalen Hypertonus

❑ *Erweiterte Diagnostik:* Leberpunktion, Laparoskopie, Gastroskopie (Ös.-Vari-
zen?), EEG zur Verlaufsbeobachtung der Enzephalopathie, Rö-Thorax, EKG

9

Komplikationen der Leberinsuffizienz

☐ Aszites, hepatorenales Sy., Verbrauchskoagulopathie, hämorrhagische Diathese, GIT-Ulzera, hepatisches Koma
☐ Respiratorische Insuff.: Pneumonie, Sepsis
☐ Herzinsuff.: RR-Abfall durch Vasodilatation, Herzrhythmusstörung
☐ Gerinnungsstörung: Quick, Thrombozytopenie. Bei Absinken des Quick < 30%, Gabe von Vitamin K (10-30 mg i.v. ☞ 14.5) und FFP oder Faktorenkonzentraten (z.B. PPSB); bei Absinken der Thrombozyten < 20 000/nl und Blutung Gabe von Thrombozyten-Konzentraten (☞ 14.4.1).
☐ Bei Blutung Quick von >40 % und Thrombozytenzahlen von >50 000 anzustreben, Heparin max. 200-400 IE/h.

✔ Management bei Leberkoma

☐ Parenterale Ernährung mit Gabe von Glukose (keine Zuckeraustauschstoffe!), verzweigtkettigen Aminosäuren, E'lyten, Spurenelementen, Vitaminen; BZ-Kontrolle! ☞ 16.1.5, 16.3.2
☐ Überwachung des Säure-Basenhaushaltes (oft metabolische Alkalose ☞ 11.1.4)
☐ Darmsterilisation mit Paromomycin (z.B. Humatin®) 4 x 1 g tägl. p.o. oder über Magensonde
☐ Absenkung des Stuhl-pH durch Lactulose 3 x 40 ml p.o. oder 2 x tägl. als Einlauf (300 ml Lactulose + 700 ml Wasser) ☞ 9.2.3
☐ Vermeidung von hepatotoxischen Medikamenten (☞ Tabelle)
☐ Ulkusprophylaxe mit H₂-Blockern (z.B. 2 x 1 Amp. Ranitidin tägl.)
☐ Ist eine Lebertransplantation indiziert und möglich?
☐ Bei Stoffwechselanomalie Ther. der Grundkrankheit.

Aszitestherapie

☐ Kochsalzrestriktion auf 1-2 g tägl., Flüssigkeitsrestriktion auf 1 l tägl.
☐ Spironolacton 200 mg tägl., max. 400-600 mg (☞ 4.3.4), ggf. kombiniert mit Furosemid 40 mg tägl. (☞ 4.3.2). *Cave:* zu rasches Ausschwemmen mit Gefahr eines hepatorenalen Sy. Daher bei Aszites mit Ödem: max. 1 kg tägl., bei Aszites allein: max. 0,5 kg tägl. ausschwemmen!
☐ Kontrolle der Na⁺-Aussscheidung im 24h-Urin, bei Rückgang der Na⁺-Ausscheidung < 10 mmol/l droht hepatorenales Sy.
☐ Bei Spannungsaszites Punktion und Ablassen von Aszites mit gleichzeitiger i.v. Albumingabe: Eiweißverluste durch Aszites (Bestimmung von Gesamtprotein im Aszites) ersetzen in Form von Humanalbumin ☞ 3.3.5
☐ *Hepatorenales Sy.:* funktionelles Nierenversagen bei Leberinsuff., möglicherweise gefördert durch zu intensive saluretische Ther. *Klinik:* refraktärer Aszites, Oligurie, Hyponatriämie, Na⁺-ausscheidung im Urin < 10 mmol/l, revers. bei Restitution der Leberfunktion. *Ther.:* vorübergehende extrakorporale Entgiftung (Kontinuierliche arteriovenöse Hämofiltration, Hämodialyse ☞ 2.7).

Fußangeln und Fingerzeige

❏ Zu drastische diuretische Ther. kann ein ANV fördern, Diuretika bei Na⁺ im
  Urin < 10 mmol/l kontraindiziert
❏ Bei GIT-Blutungen Darm ausreichend sterilisieren (→ Gefahr des Leberko-
  mas)
❏ Eine prophylaktische antibiotische Ther. ist nicht indiziert. Erst beim Auftreten
  von Infektionszeichen sollte antibiotisch therapiert werden, vorher Blut- und
  Urinkulturen, Katheterwechsel.
❏ Clomethiazol, Phenytoin, Valproinat, β-Blocker, Metoclopramid vermeiden.

Pharmaka bei Leberschädigung

Substanz-gruppe	Hohes Risiko Medikament vermeiden bzw. max. 25-50% der Normaldosis	Mittleres Risiko Reduktion auf 50 % der Normaldosis	Geringes Risiko Normale Dosis kann gegeben werden
Analgetika	Pethidin Pentazocin Phenacetin	Paracetamol (in hoher Dosis*)Metamizol, Indometazin, ASS	Phenylbutazon** Naproxen
Psycho-pharmaka	Clomethiazol Chlorpromazin** Imipramin, Desipramin Nortryptilin MAO-Hemmer**	Diazepam Barbiturate	Lorazepam Oxazepam
Antiepileptika	Phenytoin** Valproinate*	Barbiturate	
Antibiotika	INH *, ** Pyrazinamid Tetrazykline* Sulfonamide** Erythromycin* Nitrofurantoin	Clindamycin Fusidinsäure Metronidazol Chloramphenicol	Penicillin
Antihyper-tensiva	Methyldopa Prazosin Glycerolnitrat	Na-Nitroprussid	Captopril Nifedipin
Diuretika			Furosemid, Thiazide Spironolacton
Cardiaca	Lidocain, Mexiletin Tocainamid, Propranolol Labetalol, Metoprolol	Verapamil, Digitoxin Procainamid Chinidin	Digoxin
Antidiabetika	Metformin Sulfonylharnstoffe**		
Gichtmittel	Allopurinol** Probenecid		
Narkosemittel	Halothan**		
Hormone	Androgene* Östrogene*		

* Cave: Toxische Leberschädigung **Cave: Allergische Leberschädigung

9

9.1.2 Akute Pankreatitis

Ätiologie

Gallenwegserkrankungen (40%, meist Steine), Alkoholabusus (40%), seltener Infektionen (Mumps, Hepatitis u.a.), Medikamente (z.B. Azathioprin, Furosemid, Östrogen, Glukokortikoide, Sulfonamide u.a.), Hyperkalzämie, Hyperlipidämie, Trauma (postop., nach ERCP).

Klinik

❏ Akut einsetzender, heftiger Oberbauchschmerz, der in der Tiefe lokalisiert wird und in den Rücken ausstrahlt, häufig gürtelförmige Schmerzausbreitung
❏ Gleichzeitig Übelkeit und Erbrechen
❏ Evtl. Gesichtsrötung (*flush*)
❏ Gespanntes, druckschmerzhaftes Abdomen (sog. *Gummibauch*), spärliche Darmgeräusche (Subileus), bei biliärer Pankreatitis auch Ikterus
❏ Bei schwerem Verlauf Schock- und Sepsiszeichen.

Diagnostik

❏ *Labor:*
  - Lipase: höhere Spezifität für eine Pankreatitis als Amylase; Anstieg nach 3-6 h. Typisch sind Werte > 600 U/l. Die Höhe des Lipaseanstieges geht nicht immer mit der Schwere des Krankheitsbildes parallel. Normalisierung nach 5-20 Tagen. Ein Wiederanstieg weist auf Komplikationen hin. Eine Pankreatitis ohne Lipaseerhöhung ist extrem selten. Andere Gründe für eine Lipaseerhöhung (Werte bis 600 U/l): Mitreaktion des Pankreas bei Schockzuständen, Erhöhung der Lipase bei terminaler Niereninsuff., nach Gastroskopie (☞ 18)
  - BB, E'lyte (Ca^{2+}), Krea, BZ, Eiweiß, BGA, Gerinnung, Leberwerte (Cholestasezeichen?)
  - Bei CRP > 120 mg/l, LDH > 270 U/l, $α_2$-Makroglobulin < 1,3 g/l und $α_1$-Antitrypsin > 3,5 g/l ist eine nekrotisierende Pankreatitis wahrscheinlich.
❏ *Sono:* Organbeurteilung (Auftreibung, Echoarmut, Abgrenzbarkeit), Gallensteine, Cholestase, Pankreaskopfkarzinom, entzündliches Exsudat in der Loge zwischen Leber und Niere, Nekrosestraßen, Pseudozyste, Pleuraerguß, ggf. ultraschallgesteuerte Feinnadelpunktion zum Nachweis von infizierten Nekrosen. Durch paralyt. Ileus und Meteorismus häufig schlechte Schallbedingungen!
❏ *CT mit KM:* bei unklarem Sono-Befund zur Abschätzung der Ausdehnung von Nekrosen (Parenchym- und Fettgewebsnekrosen intra- und extrapankreatisch) und zur Beurteilung des Schweregrades einer Pankreatitis, um OP-Indikation zu stellen.
❏ *ERCP und Papillotomie:* bei eingeklemmtem Stein, bei schwerer biliärer Pankreatitis (hierbei in 60 % Choledocholithiasis). *Eine routinemäßige ERCP in der Akutphase einer Pankreatitis ist nicht indiziert!*
❏ *Rö-Thorax:* Plattenatelektasen, Pneumonie, Erguß v. a. linksseitig, Schocklunge
❏ *Abdomenübersicht:* Ileus, Pankreasverkalkungen (chron. Pankreatitis), freie Luft (DD: z.B. perforiertes Ulkus).

✔ **Management**

❑ Bettruhe, bei schwerem Verlauf Intensivüberwachung
❑ Nahrungs- und Flüssigkeitskarenz
❑ Bei Darmatonie Magensonde (nicht routinemäßig)
❑ Parenterale Volumen- und Kaloriensubstitution (E'lyt-Glukose-Aminosäurege-
   mische), zunächst positive Volumenbilanz (Einfuhr mind. 2,5 l tägl.), Abschätzen des Flüssigkeitsbedarfes nach ZVD (+2 bis +10 cm H_2O)
❑ Schmerzbekämpfung mit Procainhydrochlorid (50 ml 1% mit 2-4 ml/h, max. 2 g
   tägl.) ☞ 9.4.2; bei Bedarf zusätzlich starke Analgetika, z.B. 1/2 - 1 Amp. Buprenorphin (z.B. Temgesic®, Wirkdauer 8 h), 1/2 - 1 Amp. Pentazocin (z.B. Fort-
   ral®, Wirkdauer 4 h), 1/2 - 1 Amp. Pethidin (z.B. Dolantin®, Wirkdauer 3 h)
   (☞ 15.3).
   Cave: bei unmittelbaren Morphinabkömmlingen Gefahr des Papillenspasmus.
   Evtl. Periduralkatheter: Bupivacain (z.B. Carbostesin®) 0,25 % mit 2,5-4,5 ml/h
   (☞ 15.4).
❑ H_2-Blocker zur Streßulkusprophylaxe und zur Vermeidung des Säuresekre-
   tionsreizes des Pankreas: z.B. 3-4 x 1 Amp. Ranitidin (z.B. Zantic®) i.v. tägl.
   (☞ 8.4.2).
❑ Bei schwerem Verlauf und bei der biliären Form mit V.a. Cholangitis Gabe von
   Antibiotika: z.B. 3 x 2 g Amoxycillin i.v. (z.B. Clamoxyl®) ☞ 12.2.2, alternativ
   3 x 2 g Cefotaxim i.v. (z.B. Claforan®) ☞ 12.3.1, alternativ 3 x 2 g Mezlocillin
   (z.B. Baypen®). Ggf. auch in Kombination mit Aminoglykosiden: z.B. Gentamicin (z.B. Refobacin®) 3 x 80 mg i.v. (Spiegelkontrolle) ☞ 12.4.11
❑ Indikation zur *OP* bei nekrotisierender Pankreatitis (Labor, CT) mit Organ-
   komplikationen (ARDS, ANV, Schock trotz maximaler Intensivther.), bei Sepsis aufgrund ausgedehnter infizierter Parenchym- und Fettgewebsnekrosen.
   OP-Zeitpunkt: selten Früh-OP, meist nach 1 Wo. bei zunehmenden Komplikationen trotz konservativer Ther. OP-Verfahren: Nekrosektomie und Bursalava-
   ge zur Toxinentfernung, Zurückhaltung mit resezierenden Verfahren.

Komplikationen

Ateminsuff., ARDS, ANV, paralyt. Ileus, Pseudozysten, Infektion der Parenchym-
und Fettgewebsnekrosen und Sepsis, Schock, E'lytentgleisung (Hypokaliämie,
Hypokalzämie), GIT-Blutung.

 Fußangeln und Fingerzeige

❑ Differentialdiagnostisch bei der Schmerzsymptomatik auch an einen Hinter-
   wandinfarkt oder ein perforiertes Ulcus duodeni denken.
❑ Ausreichende Flüssigkeitssubstitution
❑ *Cave:* Unterschätzung der Bedrohlichkeit des Krankheitsbildes.

9

9.2 Darmsterilisation

9.2.1 Übersicht

Wesentliches Prinzip bei der Behandlung der hepatischen Enzephalopathie besteht in der Verringerung Toxin-bildender Bakterien (☞ 9.2.2) und in der Veränderung des Milieus der Darmbakterien (☞ Lactulose 9.2.3). Lactulose ist ein Disacharid aus Galaktose und Fructose, das vom Menschen enzymatisch nicht abgebaut werden kann und daher unverändert in den Dickdarm gelangt. Hier wird es von Lactobacillus-Arten zu sauren Stoffwechselprodukten umgesetzt. Das hierdurch entstehende saure Milieu hemmt das Wachstum proteolytisch aktiver Bakterien (= Produzenten von Ammoniak und anderen Neurotoxinen), während Laktobakterien begünstigt werden.

9.2.2 Paromomycin

®   z.B. Humatin; 1 Flasche Pulver = 1 g Paromomycin

WM   Aminoglykosidantibiotikum
        Pharmakokinetik: minimale gastrointestinale Resorption, unveränderte Ausscheidung über Stuhl.

✎   – Leberinsuff. mit Ammoniak-Erhöhung
        – Amöbiasis.

➤ | 3-4 x 1 g tägl. p.o. oder über Magensonde |

NW   – Übelkeit
        – Diarrhoe
        – Überempfindlichkeit
        – Ototoxizität (selten)
        – Nephrotoxizität (selten).

⟺   In Kombination mit Cefalosporinen oder Schleifendiuretika Nierenschäden (selten).

KI   – Keine parenterale Anwendung wegen Oto- und Nephrotoxizität;
        – Schwangerschaft.

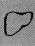

9.2.3 Lactulose

®   z.B. Lactulose, Laevilac, Lactulose HEK, Bifiteral;
100 ml Sirup = 66,7 g Lactulose

WM   Absenken des Stuhl-pH (→Verhinderung der Bildung von NH_3; Begünstigung der Lactobakterien; Verdrängung der toxinbildenden Bakterien. Lactulose ist ein Disaccharid, das von menschlichen Saccharidosen nicht abgebaut wird. Spaltung im Dickdarm durch Bakterien in saure Abbauprodukte. Keine Resorption.

✎   – Leberinsuff. und Leberkoma mit Ammoniak-Erhöhung, Obstipation, gestörte Darmflora.

➤   – *p.o:* 3 x tägl. 30-40 ml (2-3 Eßl.)
       bei Obstipation: 2-3 Eßl. tägl.
     – *Einlauf:* 300 ml Lactulose und 700 ml Wasser 2 x tägl.

NW   – Abdominelle Schmerzen (Meteorismus)
     – Übelkeit
     – Erbrechen
     – Diarrhoe
     – E'lytverluste.

KI   – Ileus
     – Galaktoseintoleranz.

⇔   – Gesteigerter K^+-Verlust bei Kombination mit Diuretika
     – Verstärkte Digitaliswirkung durch Hypokaliämie.

✗   Leberinsuff.: 2-3 weiche Stühle tägl. mit einem pH um 5,0 anstreben.

9

9.3 Aminosäureinfusionslösungen bei Leberinsuffizienz

9.3.1 Übersicht

> Verzweigtkettige Aminosäuren (AS) = Valin, Leucin, Isoleucin.

Bei Leberinsuff. kommt es zu veränderten Konzentrationen von Aminosäuren im Serum und ZNS:

❑ *Plasma:* Valin↓, Leucin↓, Isoleucin↓, Methionin↑, aromatische Aminosäuren↑. *ZNS:* Valin n, Leucin n, Isoleucin n, Methionin↑, aromatische Aminosäuren ↑ (n = normal)

❑ Die neurologischen Störungen bei Leberinsuff. ergeben sich aus neurotoxischen Stoffwechselprodukten der AS Methionin und der aromatischen AS. Diese konkurrieren mit den verzweigtkettigen AS an der Blut-Hirnschranke um den aktiven Transport.

❑ Verzweigtkettige AS im Serum↓, toxische AS im Gehirn↑

❑ Verzweigtkettige AS vermindern zudem den Abbau der Muskulatur bei Pat. mit Leberinsuff.

❑ Die bei Leberinsuff. einzusetzenden Aminosäurelösungen sind mit Valin, Leucin und Isoleucin angereichert; die AS Methionin, Phenylalanin, Tyrosin und Tryptophan sind reduziert.

9.3.2 Aminosäurelösung

® z.B. Hepaminohek: 1000 ml = 100 g Aminosäuren: 11,1 g L-Isoleucin, 13,5 g L-Leucin, 7,5 g L-Lysin, 1,2 g L-Methionin, 1,2 g L-Phenylalanin, 5,6 g L-Threonin, 0,8 g L-Trypthophan, 10,4 g L-Valin, 9,6 g Arginin, 3 g L-Histidin, 9,2 g L-Alanin, 9,8 g L-Prolin, 6,1 g L-Serin, 11 g Aminoessigsäure, 7,8 g DL-Äpfelsäure.

✎ Parenterale Ernährung bei Lebererkrankungen, Ther. von Präkoma und Coma hepaticum.

➤ 1,5 ml/kg/h, max. 1000 ml tägl. = 100 g Aminosäuren tägl.

NW – Erhöhung von Harnstoff bei gleichzeitiger Niereninsuff.
– Hypokaliämie
– Hyperhydratation bei größerer Volumenzufuhr bei Herzinsuff., Niereninsuff.

✗   – Auf ausreichende K$^+$-Zufuhr und Kontrolle achten
           – Möglichst über ZVK applizieren
           – Pro g Aminosäure 30-40 kcal (126-168 KJ) in Form anderer Ener-
             gieträger zuführen, z.B. Glukose 50%-Infusion
           – Vorsicht bei angeborenen Aminosäurestoffwechselstörungen!

9.4   Schmerzbehandlung bei akuter Pankreatitis

9.4.1   Übersicht

Ther. der oft heftigsten Schmerzen bei akuter Pankreatitis mit
  – Procainhydrochlorid (☞ 9.4.2)
  – Opiate: v.a. Präparate mit geringem Einfluß auf den Sphinkter Oddi, z.B
    Buprenorphin (z.B. Temgesic®), Pentazozin (z.B. Fortral®), Pethidin (z.B.
    Dolantin®) oder auch Tramadol (z.B. Tramal®) ☞ 15.3
  – Calcitonin: 300 IE (umstritten!) tägl. kontinuierlich über Perfusor i.v. *NW:*
    Übelkeit, Erbrechen, *flush*, Ca^{2+} ↓, *KI:* Hypokalzämie, Stillzeit.
  – Bupivacain (z.B. Carbostesin®) 0,25 % mit 2,5 - 4,5 ml/h über einen Peridu-
    ralkatheter ☞ 15.4.1.

9.4.2   Procain

®   z.B. Novocain, Procain 1%-ig od. 2%-ig, 100 ml = 1 g bzw. 2 g

WM   Herabsetzung der Membranpermeabilität für Na$^+$, Abnahme der Er-
           regbarkeit der Nervenfaser. HWZ 3 h, renale Elimination 66%.

✎   Schmerz bei Pankreatitis.

➤ | 50 ml 1%ige Procainlösung in Perfusorspritze, 2-4 ml/h, max. 2 g
           | tägl. = 8 ml/h

9

NW   – Bradykardie, AV-Block, Herzinsuff., Krampfanfall.

⇔   Sulfonamidwirkung wird abgeschwächt.

✗   – *Cave:* kardiale Vorerkrankung mit Insuff. oder ausgeprägter Lei-
             tungsblockierung
           – Medikament stets im Eisschrank aufbewahren
           – Mittel der Wahl bei Pankreatitis zur Analgesie.

10 Niere

Klaus Dalhoff

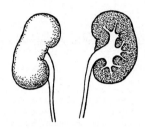

10.1   Leiterkrankungen

10.1.1   Akutes Nierenversagen

*Rasch progrediente Einschränkung der Nierenfunktion durch kritische Minderperfu-
sion („zirkulatorisches bzw. prärenales Nierenversagen") oder durch direkte toxische
Schädigung der Tubuluszellen. Beide Faktoren stehen in enger Wechselwirkung: hypoxische Schädigung der Tubuluszellen bei primär zirkulatorischer Noxe bzw. tubulo-
glomerulärer feed-back bei prim. toxischer Noxe. Sie führen zu einem akuten Funktionsverlust mit (oligo-/anurisches ANV) oder ohne (polyurisches ANV) Beeinträchtigung der Filtrationsleistung.*

Ätiologie

☐ *„Zirkulatorisches Nierenversagen"* durch Kreislaufschock (☞ 3.1.2), Dehydration
  (postop., GIT-Verluste, Polytrauma, Verbrennung, Sepsis, Pankreatitis, Peritonitis), Aortenaneurysma, Nierenarterienstenose und Embolie. Häufige Kofak-
  toren: Ther. mit ACE-Hemmern oder nichtsteroidalen Antiphlogistika (schrän-
  ken renalen Plasmafluß und GFR zusätzlich ein), Hyponatriämie, Eklampsie.
☐ *Interstitielle Nephritis* (medikamentös-toxische/allergische Schädigung): z.B.
  durch Sulfonamide, Sulfonylharnstoffe, Penicilline, Rifampicin, nichtsteroidale
  Antiphlogistika, Serumkrankheit, Virusinfekte).
☐ *Akute Tubulusnekrose (ATN):* KM, Schwermetalle, Hämolyse, Rhabdomyolyse
  („Crush-Niere", z.B. bei Verbrennung, Alkohol, Barbituratintox.), Medikamen-
  te (Aminoglykoside, Cisplatin).

Stadien des akuten Nierenversagens	
1. Schädigungsphase	Dauer Stunden bis Tage. Oligurie bis Normurie bei zunächst noch erhaltener Konzentrationsfähigkeit
2. Oligo-/Anurie	Dauer 7 Tage bis max. 10 Wo. Oligo-/Anurie, Isosthenurie. *KO:* Überwässerung (Lungenödem), Hyperkaliämie (Herzrhythmusstörungen), metabol. Azidose, Medikamentenüberdosierung durch Kumulation, Urämie. *Cave:* in 15% von Anfang an normo- oder polyurischer Verlauf mit besserer Prognose.
3. Polyurie	Dauer Tage bis Wo. Rückgang der Urämiesymptome. *KO:* Dehydratation (Tachykardie, Hypotonie, Fieber, Apathie, Krämpfe), K^+-Na^+-Verlust.
4. Restitution	Dauert bis zu 12 Mon., im Mittel 1-3 Mon.

10

Klinik

Richtet sich nach der zugrundeliegenden Noxe:

❐ In variablem Abstand (Stunden bei Schock, mehrere Wo. bei Medikamenten bzw. Infektion) entwickelt sich eine *Oligurie* (bei 80-90 %, Urinausscheidung < 500 ml tägl.) mit Anstieg der harnpflichtigen Substanzen (Krea-Anstieg um 50-100 μmol tägl.).

❐ Zeichen der Überwässerung, Hyperkaliämie, metabol. Azidose. Bei vorangegangenem Flüssigkeitsverlust evtl. Exsikkose, Hyponatriämie, Hypokaliämie

❐ Evtl. *urämische Symptomatik:*
  - GIT-Störungen: Übelkeit, Erbrechen, Durchfall
  - ZNS: Benommenheit, Koma, zerebrale Krampfanfälle
  - Kreislauf: hämorrhagische Perikarditis, *fluid lung* (toxisches Lungenödem), Ödeme.

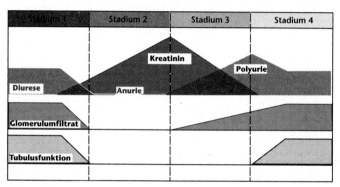

Diagnostik

❐ *Körperliche Untersuchung:* Bewußtseinslage, Hautkolorit, Ödeme/Exsikkose, Perikardreiben, Lungenstauung, Nierenklopfschmerz, Blasenfüllung, RR

❐ *Labor:* BB (Anämie? Retikulozyten), Krea und E'lyte (Hyperkaliämie?) Bili, LDH, ggf. Haptoglobin, Coombs-Test (Hämolyse?), BZ, BGA (metabol. Azidose?), E'phorese, BSG, CRP, Hepatitisserologie, Autoantikörper. Gerinnung. Urin: Osmolarität, Na^+-Exkretion, Proteinurie (GN, Plasmozytom), Erythrozyturie, Leukozyturie (Pyelonephritis), Hb und Myoglobin (Urin-Verfärbung?)

❐ *EKG:* Hyperkaliämiezeichen (☞ 11.1.2), Herzrhythmusstörungen

❐ *Rö-Thorax:* Herzgröße, *fluid lung*

❐ *Sono-Abdomen:* Nierengröße, Harnaufstau, Perikarderguß, Splenomegalie

❐ *Nierenbiopsie* bei V.a. rapid-progressive GN, auch bei V.a. Vaskulitis bei Systemerkrankung (M. Wegener, SLE, P. nodosa).

Differentialdiagnose

☐ *Prärenale, reversible Funktionseinschränkung:* „funktionelle" Oligurie. Urin konzentriert (Urin-Osmolalität > 500 mosmol/l, bei ANV dagegen < 350 mosmol/l; Urin-Na$^+$ meist < 20 mmol tägl., bei ANV dagegen > 40 mmol tägl.)

☐ *Postrenales* Nierenversagen durch Obstruktion der ableitenden Harnwege (z.B. durch Prostatahyperplasie, Steine, Tumor, Mißbildungen) → Sono-Abdomen

☐ *Chron. Nierenversagen* im präurämischen Stadium bei akuter Verschlechterung einer chron. Nephropathie: normochrome, normozytäre Anämie, *café au lait*-Flecken, grau-bräunliches Hautkolorit, Hypertonie, Schrumpfnieren.

☐ *Rapid-progressive GN,* z.B. im Rahmen einer Systemerkrankung (z.B. SLE, M. Wegener, Goodpasture Sy.): Proteinurie > 1 g tägl., Ausscheidung dysmorpher Erythrozyten bzw. Erythrozytenzylinder. Ggf. systemische Entzündungszeichen (BSG↑, CRP↑, α_2- und γ-Globuline↑), Autoantikörper (v.a. ANA, ANCA, Antibasalmembran), C_3/C_4 (☞ 18). Schon bei Verdacht unverzüglich Nierenbiopsie, da meist immunsuppressive Ther. erforderlich ist. ANV bei Plasmozytom: Immun-E'phorese in Serum + Urin (Leichtketten!).

Therapie

☐ *Behandlung der Grunderkrankung*

☐ Ausschaltung der zugrundeliegenden Noxe: Ausgleich von Flüssigkeitsdefizit, E'lyt-Entgleisung, Absetzen auslösender Medikamente

☐ Versuch, die Nierenfunktion anzukurbeln: Furosemid (☞ 4.3.2) vermindert Sauerstoffverbrauch der Tubuluszellen. *NW:* bei unzureichender Überwachung E'lyt-Entgleisung, Taubheit. Dopamin-Perfusor (☞ 3.2.2). Nach 24 h Abbrechen dieser Maßnahmen: „fixiertes ANV".

☐ Frühzeitige Nierenersatzther. (☞ 2.7) bei konservativ nicht beherrschbarer Überwässerung, K$^+$ > 6,5 mmol/l (je nach klinischer Symptomatik), ausgeprägter Azidose, Urämie-Symptomatik, prophylaktisch bei raschem Krea-Anstieg (> 100 μmol tägl.)

☐ Ggf. parenterale Ernährung: ☞ 16.3.3. *Cave:* Hyperkaliämie!

☐ Flüssigkeits- und E'lyt-Bilanzierung, tägl. wiegen!

☐ Infektprophylaxe: durch hygienische Maßnahmen. Vermeiden unnötiger venöser Zugänge, Blasenkatheterisierung.

☐ Häufiges Fiebermessen: frühzeitige Antibiose, jedoch keine generelle ungezielte Antibiotika-Prophylaxe!

 Fußangeln und Fingerzeige

☐ Kein i.v. Pyelogramm durchführen: hat bei Krea-Erhöhung wenig Aussagekraft, führt oft zur Verlängerung des ANV. Auch andere KM-Untersuchungen nur nach strenger Ind.-Stellung.

☐ *Cave:* Überwässerung bei Oligurie durch übermäßige Flüssigkeitszufuhr bei ungenügender Bilanzierung

☐ Dialyseindikation rechtzeitig stellen

☐ Vermeiden unnötiger Blasenkatheterisierung.

10

10.1.2 Chronisches Nierenversagen

Irreversibler Funktionsverlust der Niere durch progredienten Parenchymverlust.
Morphologisches Korrelat: Schrumpfniere (Ausnahmen: Zystennieren, Amyloidose,
manchmal Diab. mell.: große Nieren!). Gemeinsame Endstrecke der meisten
Nephropathien.

Ätiologie

Meist chron. GN, Analgetikanephropathie, Zystennieren, vaskuläre Nephropathie, diabetische Nephropathie, chron. Pyelonephritis

Klinik

❑ Im Gegensatz zum ANV meist langsam progredienter Funktionsverlust mit
Ausbildung von Urämiesymptomen über Wo. bis Mo. bei oft deutlich höherem
Krea (800-1200 μmol/l) als beim ANV.
❑ Vitale Bedrohung (wie bei ANV) durch Hyperkaliämie, Lungenödem, Perikar-
ditis, Infektionen.

Diagnostik

❑ *Körperliche Untersuchung:* Bewußtseinslage, Hautkolorit, Ödeme/Exsikkose,
Perikardreiben, Lungenstauung, Nierenklopfschmerz, Blasenfüllung, RR
❑ *Labor:* BB (Anämie?), Krea und E'lyte (Hyperkaliämie?), BZ, BGA (metabol.
Azidose?), E'phorese, BSG, CRP, Hepatitisserologie (vor Einschleusung ins
Dialyseprogramm), Autoantikörper. Urin: Proteinurie (GN, Plasmozytom),
Erythrozyturie, Leukozyturie (Pyelonephritis), Hb und Myoglobin (Urinverfär-
bung?)
❑ *EKG:* Hyperkaliämiezeichen (☞ 11.1.2), Herzrhythmusstörungen
❑ *Rö-Thorax:* Herzgröße, *fluid lung*
❑ *Sono-Abdomen:* Nierengröße, Harnaufstau, Perikarderguß, Splenomegalie.

Therapie

❑ Rechtzeitige Anlage einer *Ciminofistel* oder eines Peritonealkatheters möglichst vor Beginn der klinischen Symptomatik (d.h. bei Krea von 600-800 μmol/l
und bei steigender Tendenz): 2-4 Wo. Einlaufzeit!
❑ Rechtzeitige Einschleusung ins Dialyseprogramm, Dialyse notfalls über großlumigen ZVK ☞ 2.7.
❑ Behandlung der Urämiekomplikationen
❑ Ausreichende Kalorienzufuhr (oral, parenteral, ☞ 16.1.3, 16.3.3), nach Dialyse-
beginn keine Eiweißrestriktion!

Urämie

Foetor uraemicus
Parotitis

Kopfschmerz, Konzentrationsschwäche,
Depression,
zerebrale Krämpfe,
Hyperreflexie, Koma

Hautkolorit, Blässe,
generalisierter
Pruritus,
Gynäkomastie

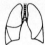
Pleuritis,
"fluid lung"
Azidoseatmung

Kardiomyopathie,
Myokardverkalkung,
Rhythmusstörungen,
hämorrhagische
Perikarditis

Gastroenteropathie,
(Übelkeit, Erbrechen,
Durchfall)
Malnutrition
Pankreatitis

Muskelschwund,
Faszikulieren,
Wadenkrämpfe,
"restless legs"

Polyneuropathie, Verlust
der Tiefensensibilität,
Parästhesien, Paresen

Knochenschmerzen,
Hypokalzämie, Hyperphosphatämie (sek. Hyperparathyreoidismus)
metastatische Kalzifizierung (Pseudo-Gicht)

Libidiverlust, Impotenz,
Amenorrhoe

renale Anämie,
Blutungsneigung
(urämische Koagulopathie)

Ödeme,
Hyperkaliämie

Fußangeln und Fingerzeige

☐ Frühzeitige Shuntanlage oder Peritonealkatheterimplantation.
☐ Schonung der Unterarmvenen
☐ Bei Anämie immer auch an zusätzliche GIT-Blutung denken.

10

10.1.3 Urosepsis ☞ 12.1.1

Ätiologie

Akute aszendierende, obere Harnwegsinfektion meist durch gramnegative Erreger (E. coli 70%, bei älteren Pat. gehäuft Proteus spp., Pseudomonas aer.). Keiminvasion in die Blutbahn führt zur Urosepsis, häufig kompliziert durch endotoxinbedingten septischen Schock (☞ 3.1.2). Prädisponierende Faktoren: Harnaufstau (Nephrolithiasis, Ca, anatomische Anomalie), Zystennieren, Schwangerschaft, Diab. mell., Urin-Dauerkatheter.

Klinik

Meist einseitiger Flankenschmerz, Fieber (häufig mit Schüttelfrost, Dysurie und anderen zystitischen Beschwerden). V.a. bei älteren dehydrierten Pat. rasche Entwicklung eines Kreislaufschocks ☞ 3.1.2.

Diagnostik

❏ *Labor:* U-Status (Leukozyturie, pos. Nitrittest), Urinkultur (≥ 10^5 Bakterien/ml), Blutkultur. Krea (meist mäßig erhöht), E'lyte, BB (Leukozytose), BSG und CRP (massiv erhöht).
❏ *Sono:* Harnaufstau? Milzgröße? Abszeß?
❏ *DD:* akutes Abdomen, Gallenkolik, Appendizitis, Bauchhöhlenschwangerschaft, akute Ischialgie.

Therapie

❏ Ther.-Beginn immer parenteral
❏ Kalkulierte Chemother. mit
 – Cefalosporinen: z.B. Cefuroxim 3 x 750 mg i.v. (z.B. Zinacef®) oder Cefotaxim (z.B. Claforan®) 3 x 1-2 g i.v.
 – Bei V.a. auf resistente Keime zusätzlich Aminoglykosid: z.B. Gentamicin 3 x 1 mg/kg tägl. i.v. (Spiegelkontrolle, ☞ 10.2, 1.3)
 – Alternativ Gyrasehemmer: z.B. Ciprofloxacin (z.B. Ciprobay®) 2 x 200 mg i.v. tägl. bzw. 2 x 500 mg p.o. tägl. (☞ 12.6.1)
❏ Bei Sepsis Flüssigkeitssubstitution (☞ 12.1.1)
❏ Bei Kreislaufschock ggf. Katecholamine (☞ 3.1.2)
❏ Low-Dose Heparinisierung (☞ 14.3.1)
❏ Bei Harnaufstau ist das Herstellen eines normalen Harnflusses wichtigste ther. Maßnahme: ggf. zunächst perkutane Nephrostomie!

 Fußangeln und Fingerzeige

❏ Cave: Medikamentenüberdosierung bei häufig gleichzeitig vorliegender Niereninsuff ☞ 10.2.
❏ Immer Sono, um keinen Harnaufstau zu übersehen.
❏ Bei Risikopat. (Schwangere, Immunsupprimierte, Diabetiker) Ther. auch bei asymptomatischem Harnwegsinfekt.

10.2   Medikamentendosierung bei Niereninsuffizienz

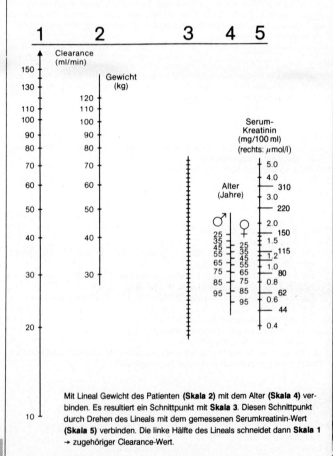

Nomogramm zur Abschätzung der endogenen Kreatinin-Clearance

Mit Lineal Gewicht des Patienten **(Skala 2)** mit dem Alter **(Skala 4)** verbinden. Es resultiert ein Schnittpunkt mit **Skala 3**. Diesen Schnittpunkt durch Drehen des Lineals mit dem gemessenen Serumkreatinin-Wert **(Skala 5)** verbinden. Die linke Hälfte des Lineals schneidet dann **Skala 1** → zugehöriger Clearance-Wert.

[Modifiziert nach Sersbeck-Nielsen, Lancet, 1133-1134 (1971)]
Abb. mit freundl. Genehmigung der Röhm Pharma GmbH, Wieterstadt

10

Tabelle zur Abschätzung der GFR anhand des Serum-Kreatinins*

Gewicht in kg	40 J.	50 J.	60 J.	70 J.	80 J.	Serum-Kreatinin	180 (2)	260 (3)	350 (4)	530 (6)	880 (10)
						Alter des Patienten / in µmol/l (in mg/dl)					
80							49	34	25	17	10
70	80						44	31	23	15	9
65	70	80	85			GFR in ml/Min	39	27	20	13	8
55	60	70	75	85			33	23	17	11	7
	50	60	65	75			28	19	14	9	6
	40	50	55	65			24	17	16	8	5
		40	50	55			22	15	11	7	4

* Die GFR-Schätzung kann verbessert werden, indem zu dem Tabellenwert bei Männern 10% hinzuaddiert und bei Frauen 10% subtrahiert werden.

Vorgehen

- ❑ In der linken Hälfte der Tabelle in der Spalte mit dem ungefähren Patientenalter das Kästchen mit dem jeweiligen Patientengewicht aussuchen.
- ❑ Dann auf gleicher Höhe soweit nach rechts gehen, bis in der obersten Spalte das Serum-Krea des Pat. erscheint → die Zahl im Kästchen ist die GFR in ml/Min
- ❑ Sodann anhand der 2. Tabelle die Anpassung der Dosierung entnehmen
- ❑ Sollen niedrigere Serumspiegel erreicht werden, so ist die Dosis anzupassen.

Anpassung der Medikamentendosis bei Niereninsuffizienz

❏ Abschätzen der GFR (z.B. anhand des Nomogramms)
❏ Applikation der normalen Initialdosis, Dosierung entsprechend der erhöhten HWZ anpassen
❏ Bei Medikamenten mit geringer ther. Breite (z.B. Aminoglykoside) Dosierung nach Serumspiegel (☞ 1.3)
❏ Einen *Anhaltspunkt* für mittlere Dosierung in *Prozent der Normaldosis* gibt folgende Tabelle.

Modifiziert nach J. Girndt: Nieren- und Hochdruckkrankheiten (Schattauer, Stuttgart, 397-402)

Substanz	Glomerulumfiltrat (ml/Min)			Serum-HWZ bei normaler Nierenfkt. [h]
	> 50	10 - 50	< 10	
Acebutolol	100	50	30 - 50	3
Aciclovir	100	30 - 50	15	2,9
Allopurinol	100	50 - 75	10 - 30	0,8
Amikazin	30 - 60	15 - 30	10 - 15	1,8
Amiodaron	100	100	100	ca. 800
Amoxycillin	75	40 - 50	10 - 20	1,1
Amphotericin B	100	100	75	20
Ampicillin	75	40 - 50	10 - 20	0,9
Apalcillin	100	50 - 75	10 - 30	1,3
Atenolol	100	50	25	6
Azathioprin	100	100	75	4,5
Azlocillin	50 - 75	30 - 75	20 - 30	1
ß-Azetyldigoxin	75 - 100	30 - 60	20 - 30	24
Captopril	75	50	25	2
Carbamazepin	100	100	75	30
Cefamandol	75	50	20 - 30	0,9
Cefazedon	50 - 80	30 - 50	10 - 20	1,5
Cefazolin	50 - 80	30 - 50	10 - 20	2
Cefmenoxim	30 - 80	30	10 - 20	1,1
Cefoperazon	100	100	100	2
Cefotaxim	100	50	20 - 30	1,1
Cefotiam	50 - 75	20 - 50	10 - 20	0,75
Cefoxitin	40 - 80	40 - 60	20	1,1
Ceftazidim	100	50	25	1,8
Ceftizoxim	50 - 80	30 - 40	10 - 20	1,5
Ceftriaxon	100	100	100	8
Cefuroxim	60 - 100	30	15	1,1
Chloramphenicol	100	100	100	4
Cimetidin	100	75	50	2
Ciprofloxacin	100	50	50	3 - 5

10

Substanz	Glomerulumfiltrat (ml/Min)			Serum-HWZ bei normaler Nierenfkt. [h]
	> 50	10 - 50	< 10	
Clavulansäure	100	100	50 - 75	1
Clindamycin	100	100	100	2,5
Clonazepam	100	100	100	40
Clonidin	100	100	50 - 75	8
Diazepam	100	100	100	30
Diazoxid	100	100	100	28
Diclofenac	100	100	100	1,5
Digitoxin	100	100	70 - 80	180
Digoxin	75 - 100	30 - 60	20 - 30	36
Dihydralazin	100	100	75 - 100	3
Diltiazem	100	100	100	6
Disopyramid	100	50	25	6
Doxepin	100	100	100	17
Doxycylin	100	100	100	15
Enalapril	75	50	25	5
Erythromycin	100	100	50 - 75	2,5
Flecainid	100	100	50 - 75	15
Flucloxacillin	50 - 100	50	20 - 40	0,9
Fluconazol	100	30 - 50	15	30
Flucytosin	50	30 - 50	20 - 30	5
Fosfomycin	100	50-75	10-15	2
Furosemid	100	100	100	0,9
Gauciclovir	50 - 75	25 - 50	10	2,9
Gentamicin	30 - 70	15 - 30	10	1,9
Gliquidon	100	100	100	17
Glyceroltrinitrat	100	100	100	0,5
Haloperidol	100	100	100	20
Heparin	100	100	75	2
Ibuprofen	100	100	100	2
Imipenem/Cilastin	100	50 - 75	30	1
Indometacin	100	100	100	2
Isosorbitdinitrat	100	100	100	0,4
Ketoconazol	100	100	100	3,3
Labetalol	100	100	100	4
Latamoxef	50 - 100	50	10 - 25	2,5
Lidocain	100	100	100	2
Methylprednisolon	100	100	100	2
Methyldigoxin	75 - 100	30 - 60	20 - 30	40
Metoclopramid	100	75	50	6

Substanz	Glomerulumfiltrat (ml/Min)			Serum-HWZ bei normaler Nierenfkt. [h]
	> 50	10 - 50	< 10	
Metoprolol	100	100	100	3,5
Metronidazol	100	100	25 - 30	7
Mexiletin	100	100	50 - 75	10
Mezlocillin	75	40 - 50	10 - 20	0,8
Minoxidil	100	100	100	3,1
Nadolol	100	50	25	17
Nifedipin	100	100	100	3
Nitroprussidnatrium	100	100	100	0,1
Ofloxacin	70 - 100	50 - 70	10 - 30	5
Oxacillin	100	100	50 - 75	0,5
Penicillin-G	100	75	15 - 50	0,5
Phenytoin	100	100	100	20
Pindolol	100	75	50-75	3,5
Piperacillin	75	40 - 50	10 - 20	1,4
Pirenzepin	100	100	50	12
Piretanid	100	100	100	1
Prazosin	100	100	100	2,5
Prednisolon	100	100	100	3
Prednison	100	100	100	3,5
Propafenon	100	75 - 100	50 - 75	3
Propranolol	100	100	100	3,5
Ranitidin	100	75	50	2,5
Rifampicin	100	100	100	3,5
Sotalol	100	30	15 - 30	7
Spironolacton	100	KI	KI	20
Teicoplanin	100	50 (ab 4. Tag)	5 - 10	50
Terbutalin	100	50	KI	3,5
Theophyllin	100	100	100	8
Timolol	100	100	100	5
Tobramycin	30 - 70	15 - 30	10	2
Tocainid	100	100	50	12
Trimethoprim/ Sulfamethoxazol	75	50	KI	10
Urapidil	100	100	100	2,7
Vancomycin	50	15	5 - 10	6
Verapamil	100	100	50 - 75	5

10

11 Wasser-, E'lyt- und Säure-Basen-Haushalt

Klaus Dalhoff

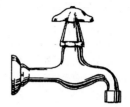

11.1   Leiterkrankungen

11

11.1.1   Störungen des Wasser- und Na⁺-Haushaltes

Änderungen der Plasma-Natriumkonzentration dürfen nicht mit einer Änderung des Gesamt-Na⁺-Bestandes gleichgesetzt werden: über Na⁺-Salze als wichtigste E'lyte des EZR wird vielmehr das extrazelluläre Volumen (via Renin-Angiotensin-Aldosteron) und die Osmolalität (via ADH) reguliert. Hypo-/Hypernatriämie müssen also immer im Zusammenhang mit dem Wasserhaushalt interpretiert werden.

Hyponatriämie (Na⁺ < 135 mmol/l)

Ätiologie

- ☐ GIT-Verlust, häufig mit Dehydratation (normales Na⁺; Hyponatriämie meist iatrogen durch Substitution hypotoner Lösungen, z.B. 5% Glukoselösung)
- ☐ Renale Verluste (sogenannte „Salzverlustniere"), typisch in Reparationsphase nach ANV, aber auch bei chron. interstitieller Nephropathie
- ☐ Iatrogen z.B. durch Diuretika
- ☐ M. Addison ☞ 13.1.5
- ☐ SIADH: Syndrom der inappropriaten ADH-Sekretion = Schwartz-Bartter-Sy. Hypoosmolalität infolge überschießender ADH-Sekretion bei hypothalamischen Prozessen (z.B. Enzephalitis), paraneoplatisch (z.B. bei kleinzelligem Bronchialkarzinom), medikamentös (z.B Chlorpropamid, Carbamazepin, Cyclophosphamid, Vincristin, Oxytocin).
- ☐ Pseudohyponatriämie bei normaler Osmolalität infolge ausgeprägter Hyperlipidämie oder -proteinämie.

Klinik

- ☐ Bei Dehydration Zeichen des Volumendefizits (RR ↓, Tachykardie, verminderter Hautturgor, evtl. Benommenheit); bei SIADH evtl. mäßige Ödeme
- ☐ Bei Hyponatriämie durch ineffektive Diuretikatherapie häufig ausgeprägte Ödeme, Lungenstauung, Aszites
- ☐ Bei Na⁺ < 125 mmol/l evtl. Zeichen des Hirnödems: Verwirrtheit, Eintrübung, zerebrale Krampfanfälle, Koma.

Diagnostik

- ☐ *Labor:* BB, E'lyte, Na⁺ in Serum und Urin (nur sinnvoll, wenn keine Diuretikatherapie), Krea, Albumin, Osmolalität im Serum und Urin
- ☐ *Rö-Thorax:* Zeichen des Lungenödems?
- ☐ Ggf. CCT, NMR: Zeichen des Hirnödems, Enzephalitis?

Therapie

☐ Bei gleichzeitigem Volumendefizit Infusion von 0,9% NaCl: Menge abhängig von geschätztem Ausmaß des Defizits und Begleiterkrankungen (Vorsicht bei Herz- bzw. Niereninsuff.; RR ↑), ggf. ZVD-Kontrolle.
☐ Rasche Substitution nur bei drohendem oder manifestem Volumenmangelschock (☞ 3.1.2)

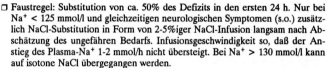

Berechnung des Na^+-Defizits: Na^+-Defizit = (135 mmol/l - Na^+_{Ist}) x 0,3 x kg

☐ Faustregel: Substitution von ca. 50% des Defizits in den ersten 24 h. Nur bei Na^+ < 125 mmol/l und gleichzeitigen neurologischen Symptomen (s.o.) zusätzlich NaCl-Substitution in Form von 2-5%iger NaCl-Infusion langsam nach Abschätzung des ungefähren Bedarfs. Infusionsgeschwindigkeit so, daß der Anstieg des Plasma-Na^+ 1-2 mmol/h nicht übersteigt. Bei Na^+ > 130 mmol/l kann auf isotone NaCl übergegangen werden.
☐ Bei SIADH: Korrektur der Hyponatriämie durch Flüssigkeitsrestiktion auf ca. 1 l tägl. Wichtiger ist die Behandlung der Grunderkrankung (z.B. Chemother. bei kleinzelligem Bronchialkarzinom, Absetzen der auslösenden Medikamente)!
☐ Bei gleichzeitiger Überwässerung: Flüssigkeitsrestriktion auf 0,5 l + Ausfuhrmenge tägl.; nur notfalls hypertone 5,85% NaCl in kleinen Dosen fraktioniert injizieren; ggf. in Kombination mit Diuretika. Besser: Dialyse gegen normale Na^+-Konzentration ☞ 2.7.

  Fußangeln und Fingerzeige

Cave: Flüssigkeitsüberladung, Lungenödem. Bei zu rascher Substitution neurologische Komplikationen (z.B. zentrale pontine Myelinolyse)

Hypernatriämie (> 150 mmol/l)

Erreicht klinisch relevantes Ausmaß fast nur bei defektem Durstmechanismus: z.B. bewußtlose oder verwirrte Pat., postop., im Alter.

Ätiologie

☐ Erkrankungen mit reinem oder vorwiegendem Wasserverlust (Ausnahme: iatrogene Zufuhr überschüssiger Mengen hypertoner Lösungen, z.B. Na^+-Bikarbonat)
☐ Wasserverlust über Haut und Lungen: profuses Schwitzen, Fieber (perspiratio sensibilis und insensibilis)
☐ Renal: osmotische Diurese, am häufigsten bei entgleistem Diab. mell. (oft zusätzlicher Na^+- und K^+-Verlust ☞ 13.1.1).
☐ Diabetes insipidus (zentral oder renal). Bei erhaltenem Durstmechanismus meist nur geringfügige Hypernatriämie.

11

Klinik

Bei Dehydration Zeichen der Kontraktion des EZR (verminderter Hautturgor, „stehende Hautfalten", weiche Augenbulbi, Müdigkeit, ggf. Somnolenz, Koma, Tachykardie, RR ↓), bei Hypernatriämie rasche Entwicklung einer intrazellulären Dehydration, die schnell zu Lethargie und Koma führt.

Diagnostik

❑ *Labor:* BB, BZ, E'lyte, Krea, BGA. Ggf. Ausschluß eines Diabetes insipidus durch Funktionstests (z.B. Durstversuch: Ausschluß eines Diab. insipidus, wenn nach 12 h Dursten Serum-Osmolalität < 295 mosmol/l und Urin-Osmolalität > 800 mosmol/l, nur unter stat. Überwachung!).

Therapie

$$\text{Berechnung des Wasserdefizits (Liter):} \quad \frac{Na_{\text{Ist}}^{+} - 135\,[\text{mmol/l}]}{135\,[\text{mmol/l}]} \times kg \times 0,3$$

❑ Bei reinem Wasserverlust Substitution durch 5% Glukose; etwa 50% des Defizits in den ersten 24 h ausgleichen; möglichst unter ZVD-Kontrolle.
❑ Bei zusätzlichem Na-Defizit (z.B. Coma diabeticum): isotone NaCl-Lösung, ebenfalls ca. 50% der geschätzten Defizits in 24 h.
❑ K^{+}-Substitution (☞ 11.1.2) in Abhängigkeit vom Serum-K^{+}, Nierenfunktion und Säure-Basenstatus:
  – Bei Coma diabeticum (☞ 13.1.1) häufig auch bei hochnormalem K^{+} Substitution mit ca. 10 mmol/h KCl erforderlich (hohes Serum -K^{+} durch Transmineralisation infolge der Azidose bei erniedrigtem intrazellulärem K^{+}).
  – Häufige K^{+}-Kontrollen, anfangs 1-2stündl.

 Fußangeln und Fingerzeige

Cave: Hirnödem bei zu raschem Ausgleich der Hypernatriämie: deshalb bevorzugt isotone Lösungen verwenden!

11.1.2 Störungen des K^{+}-Haushaltes

❑ Insulin (Hypokaliämie-Gefahr bei Insulin-Infusion), Adrenalin, Aldosteron und Alkalose fördern die Aufnahme von K^{+} in die Zelle
❑ Vermehrte Freisetzung von K^{+} aus dem IZR bei Azidose → Hyperkaliämie.

Die Bewertung der K^{+}-Konz. muß immer im Zusammenhang mit dem Blut-pH erfolgen!
Faustregel: Änderungen des Blut-pH um 0,1 führen zu gegensinniger Veränderung des K^{+} um 0,4-0,5 mmol/l.

Hypokaliämie (K^+ < 3,5 mmol/l)

Ätiologie

☐ GIT-Verluste bei Diarrhoe, Laxantienabusus, Fisteln, Magen-Verweilsonden
☐ Renal: meist durch Diuretikatherapie. Selten bei primärem (M. Conn), häufiger bei sekundärem Hyperaldosteronismus (Stimulierung des Renin-Angiotensin-Aldosteron-Systems durch Verminderung des effektiven Blutvolumens z.B. bei Herzinsuff., Leberzirrhose, nephrotischem Sy.). Iatrogen z.B. bei Glukokortikoidtherapie. K^+-Verlust-Nephropathie, Bartter-Sy., renal-tubuläre Azidose.
☐ Transmineralisation (K^+ extrazellulär → intrazellulär) bei Alkalose, hochdosierter β-Adrenergika-Gabe (auch inhalativ!), Streß durch Katecholaminausschüttung, Insulin-Ther., *selten:* periodische Paralyse.

Klinik

☐ Muskelschwäche, Faszikulationen, im Extremfall Lähmung (auch glatte Muskulatur: Ileus). Adynamie
☐ RR ↑ bei Hyperaldosteronismus, sonst häufig ↓
☐ Herzrhythmusstörungen, evtl. Kammerflimmern.

Diagnostik

☐ *Labor:* E'lyte einschließlich Cl^-, HCO_3^-; BGA, Krea
  – Urin-K^+ (falls keine Diuretika-Ther.): Faustregel < 25 mmol/l bei GIT-Verlusten, > 25 mmol/l bei renalen Verlusten.
  – Ggf. endokrinologische Diagn. (Renin, Aldosteron im Serum)
☐ EKG: TU-Verschmelzungswelle, tachykarde Herzrhythmusstörungen (v.a. bei vorbestehender KHK). *Cave:* Verstärkung der Ektopieneigung bei Digitalistherapie!

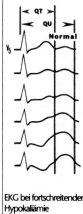

EKG bei fortschreitender Hypokaliämie

Therapie

☐ KCl (bei gleichzeitiger Alkalose) möglichst oral mit KCl 10-60 mmol z.B. Kalium duriles® 1 Tabl. = 10 mmol tägl. (Dosis hierbei durch GIT-Unverträglichkeit limitiert)
☐ *i.v.:* Perfusor: 50 mmol KCl in 50 ml, Infusionsgeschwindigkeit 5-10(-20) mmol/h über ZVK. Nur im Notfall (z.B. bei vital bedrohlichen und therapierefraktären Rhythmusstörungen, z.B. Kammerflattern/-flimmern bei wahrscheinlicher Hypokaliämie) raschere K^+-Gabe vertretbar: z.B. 10-20 mmol KCl i.v. unter Monitorkontrolle. Max. Tagesdosis 200 mmol.

 Fußangeln und Fingerzeige

Cave: bei Niereninsuff. wesentlich höheres Überdosierungsrisiko (z.B. klinisch relevante Hyperkaliämie nach 1 K^+-Citrat-Brausetabl. mit 40 mmol K^+).

Hyperkaliämie (K⁺ > 5 mmol/l)

11

Ätiologie

❒ Renale Exkretionsinsuff. bei ANV oder CNV (häufigste Ursache, bei letzterem meist kombiniert mit Diätfehler: zu hohe K⁺-Zufuhr)
❒ Kaliumsparende Diuretika (z.B. Amilorid, Spironolacton)
❒ NNR-Insuff., (Hyperkaliämie ist Kardinalsymptom bei M. Addison (prim. Hypoaldosteronismus), ☞ 13.1.5)
❒ Hypoaldosteronismus als Medikamenten-NW bei Ther. mit β-Blocker, ACE-Hemmer, nicht-steroidalen Antiphlogistika
❒ Transmineralisation (K⁺ intrazellulär → extrazellulär) bei Azidose. *Cave:* ein normales oder nur mäßig erhöhtes K⁺ bei diab. Ketoazidose kann Hinweis für ein bedrohliches K⁺-Defizit sein, das bei Azidoseausgleich ohne gleichzeitige ausreichende K⁺-Substitution zu lebensbedrohlichen Arrhythmien prädisponiert! ☞ 13.1.1
❒ Gewebsuntergang bei Hämo-/Myolyse, Polytrauma; relevant in Kombination mit anderen Faktoren, z.B.: ANV bei Rhabdomyolyse und Volumenmangelschock mit metabolischer Azidose!
❒ Narkose mit Succinylcholin (ebenfalls in Kombination mit anderen Faktoren)
❒ Artefakt: schlechte Blutabnahmetechnik, in-vitro-Hämolyse durch zu langes Stehenlassen → Kontrolle.

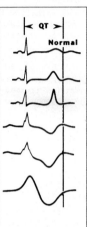

EKG bei fortschreitender Hyperkaliämie

Klinik

Hauptsächlich kardiale Symptome: Bradykardie, evtl. Kammerersatzrhythmus, Schwindel, Synkope, evtl. Adams-Stokes-Anfall, Herzstillstand. Dabei ist die Geschwindigkeit der K⁺-Verschiebung entscheidender als die Serumkonzentration.

Diagnostik

❒ *Labor:* BB, E'lyte, Krea, CK, BGA, ggf. Cortisol
❒ EKG mit Rhythmusstreifen: zunächst hohe T-Welle, dann Überleitungsstörungen, QRS-Verbreitung, schließlich degenerierte Kammerkomplexe („Elefantenfüße"), evtl. auch Übergang in Kammerflimmern.
❒ Sono: Schrumpfnieren, NN-Metastasen?

Therapie

❒ Bei mäßiger Hyperkaliämie (< 6 mmol/l) Beseitigung der Ursache, kaliumreduzierte Diät und orale Kationenaustauscher (z.B. Antikalium®-Granulat, CPS®-Pulver 4 x 1 Beutel tägl.) ausreichend

❏ Bei höheren Werten und EKG-Veränderungen Infusion von 200 ml 20% Glukose + 20 IE Altinsulin über 30 Min. (K^+-Abfall um ca. 1 mmol/l). Raschere Wirkung durch Infusion von 50-100 mmol Na^+-Bikarbonat über 15 Min. *Cave:* Alkalose, Überwässerung, Hypernatriämie, Dämpfung des Atemzentrums.

❏ Nur im Notfall Gabe von 10 - 20 ml 5,85% NaCl = 10-20 mmol fraktioniert unter EKG-Kontrolle. Kombination mit Glukoseinfusion möglich.

❏ Bei Niereninsuff. Versuch der forcierten Diurese mit 500 mg Furosemid über 4 h i.v. (falls genügend Zeit und Erfolgsaussichten vorhanden). Bei drohendem Kreislaufstillstand sofortige Dialyse ☞ 2.7.

   Fußangeln und Fingerzeige

❏ Schrittmacher-Ther. ohne ausreichende K^+-Senkung bei Herzstillstand meist ineffektiv!

❏ Unbedingt Reanimation fortsetzen bis K^+ durch Dialyse genügend eliminiert.

11.1.3   Störungen des Ca^{2+}-Haushaltes

Beurteilung der Serum-Ca^{2+}-Konzentration in Abhängigkeit von der Eiweißkonzentration: Gesamtkalzium = ionisiertes + eiweiß-/komplexgebundes (= biologisch inaktives) Ca^{2+}. Da meist Gesamt-Ca^{2+} bestimmt wird, muß bei deutlicher Hypo-/Hyperproteinämie der Wert korrigiert werden: Eine Änderung des Albumins um 10 g/l hat eine gleichsinnige Änderung des Kalziums um 0,2 mmol/l zur Folge. Ein Serum-Ca^{2+} von 2,0 mmol/l bei einer Albuminkonzentration von 20 g/l liegt also im mittleren Normbereich!

Hypokalzämie

Ätiologie

❏ Vitamin D-Mangel (mangelnde Zufuhr, Absorption, gestörter Metabolismus), der nicht ausreichend durch Parathormon kompensiert werden kann: z.B. Sprue, Niereninsuff., Rachitis

❏ Hypoparathyreoidismus meist nach Schilddrüsen- oder Nebenschilddrüsen-Resektion; seltener idiopathisch

❏ Akute Pankreatitis

❏ Tetanie bei respirat. Alkalose durch Hyperventilation: pH ↑ führt zu Abnahme des ionisierten Anteils bei unveränderter Gesamt-Ca^{2+}-Konzentration.

Klinik

❏ Tetanie (pos. *Chvostek-Zeichen*: Klopfen auf den Facialisstamm vor dem Kiefergelenk → Zuckungen der mimischen Muskulatur, *Trousseau-Zeichen*: Aufpumpen einer RR-Manschette über den systol. Wert für 3 Min. → distale Parästhesie, Pfötchenstellung, Zuckungen)

11

- □ „Ameisenlaufen", Kribbeln, „Herzschmerzen"
- □ Bei ausgeprägter Hypokalzämie zerebrale Krampfanfälle
- □ Uncharakteristische psychische Symptome (z.B. Fahrigkeit, Unkonzentriertheit, Verwirrtheit)
- □ Extrasystolie ☞ 4.1.5.

Diagnostik

- □ *Labor:* E'lyte, Krea, AP, PO_4^{3-}, BGA, Albumin. Zur weiteren ätiol. Klärung ggf. Parathormon und Vitamin D
- □ *EKG:* QT-Verlängerung.

Therapie

- □ Im Notfall Ca^{2+}-Gluconat 10%, 10-20 ml langsam i.v., sonst p.o. 1000-2000 mg Ca^{2+}-Brausetabl. z.B. Calcium Brause Sandoz® 1 Tabl. = 500 mg tägl.
- □ Bei Vitamin-D Mangel Substitution (vorzugsweise mit 1,25 Dihydroxycholecalciferol (z.B. Rocaltrol® 1 Tabl. = 0,25 μg) wegen besserer Steuerbarkeit, mittlere Dosis 0,25-0,5 μg tägl. p.o.; Behandlung der Grunderkrankung
- □ Bei Z.n. Nebenschilddrüsenresektion Ca^{2+}und Vit. D-Gabe vorzugsweise oral; nach OP wegen Hyperparathyreoidismus häufig erheblicher Ca^{2+}-Bedarf des Knochens („*hungry bone*")
- □ Bei Hyperventilationstetanie mit normalem Serum-Ca^{2+} keine „Ca^{2+}-Spritzen", sondern Beruhigung des Pat., ggf. Beutelrückatmung oder Sedierung mit z.B. 5 mg Diazepam i.v., ☞ 7.4.2

Hyperkalzämie (Ca²⁺ > 2,6 mmol/l)

Ätiologie

- □ Prim. Hyperparathyreoidismus
- □ Paraneoplastisch: meist durch Knochenresorption bei ossärer Metastasierung, seltener paraneoplastische PTH-Produktion. Häufigste Primärtumoren: Lunge, Mamma, SD, Prostata, Niere, Plasmozytom.
- □ Seltenere Ursache: Vitamin D-Überdosierung (meist iatrogen bei gleichzeitiger Ca^{2+}-reicher Ernährung), Hyperthyreose, Sarkoidose (Vitamin D-Produktion in Granulomen), M. Paget, Thiazidther.

Klinik

- □ Dysphorie, Adynamie
- □ Verwirrtheit, ggf. produktive Psychose
- □ Polyurie, Nierenkoliken (durch Nephrolithiasis)
- □ GIT-Ulzera, Pankreatitis
- □ Stammganglienverkalkung, Katarakt
- □ Extraossäre Verkalkung bei Überschreiten des Ca^{2+}/PO_4^{3-}-Produkts.

Diagnostik

❐ *Labor:* E'lyte, Krea, BB, BSG, AP, Prostataphosphatase, E'phorese. Weitere Diagnostik je nach Anamnese und Klinik: Parathormon im Serum. Tumorsuche: Rö-Thorax, Sono, Prostatabeurteilung, Immun-E'phorese (Plasmozytom?), Mammographie, KM-Punktion

❐ *EKG:* QT-Zeit-Verkürzung

❐ *Sono:* Nephrokalzinose, -lithiasis, ggf. Parathyreoidea-Adenom, Nierenzell-Ca

❐ *Rö-Thorax, Knochenszinti:* Primärtumor, Metastasen.

Therapie

❐ Prim. Hyperparathyreoidismus: OP

❐ Paraneoplastisch: falls möglich Behandlung der Grunderkrankung

❐ Symptomatisch: forcierte Diurese mit Furosemid 40-120 mg i.v. und Ca^{2+}-freier isotoner Lösung (z.B. 0,9% NaCl + K^+-Zusatz: initial 20-40 mval/l KCl, dann in Abhängigkeit vom Serum-K^+ und Nierenfunktion), Infusionsgeschwindigkeit nach Ausfuhr; häufig positive Bilanzierung erforderlich, da Pat. oft dehydriert.

❐ Glukokortikoide: ca. 100 mg Prednisonäquivalent tägl. i.v., wirksam v.a. bei Tumorhyperkalzämie

❐ Mithramycin: 25 μg/kg über 6 h i.v. tägl., wirksam, aber toxisch (Zytostatikum)

❐ Clodronsäure/Dinatriumsalz (z.B. Ostac®) 1 Amp. (300 mg) auf 500 ml 0,9% NaCl tägl. über mind. 2 h, Behandlungsdauer max. 10 Tage

❐ Hämodialyse gegen Dialysat-Ca^{2+} von 0,9-1,25 mmol/l: im Notfall effektivste Maßnahme, aber nur kurz wirksam, da es bei nicht beeinflußbarer Grunderkrankung zu einer raschen Rückverteilung aus dem Gewebe kommt.

 Fußangeln und Fingerzeige

Phosphatgabe führt zur Komplexbildung von freiem Ca^{2+} mit dem Risiko der Ausfällung bei Überschreitung des Ca^{2+}/PO_4^{3-}-Produktes von 60-70 mg/dl.
Keine Flüssigkeitssubstitution mit Ca^{2+}-haltigen Lösungen (z.B. Ringer-L.®).

11.1.4 Störungen des Säure-Basenhaushaltes

Der innerhalb enger Grenzen (normal 7,36-7,44) aufrechterhaltene pH wird durch Säureanfall im Intermediärstoffwechsel, respiratorische (pCO_2) und renale (Ausscheidung von Säureäquivalenten und HCO_3^-) Regulation bestimmt; Störungen sind folglich v.a. bei Erkrankungen dieser Organsysteme zu erwarten.

Entgleisungen des Säure-Basen-Haushaltes

	pH*	pCO2 (mmHg)	Bikarbonat (mmol/l)	BE** (mmol/l)
Normwerte	7,36 - 7,42	36 - 44	22 - 26	-2 bis +2
Metabol. Azidose	↓ oder ↔	↔ oder ↓	↓	negativ
Metabol. Alkalose	↑ oder ↔	↔ oder ↑	↑	positiv
Respir.Azidose	↓ oder ↔	↑	↔ oder ↑	positiv
Respir.Alkalose	↑ oder ↔	↓	↔ oder ↓	negativ

* Bei kompensierten Veränderungen ist der pH durch erhöhte oder erniedrigte Bikarbonatausscheidung bzw.CO_2-Abatmung noch im Normbereich, pO_2, BE bzw. Standardbikarbonat jedoch pathologisch

** BE (base excess, Basenüberschuß): Differenz der nachweisbaren Basen gegenüber dem normalen Pufferbasengehalt

Faustregel: Metabolisch Miteinander: Bei metabolischen Störungen verändern sich pH, Bikarbonat und pCO_2 stets gleichsinnig

Metabolische Azidose

Einfache Differenzierung der Ursachen einer metab. Azidose ist durch Berechnung der *Anionenlücke* möglich.

Anionenlücke: $Na^+ - [HCO_3^- + Cl^-$.

Normal 8-16 mmol/l.

Erhöhung spricht für Überschuß organischer Säuren (z.B. Laktat, Ketone, Urämie, Intox.). Normale Anionenlücke bei hyperchlorämischer Azidose (Bikarbonatverlust durch Diarrhoe, enterale Fisteln).

Ätiologie

❏ Gewebshypoxie mit Laktatanstieg bei allen Schockformen, Biguanidtherapie
❏ Ketoazidose (z.B. bei Diab. mell., Fasten, alkoholische Ketoazidose)
❏ Akute und chronische Niereninsuff.
❏ Renal tubuläre Azidose Typ 1-4
❏ Anhaltende Diarrhoe (HCO_3^--Verlust)
❏ Vergiftungen (Salizylate, Methanol, Ethylenglykol)

Klinik

Zeichen des Schocks (☞ 3.1.2), Zeichen der Hyperglykämie (☞ 13.1.1), Zeichen der Niereninsuff. (☞ 10.1.1, 10.1.2). Hyperventilation zur CO_2-Abatmung (*„Kussmaulsche Atmung"*).

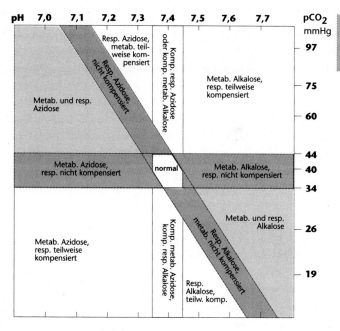

Säure-Basen-Nomogramm (ABGA)

Diagnostik

Labor: E'lyte einschließlich Cl⁻ und HCO₃⁻, BGA, Laktat, BB, BZ, Krea, U-Stix (Ketone?).

Therapie

☐ In erster Linie Ther. der Grunderkrankung: falls diese rasch beeinflußbar ist (Diab. mell., Urämie, reversible Schockzustände), gleicht sich Azidose meist spontan aus.

☐ Nur bei pH < 7,0-7,1 Pufferung mit 8,4% NaHCO₃⁻; annähernde Bedarfsabschätzung: neg. BE x 0,3 x kg (zunächst halbe Dosis, dann weiter nach BGA). Häufige pH-Kontrolle erforderlich. NaHCO₃-Infusion mit max. 50 mmol/h (Ausnahme: Reanimation ☞ 3.1.1)

11 *Fußangeln und Fingerzeige*

Cave: Zu rasche Korrektur der Azidose: Arrhythmiegefahr bei Überkorrektur, Hypokaliämie, Volumenüberladung (besonders gefährlich bei Herz- und Niereninsuff.).

Metabolische Alkalose

Ätiologie

❏ GIT-Säureverlust: z.B. durch Erbrechen, Magensonde
❏ Diuretika (renaler Cl⁻-Verlust), Hypokaliämie
❏ Bartter-Sy. (hypokaliämische Alkalose bei tubulärer Nephropathie mit Störung der Cl⁻-Rückresorption in der Henle'schen Schleife).

Klinik

Ergibt sich aus Grunderkrankung. Bei schwerer Alkalose Gefahr von Rhythmusstörungen. Im Vordergrund stehen meist Symptome der begleitenden Hypokaliämie ☞ 11.1.2.

Diagnostik

Labor: E'lyte einschließlich Cl⁻ und HCO_3^-, BGA.

Therapie

❏ Zufuhr von isotoner NaCl-Lösung
❏ K⁺-Substitution bei (meist vorliegender) hypochlorämischer Alkalose
❏ Absetzen von Diuretika
❏ Nur in seltenen Notfällen direkte Pufferung mittels Argininhydrochlorid über ZVK ☞ 11.3: Bedarf wie bei metabolischer Azidose abschätzen.

Respiratorische Azidose

Ätiologie

Alveoläre Hypoventilation mit pCO_2↑ bei allen Lungenerkrankungen mit resp. Globalinsuff. und zentraler Atemregulationsstörung.

Klinik

Bestimmt durch (meist) pulmonale Grunderkrankung.

Diagnostik

Labor: E'lyte einschließlich Cl⁻ und HCO_3^-, BGA, Rö-Thorax.

Therapie

❑ Senkung des pCO_2, soweit möglich, durch Verbesserung der Ventilation, ggf. maschinelle Beatmung ☞ 2.6
❑ Bei mäßiger Hypoventilation Theophyllin (5 mg/kg langsam i.v.) wirksam: ☞ 5.3
❑ Atemanaleptika von fraglichem Wert. In der Erholungsphase (z.B. Entwöhnung vom Respirator) bei diesen Pat. gelegentlich Azetazolamid (z.b. Diamox® 500 mg langsam i.v.) wirksam: verstärkte HCO_3^--Ausscheidung und resultierende pH-Senkung stimuliert Atemzentrum ☞ 5.6.3.

Respiratorische Alkalose

Ätiologie

Alveoläre Hyperventilation mit pCO_2 ↓ aufgrund psychischer oder hirnorganischer Atemstimulation, bei akuter Hypoxie („Bedarfshyperventilation", z.B. Lungenembolie) oder bei ther. Hyperventilation beim beatmeten Pat.

Klinik

Grunderkrankung, u.U. Tetanie (Abfall des ionisierten Ca^{2+}).

Diagnostik

Krea, E'lyte; BGA, Rö-Thorax.

Therapie

❑ Bekämpfung des gesteigerten Atemantriebs oder seiner Ursache, ggf. Sedierung, z.B. 5 - 10 mg Diazepam i.v.
❑ Bei Lungenembolie ☞ 4.1.3.

11.2   Elektrolytlösungen

11

11.2.1   Natriumchlorid-Lösungen

®   z.B. Isotone Kochsalzlösung: 0,9%ige Natriumchloridlösung

✎   – Isotone Dehydratation
            – Hypertone Dehydratation zur Initialtherapie
            – Coma diabeticum zur Initialtherapie (1000 ml/h in der 1. h)
            – Hypotone Dehydratation
            – Lösungsmittel für Arzneimittel
            – Offenhalten zentraler Venenzugänge
            – Flüssigkeitszufuhr bei parenteraler Ernährung im Wechsel mit frei-
              em Wasser

➤   je nach Klinik ☞ 11.1.1, 16.1.1

✗   Keine Anwendung bei hypotoner Hyperhydratation.

5,85% Natriumchloridlösung

®   z.B. Natriumchlorid-Lösung Braun 100 ml Lösung: 1 ml = 1 mmol
            Na^+ + 1 mmol Cl^-

✎   – Hypotone Dehydratation (Salzmangelexsikkose)
            – Evtl. hypotone Hyperhydratation unter Intensivkontrolle (Zell-
              überwässerung)
            – Hypochlorämie, Metabolische Alkalose
            – Kardiales Antidot z.B. bei Hyperkaliämie, Intox. mit trizyklischen
              Antidepressiva, M. Addison
            – *Third space Sy.* (z.B. Ileus, Peritonitis)

➤   Nach Na^+-Defizit ☞ 11.1.1
            Als Antidot 10 - 20 ml = 10 - 20 ml NaCl 5,85%

NW   Venenreizung, akute Herzinsuff., Lungenödem, Hypernatriämie bei
            Überdosierung

✗   – Nur verdünnt applizieren.
            – Zur Vermeidung eines ANV Na^+ > 130 mmol/l anstreben
            – Vorsicht bei hypotoner Hyperhydratation (z.B. Wasserintoxika-
              tion), allenfalls vorsichtige Natriumgabe (nur wenn Hämofiltration
              nicht möglich) bei gleichzeitiger Diuretikagabe indiziert, da Ge-
              samtkörpernatrium nicht erniedrigt!

11.2.2   Kaliumchlorid

®   z.B. Kaliumchlorid, 7,45%ig Braun 100 ml Lösung: 1 ml = 1 mmol
K^+ + 1 mmol Cl^-

- Hypokaliämie
- Coma diabeticum
- Myokardinfarkt zur Prophylaxe von Rhythmusstörungen
- Zusatz zur hochdosierten Glukoseinfusion bei parenteraler Ernährung (1000 kcal erfordern 25 - 50 mmol K^+)

> Je nach Klinik in Abhängigkeit vom Defizit ☞ 11.2.1; Abfall des
> K^+ im Serum von 4 auf 3 mmol/l = K^+-Verlust von ca. 200 mval;
> Ein pH-Anstieg um 0,1 senkt das extrazelluläre K^+ um 0,4 mmol/l

NW
- Bei Überdosierung Hyperkaliämie
- Bei Überdosierung Azidose, Venenreizung
- Bei Paravasat Nekrosenausbildung
- Antidot: Bei kardialen NW im Rahmen einer Hyperkaliämie 10 - 20 ml 5,85%NaCl-Lösung.

✗
- Nur über ZVK infundieren.
- K^+ immer im Zusammenhang mit pH-Wert interpretieren
- Bei Alkalose Verwendung mit KCl
- Bei Azidose Verwendung von Kaliumbikarbonat
- Bei Coma diabeticum mit Azidose besser Kaliumbikarbonat-Lösung verwenden
- Bei Hyperkaliämie rasche Senkung des K^+ durch Gabe von Natriumbikarbonat, Glukose-Insulin ☞ 13.2, evtl. Hämodialyse.
- Normokaliämie bei Azidose = Hypokaliämie
  Normokaliämie bei Alkalose = Hyperkaliämie.

11

11.2.3 Ringerlösung

  z.B. Ringerlösung Knoll, 1000 ml: 8,6 g NaCl = 147 mmol/l; 0,3 g KCl = 4 mmol/l; 0,37 g CaCl = 2,5 mmol/l 155,5 mmol/l Cl⁻

WM Physiologische Ersatzlösung mit schwach ansäuernden Eigenschaften

  – Extrazellulärer Flüssigkeitsverlust
– Initialer Volumenersatz bei polytraumatisiertem Pat.
– Isotone Dehydratation, hypotone Dehydratation, initial bei hypertoner Dehydratation
– Leichte hypochlorämische Alkalose
– Lösungsvermittler für Arzneimittel
– Offenhalten zentraler Venenkatheter
– Parenterale Ernährung zur isotonen Flüssigkeitszufuhr im Wechsel mit freiem Wasser

> je nach klinischer Symptomatik ☞ 16.1.1

NW Bei Überdosierung Hypervolämie mit Herzinsuff., Lungenödem

✗
– Hypertone Dehydratation wird initial mit isotoner Lösung therapiert
– Im Vergleich zur physiologischen Kochsalzlösung 7 mmol/l weniger Na⁺, dafür 4 mmol/l K⁺ und 2,5 mmol/l Ca²⁺
– Bei kurzfristiger Gabe kann physiologische Kochsalzlösung statt Ringerlösung benutzt werden
– Bei Gabe größerer Mengen bzw. längerer Anwendung Bevorzugung von Ringerlösung in Wechsel mit 0,9% NaCl
– Nicht mit PO_4 mischen
– Bei leichter Azidose eher Ringer-Laktat anwenden.

11.2.4 Kalziumglukonat

  z.B. Calcium Sandoz 10%, 1 Amp. = 10 ml = 2,25 mmol Ca²⁺

– Symptomatische Hypokalzämie, ☞ 11.1.3
– Fraglicher Nutzen bei Urtikaria und allergischen Ödemen
– Fraglicher Nutzen bei elektromechanischer Entkopplung zur Inotropiesteigerung
– Vor Hämodialyse bei Nierenversagen mit ausgeprägter Hypokalzämie
– Vergiftungen mit Fluoriden und Oxalsäure.

> 1 Amp. = 10 ml, langsam (10 Min.) i.v., je nach Ca²⁺ Mangel wiederholt injizieren

NW
- Übelkeit, Erbrechen
- Hypotonie

⇔   Verstärkung von Glykosid-NW

✗
- Spiegel stets in Zusammenhang mit Albuminkonzentration im Serum und Säure-Basen-Haushalt interpretieren
- Nicht mit Phosphat mischen.

11.2.5 Kaliumphosphat

®   z.B. Kaliumphosphat Braun-Lösung als Infusionszusatz.
100 ml enthalten 2,72 g Kaliumdihydrogenphosphat sowie 6,97 g Kaliummonohydrogenphosphat, 1 ml = 1 mmol K^+ + 0,6 mmol PO_4^{3-}

- Hypophosphatämie im Rahmen der parenteralen Ernährung (< 0,7 mmol/l)
- Coma diabeticum
- Hypophosphatämien im Rahmen einer Sepsis, Pankreatitis, Leberzirrhose, Alkoholismus
- Bei hyperkalzämischer Krise Medikament der letzten Wahl.

➤
> Substitution nach Defizit, z.B. bei Coma diabeticum ☞ 13.1.1
> *Max. Tagesdosis* 100 mmol, max. 20 mmol/h.

NW
- Bei Überschreiten des Löslichkeitsproduktes von Ca^{2+}/PO_4^{3-} Ausfällung im Gewebe
- Venenreizung
- Bei Überdosierung Hyperkaliämie und Hyperphosphatämie
- *Antidot:* Bei kardialen NW im Rahmen einer Hyperkaliämie konzentrierte NaCl-Lösung z.B. 10 - 20 ml 5,85% NaCl applizieren

✗
- Stets über ZVK applizieren
- Bei Coma diabeticum errechnete K^+-Dosis aufgeteilt in KCl und KH_2PO_4 applizieren
- Einsatz bei der hyperkalzämischen Krise heutzutage wegen der erheblichen NW und zur Verfügung stehender medikamentöser Alternativen in der Regel nicht mehr erforderlich
- Vorsicht mit Phosphatgabe bei Niereninsuff.

11.3 Puffer

11

11.3.1 Argininhydrochlorid

®   z.B. L-Argininhydrochlorid 21,0%ig
(1 ml = 1 mmol H^+, 1 mmol Cl^-, 1 mmol L-Arginin)

WM H^+-Ionen-Donator

✎   Metabolische Alkalose

➤ | Dosierung nach BGA: Dosis entspricht ungefähr BE x 0,3 x kg/2 |

NW   Bei Überdosierung metabolische Azidose, Venenreizung, *Antidot:* Bikarbonat

✗
- Lösung nur verdünnt anwenden
- Verstärkung einer vorbestehenden Hyperkaliämie bzw. Anstieg der K^+-Konz.
- Wirksamkeit nur bei ausreichendem Lebermetabolismus
- Langsam entstandene Störung langsam unter Kontrolle von BGA und E'lyten ausgleichen!

11.3.2 Bikarbonat

®   z.B. Bikarbonat 8,4%ig, 1 ml = 1 mmol Natriumbikarbonat

WM   Bindung von H^+-Ionen mit Umwandlung zu Kohlendioxid und Wasser mit Abatmung und renaler Elimination

✎   Metabolische Azidose

➤ | nach BGA: BE x 0,3 x kg/2 |

NW   Bei Überdosierung Alkalose mit lebensbedrohlicher Rhythmusstörung, Verstärkung einer vorbestehenden Hypokaliämie, Erniedrigung der freien Ca^{2+}-Konz. mit Gefahr der Tetanie bei Hypokalzämie, CO_2-Retention bei respiratorischer Insuff.

✗
- Nicht über denselben Zugang mit Katecholaminen infundieren
- Hohe Natriumbelastung
- Stets langsamen Azidoseausgleich vornehmen, initial (blind) nicht mehr als 75 mval = 75 ml
- Im Gegensatz zum Trispuffer auch bei Niereninsuff. applizierbar
- Wegen extrazellulärem Verteilungsraum gute Steuerung möglich.

12 Infektionskrankheiten

Sabine Schmidt und Arne Schäffler

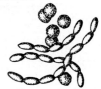

12.1   Intensivmedizinisch relevante Infektionen und ihre Therapie

12.1.1   Sepsis

Systemische Infektion infolge nicht nur vorübergehender Erregeraussaat (Bakterien, Pilze) von einem Sepsisherd in die Blutbahn mit einem das klinische Geschehen beherrschenden Krankheitsbild.

Sepsis ist in aller Regel eine klinische Diagnose, die nur bei *mehrfach* pos. Blutkultur und bei hierfür sprechendem Krankheitsverlauf als gesichert gelten kann. Die *Eintrittspforte* des Sepsiserregers ist für den Verlauf der Erkrankung irrelevant (ihre Sanierung natürlich trotzdem notwendig), wichtig dagegen die Lokalisation des *Sepsisherdes* und die Art des *Sepsiskeimes*.

Klinik
☐ Typischerweise hohes intermittierendes *Fieber,* bei Kleinkindern auch Fieberkrampf, bei Erwachsenen Schüttelfrost. Fieber kann, z.B. bei sehr schlechtem AZ, bei Säuglingen oder bei Abwehrschwäche, fehlen.
☐ „Todkranker" Pat. mit grau-blasser, evtl. marmorierter Haut, petechialen Hautblutungen infolge Bakterienembolien, evtl. Exantheme, Bewußtseinseintrübung und Anorexie, evtl. Hyperventilation, Tachykardie, RR ↓
☐ Im Verlauf (weiche) Splenomegalie
☐ Komplikationen durch septische Herde an Meningen (→ Meningitis), Lungen, Herz, Niere, Gelenken oder Knochen (→ Osteomyelitis)
☐ Durch Endotoxinfolgeprodukte v.a. gramnegativer Sepsiserreger kann sich sowohl Hyperkoagulabilität als auch überschießende Fibrinolyse entwickeln → Folge oft DIC (☞ 14.1.3) mit Schock (RR ↓!), multiplen Mikrothrombosen, Organversagen (v.a. ANV ☞ 10.1.1, ARDS ☞ 5.1.4).

Diagnostik
☐ Anamnese und klinische Untersuchung: Sepsisherd? Eintrittspforte (Ggf. Verbände abnehmen)?
☐ Blutkultur, Urinkultur und Urinstix
☐ Ggf. Liquorpunktion mit Gramfärbung + Kultur
☐ Bei Verdacht Stuhlkultur
☐ BB (es gibt kein „Sepsis-BB", jedoch initial starke Linksverschiebung *ohne* Gesamt-Leuko-Erhöhung, nach Tagen Leukozytose mit toxischen Granulationen, nachfolgend Anämie).
☐ Gerinnung: initial Quick, PTT, Fibrinogen, Thrombos (empfindlichster Parameter), FSP, AT III bei V.a. DIC (☞ 14.1.3)
☐ Akut-Phase-Parameter (z.B. BSG, CRP) gewöhnlich hochpositiv
☐ Sono: Harnstau, Cholestase, Milzgröße, septische Metastasen, Abszesse?
☐ Rö-Thorax (Pneumonie? ARDS? Lungenabszeß?)
☐ BGA (Hypoxie? Metabolische Azidose?)
☐ E'lyte, Krea, Laktat (prognostischer Parameter), γ-GT, BZ.

Typische Sepsiserreger (gramnegative Keime überwiegen!)
- ❏ Staphylok. (Quelle: Endokarditis, ZVK, Hautinf., Abszeß)
- ❏ Pneumok., Streptok., Enterok. (Lunge, Endokarditis, Harn- und Gallenwege, GIT)
- ❏ E. coli (Harnwege, GIT, gynäkolog. und urolog. Inf., nosokomial)
- ❏ Klebs., Enterob., Proteus, Pseudom. aerug., Clostridien (Gallenwege, GIT, Abort, Puerperalsepsis)
- ❏ Candida (ZVK, künstliche Herzklappen, v.a. nosokomial bei Immunschwäche oder nach Antibiotikather.)
- ❏ Im *Säuglingsalter* E. coli und andere Enterobacteriaceae, Staphylok., Pseudomonaden, Streptok.
- ❏ Bei *Kleinkindern* Staphylok., Enterobacteriaceae, Neisserien, Pneumokok., Haemophilius influenzae.

✔ Vorgehen bei Sepsis
- – Offenbar unwirksame oder unnötige Medikamente (z.B. Antibiotika, unter denen die Sepsis entstanden ist) absetzen, Transfusionen wenn möglich stoppen
- – Alle intravenösen Zugänge sowie Urinkatheter ziehen bzw. wechseln
- – Blutkulturen, ggf. auch Urinkulturen abnehmen, bei Fieberanstieg wiederholen

Initiale kalkulierte Antibiotikatherapie (Dosierungen ☞ 12.2-12.8):
- – Bei Sepsis ohne „Herd": z.B. Mezlozillin oder Cefotaxim oder Piperacillin + Aminoglykosid (z.B. Gentamicin)
- – Bei Urosepsis: Mezlozillin oder Piperacillin oder Cefalosporin + Aminoglykosid (z.B. Gentamicin)
- – Bei Beatmungspneumonie: Apalcillin + Erythromycin
- – Bei Wundinfektionssepsis: Cefalosporin + Aminoglykosid
- – Bei Immunschwäche: Piperacillin oder Mezlozillin + Aminoglykosid
- – Bei Cholangiosepsis: Amoxycillin + Aminoglykosid
- – Evtl. Umstellen der Ther. nach Erhalt des Antibiogramms!
- – Kathetersepsis: Katheter ziehen, Kurzzeittherapie mit Staphylokok.-wirksamem Antibiotikum, z.B. Vancomycin
- – Operative Sanierung des Sepsisausgangsherdes
- – Heparin über Perfusor zur DIC-Prophylaxe mit 400 IE/h (☞ 14.3.1)
- – Weitere therapeutische Ansätze: monoklonale Antikörper gegen Endotoxine gramneg. Erreger, z.B. HA-1A (Cientoxin®), IgM-angereicherte Immunglobuline, Glukokortikoide (umstritten), Pentoxyfyllin (umstritten).

Septischer Schock (☞ auch 3.1.2)

Typische Komplikation der nicht erfolgreich behandelten Sepsis, die auch unter optimalen Therapiebedingungen in ca. 40% letal endet. Todesursachen sind meist therapieresistente Mikrozirkulationsstörungen, Gerinnungsstörungen (DIC), ARDS oder ZNS-Sepsisherde.

12

Monitoring
❑ stündlich ZVD, RR, Urinmenge messen, evtl. Pulmonaliskatheter zur HZV-Messung
❑ vierstündlich BGA, bei massiver Azidose häufiger, rechtzeitig beatmen (ARDS-Prophylaxe, ☞ 2.6, 5.1.4)
❑ vierstündlich Gerinnung und BB (DIC?)
❑ regelmäßig Bewußtseinslage kontrollieren
❑ Körperkern- und Oberflächentemperatur überwachen (ggf. warme Decken oder Fiebersenkung).

Therapieprinzipien bei beginnendem oder manifestem septischen Schock
❑ Sicherung der O_2-Zufuhr (BGA, bei Hypoxie evtl. 4-6 l/Min O_2 über Nasensonde), sonst Intubation und Beatmung (☞ 2.6)
❑ Adäquate Volumenzufuhr, unter ZVD-Kontrolle (☞ 3.1.2), ggf. Dopamin/Dobutamin über Perfusor (☞ 3.2.1).
❑ Korrektur von E'lytstörung und Azidose (☞ 11.1.4).
❑ Korrektur von Hypo- und Hyperthermie
❑ Antibiose überdenken, evtl. zusätzlicher Einsatz von „lückenschließenden" Zweit- oder Drittsubstanzen, z.B. Metronidazol i.v. für Anaerobier. Mikrobiol. Konsiliarien zu Rate ziehen.
❑ Vorausschauende Bekämpfung von Gerinnungsstörungen (☞ 14.1.3)
❑ Ausreichende Analgesie.

12.1.2 Im Krankenhaus erworbenes Fieber

Häufigste Ursachen eines nosokomialen Fiebers
❑ Harnwegsinfektion, v.a. bei Blasenkatheterisierung
❑ Atemwegsinfektion bei Beatmung (Bettlägerigkeit, Herzinsuff.)
❑ Wundinfektionen, postoperatives Fieber
❑ „drug fever" (medikamenteninduziertes Fieber)
❑ Transfusionsreaktion
❑ Fieber nach Dialyse, Herz-Lungen-Maschine, Herzkatheter (passagere Bakteriämie)
❑ Fieber bei Immunsuppression
❑ Venenthrombose, Lungenembolie bei fehlender oder versagender Thromboseprophylaxe, Thrombophlebitiden bei Venenkatheter.
❑ Cave: bei nosokomial erworbenen Infektionen häufig "Problemkeime", d.h. selektionierte und multiresistente Erreger z.B. Pseudom. aerug., E.coli, Klebs., Enterobacter, Staphylok.

12.1.3 Übersicht: Bakterielle Infektionen*

* incl. Chlamydien- und Rickettsieninf.
— Dosierungen der Antibiotika ☞ 12.2 - 12.8

Anaerobierinfektionen

Überwiegend Standort-Flora des Gastrointestinal- und Urogenitaltraktes (Bacteroides-, Fusobakterien, anaerobe Streptokokken, Clostridien und Aktinomyzeten), welche unter ungünstigen Bedingungen zu Inf. von Gehirn, Innenohr, Kieferhöhle, Pleura, Wunden usw. führen kann.
Diagn.: aus Eiter oder Gewebsprobe. Transportmedium, z.B. anaerobe Blutkulturflasche, benutzen.
Ther.: bei Abszessen Inzision, bei Gasbrand polyvalente Antitoxine. Die meisten Anaerobier außer *Bacteroides fragilis* sind empfindlich gegen Penicillin G. Für die Blindtherapie sind Metronidazol, Clindamycin und Imipenem geeignet.

Botulismus ☞ Clostridien

Borrelien-Infektionen
Gramnegative Spirochäten.
❒ *Borrelia recurrentis und duttoni* verursachen — übertragen durch Läuse oder Zecken — das **Rückfallfieber ("Borreliose"):** 4-7 Tage p.i. rasch eintretendes, schweres Krankheitsbild mit Kopf-, Glieder- und Rumpfschmerzen sowie Übelkeit und Fieber um 41° C. Hepatosplenomegalie, evtl. mit leichtem Ikterus. Fieberschübe, dazwischen 2-15tägige afebrile Zwischenstadien. *Diagn.:* Direktnachweis im "dicken Tropfen" oder im Giemsa-Präparat, jedoch schwierige DD zu Malaria u.a. Serologische Diagn. unzuverlässig. *Progn.:* meist gut, in Notzeiten hohe Letalität. *Ther.:* Penicillin, Tetrazyklin, Chloramphenicol (Herxheimer-Reaktion möglich - einschleichend dosieren!).
❒ *Borrelia burgdorferi:* durch Biß von Zecken (Ixodes domini) übertragene **Lyme-Krankheit.** Frühphase: Erythema chronicum migrans, Allgemeinsymptome wie Abgeschlagenheit, Kopfschmerzen. Später: Oligoarthritis, Enzephalomeningitis, Karditis. *Diagn.:* serologischer Nachweis spezifischer IgG- und IgM-AK. *Ther.:* Penicillin G, Doxycyclin, Ceftriaxon.

Brucellosen (M. Bang, Maltafieber)

Übertragung durch direkten Kontakt mit unpasteurisierter Milch, Fleisch oder Ausscheidungen von Rindern, Schafen, Ziegen oder Schweinen. Erreger penetrieren Gastrointestinaltrakt. Inkubationszeit 5-21 Tage, danach undulierend-intermittierendes **(M. Bang:** *Brucella abortus*) bzw. kontinuierlich oder septisch hohes **(Maltafieber:** *Brucella melitensis)* Fieber mit Kopfschmerzen, Schwitzen, Arthralgie, Lk-Schwellung, in 50% Splenomegalie, in 25% Hepatomegalie.
Diagn.: Antikörpertiteranstieg, Blutkulturen (mehrmals während der Fieberanstiegphasen entnehmen), Kulturen aus KM und Urin. DD: Bei unklarem Fieber muß Brucellose z.B. serologisch ausgeschlossen werden. Das Maltafieber ähnelt Typhus.
Ther.: Doxycyclin evtl. + Gentamicin für mind. 3 Wo., Gyrasehemmer.

Campylobacter-Infektionen
Campylobacter fetus: 2-5 Tage p.i. Gastroenteritis, z.T. mit Blut- und Schleimbeimengungen. Meist Kleinkinder betroffen.
Campylobacter jejuni und coli: thermophile Erreger von Enteritis, Kolitis und Proktitis.
Diagn.: Stuhlkultur, Serodiagnostik (KBR).

Ther.: bei schweren Verläufen Tetrazykline, Erythromycin.

Chlamydien-Infektionen (Psittakose, Ornithose)
Chlamydia trachomatis verursacht Lymphogranuloma venereum, Trachom, Konjunktivitis, Bronchitis, Urethritis und Vulvovaginitis. Erregerreservoir ist der Mensch. Häufig sexuelle Übertragung.
Chlamydia psittaci verursacht **Ornithose** *("Psittakose"),* eine atypische Pneumonie, selten Perikarditis und Myokarditis. Erregerreservoir sind Menschen, Exkremente und Sekretstaub von Wellensittichen und Papageien. Inkubationszeit 3-21 Tage.

Klinik: > 45% inapparenter Verlauf, 30% grippaler Verlauf, 20% pulmonale Form.
❒ *Psittakose:* Fieber, Kopfschmerzen, interstitielle ("atypische") Pneumonie, starker Husten, mukopurulentes Sputum

12

❏ *Trachom:* Keratokonjunktivitis mit papillärer Hyperplasie, Pannusbildung und Vernarbung

❏ *Lymphogranuloma venereum:* Erosion, Papel, Knoten an Penis, Vulva, Rektum oder Urethra mit inguinaler Lymphadenitis, Ulzeration der Lk, in 20% EKG-Veränderungen als Folge einer Karditis. *KO:* chron. Proktitis mit Strikturen oder Fisteln.

Diagn.: Kultur (schwierig), direkter Ag- und Ak-Nachweis (häufig falsch-neg. Ergebnisse), mikroskopisches Präparat von Direktmaterial (z.B. Eiter, Konjunktivalsekret). *Ther.:* systemisch Tetrazykline, ggf. Erythromycin, am Auge lokal für 2-3 Wo.

Clostridien-Infektionen

Clostridium difficile: Erreger der antibiotika-induzierten pseudomembranösen Kolitis (☞ 8.1.3). *Nachweis:* Stuhlkultur, serologischer Nachweis von Toxin A und B. *Ther.:* Vancomycin 4 x 125 mg *oral.*

Clostridium perfringens: in erster Linie Erreger von Gasbrand, ferner Lebensmittelvergiftung durch *Clostridium perfringens welchii.* 8-20 h p.i. krampfartige Bauchschmerzen und Durchfall, seltener Übelkeit, Erbrechen, praktisch nie Fieber. Erkrankungsdauer selten > 24 h, keine Ther. *Ther. bei Gasbrand:* großzügige Exzision, Penicillin G, evtl. hyperbarer O₂.

Clostridium tetanus: Wundstarrkrampf. 4-60 h p.i. (→ Verletzungsanamnese) krampfartige, tonische Kontraktionen. *Diagn.:* Erreger- und Toxinnachweis. *Ther.:* Antitoxin (6000 E i.m.), symptomat. Intensivther. evtl. Penicillin G.

Clostridium botulinum: Botulismus. 4-48 h nach Ingestion verseuchter Konserven Lähmungszeichen (Doppeltsehen, Schluckbeschwerden), Verschlimmerung bis zur Atemlähmung. *Ther.:* polyvalentes Antitoxin - auch bei geringem Verdacht! Symptomatische Intensivtherapie (Langzeitbeatmung).

Cholera ☞ Vibrionen-Infektionen

Enterobacteriaceae-Infektionen

Diagn.: kulturell aus Urin, Blut, Wundsekret usw. Wegen Resistenzproblematik *immer* Antibiogramm verlangen.

❏ *Escherichia coli:*
– *Enteropathogene E. coli-Typen* infizieren vor allem Neugeborene und Säuglinge. Bei älteren Kindern und Erwachsenen vor allem *enterotoxinproduzierende* E. coli und enteroinvasive E. coli-Stämme. Übertragung durch fäkal kontaminiertes Wasser, Nahrungsmittel, Obst. Inkubationszeit 12-72 h. *Klinik:* bei enteroinvasiven E. coli-Stämmen ruhrähnliche Erkrankung, bei enterotoxinproduzierenden E. coli choleraähnliche Erkrankung. Enteropathogene E. coli verursachen massive, meist wässrige Durchfälle mit Exsikkose. *Ther.:* symptomatisch, in schweren Fällen Ampicillin oder Cefalosporin evtl. + Aminoglykosid.
– *Nicht-enteropathogene E. coli* verursachen häufig Harn- und Gallenwegsinf. sowie Hautinf. (Dekubitus!), ferner wichtiger Nosokomialkeim (Sepsis). *Ther.* nach Antibiogramm, bei Blindther. Cefalosporin.

❏ *Enterobacter:* verbreiteter, häufig multiresistenter Hospitalismus-Keim. Das gramneg. Stäbchen verursacht HWI sowie sämtliche Nosokomialinf. *Ther.:* Gyrasehemmer, Aminoglykoside, Imipenem.

❏ *Klebsiellen:* gehören zur normalen Darmflora (Enterobacteriaceae). Häufiger Erreger von Nosokomialinf., z.B. nach Instrumentierung (Urinkatheter). *Klinik:* Inf. der oberen Luftwege, Pneumonien, Wundinf., HWI, Gallenwegsinf., Septikämien. *Ther.:* nach Antibiogramm, bei Blindther. Cefalosporin oder Aminoglykosid, bei HWI Cotrimoxazol, nahezu immer Ampicillinresistenz.

❏ *Proteus:* verursacht neben HWI chron. Otitis media, Atemwegs-Inf. und Meningitis. Häufiger Hospitalismuskeim, z.B. bei Wundinf. Sepsis häufige KO. *Ther.:* Amoxycillin (ggf. + Aminoglykosid), Cefalosporine. Wechselnde Antibiotika-Resistenzen, fast immer Tetrazyklinresistent → Antibiogramm!

❏ *Serratia:* Inf. meist nosokomial, typischerweise nach Instrumentierung oder Katheterisierung. *Klinik:* HWI, Septikämien. *Ther.:* schwierig, da sehr resistenter Keim. Cefalosporin der III. Generation (z.B Cefotaxim) + Aminoglykosid, Cotrimoxazol.

Haemophilus-Infektionen

Haemoph. influenzae: Bekapselte Form verursacht Inf. der Atemwege (Sinusitis, Pharyngitis, Tracheitis, Bronchitis), Otitis, bei Kindern auch Meningitis, Epiglottitis. *Diagn.:* Sputum, Ohrabstrich, Liquor, Blut. *Ther.:* Ampicillin, Cefalosporin der III. Generation (z. B. Cefotaxim), Tetrazyklin oder Chloramphenicol. Selten Ampicillinresistenz.

Legionellose

Legionella pneumophila: ubiquitär vorkommendes gramneg., kapselloses, schwer anzüchtbares Stäbchenbakt. Bei *aerogener* Inkorporation Erreger der **Legionärs-Krankheit**, einer atypischen Pneumonie (☞ 5.1.3) mit hoher Letalität. Im Krankenhaus zusätzlich Bedeutung als Hospitalismuskeim, der über Warmwasseranlagen und über Klimaanlagen verbreitet werden kann. *Ther.:* Erythromycin, Roxytromycin, Tetrazyklin.

Leptospirosen

Verschiedene Serotypen der Leptospiren werden durch direkten oder indirekten Kontakt mit infizierten Tieren (z.B. auch Waten in mit leptospirenhaltigem Urin kontaminierten Teichen) übertragen. Die Erreger penetrieren durch kleine Hautwunden oder durch die Schleimhäute.

Klinik: 2-20 Tage p.i. Kopfschmerzen (fast immer), GIT-Symptome, Konjunktivitis, in 70% Muskelschmerzen, generalisierte Lk-Schwellung, Gelenkschmerzen, Bauchschmerzen. *L. icterohaemorrhagiae* (= M. Weil) und *L. canicola* (= Kanikola-Fieber) verursachen häufiger Nephritis und Hepatitis als *L. pomona*.

Diagn.: AK-Titer, Blutkultur, Muskelbiopsie des M. gastrocnemius während der 1. Erkrankungswoche. *Ther.:* Penicillin G, Tetrazyklin. Impfung möglich.

Listeriose

Durch Kontakt mit infiziösem Tierkot (Katzen), evtl. auch durch Geschlechtsverkehr oder Ingestion von kontaminierter Milch, wird *Listeria monocytogenes* übertragen. Im Erwachsenenalter erkranken fast nur Immungeschwächte (gehäuft HIV-Pat.): grippeähnliches Bild, in 75% (leich-

te) Meningitis – bei abwehrgeschwächten Pat. jedoch lebensbedrohlich, selten Endokarditis, Urethritis, Konjunktivitis, Hautlisteriose. *Diagn.:* serologisch und kulturell. *Ther.:* Ampicillin, evtl. + Tobramycin, Penicillin G.

Lyme-Krankheit ☞ Borrellien-Infektionen

Meningokokken-Infektionen

Paarige gramneg. Kokken, bei 15% der Gesamtbevölkerung zur Rachen-Normalflora gehörend. V.a. für Pharyngitis, Meningitis, Septikämien *(KO:* Waterhouse-Friedrichsen-Sy.: akutes Nebennierenversagen infolge septischer Nekrosen, rasch tödlich) verantwortlich. Übertragung fast nur direkt durch Tröpfcheninf. *Diagn.:* Sekret, Liquor (sofort untersuchen → Autolyse!). *Ther.:* Der Meningokokkenmenigitis und -sepsis ☞ 6.1.8.

Mykobakterien-Inf. ☞ 5.1.3

Mykoplasmen-Infektionen

Zellwandlose Mikroorganismen, einige Arten zählen zur physiologischen Rachen- und Genitalflora. *Mycopl. pneumoniae:* Erreger von atypischen Pneumonien (☞ 5.1.3). *KO:* ZNS- und Herzbefall. *Diagn.:* AK-Titeranstieg. *Ther.:* Mittel der Wahl ist Erythromycin.

Pseudomonaden-Infektionen

Pseudomonaden sind gefürchtete Hospitalkeime (v.a. *Pseudom. aeruginosa).* Vorkommen ubiquitär (z.B. in Bäderabteilungen), hohe Umweltpersistenz, Resistenz gegen viele konventionelle Antibiotika. *Klinik:* v.a. bei geschwächten Pat. HWI, Atemwegs-Inf. (z.B. nach Intubation), evtl. letale Inf. von Verbrennungswunden, Septikämien. *Diagn.:* typischer blaugrüner Eiter. Erreger-Nachweis aus Urin, Sekreten, Blut. *Ther.:* Empfehlungen variieren stark, z.B. Azlocillin, Ceftazidin, Piperacillin, Gyrasehemmer [bei allen Substanzen: ggf. + Aminoglykosid]. Antibiogramm!

Rickettsien-Infektionen

Rickettsien sind obligat intrazelluläre Parasiten und werden meist durch infizierte Vektoren (Läuse, Zecken, auch Haustiere) übertragen. In ihrer Klinik zeigen alle Rikkettsiosen Ähnlichkeiten wie z.B. petechiale Exantheme durch Endothelbefall, oft hohes Fieber.

12

Krankheiten (Auswahl):

☐ **Q-Fieber** (*Rick. burnetti* = *Coxiella burnetti*): aerogene Inf. meist über kontaminierten Sekretstaub befallener Haustiere, IKZ 3-30 Tage: hohes Fieber, starker Kopfschmerz, Myalgien, rel. Bradykardie, Lungeninfiltrate ("atypische Pneumonie")

☐ **Epidemisches Fleckfieber** (=Klassisches Fleckfieber; *Rick. provazeki*): Übertragung durch Läuse, IKZ 10-14 Tage. Schweres Krankheitsbild mit hohem Fieber, Kopf- und Gliederschmerzen, Splenomegalie, in 15% letal

☐ **Zeckenbißfieber-Gruppe:** *(Rick. sibirica, Rick. australis):* durch Schildzecken übertragen, leichtere Verläufe mit Lymphadenitis und Exanthem.
Diagn.: Erregernachweis aus Blut im Tierversuch, Weil-Felix-Agglutination.
Ther.: Tetrazykline, evtl. Chloramphenicol.

Salmonellenerkrankungen

Salmonellen-Gastroenteritis (= Salmonellose): Infektionen und (häufiger) Intox. durch kontaminierte Nahrungsmittel, vor allem Tiefkühlkost, Milch- und Eiprodukte, Fischprodukte, Speiseeis und Wasser durch *S. typhimurium*, S. enteritis und 1 600 weitere Serotypen und deren Toxine.
Klinik: 12-36 h p.i. plötzliche Durchfälle (selten blutig), Erbrechen, Bauchschmerzen, Fieber. Selten septische Krankheitsbilder, Abszesse, Arthritis, Cholezystitis, Endokarditis.
Diagn.: Nachweis der Erreger in Stuhl, Erbrochenem oder Nahrungsmittelresten.
Ther.: Antibiotika(z.B. Ciprofloxacin) nur bei Sepsis und bei Neugeborenen indiziert, ☞ 8.1.3.
Typhus: Salmonella typhi wird fäkal-oral meist durch kontaminierte Nahrung oder Wasser aufgenommen. Kontamination erfolgt häufig durch die Hände von Dauerausscheidern, seltener z.B. durch Fliegen.
Klinik: 7-14 Tage p.i. Kopfschmerzen, Abgeschlagenheit, kontinuierliches Fieber, Hepatosplenomegalie, in 40% Durchfall, in 50% Verstopfung (!), in 60% Husten und Bronchitis, in 50% Roseolen ("rose spots", 2-10 mm große Hautflecken) am Oberbauch, normochrome Anämie, Bradykardie, Leukos normal oder ↓.
KO: Meningitis, Osteomyelitis, Endokarditis, Pneumonie.

Diagn.: Blutkultur (in 90% während der 1. Wo. pos.), ab 3. Wo. KM-Kultur; Erregernachweis in Stuhl und Urin, 2.-3. Krankheitswoche AK-Titer (4-facher Anstieg des *O-Antigen-Antikörpertiters* ist beweisend).
Ther.: Amoxycillin, Cotrimoxazol, Gyrasehemmer, Chloramphenicol.
DD: Paratyphus A/B/C, Tbc, Malaria, Brucellose, Shigellenruhr, Tularämie.
Paratyphus (Salmonella paratyphi A, B und C): Erkrankung klinisch nicht von Typhus unterscheidbar, Verlauf jedoch leichter und kürzer. *Diagn. und Ther.* wie bei Typhus.

Shigellen-Infektionen

Shigella sonnei und *Shigella flexneri*, seltener *Shigella dysenteriae*, werden durch kontaminiertes Wasser, fäkalkontaminierte Nahrung oder durch Schwimmen in verunreinigtem Wasser übertragen und verursachen die bakt. Ruhr.
Klinik: 1-5 Tage p.i. blutig-schleimiger Durchfall, Bauchschmerzen, Fieber, Erbrechen, zu Beginn wäßriger Durchfall (Enterotoxin), später blutig-schleimiger Stuhl (Invasion der Erreger in die Darmmukosa). *Diagn.:* Serologie, Stuhlkultur. *DD:* Salmonellosen, Amöbenruhr, Balantidose, Divertikulitis, Kolon-Ca, Colitis ulcerosa, M. Crohn.
Ther.: symptomatisch, Amoxycillin, Cotrimoxazol, häufig Resistenzen, ☞ 8.1.3.

Spirochäten ☞ Borrelien-Inf.

Staphylokokken-Infektionen und -Intoxikationen

GIT: Durch kontaminierte Nahrung werden enterotoxinproduzierende Staph. aur. inkorporiert. 2-4 h p.i. charakteristischer abrupter Krankheitsbeginn mit massivem Erbrechen, seltener Durchfall, ohne Fieber. *Ther.:* nur symptomatisch, keine Antibiotika, ☞ 8.1.3.
Inf. aller übrigen Organe: Staph. aur., Staph. epidermidis und **Staph. saprophyticus** werden von Mensch zu Mensch meist durch Händekontakt übertragen, 1/3 aller Inf. sind endogene Infektionen. Nur selten aerogene Infektion. Im Krankenhaus häufig Übertragung durch Staphylokokken-streuendes Klinikpersonal. 4-10 Tage p.i. Wund-, Haut-, Atemwegs-, Katheterinfektionen, Sepsis, Osteomyelitis, Mastitis.
Diagn.: Abstrich, Blutkulturen, Gramfär-

bung. *Ther.:* Staphylokokken-Penicilline (z.B. Flucloxacillin), ferner Cefalosporine, Clindamycin, Vancomycin. Wenn auf Station gehäuft → Hygiene-Konsil.

Streptokokken-Infektionen

Teil-(α-) hämolyse	vergrünende „Viridans"-Streptokok. (haben kein Gruppenantigen) Str. pneumoniae = neue Bez. für Pneumokok.
Vollständige (ß-)Hämolyse	Streptokok. der Gruppen A (= Str. pyogenes)
meist ohne Hämolyse	Streptokok. der Gruppe D = Enterokokk.(Vertreter: Str. faecalis, selten Str. faecium)
	Peptostreptokok. = anaerobe Streptokok.

Übertragung meist durch direkten Kontakt.
Krankheitsbilder (Auswahl):
❒ *ß-hämolys. Streptokokken der Gruppe A (Str. pyogenes):* 1-5 Tage p.i. Angina tonsillaris, ggf. Scharlach— DD: Streptokokken verursachen typischerweise Eiterstippchen (über die Tonsillen hinausgehende weißliche Beläge deuten auf infektiöse Mononukleose oder Diphtherie), Pharyngitis, Sinusitis, Otitis, Bronchopneumonie, Erysipel, Impetigo contagiosa, Sepsis, Abszesse, Wundinfektion. *KO:* nach Angina in 0,5-3% rheumatisches Fieber oder GN
❒ *Streptokokken der Gruppen B-G:* Sepsis, Meningitis, Abszesse, Endokarditis, Genitalinfektion (v.a. Strept. Gruppe D), HWI, Gallenwegsinfektionen
❒ *α—hämolysierende Streptokokken:* physiologische Bewohner der Mundhöhle. V.a. die dextranbildenden Arten (Str. bovis, Str. mutans, Str. sanguis und Str. mitis) verursachen 40% aller Endokarditiden.

Diagn.: v.a. kulturell aus Rachenabstrich oder Sputum, zur DD Antikörper (Viren, Streptok. Gruppe A, Mycopl. pneum.).

Ther.: Penicillin V (bei Streptokokkenangina für 10 Tage, um rheumatische KO zu vermeiden), bei Penicillin-Allergie Erythromycin oder Cephalosporin. *Bei Enterok.* Amoxycillin, bei Penicillinallergie Erythromycin, Cefalosporin, Clindamycin oder Vancomycin. (*Cave:* Str. faecium hochresistent→ Vancomycin).

Tetanus ☞ Clostridien-Infektionen

Vibrionen-Infektionen
Gramneg. bewegliche Stäbchen ("Spirillen"), v.a. in Afrika und Asien verbreitet.
Exo- und Endotoxine von *Vibrio cholera* und häufiger *Vibrio El-Tor* (= *Biovar altor*) verursachen **Cholera**. Betroffen ist vorwiegend der Dünndarm, die Durchfälle treten plötzlich auf, sind profus (reiswasserartig) und führen rasch zur — unbehandelt letalen — Exsikkose.
Ther.: adäquater Flüssigkeits- und E'lyt-Ersatz, oral ad libitum und i.v., Doxycyclin 2 x 100 mg oral über 2 Tage, alternativ Cotrimoxazol. Quarantäne-Pflicht! Relativer Schutz durch Impfung.

Yersinien-Infektionen
❒ **Pest:** *Yersinia pestis* ist Erreger der Lungen- und Beulenpest. Extrem selten.
❒ **Enterocolitis:** Fäkal, durch kontaminierte Hände oder Nahrung sowie durch Haustiere wird das gramneg. Stäbchen *Y. enterocolitica* (in 10% auch *Y. pseudotuberculosis*) übertragen. 3-7 Tage p.i. Enterocolitis, Pseudoappendizitis, Lymphadenitis mesenterialis, selten septische Krankheitsbilder oder Erythema nodosum, Arthritis. *Diagn.:* OP-Präparate, Serologie, Stuhluntersuchung (letztere unsensitiv). *DD:* v. a. Appendizitis, durch andere Erreger verursachte Durchfallerkrankungen.
❒ **Pseudo-Tbc:** *Yersinia pseudotuberculosis* wird durch Katzen, Vögel und Nagetiere übertragen. Beim Menschen Erreger der Lymphadenitis mesenterica (Pseudo-Tbc). Symptome wie Appendizitis, mesenteriale Lymphadenitis oder Typhus.
❒ **Yersinia-Arthritis:** akute Mono- oder Oligoarthritis im Anschluß an enterale Yersiniose (s.o.). *Diagn.:* serologisch, kulturell aus Gelenkpunktat. HLA-B27-assoziiert.
Ther. (aller Yersiniosen): in schweren Fällen Tetrazykline oder Cotrimoxazol.

12.1.4 HIV-Infektionen

12

HIV-Serodiagnostik: polyvalente ELISA-Tests gegen HIV-IgG-Antikörper als Suchtest, bei negativem Ergebnis und weiterbestehendem Verdacht nach 2 und nach 12 Monaten wiederholen. Bei positivem ELISA-Test monospezifische Enzymimmunoassays oder Western-blot-Tests. *Cave:* „Diagnostische Lücke" zwischen Infektion und Anti-HIV-IgG bis ca. 16 Wochen. Die diagn. Lücke kann durch p24-Antigen-Nachweis verkürzt werden.
Bestimmung der **Lymphozytensubpopulationen** CD4 (= Helferzellen = T4) und CD8 (= Suppressorzellen = T8) im Immunfluoreszenztest. Untersuchung regelmäßig wiederholen, da die Absoluthöhe der Helferzellen-Lymphozyten und der *CD4/CD8* Quotient als Verlaufsparameter dienen.
Normwerte:
Gesunder: CD4/CD8   1,2-3,0   CD4 > 1000/µl
Mäßiger zellulärer Immundefekt: CD4/CD8   0,5-1,0   CD4 >   400/µl
Schwerer zellulärer Immundefekt: CD4/CD8   < 0,5   CD4 <   400/µl.

Klinik: Die meisten der Serokonvertierten werden innerhalb von 1/2-12 J. symptomatisch. Das Spektrum der Erkrankungen variiert außerordentlich und wird nach der **CDC-Klassifikation** in 4 Stadien unterteilt (☞ Tabelle).

CDC-Klassifikation der HIV-assoziierten Erkrankungen		
Stad. I		*Acute Mononucleosis-like-illness*
Stad. II		Asymptomatischer Pat. mit beständigem Antikörpertiter
Stad. III		*Persistierende generalisierte Lymphadenopathie* (= LAS): Lymphknotenschwellung > 1 cm, für mind. 3 Mon. an zwei Stellen außerhalb der Leisten und/oder unklare Splenomegalie
Stad. IV	**A**	*Allgemeinsymptome* (= AIDS-related complex). Mind. eines vorhanden: Gew.-Verlust >10%; Fieber >1 Mon.; Diarrhoe >1 Mon.
(Die Kategorien IV A-D können kombiniert werden.)	**B**	*Neurologische Symptome:* Demenz, Myelopathie u.a.
	C	Typische AIDS-*Infektionen*, z.B. PCP, Candida usw.
	D	*Malignome:* Kaposi-Sarkom (Pat. < 60 J.), Non-Hodgkin-Lymphom, primäres ZNS-Lymphom (Pat. < 60 J.)
	E	*Andere Erkr.:* z.B. Thrombozytopenie, interstitielle Pneumonie

Akute Infektion
Grippeähnliche Symptome, Gelenkschmerzen, Fieber, makulöses Exanthem — oft auch zur *mononucleosis-like-illness* zusammengefaßt. *Labor:* Lymphos < 100/µ., Thrombos < 100 000/µl, „negative" Antikörper. 1/2-4 Mon. später Serokonversion. Bei Verdacht p24-Antigen-Nachweis versuchen.

AIDS-related complex (ARC) (Def. ☞ Tab.)
In diesem Stadium kann die Erkrankung jahrelang verbleiben oder in das AIDS-Vollbild übergehen. 25% der ARC entwickeln innerhalb von 3 J. AIDS. ARC kann jedoch selbst bereits zum Tode führen.

AIDS (auch AIDS-Vollbild genannt)

❒ In 50% Pneumocystis carinii-Pneumonien (Sympt: Fieber, Dyspnoe, Hypoxie, schleichender Beginn. S.u.).
❒ In 27% Kaposi-Sarkom, v.a. bei Homosexuellen
❒ In 10% Pneumocystis carinii-Pneumonie *und* Kaposi-Sarkom
❒ Ferner: lymphoide Neoplasien (z.B. Non-Hodgkin-Lymphom)
❒ Durch fehlende Immunabwehr opportunistische Infektionen mit Parasiten, Bakterien, Pilzen (z.B. Mundsoor in über 99%) und Viren sowie Ausbruch bösartiger Tumoren
❒ Alle AIDS-Patienten haben auch ein- oder mehrere der ARC-Symptome.

Neurologische Manifestation des AIDS

ZNS-Befall bei 1/3 der Erkrankten klinisch, bei > 50% histologisch nachweisbar. 10% entwickeln als *Initialsymptom* neurologische Manifestationen: subakute Enzephalitiden (am häufigsten fokalmotorische Störungen, Stirnhirnsyndrom, Kopfschmerz, Fieber, Hirnnervenbefall Nn. V, VII und VIII), häufig remittierend.
❒ Enzephalitis, Meningitis, Myelitis, Myositis, Polyradikuloneuritis
❒ Periphere Neuropathie
❒ Malignome (ZNS-Lymphome, Kaposi-Sarkom des ZNS).

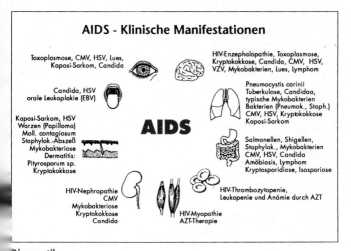

AIDS - Klinische Manifestationen

Toxoplasmose, CMV, HSV, Lues, Kaposi-Sarkom, Candida

HIV-Enzephalopathie, Toxoplasmose, Kryptokokkose, Candida, CMV, HSV, VZV, Mykobakterien, Lues, lymphom

Candida, HSV orale Leukoplakie (EBV)

Pneumocystis carinii Tuberkulose, Candidaa, typische Mykobakterien Bakterien (Pneumok., Staph.) CMV, HSV, Kryptokokkose Kaposi-Sarkom

Kaposi-Sarkom, HSV Warzen (Papilloma) Moll. contagiosum Staphylok.-Abszeß Mykobakteriose Dermatitis: Pityrosporum sp. Kryptokokkose

Salmonellen, Shigellen, Staphylok., Mykobakterien CMV, HSV, Candida Amöbiasis, lymphom Kryptosporidiose, Isosporiose

HIV-Nephropathie CMV Mykobakteriose Kryptokokkose Candida

HIV-Myopathie AZT-Therapie

HIV-Thrombozytopenie, Leukopenie und Anämie durch AZT

Diagnostik

❒ *Labor bei Pat. mit HIV-Infektion:* BSG, CRP, großes BB, AP, GOT, GPT, γ-GT, LDH, Krea, Urinstatus, E'phorese, Immunglobuline quantitativ, T_4/T_8-Quotient, ggf. Hepatitis- und Lues-Serologie sowie ggf. Antikörperscreening auf weitere vermutete Infektionen (CMV, HSV, EBV).

□ *Bei V.a. Pneumocystis-carinii-Pneumonie:* BGA (pO$_2$ < 60 mmHg), CO-Diffusions-Kapazität (< 70% der Norm). LDH oft ↑. Körperl. Untersuchung und Rö-Thorax in frühen Stadien unergiebig. Diagnosesicherung durch Sputum (ggf. nach Induktion mit Inhalation von 1,2%-NaCl-Lösung oder Acetylzystein [z.B. Fluimucil®]   ☞ 5.7.2), bronchoalveoläre Lavage ggf. mit transbronchialer Biopsie, ☞ 12.1.7.

□ *Bei V.a. Candida-Stomatitis oder -Ösophagitis:* In Mundhöhle und Ösophagus imponieren weiße Plaques, im Zweifel kultureller Nachweis. Bei Ösophagusbefall klagt der Pat. über Obstruktionsgefühl beim Schlucken oder über retrosternale Schmerzen. *Ther.:* Amphotericin B (z.B. Ampho-Moronal®)-Suspension 4 x tägl. oder Ketoconazol 1 - 2 x 200 mg tägl. p.o. oder Fluconazol 100 mg tägl.

□ *Bei V.a. zerebrale Toxoplasmose:* Klinisch treten Zeichen der zerebralen Raumforderung — meist fokale neurologische Ausfälle und/oder Krampfanfälle – sowie Kopfschmerzen und Bewußtseinsstörungen (z.B. Lethargie) auf. CCT mit KM, und besser noch NMR, zeigen multiple abszeßartige Herde. Diagnosesicherung *nur* durch Hirnbiopsie – deshalb meist schon bei Verdacht Therapie mit Pyrimethamin + Sulfadiazin + Folinsäure (Dosierung ☞ Tabelle)

□ V.a. Tbc ☞ 5.1.3.

Chemotherapie opportunistischer Infektionen bei AIDS

Infektion	Medikament	Dosis	Dauer
Pneumocystis-carinii-Pneumonie	Cotrimoxazol, *alternativ bei NW* Pentamidin	4 x 30 (= 5 + 25) mg/kg tägl. i.v. 1 x 4 mg/kg langsam i.v. tägl.	Ca. 3 Wo. Ca. 3 Wo.
Toxoplasmose-Enzephalitis Details ☞ 12.1.7	Pyrimethamin + Sulfadiazin + Folinsäure	*p.o.:*100 mg initial, dann 25 mg tägl. 4 g initial p.o. dann 4 x 1 g p.o. tägl. 1 x 1 Tabl. tägl.	Ca. 2-4 Wo.
Herpes-zoster-, Herpes-simplex-Inf.	Aciclovir	3 x 5-10 mg/kg i.v.	5-10 Tage
Candida-Inf.	je nach Lokalisation	siehe Tabelle 12.1.6	Wo. bis Mon.
Kryptokokken-Meningitis	Amphotericin B und Flucytosin alternativ Itroconazol	0,3-0,6 mg/kg 150 mg/kg 200 mg p.o. tägl.	4 Mon. 6 Wo.
Zytomegalie-Pneumonie, CMV-Retinitis	Ganciclovir	5-10 mg/kg verteilt auf drei Einzel-i.v.-Dosen	2-4 Wo.

Zidovudin-Therapie

Zidovudin (AZT, Retrovir®) – bisher einzig effektiver Hemmstoff der HIV-Replikation – verlangsamt AIDS- bzw. ARC-Progredienz; indiziert ab CD$_4$-Zellzahl < 500/ml, Dosis 5 x 100 mg oral, NW ☞ 12.9.

12.1.5   Klinik und Therapie anderer viraler Erkrankungen

Herpes simplex Virus (HSV)

Klinik: Je nach Immunstatus unterschiedliche Krankheitsverläufe

□ Bei Immunkompetenten selbstlimitierende Herpes labialis (Typ 1, selten Typ 2) oder Herpes genitalis (meist Typ 2)-Inf.

□ Bei Immunsupprimierten vermehrt ausgedehnte mukokutane Infekte, welche unbehandelt in Lunge, Leber, Auge u.a. disseminieren

□ Sonderfall ist Herpes-Virusenzephalitis (tritt auch bei Immunkompetenten auf): Ohne vorhergehende Haut-/Schleimhautmanifestation schwere Enzephalitis. Symptome: Fieber, Kopfschmerz, organ. Psycho-Sy., Krämpfe, ☞ 6.1.8.

Schnelldiagnostik (bei V.a. HSV-Enzephalitis):
□ HSV-IgG und HSV-IgM aus Serum und Liquor cerebrospinalis
□ EEG
□ CCT (Temporallappen-Herde)
□ Evtl. HSV-Antigennachweis aus Liquor.

Therapie:
□ Aciclovir i.v. bei allen vital bedrohlichen HSV-Infektionen sowie oral zur Prophylaxe (z.B. nach Transplantation), Rezidivprophylaxe sowie Therapie mittelschwerer HSV-Infekte. Therapiebeginn schon bei V. a. Herpesenzephalitis ☞ 12.9.1.

Varicella zoster Virus (VZV)

Klinik:
□ Windpocken (Varizellen), zu 90% bereits in der Kindheit durchgemacht
□ Gürtelrose (Zoster), rekurrente VZV-Infektion unter Immunsuppression (oft disseminiert mit Lungen-, ZNS-Beteiligung) oder im höheren Alter (meist klassisch segmentbegrenzt).

Schnelldiagnostik:
□ Wenn Anamnese und Symptome typisch → klinische Diagnose ausreichend

□ Im Zweifel VZV-IgM und VZV-IgG-Titer, VZV-IgG zeigt "Boostereffekt", während VZV-IgM fehlen kann.
□ Evtl. auch elektronenmikroskopischer Direktnachweis.

Therapie:
□ Zoster: Aciclovir 3 x 10 mg/kg tägl. i.v. als Kurzinfusion, bei mittelschweren Fällen bei immunkompetenten Pat. evtl. auch 5 x 800 mg oral.
□ Varizellen: Nur bei Befall innerer Organe sowie bei Pat. unter Immunsuppression, 3 x 10 mg/kg tägl. i.v. ☞ 12.9.1

Respiratory Syncytial-Virus (RSV)

Klinik: Verursacht v.a. bei Kleinkindern (vereinzelt auch bei immunsupprimierten Erwachsenen) hochfieberhafte, obstruktive Bronchiolitiden.

Schnelldiagnostik: Direktnachweis von Virusantigenen aus Abstrichmaterial (evtl. Rachenspülwasser) in der Immunfluoreszenz oder enzymimmunologisch. Antikörpernachweis (z.B. KBR-Test ab 2. Krankheitswoche).

Ther.: Ribavirin (dt. Zulassung beantragt); 20 mg/kg als Inhalation über 3-6 Tage.

Influenza A-Virus

Klinik: V.a. im Frühstadium ist die epidemische Virusgrippe kaum sicher zu diagnostizieren, für Pat. gefährdend ist v.a. die durch bakt. Superinfektion verursachte Grippe-pneumonie (→ v.a. Staphylok.- und Pneumok.).

Schnelldiagnostik: Wie RS-Virus

Therapie:
Unspezifisch, Amantadin (PK-Merz®) 2 x 100 mg oral bis 2 Tage nach Verschwinden der Symptome, nur wirksam wenn Therapie innerhalb 48 h nach Krankheitsausbruch begonnen wird

Zytomegalie Virus (CMV)

Klinik:
□ Primäre CMV-Infektion bei immunkompetenten Pat. zumeist asymptomatisch.

12

❑ Wenn klinisch manifest, dann Grippe-(Fieber, „Bronchitis", Kopfschmerz) oder mononukleoseartige Symptome (zervikale Lymphadenopathie, Angina, monozytäre Lymphozytose).

❑ Unter Immunsuppression (onkol. Pat., HIV, Z.n. Transplantation) schwere Verläufe mit hohem Fieber, Leuko- und Thrombopenie sowie Lungen-, GIT-, Leber- und Augenbeteiligungen (letztere als nekrotisierende Retinitis gefürchtet) sowohl als Primär- als auch als (reaktivierte) Zweitinfektion.

Schnelldiagnostik:

❑ CMV-early-antigen im Blut, Urin, BAL

❑ CMV-IgG und CMV-IgM (evtl. auch CMV-IgA); bei Primärinfektion typischer Verlauf (erst IgM, dann IgG positiv), bei Reaktivierung 4facher CMV-IgG-Titeranstieg, CMV-IGM kann evtl. fehlen.

❑ CMV-Direktnachweis nur bei vitaler Fragestellung (z.B. Abstoßungskrisen bei Transplantationspatienten).

Therapie: Bei schweren Organmanifestationen (z.B. CMV-Retinitis, Pneumonie) Ganciclovir 5 mg/kg tägl. i.v. für mindestens 2-4 Wo., ☞ 12.9.3 evtl. auch als Dauermedikation

(z.B. HIV-Pat.). Dosisreduktion bei Niereninsuff. Evtl. CMV-Hyperimmunglobulin (z.B. Cytotect®). Alternativsubstanz: Foscarnet.

Epstein-Barr-Virus (EBV)

Klinik:

❑ Infektiöse Mononucleose beim Jugendlichen (*kissing disease*) mit zervikaler Lymphknotenschwellung, Angina und häufiger Hepato-(Spleno-)megalie.

❑ Unter Immunsuppression analog zum Cytomegalievirus schwere Organmanifestationen.

Schnelldiagnostik:

❑ Nachweis von EBV-VCA-IgG und EBV-VCA-IgM, dabei werden IgM und IgG nahezu gleichzeitig positiv, das IgM verschwindet nach einigen Wo., während EBV-VCA-IgG jahrelang persistiert.

❑ Typisches Blutbild (mononukleäre Lymphozytose > 20/fl).

Therapie: Keine gesicherte Ther. verfügbar. Unnötige Antibiotika unbedingt vermeiden, da unter diesem Krankheitsbild allergische Reaktionen besonders häufig sind.

12.1.6   Klinik und Therapie systemischer Pilzerkrankungen

Meist schleichend beginnende und chronisch verlaufende opportunistische Pilzinfektion bei Pat. mit Abwehrschwäche gegen Pilze, z.B. bei Z.n. Radiatio, Zytostatika- oder Steroidther., Diab. mell., Bronchiektasen, Tbc, Lymphomen, Leukämie, AIDS oder Verbrennungen.
Primär auftretende Systemmykosen (z.B. Kokzidioidomykose) sind in Europa extrem selten, jedoch Einschleppung v.a. aus Nord- und Südamerika möglich.

Therapieempfehlungen für Systemmykosen

Infektion	Therapie	Bemerkungen
Candidose		
disseminiert	Amphotericin B + 5-Fluorcytosin oder Flucoconazol oder Ketoconazol	alternativ auch Itroconazol, Ketoconazol nicht mit Amphotericin B kombinieren
Endokarditis	OP unter Amphotericin + 5-Fluorcytosin-Prophylaxe	
mukokutan	Ketoconazol oder Fluconazol	Dosis senken für Dauersuppression, v.a. bei AIDS
Aspergillose		
Endokarditis	OP unter Amphotericin B + 5-Fluorcytosin	
disseminiert	Amphotericin B + 5-Fluorcytosin	
Aspergillom der Lunge	OP unter Amphotericin B + 5-Fluorcytosin	lokal, evtl. Amphotericin B instillieren
Kryptokokkose	Amphotericin B + 5-Fluorcytosin Kryptokok.-mengitis: Itraconazol	evtl. in Kombination mit Fluconazol
Histoplasmose	Amphotericin B oder Ketoconazol	Meist nach Aufenthalt in Nord-, Mittel-, Südamerika
Kokzidioidomykose		extrem hohe Kontagiosität
Lungen-	Amphotericin B oder Ketoconazol oder Fluconazol	Suppressionsbehandlung mit Ketoconazol oder Fluconazol
ZNS-	Itroconazol	
Parakokzidioido-mykose	Ketoconazol oder Fluconazol	meist nach Aufenthalt in Nord-/ Südamerika
Sporotrichose	Amphotericin B oder Ketoconazol	granulomatöse Systemmykose, Herde v.a. in tiefen Hautschichten.
Mukormykose*	Amphotericin B	oft Diabetes in der Anamnese

* akute „opportunistische" Mykose durch fakultiv pathogene Mucor-Arten (z.B. Rhizopus, Absidia)

aktualisiert und verändert nach: Wolff et al.: Intern. Therapie 1990, 8. Aufl., 989 (1990)

12

Klinik und Diagnostik

❑ Uncharakteristische Symptome wie Fieber, Frösteln, Nachtschweiß, Anorexie, Gewichtsverlust, Unwohlsein oder Depression überwiegen.

❑ Selten akuter Beginn, sogar mehrjährige Anamnese möglich

❑ Da serologische Tests oft nicht eindeutig sind (nur im Liquor ist Ak-Nachweis pathologisch, im Serum nur ein eindeutiger Titeranstieg) ist kultureller Nachweis aus
Sputum (besser BAL oder Lungenbiopsie), KM, Urin, Blut, Liquor oder Biopsiematerial entscheidend.

❑ Für Beurteilung von Aktivitätsgrad bzw. Therapieverlauf eignen sich "Globalparameter" wie z.B. BSG und Leukozytenzahl *(cave* Grunderkrankungen).

❑ Aufgrund der schweren NW der verfügbaren Systemantimykotika gibt es derzeit keine Ind. für die prophylaktische Therapie von Systemmykosen.

Amphotericin B + 5-Fluorcytosin

Z. Zt. wirksamste Kombinationstherapie gegen opportunistische Systemmykosen (gegenüber Einzelsubstanzen verlangsamte Resistenzentwicklung und weniger Toxizität durch niedrigere Dosen).

Dosierung:

❑ Amphotericin B 0,15-0,3 (Max. 0,5) mg/kg tägl. über 6-12 h i.v., initial halbe Dosis, bei Meningenbefall evtl. zusätzlich 0,7 mg intrathekal *(cave:* dabei häufig ZNS-NW → evtl. 10 mg Prednison intrathekal prophylaktisch).

❑ 5-Fluorcytosin 4 x 37,5 mg/kg tägl. oral oder i.v.
Krea und Leberwerte regelmäßig kontrollieren, NW ☞ 12.10.1, 12.10.2.

Ketoconazol

Bisher nur für orale Gabe zugelassen, aktiv gegen Candida, Coccidioides-, Paracoccidioides, Histoplasmen und Dermatophyten. Mittel der Wahl bei mukokutaner Candidiasis. Keine Liquorgängigkeit.

Dosierung: 200 bis > 400 mg tägl. p.o., NW ☞ 12.10.3.

Fluconazol

Oral und i.v. wirksam gegen Candida und Cryptococcus.

Dosierung: 1 x 50-100 mg tägl. bei Schleimhaut-Befall, 1 x 200[-400] mg tägl. p.o. oder i.v. bei Systemmykose. Rel. gut verträglich, jedoch immunogene NW (Hepatotoxizität, Hautaffektionen), ferner Übelkeit, Kopfschmerz und Erbrechen ☞ 12.10.4.

Itroconazol (Triazol®)

Gute orale Resorption, hohe Lipophile, deshalb sehr gute ZNS-Penetration, hepatische Metabolisierung, HWZ 25 h. Mittel der Wahl bei Kryptokokken-Meningitis. Weitere Ind.: Candida- und Aspergillus-Mykose.

Dosierung: 1 x 400 mg tägl. p.o. abends vor dem Essen. *Cave* WW mit Rifampicin, Phenytoin, Kumarin.

12.1.7 Übersicht wichtiger Protozoeninfektionen

Malaria (Wechselfieber)

Durch Anophelesmücke übertragene häufigste Infektionskrankheit der Welt mit ca. 200 Mio. Erkrankten jährlich, in Deutschland 1400 Einschleppungen jährlich, 4% davon letal.

Klinik.: initial grippeähnlich (häufige Fehldiagnose), starke Kopfschmerzen, untypisches Fieber (nur selten wie im Lehrbuch),

„Bronchitis", Bauchschmerz, Durchfall, Schüttelfrost, Ikterus, Splenomegalie (ab 2. Wo.).

KO: Niereninsuff. (→ Krea überwachen), *zerebrale Malaria* (auch ohne Fieber): akutes Delir, Krämpfe, Koma, selten DIC. *Schwarzwasserfieber:* intravasale Hämolyse mit Ikterus, Nieren- (dunkler Urin), Leber-, Herzschäden. Oft tödlich. Gehäuft nach Chinintherapie.

Malariatyp Erreger	IKZ (auch länger möglich)	typischer (!) Fieberrhythmus	Therapie	Prognose
M. tropica, Pl. falciparum Häufigste eingeschleppte Malariaart	7-14 Tage	unregelmäßig	Chloroquin, bei Resistenz ☞ Text	lebensgefährlich, Spontanheilung nach max. 8 Mon., keine E-Formen*
M. quartana, Pl. malariae	20-40 Tage	ca. 72 h; 2 Tage ohne Fieber	Chloroquin	keine definitive Spontanheilung, E-Formen*
M. tertiana Pl. vivax und ovale	10-20 Tage	ca. 48 h. dann 1 Tag ohne Fieber	Chloroquin	Spontanheilung nach max. 3 Jahren, eher seltene Malariaart.

* exoerythrozytäre Gameten in Leber und Milz als Reservoir

Diagnostik

Daran denken! (auch Auslandsanamnese > 1 J.). Dicker Tropfen, mind. 4 x versuchen (☞ Tabelle 12.1.8 — Giemsa-Färbung zeigt intraerythrozytäre Parasiten). Im Zweifelsfall Therapieversuch! Für Monitoring Parasitenzählung im peripheren BB (Unkomplizierte Malaria: 1%-10% Erys parasitär befallen, schwere Fälle: bis über 20% Ery-Befall); ferner korreliert oft Cholesterinspiegel mit Therapieerfolg (sinkt bei Parasitämie u. steigt bei Anschlagen der Ther. wieder an).

Therapie

Unkomplizierte Malaria: Bettruhe, Chloroquin (z.B. Resochin®) initial 4 Tabl. à 250 mg [= 150 mg Base], 6 h später 2 Tabl., Tag 2, 3, (4) je 2 Tabl.; NW ☞ 12.11.2.

Chloroquin-resistente Pl. falciparum-Infektion: Chinintherapie — 20 mg/kg als loading dose über 4 h i.v., dann 3 x tägl. 10 mg/kg Chinin ebenfalls je über 4 h i.v. für ca. 3 Tage. Manche Autoren lehnen jedoch alleinige Chinin-Therapie ab und fordern obligat Kombination (obwohl Chininresistenzen viel seltener als z.B. Fansidar®- und Resochin®-Resistenzen). *Cave:* ZVD-Kontrolle, Flüssigkeitsbilanz (ARDS, Lungenödem, Hypotonie) und Regeln (BZ-Kontrolle).

Lebensbedrohliche und/oder Chininresistente Pl. falciparum-Infektion: Zumeist wird Kombination von Chinin mit einer der folgenden Substanzen empfohlen:

❒ *Chinin + Doxycyclin* 200 mg tägl.; offenbar keine zusätzliche Toxizität.

❒ *Chinin + Mefloquin* (Lariam®) 3 Tabl. initial, dann alle 8 h 1(-2) Tabl. Gehäuft Kreislaufschock.

❒ *Chinin + Fansidar®* [1 Tabl. = 25 mg Pyrimethamin + 500 mg Sulfadoxin] 1 x 3 Tabl. Hohe Rate an schweren NW, u.a. irreversible KM-Insuffizienz, ☞ 12.11.3.

> *NW Fansidar:*
> ● GIT Symptome, Schwindel, Kopfschmerzen
> ● Hauterscheinungen bis zum Stevens-Johnson-Sy. und lebensbedrohlichem Lyell-Sy.
> ● Krampfanfälle, Koordinationsstörungen und psychische Störungen
> ● Allergische Lungenreaktionen begleitet von Husten, Atemnot und Fieber
> ● Leberschäden BB-Veränderungen, (selten irreversible KM-Depression)

❒ *Chinin + Fansimef®* [1 Tabl. = 250 mg Lariam + 525 mg Fansidar®] initial 3 Tabl., dann alle 8 h 1 Tabl. Sehr hohes Risiko an schweren NW (s.o.)

> In allen Zweifelsfällen Rücksprache mit Tropeninstitut (→ Aktuelle Erregerepidemiologie im Reiseland des Pat., → aktuelle Resistenzsituation, → Nachbehandlung)

Amöbiasis (Amöbenruhr)

Durch kontaminierte Nahrungsmittel werden die ca. 12 µm großen Entamoeba-histolytica-Zysten übertragen. Im Darm Umwandlung zu 15 µm großen *Minutaformen*, die *fakultativ* in die Darmmukosa eindringen, dort Umwandlung in 20-60 µm große *Magnaformen* mit Nekrosen und Ulzerationen der Mukosa.

❏ *Klinik:* krampfartige Leibschmerzen, blutig-schleimige Durchfälle.
❏ *Diagn.:* Nachweis der Magnaformen im Stuhl, Stuhlkultur. Bei V.a. extraintestinalen Befall serologische Tests.
❏ *Ther.:* Metronidazol 3 x 750 mg für 5-10 Tage, ☞ 12.11.1.
❏ *KO:* hämatogene Streuung mit Leberabszessen (Leberamöbiasis).

Leishmaniosen

Durch Sandmückenstich v.a. in Asien, Mittelmeerraum, Afrika übertragen.

❏ **Viszerale Leishmaniose** = *Kala-Azar* („schwarze Krankheit", *Leishmania donovani*) mit hämatogenem RES-Befall: Splenomegalie, selten Hepatosplenomegalie mit nachfolgender trockener blasser Haut und schwarzer Pigmentierung. *Ther.:* Antimongluconat (z.B. Pentostam®), jedoch nur über internat. Apotheken erhältlich, zunächst 200 mg Testdosis, dann 600 mg als 5%-Lösung langsam i.v. für 10 Tage.
❏ **Kutane Leishmaniose** = Orientbeule (Leishmania tropica) mit ausschließlich kutaner Ausbreitung: L. tropica major verursacht Ulzerationen, L. tropica minor verursacht trockene Läsionen. *Ther.:* Die kutane Leishmaniose heilt häufig spontan ("Einjahresbeule"). Bei großen Läsionen systemische Ther. mit Antimongluconat.

Pneumocystis carinii-Pneumonie

Die Pneumocystis carinii-Pneumonie (PCP) ist eine interstitielle Pneumonie und gefürchtet bei Säuglingen und Immungeschwächten — typische AIDS-Komplikation.

❏ *Klinik:* Übelkeit, Dyspnoe, Tachypnoe, Fieber um 38° C. *Rö:* diffuse Verschattungen, im Spätstadium Milchglastrübung der ganzen Lunge. *Lufu:* typischerweise $pO_2 < 60$ mm Hg (pO_2 bester Verlaufsparameter → BGA-Kontrollen!).

❏ *Diagn.:* Sputum, ggf. nach Induktion mit Inhalation mit 1,2%-NaCl-Lösung und 2 Beutel Acetylcystein; bronchoalveoläre Lavage ggf. mit transbronchialer Biopsie zeigt alveoläre Zysten („Pneumozysten") und zahlreiche Plasmazellen. LDH ↑
❏ *Ther.:* Cotrimoxazol (20 mg/kg Trimethoprim + 100 mg/kg Sulfamethoxazol) tägl. i.v. für 3 Wo. Alternativ Pentamidin 4 mg/kg tägl. i.v. für 3 Wo. Danach Rezidivprophylaxe.
❏ *Prophylaxe:* Pentamidin (z.B. Pentacarinat®) 300 mg 1 x/Mo. über spezielles Inhalationssystem.
❏ *KO:* Spontanpneumothorax. *Progn.:* unerkannt oft tödlich.

Toxoplasmose

Der Mensch ist Nebenwirt von *Toxoplasma gondii*, die Mehrzahl der Inf. verläuft inapparent, der Durchseuchungsgrad der Bevölkerung ist hoch. Übertragung durch infiziertes rohes Fleisch, Katzenkot (umstritten) und *intrauterin* über inapperent erkrankte Mütter.

❏ **Pränatale Infektion:** embryonal Fruchttod, Foetopathien mit Hepatosplenomegalie, Hydrozephalus und typischen intrazerebralen Verkalkungen
❏ **Postnatale Infektion:** zervikal betonte Lymphadenopathie, uncharakteristisches Fieber, grippeähnliche Symptome, Exanthem, interstitielle Pneumonie. KO: chronischer Verlauf mit (schubweisem) Fieber, Myalgien, Kopfschmerzen, Augen- und Gehirn-Befall
❏ **Toxoplasmosen unter Immundefizienz:** Bei HIV-Infektion, unter Zytostase oder anderen Formen der Immunsuppression kann es zur Reaktivierung einer latenten Toxoplasmen-Inf. kommen, meist als *Toxoplasmose-Enzephalitis*, weniger häufig als *generalisierte Toxoplasmose mit Befall von Lunge, Leber und Nebenniere.*
Diagn.: serologisch, Erregernachweis aus Liquor oder Biopsie. BB zeigt Lymphozytose. CCT mit KM
DD: bei ZNS-Befall Gliome (CCT mit KM, NMR, Angiographie). Ggf. Ther. *ex juvantibus.*
Ther. (oral): Einzige nachweislich effektive Ther. besteht aus Kombination von Pyrimethamin + Sulfadiazin — Dosierung Pyrimethamin 100 mg p.o. initial, dann 25 mg (= 1 Tabl.) tägl.; zusätzlich am 4. Tag Sulfadiazin (z.B. Sulfadiazin®) 4 g initial (8 Tabl. zu je 500 mg), dann 4 x 2 Tabl. tägl. Wegen durch Pyrimethamin zu erwartender

KM-Depression prophylaktisch tägl. 1 Tabl. Folinsäure (z.B. Leucovorin®) geben. Therapiekontrollen: tägl. neurol. Untersuchung, nach 2 Wo. Kontroll-CCT (zeigt bei Ansprechen Schrumpfen der abszeßartigen Herde). Ther.-Erfolg auch durch Serumtiter-Verlaufskontrolle verifizierbar, jedoch weniger zuverlässig als CCT. Erhaltungsther. bei AIDS-Pat. 2 Tabl. Fansidar® pro Woche. ☞ 12.1.7.

12.1.8 Übersicht Protozoen-Diagnostik

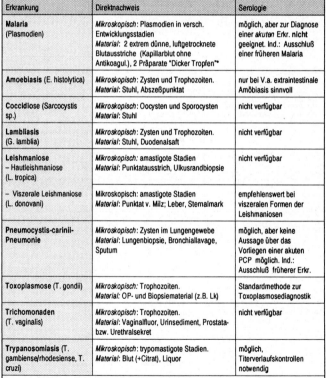

Erkrankung	Direktnachweis	Serologie
Malaria (Plasmodien)	*Mikroskopisch*: Plasmodien in versch. Entwicklungsstadien *Material*: 2 extrem dünne, luftgetrocknete Blutausstriche (Kapillarblut ohne Antikoagul.), 2 Präparate "Dicker Tropfen"*	möglich, aber zur Diagnose einer *akuten* Erkr. nicht geeignet. Ind.: Ausschluß einer früheren Malaria
Amoebiasis (E. histolytica)	*Mikroskopisch*: Zysten und Trophozoiten. *Material*: Stuhl, Abszeßpunktat	nur bei V.a. extraintestinale Amöbiasis sinnvoll
Coccidiose (Sarcocystis sp.)	*Mikroskopisch*: Oocysten und Sporocysten *Material*: Stuhl	nicht verfügbar
Lambliasis (G. lamblia)	*Mikroskopisch*: Zysten und Trophozoiten. *Material*: Stuhl, Duodenalsaft	nicht verfügbar
Leishmaniose – Hautleishmaniose (L. tropica)	*Mikroskopisch*: amastigote Stadien *Material*: Punktatausstrich, Ulkusrandbiopsie	nicht verfügbar
– Viszerale Leishmaniose (L. donovani)	Mikroskopisch: amastigote Stadien *Material*: Punktat v. Milz; Leber, Sternalmark	empfehlenswert bei viszeralen Formen der Leishmaniosen
Pneumocystis-carinii-Pneumonie	*Mikroskopisch*: Zysten im Lungengewebe *Material*: Lungenbiopsie, Bronchiallavage, Sputum	möglich, aber keine Aussage über das Vorliegen einer akuten PCP möglich. Ind.: Ausschluß früherer Erkr.
Toxoplasmose (T. gondii)	*Mikroskopisch*: Trophozoiten. *Material:* OP- und Biopsiematerial (z.B. Lk)	Standardmethode zur Toxoplasmosediagnostik
Trichomonaden (T. vaginalis)	*Mikroskopisch*: Trophozoiten. *Material*: Vaginalfluor, Urinsediment, Prostata- bzw. Urethralsekret	nicht verfügbar
Trypanosomiasis (T. gambiense/rhodesiense, T. cruzi)	*Mikroskopisch*: trypomastigote Stadien. *Material*: Blut (+Citrat), Liquor	möglich, Titerverlaufskontrollen notwendig

* Frisches Kapillarblut auf Objektträger kreisförmig bis zur Größe eines Markstückes verreiben. Schichtdicke soll zur Peripherie hin abnehmen. Gedruckte Schrift muß durch den Tropfen hindurch lesbar sein. Danach Lufttrocknen (ca. 2 h), Hämolyse mit dest. H_2O, Giemsa-Färbung.

12.2   Penicilline

12

Penicillin G

Frei-(Handels)-name, z.B.	Spektrum	Erw.-24h-Dosis	NW/Bemerkungen
Penicillin G - Benzyl-Penicillin (Penicillin G Hoechst®, Penicillin Grünenthal®)	Meningok., Pneumok., Streptok.; *Cave:* vereinzelt penicillinresist. Gonok. und (selten) Pneumok.	Niedrige Dosis: 3-4 x 0,5-1,0 Mio. IE i.v. (z.B. Pneumonie). Hohe Dosis: 6 x 5 Mio. IE i.v. (z.B. Meningitis)	NW ☞ 12.2.1

Staphylokokken-Penicilline (penicillinasefeste Penicilline)

Frei-(Handels)-name, z.B.	Spektrum	Erw.-24h-Dosis	NW/Bemerkungen
Oxacillin (Stapenor®)	Staphylokok.	4 x 0,5-1 g p.o., i.v. (bis 8 g tägl.). p.o.:1 h vor dem Essen.	Bei i.v.-Gabe geringere NW → höhere Dosis möglich! Durchfall, Fieber, Exanthem, Transaminasenanstieg, Hb-Abfall, Leukopenie. Selten Hämaturie
Dicloxacillin (Dichlor-Stapenor®)	Staphylok. v.a. orale Ther.	4 x (0,25-) 0,5 g p.o., i.m., i.v. (bis 8 g tägl.). p.o.: 1 h vor dem Essen	Wie Oxacillin, jedoch bessere Resorption, Venenreizung bei i.v.-Gabe häufig
Flucloxacillin (Staphylex®)	Staphylok.; für Oral- und Parenteralther. geeignet!	4 x 0,5-1,0 g p.o., i.m., i.v., max. 4 x 2 g	NW ☞ 12.2.5, zusammen mit Dicloxacillin penicillinasefestes Penicillin der 1. Wahl

Ampicillin und Ampicillin-Analoga (Aminopenicilline)

Frei-(Handels)-name (z.B.)	Spektrum	Erw.-24h-Dosis	NW/Bemerkungen
Amoxicillin (Clamoxyl®)	Praktisch wie Ampicillinspektrum; aktiver gegen Salmonella typhi.	3-4 x 750 mg p.o. 3 x 1(-2) g i.v.	NW ☞ 12.2.2, 2-3fach bessere Resorption als Ampicillin, weniger GIT Störungen
Amoxicillin Clavulansäure (Augmentan®)	Wie Amoxicillin, einschl. ß-Lactamasebildner (Staph.), Anaerobier	3 x 625-1250 mg p.o. (≈3 x 1-2 Tabl.), 3-4 x 1,2 g i.v.	häufig pos. Coombs-Test, NW ☞ 12.2.2
Ampicillin (Amblosin®, Binotal®)	grampos. und gramneg. Bakterien, insbesondere H. influenzae; nicht Staph. aureus!	4 x (0,5-)1 g p.o. 150-200 mg/kg i.v. KI: infektiöse Mononucl., Viruskrankheiten!	GIT-Symptom , Durchfall, Exanthem, Fieber, selten GOT-Erhöhung, Nephritis
Ampicillin + Sulbactam (Unacid ®)	Ampicillinspektrum; bessere Wirksamkeit als Ampicillin bei Acinetobacter-Inf.	3-4 x 0,75-3,0 g (0,75 g = 0,5 g Ampicillin + 0,25 g Sulbactam)	GIT-Symptom, Durchfall, Exanthem, Fieber, selten GOT-Erhöhung, Nephritis

Acylaminopenicilline (Ureidopenicilline)

Frei- (Handels)- name, z.B.	Spektrum	Erw.-24h- Dosis	NW/Bemerkungen
Mezlocillin (Baypen®)	Ähnlich Ampicillin, wirksam z.T. gegen Klebsiella, Enterobacter, Citrobacter, nicht Staph. aureus	3-4 x 2-5 g i.v.	Exanthem, Diarrhoe, Leberenzymanstieg, Geschmacksstör., Leukozyten , Hypokaliämie, Thrombozytopenie, Gerinnungsstörungen
Azlocillin (Securo- pen®)	Grampos. und gramneg. Keime, *insbesondere gegen Pseudom*.!	3-4 x 2-5 g i.v.	NW ☞ 12.2.6
Piperacillin (Piprik®)	Spektrum von Mezlocillin plus Azlocillin, wirksam bei Pseudom.-Inf. und Bacteroides-Inf, unvollständig gegen Staphylok.	3-4 x 2-4 g i.v	NW ☞ 12.2.4
Apalcillin (Lumota®)	wie Piperacillin	3 x 2-3 g i.v.	NW ☞ 12.2.3

12.2.1 Penicillin G

®   z.B. Penicillin G Hoechst, Penicillin Grünenthal
1 Injektionsflasche à 1 / 5/ 10 Mio. (Mega) IE

WM
- Bakterizid durch Hemmung der Biosynthese der Bakterienzellwand
- *Wirkungsspektrum:* v.a. Streptokok. (bestes Pneumokok.-Mittel), gramneg. Kok. (Gonokok. und Meningokok.), Spirochäten, Clostridien; aber auch viele andere Erreger (s.u.)
- *Wirkungslücke:* Enterobakterien, Enterokok., Pseudomonas sp., Bacteroides fragiles und andere sp., Staphylokok., Nocardien, Brucellen, Chlamydien, Legionellen, Mykoplasmen, Vibrionen, sehr selten Gonokok. und Pneumokok.
- *Pharmakokinetik* : HWZ 0,6 h, bei Anurie 10 h.

- Lobärpneumonie (Monotherapie)
- Meningitis (bei nicht posttraumatischer Erkrankung beim Erwachsenen als Monotherapeutikum!)
- Endokarditis (in Kombination mit Aminoglykosid)
- Sepsis mit Hautmetastasen (in Kombination mit Aminoglykosid)
- Gonorrhoe, Syphilis
- Angina tonsillaris
- Erysipel
- Aktinomykose, Diphtherie, Gasbrand, Milzbrand, Tetanus, Leptospirose, Erysipeloid, Erythema chronicum migrans.

➤
> *i.v.:*
> – Pneumokok.-Pneumonie 4 x 1 Mio. IE
> – Meningitis 6 x 5 Mio IE als Kurzinfusion über 20 Min
> – Endokarditis 4 x 5 Mio. IE als Kurzinfusion über 20 Min
> – Erysipel 3 x 1 Mio. IE

NW
– Allergische Reaktionen wie Exanthem, Drug-Fieber, hämolytische Anämie und Anaphylaxie
– Bei hoher Dosierung Krampfanfälle
– GIT-Unverträglichkeit
– Interstitielle Nephritis (selten)
– Jarisch-Herxheimer-Reaktion zu Beginn einer Lues-Ther. mit Fieber, Schüttelfrost.

⇔
– Wirkungsverstärkung durch Kombination mit Aminoglykosiden
– Probenecid, Phenylbutazon, Acetylsalicylsäure, Indometacin (vermindern die Penicillinausscheidung)
– *Cave:* "Pille" ist nicht mehr so sicher.

✗
– Hoher Na^+-Gehalt (1 Mio. IE = 1,86 mmol Na^+)
– Zur Vermeidung allergischer Reaktion nur frischzubereitete Infusionen verwenden
– Einsatz auch in der Gravidität möglich
– In 10% Kreuzallergie zu Cefalosporinen (evtl. auf Erythromycin bei Pneumonie, auf Chloramphenicol bei Meningitis ausweichen)
– Niereninsuff. : Bei gleicher Initialdosis- Reduktion der Erhaltungsdosis (☞ 10.2).

12.2.2 Amoxycillin

®
z.B. Clamoxyl, Amoxypen, Glassatan, Amoxi-Wolff, Amoxy-Diolan, Cuxacillin, Sigamopen Amoxicillin
Injektionsflaschen à 1,0 g / 2,0 g
Tabl. à 250/500/750/1000 mg

WM
– Bakterizid durch Hemmung der Biosynthese der Bakterienzellwand
– *Wirkungsspektrum:* Mittel der Wahl für Enterokok., Listerien und Salmonella typhi; breit wirksam im grampos. und gramneg. Bereich mit Ausnahme der Problemkeime
– *Wirkungslücken:* Staphylokok., Pseudomonas sp., Enterobacter sp., Legionellen, zunehmende Resistenz gegen E. coli.
– *Pharmakokinetik:* HWZ 1,0 h.

✎
– Gezielt bei Enterokok.-Infektion bzw. Listerienmeningitis, Cholangitis, Bronchitis, Sinusitis, Salmonellen-Enteritis.

➤
> *p.o.:* 3 x 750 mg , *i.v.:* 3 x 1 (-2) g

NW
- Allergie, GIT-Unverträglichkeit
- Amoxicillinexanthem in 8 %, v.a. bei Pat. mit Mononukleose (KI)
- Erhöhung der Transaminasen oder interstitielle Nephritis, selten.

✗
- Auch in der Gravidität verwendbar
- Fragliche Zunahme der Resistenz von Haemophilus influenza.

12.2.3 Apalcillin

®   z.B. Lumota, Injektionsflaschen à 1 g/3 g

WM
- ß-Laktamantibiotikum, semisynthetisches Penicillinderivat; bakterizid. Hemmung der Biosynthese der Bakterienzellwand
- *Wirkungsspektrum:* grampos. sowie gramneg. Erreger, insbesondere auch Problemkeime wie Pseudom. sp., Indol-pos. und Indol-neg. Proteus sp., sowie Enterobacter sp., Serratia, Anaerobier
- *Wirkungslücke:* Staph. aur, Bacteroides fragiles, teilweise Klebsiellen und Legionellen; unterschiedliche Empfindlichkeit bei Serratia marcescens und Streptococcus faecalis.
- *Pharmakokinetik:* HWZ 1,3 h.

✎
- *Ungezielt:* Schwere nosokomiale Pneumonien, bes. nach Aspiration; bei Immundefizit und unter Beatmung in Kombination mit Aminoglykosid. Sepsis bei Cholangitis. Kalkulierte Initial-Ther. bei kryptogener Sepsis in Kombination mit Aminoglykosid. Abdominalinfektionen, wie Peritonitis, Abszesse und Divertikulitis
- *Gezielt:* Pseudomonasinfektion, kombiniert mit Aminoglykosid.

➤
i.v.: leichte Infektion: 3 x 2 g tägl., schwere Infektion 3 x 3 g tägl.

NW   GIT-Unverträglichkeit, allergische Reaktion, Drug-Fieber, Anstieg der Leberenzyme, pseudomembranöse Kolitis (selten), Leukopenie

⟺
- Muskelrelaxantien (verlängerte und verstärkte Relaxation)
- Aminoglykoside (Nephrotoxizität verstärkt)
- Falsch pos. Coombs-Test

KI   1. Trimenon, Stillzeit

✗
- Dosisreduktion erst bei starker Niereninsuff. erforderlich, ☞ 10.2
- Überwiegend biliäre Ausscheidung, daher besonders geeignet bei Gallenwegserkrankungen
- Kreuzallergie zu Cefalosporinen in 10 %
- Im Wirkungsspektrum und Intensität Piperacillin gleichzusetzen, aber kostengünstiger
- Trotz überwiegend biliärer Elimination und breitem Wirkungsspektrum nur geringe Gefahr der Induktion einer pseudomembranösen Kolitis.

12.2.4 Piperacillin

® z.B. Pipril, Flasche à 1 g/ 2 g/ 3 g/ 4 g/ 6 g

WM
- Halbsynthetisches Breitbandpenicillin; bakterizid durch Hemmung der bakteriellen Zellwandsynthese
- *Wirkungsspektrum:* grampos. und gramneg. Erreger, insbesondere auch Pseudomonas sp., E. coli, Indol-pos. und Indol-neg. Proteus sp., sowie Enterobacter sp., Serratia, Haemophilus influenzae, Neisseria gonorrhoeae und meningitidis, Anaerobier
- *Wirkungslücke:* Staphylokok., Legionellen
- *Pharmakokinetik:* HWZ 1,0 h.

Schwere nosokomiale Infektionen wie
- Harnwegsinfekte bei obstruktiver Uropathie, Urosepsis
- Pneumonien unter Beatmung, Aspirationspneumonie in Kombination mit Aminoglykosid
- Pneumonien und Sepsis bei Immundefizit in Kombination mit Aminoglykosid, z.B. Amikazin
- Sepsis bei Cholangitis oder Verbrennungen
- Intraabdominelle Infektionen wie Peritonitis, Divertikulitis und Abszesse
- Sepsis zur kalkulierten Initial-Ther. in Kombination mit Aminoglykosid
- Gynäkologische Infektionen, wie Endometritis oder Salpingitis.

➤ | *i.v.:* 3-4 x 2 g tägl., nur bei schwersten Infektionen 3-4 x 4 g tägl.

NW
- Allergische Reaktion, insbesondere Urtikaria, selten anaphylaktischer Schock
- GIT Unverträglichkeit, sehr selten pseudomembranöse Kolitis
- Vorübergehender Anstieg der Leber- und Nierenfunktionswerte
- Leukopenie, Eosinophilie
- Erhöhte Krampfneigung.

⇔
- Orale Antazida (verminderte antibakterielle Wirkung)
- Probenecid, Indometazin, Phenylbutazon, Salicylate, Sulfinpyrazon (verstärkte Penicillinwirkung).

✗
- Dosisreduktion bei Niereninsuffizienz, ☞ 10.2
- Beachtung der Natriumbelastung (1 g Piperacillin enthält 1,98 mmol Na$^+$)
- Auch in der Schwangerschaft anwendbar
- 10% Kreuzallergie zu Cefalosporinen
- In Wirkungsspektrum und Intensität wie Apalcillin .

12.2.5 Flucloxacillin

®   z.B. Staphylex
Flaschen à 250/500/1000/2000 mg Trockensubstanz
Kapseln à 250 mg/500 mg
Saft: Flaschen à 2,5 g/5 g

WM   – Penicillinasefestes Isoxazolylpenicillin; bakterizid durch Hemmung
der Biosynthese der Bakterienzellwand
– *Wirkungsspektrum:* Staphylokok., insbesondere auch Penicillinase-
bildner; nur geringe Wirkungen gegen andere grampos. Erreger
– *Wirkungslücke:* diverse Erreger im grampos. und gramneg Bereich
– *Pharmakokinetik:* HWZ 0,75 h.

✎   – *Gezielte* Ther. einer Staphylokok.-Inf. (z.B. Sepsis, Endokarditis)
– *Ungezielte* Ther. (wenn Staphylokok. als Erreger wahrscheinlich)
bei Abszess, Pyodermie, Mastitis, Nagelbetteiterung oder Osteomyelitis.

➤
> *i.v., i.m., p.o.:* 4 x 0,5-1 g, max. 4 x 2 g; orale Gabe 1 h vor dem Es-
> sen

NW   – GIT Unverträglichkeit
– Allergische Reaktionen wie Fieber oder Exanthem
– Selten Anaphylaxie, Leukopenie, Anämie
– Selten interstitielle Nephritis
– Erhöhte Krampfneigung bei hohen Dosierungen bzw. Nierenin-
suff.

⇔   Orale Antazida (verminderte antibakterielle Wirkung)

✗   – Na^+-Belastung beachten: 1 g Flucloxacillin enthält 2,2 mmol Na^+
– Dosisreduktion erst bei höhergradiger Niereninsuff. erforderlich
– Anwendung in der Gravidität möglich
– Nicht mit bakteriostatischen Antibiotika kombinieren.

12

12.2.6 Azlocillin

®   z.B. Securopen, Injektionsflaschen à 0,5 /1 /2 /4 /5 /10 g

WM
- Bakterizid durch Hemmung der Biosynthese der Bakterienzellwand
- *Wirkungsspektrum:* Breitspektrumantibiotikum mit ausgeprägter Wirkung gegen Pseudomonaden, einschließlich Carbenicillin- und Aminoglykosid-resistenten Stämmen. Wirksam auch bei einer Vielzahl von gramneg. und grampos. Erregern, inkl. Anaerobier.
- *Wirkungslücke:* bedingt bei Staph. aur., Klebsiellen.
- *Pharmakokinetik:* HWZ 1,25 h.

- Systemische und lokale Infektion bei Mitbeteiligung von Pseudomonas aeruginosa (z.B. Verbrennungen, Harnwegsinfekte, Endoplastitis, Septikämie)
- Spüldrainagen bei Knocheninfektionen.

> *i.v.:* 4 x 2 g oder 3 x 4 -5 g, maximal 2 x 10 g ;
> *lokale Anwendung :* 1% wäßrige Lösung

NW
- Allergische Reaktionen (Exanthem, Erythem, Pruritus), evtl. Fieber, Eosinophilie, interstitielle Nephritis
- GIT-Unverträglichkeit (Durchfälle, Übelkeit, Erbrechen, Geschmacksirritation)
- Erhöhung der Transaminasen und der AP
- Störung der Thrombozytenfunktion mit verlängerter Blutungszeit
- Thrombozytopenie, Leukopenie (selten)
- Pseudomembranöse Kolitis (selten)
- Erhöhte Krampfneigung bei hohen Dosen bzw. Niereninsuff.

⟺
- Verstärkte Wirkung durch Probenecid
- Gefahr von Gerinnungsstörung bei Kombination mit Heparin oder Kumarinen
- Vecuronium (verlängerte neuromuskuläre Blockade).

✗
- Möglichst getrennt von anderen Infusionen applizieren (inkompatibel z.B. mit Aminoglykosiden, Cefsulodin, Metronidazol, Tetracyline, Thiopental, Procain, Prednisolon, Noradrenalin)
- Nicht bei Penicillinallergie anwenden
- Falsch pos. Ergebnisse bei der Ninhydrinprobe, nichtenzymatischen Harnzuckerreaktion, Urobilinogennachweis und bei Proteinbestimmungen im Harn.

12.3 Cefalosporine

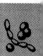

Frei-(Handels)-name, z.B.)	Spektrum	Erw.-24h-Dosis	NW/Bemerkungen
	Übersicht: Cefalosporine der II. Generation		
Cefuroxim (Zinacef®)	E. coli, Klebsiella, Proteus, Haem. infl., Acinetobacter. Meist wirksam auch bei cefalotinresist. Keimen. Unwirksam u.a. gegen Enterok. u. Pseudom.	3-4 x 0,75-1,5 g i.v. (grampos. Erreger), 3-4 x 1,5 g i.v. (gramneg. Erreger)	NW ☞ 12.3.2
Cefamandol (Mandokef®)	Wirksam bei oxacillinresist. Staph., Gonok., Meningok., Haem. infl., wirksamer als Cefalotin bei indolpos. Proteus, Enterobacter, Acinetob. Unwirksam gegen Enterok. und Pseudom.	3-4 x 2 g i.m., i.v.	Thrombophlebitis, Exanthem, Fieber, Transaminasen ↑, Leukopenie, Anaphylaxie, pos. Coombs, Thrombozytopenie. Nephrotoxizität. Selten Gerinnungsstörungen.
Cefoxitin (Mefoxitin®)	weniger wirksam als Cefalotin bei grampos., wirksamer bei gramneg. Erregern. Unwirksam gegen Enterok. und Pseudom., Enterobacter z.T. resist.	3-4 x 1g (grampos. Erreger), 3-4 x 2 g (gramneg. Erreger) i.v.	NW wie Cefamandol; gegen Staph. weniger (!) wirksam als Cefalotin, Cefazolin. Selten Gerinnungsstörungen
	Übersicht: Cefalosporine der III. Generation		
Cefotaxim (Claforan®)	Bei grampos. Erregern weniger wirksam als Cefamandol, Cefuroxim, dagegen wesentlich wirksamer bei gramneg. Keimen (bes. Haemoph.)	3 x 1 g i.v. bei schweren Inf. 3 x 2 g i.v., bei Meningitis 4 x 2 g	NW ☞ 12.3.1
Cefmenoxim (Tacef®)	Etwa wirkungsgleich wie Cefotaxim	2-4 x 1-2 g i.v.	Wie Cefamandol, Gerinnungsstörungen, Alkoholunverträglichkeit
Ceftriaxon (Rocephin®)	Sehr gute Wirksamkeit gegen gramneg. Keime, wenig aktiv gegen Staph., ansonsten wie Cefotaxim	1 x 2-4 g i.v., i.m.	Wie Cefotaxim, hohe ß-Lactamasestabilität, Einmalgabe möglich
Ceftizoxim (Ceftix®)	In vitro etwas höhere Wirksamkeit als Cefotaxim	2-4 x 2 g i.v.	Wie Cefalotin, metabolisch stabil
Ceftazidim (Fortum®)	Sehr gute Wirksamkeit gegen gramneg. Keime, v.a. Pseudomonas aeruginosa, indolpos. Prot. und Serratia. Wenig aktiv gegen Staph.	2-3 x 1-2 g i.v.	NW ☞ 12.3.4. Sehr gute Wirksamkeit bei schweren bakt. Inf.
Latamoxef (Moxalactam®)	Gute Wirksamkeit gegen grampos. Erreger außer Staph. aureus und Streptok., hohe in-vitro-Aktivität gegen gramneg. Keime und Anaerobier	2 x 1-4 g i.v., i.m.	NW ☞ 12.3.3. gut geeignet für aerob/anaerobe Mischinf. im Abdominalbereich
Cefsulodin (Pseudocef®)	Cefalosporin der Wahl bei Inf. mit Pseudom. spp. Gegen andere gramneg. Keime schlecht wirksam	2 x 1-4 g i.v.	Parenteral-Cefalosporin mit ß-Lactamase-Stabilität
Cefoperazon (Cefobis®)	Weniger wirksam als Cefalotin bei grampos. Keimen; bei gramneg. Keimen wirksamer als Cefamandol, Cefoxitin, Cefuroxim	2 x 1-4,5 g i.v., i.m.	Hohe Gallenelimination, Geringe Dosisreduktion bei Niereninsuff. Cave: Blutgerinnungsstörungen (→Vit.-K-Prophylaxe)

12.3.1 Cefotaxim

®   z.B. Claforan, Flasche à 0,5 /1,0 /2,0 Trockensubstanz

WM
- Bakterizid durch Hemmung der Biosynthese der Bakterienzellwand; Cefalosporin der III. Generation
- *Wirkungsspektrum:* grampos. Erreger ohne vollständige Erfassung der Staphylokok., sehr gute Wirkung gegen gramneg. Erreger, insbesondere Haemophilus und Pseudomonas sp. (schwächer als Apalcillin, Cefsulodin und Ciprofloxacin)
- *Wirkungslücken:* Treponema pallidum, Clostridium difficile; begrenzt bei Staphylokok., Enterokok., Anaerobier und Legionellen
- *Pharmakokinetik:* HWZ 1,0 h.

✎
- Harnwegsinfektionen (bei obstruktiver Uropathie in Kombination mit Aminoglykosid)
- Nosokomiale Pneumonien, evtl. Kombination mit Aminoglykosid
- Sepsis in Kombination mit Aminoglykosid
- Posttraumatische Meningitis (insbesondere bei Penicillinallergie)
- Cholangitis.

➤
> *i.v.:*
> - bei schweren Infektionen 3 x 2 g, ansonsten 2 x 1-2 g
> - bei Meningitis 4 x 2 g

NW   Allergie mit Exanthem, Fieber, Eosinophilie, Anaphylaxie. Mögliche Kreuzallergie zu Penicillin, Phlebitis, Neutropenie, Thrombopenie, Hepato-und Nephrotoxizität

⇔   Furosemid, Etacrynsäure, Ciclosporin, Aminoglykoside (erhöhen die Nephrotoxizität)

✗
- Bei schwerer Staphylokok.-Inf. Ther. mit z.B. Vancomycin oder Clindamycin erforderlich
- Ther. auch bei Schwangerschaft möglich
- Bei schwerer Niereninsuff. Dosisreduktion erforderlich, ☞ 10.2.

12.3.2 Cefuroxim

®   z.B. Zinacef, Elobact, Zinnat
Flaschen à 250/ 500/ 750/ 1500 mg Trockensubstanz

WM   Bakterizid durch Hemmung der bakteriellen Zellwandsynthese; Cefalosporin der II. Generation
- *Wirkungsspektrum:* breit im grampos. und -neg. Bereich, u.a. Staphylokok., Streptokok., E. coli, Klebsiellen, Proteus mirabilis, Haemophilus influenzae einschließlich der Ampicillin-resistenten

Stämme, Neisseria gonorrhoeae und meningitidis, Salmonella, Clostridien, anaerobe Kok.
- *Wirkungslücke:* Clostridium difficile, Pseudomonas, Campylobacter, Acinetobacter calcoaceticus, Legionella, Methicillin-resistente Staphylokok., Enterokok., Indol-pos. Proteus, Serratia, und Bacteroides fragilis
- *Pharmakokinetik:* HWZ 1,5 h.

✎   Breitspektrumantibiotikum bei Inf. der Atemwege, des Urogenitaltraktes, des Abdomens, der Knochen und Weichteile und des Kopfes.

➤

> *i.v.:* grampos. Erreger: 2-4 x 0,75 g; gramneg. Erreger: 2-4 x 1,5 g

NW   – Allergie (Urtikaria, makulopapulöses Exanthem, Fieber, selten anaphylaktischer Schock), Phlebitis, Diarrhoe (an pseudomembranöse Kolitis denken!), Leberenzyme ↑, Bilis ↑ und Krea ↑.

⟺   Furosemid, Aminoglykoside, Polymyxin B, Colistin (Verschlechterung der Nierenfunktion)

✗
- Dosisreduktion bei Niereninsuff., ☞ 10.2
- Vorsicht bei Penicillinallergie (Kreuzreaktion)
- Enzymatische Glukosebestimmung im Harn und Blut kann zu falsch-pos. oder falsch-neg. Ergebnissen führen
- Falsch-pos. Coombs-Test möglich.

12.3.3   Latamoxef

®   z.B. Moxalactam, Flasche à 1 g/ 2 g

WM   Cefalosporin der III. Generation; bakterizid durch Hemmung der Biosynthese der Bakterienzellwand
- *Wirkungsspektrum:* grampos. und gramneg. Keime, Anaerobier
- *Wirkungslücke:* Enterokok., Legionellen, Staph. aur., Streptokok.
- *Pharmakokinetik:* HWZ 2 h.

✎
- Aerob/anaerobe Mischinfektionen im GIT, z.B. Divertikulitis
- Postoperative Sepsis in Kombination mit einem Staphylokok.-Mittel z.B. Flucloxacillin ☞ 12.2.5.

➤

> *i.v., i.m.:* 2 x 1-4 g

NW   Allergie, Leuko- und Thrombozytopenie, Transaminasenanstieg, Gerinnungsstörung durch Vitamin K-Antagonismus mit Quickabfall, Alkoholunverträglichkeit (Antabuswirkung).

⟺   Verstärkte Nephrotoxizität bei Kombination mit Furosemid oder einem Aminoglykosid

✗   – In 10 % Kreuzallergie zu Penicillin

- Engmaschige Gerinnungskontrolle und Thrombozytenkontrolle (evtl. prophylaktische Gabe von Vitamin K)
- Langsame Injektion zur Vermeidung von Unverträglichkeitsreaktionen
- Bei ausgeprägter Niereninsuff. Dosisreduktion, ☞ 10.2
- Falsch pos. Coombs-Test.

12

12.3.4 Ceftazidim

®   z.B. Fortum, Flaschen à 0,5 g/1,0 g/2,0 g Trockensubstanz

WM
- Bakterizide Wirkung über eine Inaktivierung der Transpeptidase und damit Verhinderung des Zellwandaufbaus des Bakteriums; Cefalosporin der III. Generation
- *Wirkungsspektrum:* sehr gut gegen gramneg. Keime, v.a. Pseudomonas aeruginosa, Indol-pos. Proteus und Serratia; auch wirksam im grampos. Bereich (weniger Staphylokok.) und bei Anaerobiern
- *Wirkungslücke:* Treponema pallidum, Methicillin-resistente Staphylokok., Enterokok., Clostridium difficile, Listeria monocytogenes, Campylobacter sp.
- *Pharmakokinetik:* HWZ 1,8 h.

✎
- Schwere Infektionen der Atemwege, einschließlich HNO-Bereich, Nieren und ableitenden Harnwege, der Weichteile und Knochen, des Bauchraums, bei Sepsis und Meningitis
- Infektprophylaxe bei geschwächter Abwehrlage.

➤ | *i.v.:* 2-3 x 1-2 g |

NW
- BB-Veränderungen (Thrombozytose, Thrombozytopenie, Leukopenie, Eosinophilie)
- Allergische Reaktionen (Exanthem, Fieber),Übelkeit, Erbrechen, Diarrhoe
- Anstieg der Leberenzyme, Candidiasis im Urogenitaltrakt
- Anaphylaxie, pseudomembranöse Kolitis (selten).

⟺
- Schleifendiuretika und andere nephrotoxische Präparate (Verschlechterung der Nierenfunktion)
- Falsch-pos. Werte bei nicht-enzymatischer Harnzuckerbestimmung
- Chloramphenicol (mögliche antagonistische Wirkung).

✗
- Bei Penicillinallergie eine mögliche Kreuzallergie berücksichtigen
- Dialysierbar, HWZ bei Niereninsuff. 3,5 h ☞ 10.2.

12.4 Aminoglykoside

12.4.1 Gentamicin

® z.B. Refobacin, duragentamicin, Gentamix, Nichogencin
1 Amp. à 40 mg/80 mg/120 mg

WM
- Bakterizid durch Störung der Proteinsynthese
- *Wirkungsspektrum:* gramneg. Keime, Staphylokok.
- *Wirkungslücke:* Pneumokok., Streptokok., Enterokok., Anaerobier, Listerien, Chlamydien, Mykoplasmen, Nocardien
- *Pharmakokinetik:* HWZ 2 h.

 Stets in Kombination, bei schweren Infektionen wie
- Komplizierte Harnwegsinfektion mit Breitspektrum-Penicillin oder Cefalosporin
- Nosokomiale Pneumonie mit Cefalosporin oder Penicillin
- Pneumonie unter Beatmung mit Apalcillin oder Piperacillin
- Aspirationspneumonie mit Clindamycin oder Amoxicillin + Clavulansäure
- Sepsis bei Dialysepat. mit Clindamycin oder Cefotaxim
- Kryptogene Sepsis ohne Immundefizit mit Penicillin oder Cefalosporin
- Septischer Schock mit Penicillin oder Cefalosporin
- Urosepsis mit Penicillin oder Cefalosporin
- Verbrennung mit Penicillin oder Cefalosporin
- Posttraumatische Meningitis mit Flucloxacillin und Amoxicillin
- Endokarditis mit Penicillin G.

➤ *i.v.:* 3 x 1 mg/kg tägl. langsam oder als Kurzinfusion
Max. Dosis: 360 mg tägl.

NW
- Neuro-/ Ototoxizität: Schwindel, Ohrensausen, Minderung des Hörvermögens, irreversibler Innenohrschaden
- Nephrotoxizität: Krea↑, Proteinurie, Azotämie (meist reversibel).

KI Schwangerschaft

⟺
- Furosemid, Etacrynsäure, Polymyxin, Colistin, Ciclosporin, Cefalosporine (verstärkte Nephrotoxizität)
- Dimenhydrinat (Verschleierung der Ototoxizität)
- Muskelrelaxantien und Halothan (Verstärkung der neuromuskulären Blockade)
- Glukose, Eisen, Vitamin B (Malabsorption dieser Stoffe).

✗
- Therapiedauer auf 10-14 Tage begrenzen
- Spiegelkontrollen bei längerdauernder Ther. erforderlich
  (*Talspiegel* < 2 mg/l, *Spitzenspiegel* < 10 mg/l)

- Dosisreduktion bei Niereninsuff. ☞ 10.2
- Wochenlanger Verbleib im Innenohr nach Therapie, somit Gefahr der Kumulation auch bei Therapiepausen
- Kombination mit anderen nephro- oder ototoxischen Medikamenten vermeiden
- Für ausreichende Hydratation und Miktion sorgen
- Nicht bei Asthmatikern mit Sulfit- Überempfindlichkeit
- Auch bei gramneg. Inf. nicht als Monotherapeutikum, immer Kombination, z.B. mit β-Lactamantibiotikum.
- Bei immundefizienten Pat. besser Amikacin statt Gentamicin einsetzen (bei Gentamicinresistenz oft noch Amikacinsensibilität vorhanden).

12.4.2 Amikacin

®   z.B. Biklin, Flaschen à 100/ 250/ 350/ 500 mg

WM
- Bakterizid durch Störung der Proteinsynthese in der Bakterienzelle
- *Wirkungsspektrum:* gramneg. Erreger (auch Gentamicin-resistente Keime), Staphylokok.
- *Wirkungslücken:* Pneumokok., Streptokok., Enterokok., Anaerobier, Legionellen.
- *Pharmakokinetik:* HWZ 2,3 h.

✎
- Therapieversagen bei nosokomialen Infektionen mit kalkuliertem gramneg. Erregerspektrum
- Ther. der Wahl bei Gentamicin-resistenten Keimen und Serratia.

➤ | *i.v.:* 3 x 5 mg/kg tägl. als Kurzinfusion über 30 Min. |

NW
- Nephrotoxizität und Ototoxizität, wie bei Gentamicin
- Eosinophilie, Arthralgie, Fieber, Exanthem.

KI
- Schwangerschaft
- Asthmatiker mit Sulfit-Überempfindlichkeit.

⇔
- Potenzierung der NW bei gleichzeitiger Gabe von Furosemid, Cefalosporin oder anderen nephro- oder ototoxischen Substanzen
- Halothan, curareartige Muskelrelaxantien (verstärkte neuromuskuläre Blockade).

✗
- Spiegelkontrollen anzustreben:
  (*Talspiegel* < 10 μg/ml, *Spitzenspiegel* < 32 μg/ml)
- Kumulierung bei vorausgegangener Aminoglykosid-Ther. (über Wochen!)
- Dosisreduktion bei Niereninsuff. ☞ 10.2.

12.4.3 Tobramycin

®

z.B. Gernebcin, Flaschen à 20 mg/40 mg/80 mg

WM

– Aminoglykosid; bakterizide Wirkung über eine Hemmung der Proteinsynthese in der Bakterienzellwand
– *Wirkungsspektrum:* gramneg. Keime wie Proteus sp. (Indol-pos. und -neg.), E. coli, Klebsiellen, Enterobacter sp., Serratia sp., Citrobacter sp., Providentia sp., insbesondere auch Pseudomonas aeruginosa, Staph. aur.(Koagulase-pos. und -neg.)
– *Wirkungslücke:* die meisten grampos. Erreger, einschließlich Streptococcus pyogenes, Streptococcus pneumonie und Enterokok.
– *Pharmakokinetik:* HWZ 2 h.

– Komplizierte rezidivierende Harnwegsinfekte
– Infektionen der unteren Atemwege (einschließlich Pneumonie, Bronchopneumonie, akute Bronchitis)
– Septikämien bei Neugeborenen, Kindern und Erwachsenen, evtl. in Kombination mit Cefalosporin oder Penicillin
– Infektionen des Magen-Darm-Traktes, auch Peritonitis
– Infektionen des ZNS, z.B. Meningitis
– Aminoglykosid der Wahl bei Pseudomonasinfektionen.

> *i.v.:* 3 x 1 mg/kg als Kurzinfusion; auch i.m. Einzeldosis von 2-3 mg/kg tägl. möglich;
> *Maximaldosis:* 5 mg/kg tägl.

NW

Ototox.: Schwindel, Ohrensausen, Minderung des Hörvermögens bis zum irreversiblen Hörverlust. *Nephrotox.:* (v.a. bei vorgeschädigten Nieren): Erhöhung der Retentionswerte, Oligurie, Zylinderurie, Proteinurie; meist reversibel. Taubheitsgefühl, Kribbeln, Muskelzucken und Krampfanfälle. Transaminasen↑, AP↑, Ca^{2+}↓, Mg^{2+}↓, Na^+↑, K^+↓, BB-Veränderung, Fieber, Hautausschlag, Juckreiz, Erbrechen, Durchfall, Verwirrtheit, Schmerzen an der Injektionsstelle, Verstärkung der Muskelschwäche bei Pat. mit Myasthenia gravis oder M. Parkinson.

KI

Sulfit-empfindliche Asthmatiker

⇔

– *Cave:* bei gleichzeitiger oder aufeinanderfolgender Gabe anderer oto- oder nephrotox. Substanzen (z.B. andere Aminoglykoside, Furosemid, Colistin, Polymyxin B, Viomycin, Cisplatin, Vancomycin)
– *Cave:* bei Pat., die zur Narkose Muskelrelaxantien, wie Succinylcholin, Tubocurarin oder Decamethonium, sowie größere Mengen Citratblut bekommen haben; eventuell auftretende Atemlähmung kann durch Ca^{2+} rückgängig gemacht werden.

Nicht kompatibel mit Heparin; nur über getrennte Zugänge applizieren. Wegen synergistischer Wirkung Kombination mit β-Lactamantibiotika anstreben.

12.5   Makrolide und andere Antibiotika

Übersicht

12

Frei- (Handels)name	Spektrum	24h-Dosis	NW/Bemerkungen
Erythromycin (Erycinum®, Paediatrocin®)	Grampos. Erreger, Staph. häufig resist., Streptok. (bei Penicillinallergie), Pneumok., Corynebact., Mykoplasmen, wirksam gegen Haem. infl. 1. Wahl bei Legionellen-Pneumonie	(2-)4 x 250-1000 mg p.o., i.v.	NW ☞ 12.5.1
Clindamycin (Sobelin®)	Grampos. Erreger v.a. Anaerobierinf. u. multiresist. Staph.	3-4 x 300 mg p.o., 3-4 x 600 mg i.v.	Sehr gute Gewebspenetration, NW ☞ 12.5.2
Fusidinsäure (Fucidine®)	Staph. mit Multiresistenz. Gute Gewebspenetration. Unter (Mono-)Ther. rasche Resistenzentwicklung.	3 x 0,5 g p.o./i.v.	GIT Stör., selten Ikterus
Cotrimoxazol (Trimethoprim/ Sulfamethoxazol) (Eusaprim forte® Bactrim forte®, Cotrim 960®)	Sulfonamid-Komb. Gute Wirksamkeit bei Salmonellen, Shigellen, Klebsiellen, E. coli, Proteus, Enterok. Erste Wahl bei HWI, Bronchitis, Gallenwegsinf., Shigellosen, Typhus-, Paratyphus A+B (akut und Dauerausscheider), Pneumocystis carinii	2 x 960 mg p.o. (pro Tabl. 160 mg TMP/800 mg SMZ)	Neuere TMP/Sulfonamid-Kombinationen bringen keine Vorteile. NW ☞ 12.5.3 Bei Pneumocystis carinii Pneumonie ☞ 12.1.7

12.5.1   Erythromycin

®
z.B. Erythrocin, Erycinum, Ery-Diolan, Monomycin, Pharyngocin, Ery-Toxinal, Togiren, Eryhexal, duraerythromycin,
Tabl. à 200 mg/ 250 mg/ 500 mg
Amp. à 100 mg/ 250 mg
Flaschen à 1000 mg

WM
– Bakteriostatisches Makrolidantibiotikum mit intrazellulärer Wirkung; Hemmung der Proteinsynthese in der Bakterienzelle
– *Wirkungsspektrum:* grampos. Erreger außer Staphylokok.; Mittel der Wahl bei Bordetella pertussis, Legionella pneumophila, Mycoplasma pneumoniae und Campylobacter sp.; gut wirksam auch gegen Chlamydien und Streptokok.
– *Wirkungslücke:* Staphylokok., Enterobacteriaceae, Anaerobier.
– *Pharmakokinetik:* HWZ 2 h.

✎
- Auswärts erworbene Pneumonien
- Atypische Pneumonie in Kombination mit Tetracyclin
- Pertussis
- Streptokok.-Infektionen bei Penicillinallergie.

➤
- *p.o.:* 2 x 1 g
- *i.v., i.m.:* 2 (-4) x 250 - 1000 mg

NW
- GIT- Unverträglichkeit, cholestatischer Ikterus
- Allergie (sehr selten).

⬄ Ergotamin-Präparate (Gefahr des Gefäßspasmus), Ciclosporin (verstärkte Ciclosporinwirkung), Theophyllin (Verlangsamung der Ausscheidung), Carbamazepin (verstärkte Erythromycinwirkung)

✗
- Auch in der Schwangerschaft einsetzbar
- Mittel der Wahl bei Penicillin-Allergie.

12.5.2 Clindamycin

®
z.B. Sobelin, Amp. à 300 mg/600 mg/ 800 mg, Kps. à 75 mg/ 150 mg

WM
- Hemmung der Proteinsynthese in der Bakterienzelle
- *Wirkungsspektrum:* Streptokok., Pneumokok., Staphylokok., Bacteroides fragilis, Anaerobier
- *Wirkungslücke:* gramneg. Erreger, Mykoplasmen
- *Pharmakokinetik:* HWZ 2,75 h.

✎
- Aspirationspneumonie in Kombination mit Aminoglykosid
- Sepsis bei Dialysepat. in Kombination mit Aminoglykosid
- Sepsis mit Hautmetastasen in Kombination mit Aminoglykosid
- Sepsis mit Lungenabsiedelung
- Postoperative Sepsis in Kombination mit Cefalosporin
- Poststenotische Pneumonie in Kombination mit Cefalosporin
- Mittel der Wahl bei Anaerobierinfektion.

➤
p.o.: 3 - 4 x 300 mg
i.v. : 3 - 4 x 600 mg

NW
- GIT-Unverträglichkeit
- Leberschädigung, Panzytopenie
- Häufig Durchfall; selten pseudomembranöse Kolitis

⬄
- Erythromycin (Wirkungsminderung)
- Curareartige Mittel (Verstärkung der Muskelrelaxation)
- Theophyllin (Verstärkung der Theophyllinwirkung, Apnoe, Krämpfe).

✗
- – Kreuzresistenz zu Erythromycin
- – Sehr gut wirksam gegen Staphylokok. und Anaerobier
- – Sehr gute Gewebspenetration
- – Dosisreduktion erst bei terminaler Niereninsuff. erforderlich
- – Auch in der Schwangerschaft anwendbar
- – *Cave:* Asthmatiker, evtl. Verschlechterung der Atemsituation.

12

12.5.3   Cotrimoxazol (Trimethoprim/Sulfamethoxazol)

®
z.B. Co-trimoxazol, Cotrim, Bactrim, Eusaprim, Supracombin, Drylin, Duobiocin, duratrimet, Xepinol, Omsat, Sigaprim, Sulfacet, Sulfotrimin, TMS, Triglobe, Trigonyl, Uro-Sigaprim
Amp. à 480 mg/960 mg Cotrimoxazol
Tabl. à 480 mg/960 mg Cotrimoxazol

WM
- – Bakterizide Wirkung durch Hemmung der bakteriellen Folsäuresynthese; stufenweise Blockierung zweier unterschiedlicher Enzymsysteme durch die beiden Komponenten und damit synergistische Wirkungssteigerung; auch wirksam gegen Organismen, die gegen die Einzelkomponenten resistent sind.
- – *Wirkungsspektrum:* breit im grampos. und gramneg. Bereich; insbesondere E. coli, Proteus mirabilis, Salmonella sp., Shigella sp., Vibrio cholerae, Haemophilus influenzae, Streptococcus pneumoniae, Staph. aur. (Methicillin-empfindlich), Chlamydia trachomatis, Pneumocystis carinii.
- – *Wirkungslücken:* Mycobacterium sp., Treponema pallidum, Pseudomonas aeruginosa, Mykoplasmen.

✎
Infektionen
- – Der oberen und unteren Atemwege u.a. auch Pneumocystis carinii-Pneumonie
- – Der Nieren und ableitenden Harnwege
- – Der Geschlechtsorgane, auch Gonorrhoe und unspez. Prostatitis
- – Des Verdauungstraktes, auch Typhus, Paratyphus und Cholera
- – Der Haut, Weichteile und Knochen
- – Akute Brucellose, Nokardiose.

➤
> *p.o.:*
> – 2 x 2 Tabl. à 480 mg tägl. oder 2 x 1 Tbl à 960 mg
> – *Gonorrhoe:* 2 x 5 Tbl à 480 mg einmalig im Abstand von 8 h
> *i.v.:*
> – 2 x 1 Amp. à 960 mg oder 2 x 2 Amp. à 480 mg
> – *Pneumocystis carinii-Pneumonie:* 4 x 30 (=5 + 25) mg/kg tägl. für ca. 3 Wo.

NW
- Übelkeit, Erbrechen, Durchfälle, Schwindel, Kopfschmerzen, Exanthem, Juckreiz
- Selten allergische Lungenreaktionen, aseptische Meningitis, Halluzinationen, Depression, Leber- und KM-Schädigung, pseudomembranöse Kolitis, Folsäure-Mangel
- Sehr selten Stevens-Johnson-Sy., Lyell-Sy., Anaphylaxie.

KI

- Asthmatiker mit Disulfit-Überempfindlichkeit
- Sulfonamidallergie, schwere Leberschäden, Niereninsuff. (Krea-Clearance < 15 ml/Min; bei Werten zwischen 15 und 30 ml/Min halbe Standarddosis).

⇔
- Orale Antidiabetika (verstärkte Hypoglykämie)
- Cumarinderivaten (verstärkte Antikoagulationswirkung)
- Hexamethylentetramin (Auskristallisieren der Sulfonamidanteile des Cotrimoxazols im Urin)
- Phenytoin (erhöhte Phenytoinspiegel)
- Procainamid, Benzocain, Butacain, Tetracain (Verminderung der Sulfonamidwirkung)
- Ciclosporin (reversible Nierenfunktionsstörung)
- Pyrimethamin (megaloblastäre Anämie).

✗ Wirkt nicht bei Tonsillitis, die durch ß-hämolysierende Streptokok. der Gruppe A verursacht ist.

12.6   Gyrasehemmer (Chinolone)

12.6.1   Ciprofloxacin

12

®   z.B. Ciprobay; Tabl. à 250 mg/ 500 mg/ 750 mg; Amp. à 100 mg/200 mg

WM   Bakterizide Wirkung durch Hemmung der bakteriellen Gyrase, einem
Enzym für Transkription und Replikation der DNA.

– *Wirkungsspektrum:* nahezu alle grampos. und gramneg. Erreger von
Harnwegsinfektionen, einschließlich Pseudomonas und multiresi-
stenten Keimen; auch wirksam gegen Legionellen und Chlamydien;
Mittel der Wahl bei Aeromonas hydrophila
– *Wirkungslücke:* Pneumokok., Anaerobier, Ureaplasma urealyticum,
Nocardia asteroides, Treponema pallidum
– *Pharmakokinetik:* HWZ 2,5 h.

– Reserveantibiotikum bei komplizierten Harnwegsinfekten
– Prostatitis
– Initial-Ther. bei Pneumonien unter Immunsuppression z.B. in
Kombination mit Aminoglykosid
– Postoperative Sepsis (in Kombination).

➤
> *p.o.:* 2 x 125 - 750 mg
> *i.v.:* 2 x 100 - 200 mg tägl.

NW   GIT-Unverträglichkeit, Allergie, Schwindel, Kopfschmerzen, Erregtheit und andere ZNS-NW, Knorpelschäden, Eosinophilie, Leukope-
nie/zytose, Anämie

KI   Kinder, Schwangerschaft

⇔   – Theophyllin (Theophyllinplasmaspiegel werden z.T. deutlich erhöht!)
– Barbiturathaltige Narkosemittel (verstärkte Kardiodepression).

✗   – Wegen Pneumokok.-Schwäche stets Kombinationsbehandlung mit
Clindamycin oder Penicillin G bei Infektionen, bei denen mit
Pneumokok. gerechnet werden muß
– Relativ schnelle Resistenzentwicklung bei Pseudomonas sp., daher
stets Kombinations-Ther. mit z.B. Cefsulodin oder Apalcillin
– Vorsicht bei Epileptikern wegen Erhöhung der Krampfbereitschaft
– Bei schwerer Niereninsuff. Dosisreduktion, ☞ 10.2
– Durch ausgiebigen Einsatz von Gyrasehemmer neuerdings gehäuft
Ciprofloxazin-Resistenzen.

12.6.2 Ofloxacin

 z.B. Tarivid, Tabl. à 200 mg, Flaschen à 100 mg/200 mg

WM
- Bakterizide Wirkung durch Hemmung der bakteriellen Gyrase, einem Enzym, welches u.a. für Transkription und Replikation der DNA notwendig ist.
- *Wirkungsspektrum:* breit im grampos. und gramneg. Bereich, insbesondere auch wirksam gegen Haemophilus, Staph. aur., Enterobakterien und Chlamydien.
- *Wirkungslücke:* Ureaplasma urealyticum, Nocardia asteroides, Anaerobier, Treponema pallidum; unterschiedlich empfindlich gegen Streptokok., Enterokok. und Mykoplasmen.
- *Pharmakokinetik:* HWZ 4,2 h.

✎
- Infektionen der ableitenden Harnwege und Geschlechtsorgane, einschließlich Gonorrhö
- Reservemittel bei chron. Bronchitis, insbesondere verursacht durch Haemophilius influenzae, andere gramneg. multiresistente Erreger, sowie durch Staph. aur.
- Chron. rezidivierende Inf. im HNO-Bereich, außer Angina tonsillaris
- Chron. Inf. der Haut
- Reservemittel bei Inf. des Bauchraums und bei Sepsis.

➤
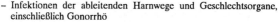
p.o. , i.v.:
- Inf. von Atemwege, Haut, Weichteile, Bauchraum, bzw. Sepsis: 2 x 200 mg tägl.
  Maximaldosis: 2 x 400 mg tägl.
- Inf. der Harnwege und Geschlechtsorgane: 1-2 x 100 mg tägl.

NW
- GIT: Magenschmerzen, Übelkeit, Erbrechen, Durchfall, selten pseudomembranöse Kolitis
- ZNS: Kopfschmerzen, Verwirrtheit, Schlafstörungen, Zittern, Sensibilitätsstörung, selten Krämpfe und Psychosen
- Allergische Hautreaktionen
- Muskel- und Gelenkbeschwerden
- RR↓, BB-Veränderungen, Leberenzyme↑, Krea↑.

KI
- Akute Angina tonsillaris
- Epileptiker und bei Vorschädigung des ZNS (SHT, Schlaganfall)
- Kinder, Schwangerschaft, Stillzeit.

⇔
- RR-senkenden Medik., barbiturathaltigen Narkosemittel (RR↓)
- Antazida (verminderte antibakterielle Wirkung).

✗
- Nicht kombinieren mit Peristaltik-hemmenden Mitteln
- Infusionslösung vor Licht schützen.

12.7 Tetrazykline

12.7.1 Doxycyclin

12

®

z.B. Vibramycin, Vibravenös, Doxy-Wolff, Eftapan, Azudoxat, Sigacyclat, Sigadoxin (Amp. à 100 mg, Tabl. à 100 mg/ 200 mg)

WM
– Bakteriostatisch durch Störung der bakteriellen Proteinsynthese
– *Wirkungsspektrum:* grampos. und gramneg. Erreger, Mykoplasmen, Chlamydien
– *Wirkungslücke:* Proteus sp., Pseudomonas aeruginosa, häufig Resistenzen bei Pneumokok., Streptokok., Staphylokok. und gramneg. Keimen
– *Pharmakokinetik:* HWZ 15 h.

Mykoplasmenpneumonie und -urethritis, Chlamydieninfektion (Pneumonie, Urethritis, Lymphogranuloma venerum), Rickettsien-Infektion, Syphilis bei Penicillinallergie, Borrelieninfektion, therapiepflichtige Yersiniose, Cholera

➤
> *i.v., p.o.:*
> 2 x 100 mg tägl., nur bei leichten Inf. ab dem 2. Tag 1 x 100 mg

NW
GIT- Unverträglichkeit, Allergie, Zahnverfärbung im Wachstumsalter, Hepatotoxizität, Photosensibilität

KI
Schwangerschaft, Kinder

⇔
– Antacida, Chelatbildner, Ca^{2+}, Na^+-Bicarbonat (verminderte Tetrazyklinresorption bei oraler Anwendung)
– Kumarine (Blutungsverstärkung)
– Barbiturate, Phenytoin, Rifampicin (verstärkter Doxycyclinabbau durch Enzyminduktion)
– Sekalealkaloide (Ergotismus)
– Malabsorption von Glucose, Eisen und Vitamin B
– Diuretika (verstärkte Nephrotoxizität).

✗
– Alleiniger Einsatz von Tetrazyklinen ist heutzutage nur noch zur gezielten Ther. atypischer Pneumonien gerechtfertigt, sowie als Reservemedikament bei venerischen Erkrankungen (bei Penicillinallergie), und zur Initial-Ther. der Lyme-Borelliose
– Wegen Resistenzentwicklung nicht mehr Mittel der Wahl bei ambulant erworbenen Pneumonien
– Wegen gramneg. Wirkungslücke bei nosokomialen Pneumonien nicht indiziert
– Falsch pos. bzw. erhöhte Werte für Eiweiß im Urin bei Biuretbestimmung, Harnzucker und Harnurobilinogen.

12.8 Reserveantibiotika

12.8.1 Chloramphenicol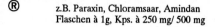

® z.B. Paraxin, Chloramsaar, Amindan
Flaschen à 1g, Kps. à 250 mg/ 500 mg

WM
- Störung der normalen Proteinsynthese in der Bakterienzelle
- *Wirkungsspektrum:* grampos. Erreger, gramneg. Erreger ohne Problemkeime, Anaerobier, Rickettsien
- *Wirkungslücke:* Staphylokok., Enterokok., Proteus sp., Klebsiellen, Enterobacter, Pseudomonas, Legionellen
- *Pharmakokinetik:* HWZ 3 h.

✎ *Reservemedikament:* Typhus und Paratyphus, lebensgefährliche Rikkettiose, lebensgefährliche Infektionen ohne Keimnachweis, Meningitis (v.a. Haemophilus)

➤
> p.o., i.v.:
> 4 x 10-20 mg/kg tägl. , d.h. bei 70 kg Pat. 4 x 700-1000 mg tägl.
> *Max. Gesamtdosis:* 30 g; *Max Ther.-Dauer:* 14 Tage

NW
- Leukopenie, Thrombopenie, aplastische Anämie (1:15 000)
- Gray-Symptom (Vergiftungserscheinungen bei Neugeborenen mit meist tödlichem Verlauf durch ungenügenden Abbau in der Leber; Symptome sind blasse Zyanose und aufgetriebener Leib).

⟷
- Wirkungsverstärkung von Antikoagulantien, Phenytoin, Phenobarbital und Sulfonylharnstoffderivaten .

✗
- Nebenwirkungen z.T. nicht dosisabhängig.

12.8.2 Fosfomycin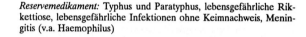

® z.B. Fosfocin, Flaschen à 2 g/ 3 g/ 5 g

WM Bakterizide Wirkung durch Verhinderung des enzymatischen Aufbaus der Bakterienzellwand

- *Wirkungsspektrum:* Staphylokok., Streptokok., gramneg. Kok. wie Neisseria meningitidis, Enterokok., gramneg. Erreger wie E. coli, Klebsiellen und Haemophilus influenzae
- *Wirkungslücken:* gramneg. Problemkeime wie Pseudomonas sp., Proteus sp., Anaerobier, Legionellen
- *Pharmakokinetik:* HWZ 2 h.

✎   – Reservemedikament zur gezielten Staphylokok.-Ther.
    – Reservemedikament zur gezielten Meningitis-Ther., bei Hirnab-
      szess und sekundärer Meningitis.

➤   i.v.: 2 - 3 x 5 g tägl.

NW Exanthem, GIT (Erbrechen, Appetitlosigkeit, Diarrhoe oder Ge-
    schmacksirritation), Transaminasenanstieg, Phlebitis, Hypernatriämie

✗   – Sehr hohe Na⁺-Zufuhr mit 14,5 mmol Na⁺/g Fosfomycin
    – Nur parenteral applizierbar
    – Bei Niereninsuff. Dosisreduktion erforderlich, ☞ 10.2
    – Rasche Resistenzentwicklung bei Mono-Ther. möglich.

12.8.3 Vancomycin

®   z.B. Vancomycin Lilly, Flaschen à 500 mg

WM – Bakterizid durch Hemmung des Zellwandaufbaus der Bakterien-
      zelle
    – *Wirkungsspektrum:* grampos. Keime: Staphylokok., Enterokok.,
      Clostridium difficile, Corynebacterium J.K.
    – *Wirkungslücke:* v.a. gramneg. Erreger
    – *Pharmakokinetik:* HWZ 6 h.

✎   – Schwere Staphlokok.-Inf. bei Penicillin- bzw. Cefalosporinunver-
      träglichkeit bzw. Resistenz
    – Endokarditis bei Penicillinallergie, ☞ 4.1.4
    – Sepsis bei Dialysepat. in Kombination mit Cefotaxim
    – Pseudomembranöse Kolitis (nur orale Ther. wirksam)
    – Kathetersepsis zur Kurzzeittherapie nach Katheterentfernung.

➤   i.v.: 4 x 500 mg bzw 2 x 1 g tägl. als Infusion über 60 Min;
    p.o.: 4 x 125 mg über 10 Tage

NW – Anaphylaxie, Ototoxizität, Nephrotoxizität, Leukopenie, Thrombo-
      penie, Venenreizung

KI Schwangerschaft

⟺   Aminoglykoside, Cefalosporine und Schleifendiuretika (Verstärkung
    der Nephro- und Ototoxizität)

✗   – Sehr teuer, daher strenge Indikationsstellung
    – Wochenlange Speicherung im Innenohr nach Applikation
    – Bei Niereninsuff. Dosisreduktion, ☞ 10.2
    – Spiegelkontrollen (Tal: 5-10 µg/ml, Peak: 25-30 µg/ml).

12.8.4 Teicoplanin

®

z.B. Targocid, Flaschen à 100 mg/ 200 mg/ 400 mg

WM
- Neues Glykopeptid-Antibiotikum, das von *Actinoplanes teichomyceticus* gewonnen wurde; bakterizide Wirkung durch Hemmung der Zellwand-Biosynthese; nur bakteriostatische Wirkung bei Enterokok., Listeria monocytogenes und Koagulase-neg. Staphylokok. Teicoplanin wird praktisch nicht metabolisiert und in unveränderter Form über die Niere ausgeschieden: HWZ 50-70 h.
- *Wirkungsspektrum:* alle grampos. Erreger; v.a. Staphylokok., die gegenüber Cefalosporinen, Oxacillin und Methicillin resistent sind; auch wirksam gegen Clostridium difficile
- *Wirkungslücke:* gramneg. Bakterien.

✎
- Schwere, durch grampos. Erreger verursachte Infektionen: Endokarditis, Osteomyelitis, Infektionen der Atemwege, der Haut und Weichteile, der Nieren und ableitenden Harnwege, GIT, sowie bei Sepsis
- Perioperative Prophylaxe bei der Gefahr einer grampos. Infektion
- Pseudomembranöse Kolitis (oral).

➤
i.v., i.m.:
- Initialdosis: 400 mg ; dann 1 x 200 - 400 mg tägl. (ca. 6 mg/kg) mindestens 3 Tage über die Entfieberung hinaus; bei Endokarditis und Osteomyelitis über mind. 3 Wo. behandeln.
- Bei schweren Infektionen: evtl. Dosiserhöhung auf 12 mg/kg tägl.
p.o.: 2 x 100 mg tägl.

NW
Hauterscheinungen (Exanthem, Juckreiz), selten anaphylaktische Reaktionen, lokale Reaktionen an der Injektionsstelle, wie Phlebitis oder Abszedierung, GIT-Störungen, Schwindel, Kopfschmerz, BB-Veränderungen, vorübergehender Anstieg der Leberenzyme und des Krea, Hörverlust, Tinnitus

⇔
Zusammen mit Aminoglykosiden erhöhte Gefahr von ototoxischen und nephrotoxischen Nebenwirkungen

✗
- Bei längerer Behandlungsdauer regelmäßige Kontrolle des Serumspiegels (Talspiegel: 5-15 mg/l); auf Leber-, Nieren- und Hörfunktion achten.
- Bei terminaler Niereninsuff. Dosis von 800 mg initial und 400 mg wöchentlich wahrscheinlich ausreichend; z.Z. aber noch nicht zugelassen.

12.8.5 Imipenem / Cilastatin

®

z.B. Zienam, Flaschen à 250 mg/ 500 mg

WM

– Imipenem ist ein neues ß-Laktam-Antibiotikum, das durch Hemmung der Bakterienzellwandsynthese bakterizid wirkt.
Cilastatin ist ein Hemmstoff des Imipenem-Metabolismus. Durch Kombination der beiden Substanzen können antibakteriell wirksame Imipenem-Spiegel in Urin und Plasma erreicht werden.
– *Wirkungsspektrum:* Sehr breit im grampos., gramneg., aeroben und anaeroben Bereich
– *Wirkungslücke:* Oxacillinresistenter Staph. aur., Legionellen, Mykoplasmen; mäßige Wirkung gegen Pseudomonas sp.
– *Pharmakokinetik:* HWZ 1h.

✎

– Schwere lebensbedrohliche Infektionen des Bauchraums, der Nieren, der ableitenden Harnwege, der Weichteile und Knochen, der Atemwege, sowie bei Sepsis
– Bakterielle Mischinfektionen, bes. bei Fäkalienkontamination
– Resistenz gegen Cefalosporine, Aminoglykoside bzw. Penicilline.

➤

i.v.: 3-4 x 0,5-1,0 g tägl.

NW

– Exantheme, BB-Veränderungen, wie Eosinophilie, Leukopenie, Thrombozytopenie, Thrombozytose, selten Agranulozytose
– Anstieg von Transaminasen, AP und Krea
– GIT Beschwerden
– Schwindel, Krämpfe
– Venenreizung
– Braunfärbung der Zunge.

⇔

– Hemmer der tubulären Sekretion (z.B. Probenecid) erhöhen die Serumkonzentration des Imipenem

✗

– *Cave:* Pat. mit Niereninsuff. oder bekanntem Krampfleiden
– Kreuzallergie zu Cefalosporinen und Penicillinen möglich
– Nicht geeignet zur Anwendung bei Meningitis
– Falsch pos. Coombs-Test möglich
– Reservemedikament
– Dosisreduktion bei Niereninsuff. (☞ 10.2).

12.8.6   Rifampicin

z.B. Rifa, Eremfat, Rimactan
Kaps. à 150/300/450/600 mg; Flaschen à 300 mg/600 mg

WM

– Bakterizide Wirkung durch Hemmung der RNS-Synthese
– *Wirkungsspektrum:* sehr gut gegen Staph. aur. und epidermidis sowie gegen Pneumokok., Gonokok. und Meningokok.; gramneg. Erreger wie E.coli, Chlamydien, Legionellen, Listerien, Brucellen und Anaerobier; Mykobakerien
– *Wirkungslücke:* gramneg. Problemkeime wie Klebsiellen, Pseudomonas sp., Enterobacter
– *Pharmakokinetik:* HWZ 3 h.

– Kombinations-Ther. der Tuberkulose: z.B. + INH + Pyrazinamid + Ethambutol ☞ 5.1.3
– Kombinations-Ther. bei atypischen Mykobakteriosen (meist im Rahmen von AIDS): Mycobakterium avium und intracellulare: + INH + Ethambutol + Streptomycin bzw. Clofazimin, alternativ Kombination mit Amikazin, Ciprofloxacin, Ethambutol; Mycobakterium kansasii: + INH + Ethambutol
– Mittel der 1. Wahl bei Brucellose in Kombination mit Doxycyclin
– Reserveantibiotikum bei Staphylokok.-Infektion, z.B. Staphylokok.- Endokarditis;
– Bei Legionellenpneumonie in Kombination mit Erythromycin
– Wegen guter Gewebsgängigkeit Reserveantibiotikum bei postoperativen abdominellen Infektionen
– Umgebungsprophylaxe bei Meningokok. oder Haemophilusmeningitis.

> *p.o.,i.v.:* 1 x 450-600 mg tägl.

NW
– GIT- Störungen, Kopfschmerzen
– Leberschädigung mit Transaminasenanstieg
– BB-Veränderungen: Eosinophilie, Leuko-, bzw. Thrombopenie
– Allergien: Juckreiz, Drug-Fever.

KI   Leberinsuff.

⇔   Beschleunigte Metabolisierung und daher Wirkungsabschwächung von oralen Antikoagulantien, Digitoxin, Sulfonylharnstoffderivaten, Glukokortikoide, Phenytoin, Mexiletin, Ciclosporin und Gyrasehemmern

✗
– *Schwangerschaft*: Strenge Indikationsstellung , v.a. 1.Trimenon
– *Cave:* "Pille" ist nicht mehr sicher
– Starke Arzneimittelinteraktionen durch Leberenzyminduktion
– Gelb-rötliche Verfärbung des Urins
– Mögliche Verfärbung von Kontaktlinsen.

12.9   Virostatika

Übersicht vgl. auch ☞ 12.1.5				
Freiname (Handelsname, z.B.)	**Spektrum**	**Wirkung**	**Erw. 24h-Dosis**	**NW/Bemerkungen**
Aciclovir (Zovirax®)	HSV1*, HSV2, VZV*, EBV*; systemisch rel. gut verträglich	Hemmt Virusreplikation;	Salbe und Tropfen *p.o.:* 5 x 200-800 mg tägl. *i.v.:* 3 x 5[-10] mg/kg *Prophyl.:* 4 x 200 mg p.o.	NW ☞ 12.9.1 keine "Sanierung" z.B. von Herpes-Inf.
Amantadin (PK-Merz®)	Influenza A-Prophylaxe und -ther.	Verhindert Penetration der Viren	2 x 100 mg p.o. bis 2 Tage nach Verschwinden der Symptome	Nervosität, Hypotonie, Ödeme, Schwindel (→ Parkinsonmedikament)
Zidovudin (AZT, Retrovir)	HIV 1 (☞ 12.1.4)	Hemmt reverse Transkriptase	5 x 100 mg oral (bei 70 kg). Bei KM-Depression Reduktion	KM-Depression (Anämie in 25%), Kopfschmerz, NW,☞ 12.9.2
Ganciclovir (DHPG, Cymeven®)	CMV* (bei Transplant., bei AIDS, bei Immunsuppr.)	Hemmt Virus-DNA-Synthese	5 (-10) mg/kg i.v. für 2-4 Wo. in 3 Einzeldosen, Anpassung an Nierenfunktion	NW ☞ 12.9.3
Ribavirin	Respiratory syncytial virus		20 mg/kg per inhalationem	leichte Anämie, wenn systemisch
Vidarabin (Vidarabin-Thilo®)	Schwere Inf. mit HSV1, HSV2, VZV, bei Aciclovir-resistenz	Inhibiert Virusreplikation	Z.Zt. Vertrieb nur noch als Salbe Dosis: 2 x 7 mg/kg tägl. i.v.	Nausea, Erbrechen *Cave:* WW mit Allopurinol .

* HSV = Herpes-simplex-Virus (Typ 1und 2)   VZV = Varicella-Zoster-Virus
  EBV = Epstein-Barr-Virus   CMV = Zytomegalievirus

12.9.1   Aciclovir

®   z.B. Zovirax, Flaschen à 250 mg, Tbl à 200 mg / 400 mg
           Augensalbe: 1 g enthält 30 mg , Creme: 1 g enthält 50 mg

WM   Virostatisch durch Hemmung der Virusreplikation

           – *Wirkungsspektrum:* Herpes-simplex-Virus 1 und 2, Varicella-Zoster-Virus, evtl. Ebstein-Barr-Virus
           – *Pharmakokinetik:* HWZ 2,5 h.

✎   – Herpes zoster, bes. schwerer Verlauf und bei immungeschwächten Pat.
           – Varizellen bei Dissemination und unter Immunsuppression

- Herpes-simplex-Infektionen, insbesondere bei schwerem Verlauf (z.B. Pneumonie, Augenbeteiligung) und bei immungeschwächten Patienten
- V. a. Herpesenzephalitis
- Prophylaxe bei vorübergehender schwerer Immunsuppression, z.B. Abstoßungstherapie nach Transplantation.

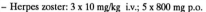

- Herpes zoster: 3 x 10 mg/kg i.v.; 5 x 800 mg p.o.
- mukokutane Herpesinfektionen bei Immunsuppession: 3 x 5 mg/kg i.v.
- primärer und rezidivierender Herpes genitalis und labialis: 5 x 200 mg p.o.
- Herpesenzephalitis: 3 x 10 mg/kg i.v.
- Prophylaxe bei immunsuppressiver Ther.: 4 x 200 mg p.o.
- Keratitis: ein 1 cm langer Salbenstrang 5 x tägl. in den unteren Bindehautsack
- Schmerz- und Juckreiz bei Herpes genitalis und labialis: Zovirax Creme 5 x tägl.

NW   - Nierenfunktionsverschlechterung, Exanthem, Fieber, GIT Störungen, ZNS: Somnolenz , Verwirrtheit, Tremor (reversibel), Leberenzyme ↑, BB-Veränderungen, schwere Gewebsentzündungen bei versehentlicher paravenöser Applikation.

KI   Schwangerschaft

⬌   Probenecid verringert die renale Aciclovirausscheidung um 30%

✗
- Dosisreduktion, z.B. verlängertes Dosierungsintervall, bei Niereninsuff., ☞ 10.2
- Möglichst frühzeitige Ther., bei Herpesenzephalitis schon bei Verdacht behandeln.

12.9.2   Zidovudin

®   z.B. Retrovir; Kaps. à 100 mg/ 250 mg, Flaschen à 200 mg (Verdünnung mit 50-100 ml 5%iger Glucose)

WM
- Thymidinantimetabolit; wirkt über eine Hemmung der reversen Transkriptase virostatisch
- *Wirkungsspektrum:* HIV 1; bis jetzt noch keine Zulassung für HIV 2

✎
- Infektionen im Rahmen von AIDS oder ARC (AIDS related complex) insbesondere bei fortgeschrittener Erkrankung, sowie bei Pat., wenn die CD$_4$-Zellzahl < 500/μl ist und fallende Tendenz zeigt
- Postexpositionsprophylaxe, z.B. nach Schnittverletzungen mit kontaminiertem Gerät.

➤   – *p.o.:* 5 x 100 mg tägl.
       – *i.v.:* schwere Formen von AIDS und ARC-Pat., die keine Kaps.
         einnehmen können: bis max. 6 x tägl. 2,5 mg/kg
       – *Postexpositionsprophylaxe:* 5 x 250 mg tägl. p.o. für 14 Tage

NW   – Anämie nach ca. 6 Wo. (oft sind Bluttransfusionen nötig); Leuko-
            penie (Neutropenie) nach 4 Wo.; Übelkeit, Kopfschmerzen,
            Bauchschmerzen, Exanthem, Fieber, Myalgien, Parästhesien.

KI   Hb < 7,5 g/100 ml. ; neutrophile Granulozyten < 750/ml

⟺   Paracetamol, ASS und andere nichtsteroidiale Antiphlogistika, Co-
          dein, Morphin, Oxazepam, Cimetidin, Clofibrat, Dapson und Isopri-
          nosin verstärken die NW.

X   – Ausscheidung zu 10-20% über die Niere, zu 50-80% über Glucuro-
            nidierung in der Leber
          – Kps. sind nur ein Jahr haltbar
          – Früher übliche höhere Dosierung von z.B. 1,2 g tägl. werden nicht
            mehr empfohlen
          – Postexpositionsprophylaxe evtl. mit 200 mg i.v. initial beginnen. Bei
            Resorptionsstörung Tagesdosis i.v. applizieren.

12.9.3 Ganciclovir

®   z.B. Cymeven; Flaschen à 500 mg

WM   Synthet. Guaninderivat; Replikationshemmung von Herpesviren

         – *Wirkungsspektrum:* CMV, HSV 1 und 2, EBV, VZV
         – *Pharmakokinetik:* HWZ 4 h.

✎   – Lebensbedrohliche oder die Augen befallende Cytomegalievirus-
           Erkrankungen bei Pat. mit AIDS oder nach medikamentöser Im-
           munsuppression
         – Prophyl. bei für CMV-Reinfekte anfälligen Pat. (umstritten).

➤   *i.v.:* 2 x 2,5-5 mg/kg tägl. über 14 Tage
         Erhaltungsdosis zur Prophylaxe bei gefährdeten Pat.: 5 mg/kg tägl.

NW   – KM-Depression mit v.a. Neutropenie und Thrombozytopenie
         – Azoospermie bzw. Hodenatrophie
         – Fieber, Ödeme, Hauterscheinungen, ZNS-Störungen, GIT Sym-
           ptome, Dyspnoe, Verschlechterung der Nieren- und Leberfunk-
           tion, Schmerzen an der Injektionsstelle.

KI   – Neutrophilen Granulozyten < 500/µl
         – Thrombozyten < 25000/µl
         – Schwangerschaft, Stillzeit

⟺ – Probenecid (Wirkungsverstärkung des Ganciclovir)
– Additive Toxizität durch Dapson, Pentamidin, Fluocytosin, Vincristin, Vinblastin, Adriamycin, Amphotericin B, Trimethoprim-Sulfamethoxazol
– Erhöhte Krampfbereitschaft bei Kombination mit ß-Lactam-Antibiotika.

✗ – *Dosisreduktion* bei Niereninsuff. (☞ 10.2). Bei niedrigen BB-Werten tägl. Laborkontrollen erforderlich.

12.10 Antimykotika

Übersicht ☞ *12.1.6*

Frei- (Handels)- name, z.B.	Ind., KI	Dosierung	NW
Ampho- tericin B	Ind: Candida albicans, Aspergillus, biphasische Pilze KI: schwere Leber- oder Niereninsuff. *Bei i.v.-Ther. mit 5-Fluorcytosin kombinieren ☞ 12.1.9.* Cave: Kumarine.	Lokal (in Kombination mit Nystatin = Amphomoronal®). Oral bis 4 x 200 mg tägl. I.v. initial 0,1-0,25 mg/kg tägl., steigern bis 1 mg/kg i.v. in Komb. mit 5-Fluorcytosin Dosisreduktion auf 0,25 mg/kg tägl. Gesamtdosis max. 4 g.	NW ☞ 12.10.1 Regelmäßige Krea-Kontrolle!
Clotrimazol (Canesten®)	Ind: Hefepilze, Dermatophyten, Schimmelpilze, dimorphe Pilze, KI: Mikrosporie, Aspergillom	V.a. lokal angewendet	GIT-Störungen, Transaminasenanstieg
Fluconazol (Diflucan®)	Ind.: Hefepilze	Oral (sehr gute Resorption)	NW ☞ 12.10.4
5-Fluor- cytosin (Ancotil®)	Ind: Generalisierte Hefemykosen KI: Gravidität, Niereninsuff.	oral (i.v.): 4 x 37,5 mg/kg tägl. Kombinations-Ther. mit Amphotericin B	NW ☞ 12.10.2
Griseofulvin (Likuden®, Fulcin S®, Polygris®,)	Ind: Fadenpilze, KI: Leberschäden, Frühgravidität	Oral 0,5-1 g tägl., evtl. in geteilten Dosen	Neurol. Symptom, GIT-Störungen, Allergie, KM-Suppression (selten), Leberschäden
Itroconazol (Triazol®)	Ind.: Kryptokok.-Meningitis	Oral 1 x 400 mg tägl.	Stark lipophile WW mit Rifampicin, Phenytoin, Kumarine
Ketoconazol (Nizoral®)	Ind: wie Clotrimazol (s.o.)	Lokal. Oral 200-600 mg tägl. vor dem Essen	NW ☞ 12.10.3
Miconazol (Daktar®)	Ind: wie Clotrimazol (s.o.). Keine Dosisreduktion bei Niereninsuff. erforderlich.	Lokal. Oral 4 x 250 mg tägl.; I.v. 3 x 400-600 mg tägl.	Gut verträglich, GIT-Störungen, Juckreiz, Exanthem
Nystatin (Moronal®)	Ind: Sproßpilze (Candida alb.)	Lokal. 4 x 500 000 IE p.o. tägl. bei intestinaler Candidose	GIT-Störungen, Allergie

12.10.1 Amphotericin B

®

z.B. Amphotericin B, Ampho-Moronal;
Flaschen à 50 mg, Tabl. à 100 mg

WM

Fungizid durch Veränderung der Permeabilität der Zytoplasmamembran des Pilzes

- *Wirkungsspektrum:* Candida sp., Aspergillus sp., Histoplasmen, Blastomyces, Cryptococcus neoformans, Coccidioides
- *Wirkungslücke:* Dermatophyten
- *Pharmakokinetik:* HWZ 20 h.

- Schwere Pilzinfektion mit entsprechendem Erreger, meist in Kombination mit Flucytosin (☞ 12.1.6, 12.10.2)
- Verdacht auf Pilzinfektion bei immungeschwächten Pat.
- Orale Anwendung bei intestinaler Hefemykose.

> *i.v.:*
> - Initialdosis 0,1 mg/kg mit Steigerung um 0,1 mg/kg tägl. bis 0,6 - 1 mg/kg tägl. als Infusion über 6 h; in Kombination mit Flucytosin reicht in der Regel eine Dosis von 0,25 mg/kg tägl. aus.
> - Stammlösung: Zugabe von 10 ml Aqua dest., dann weitere Verdünnung mit 5%iger Glukose bis zu einer Konz. von 0,1 mg/ml
> *p.o.:* 4 x 100 - 200 mg nach der Mahlzeit über 14 Tage

NW

- Fieber bis zu 80%
- GIT Unverträglichkeit bis zu 50%
- Nephrotoxizität
- Phlebitis an der Applikationsstelle
- Transaminasenanstieg
- Leuko- und Thrombopenie
- Hypokaliämie
- Kopfschmerzen, Krämpfe.

⇔

- Herzglykoside (durch Hypokaliämie verstärkte Wirkung)
- Curareartige Muskelrelaxantien (relaxierende Wirkung verstärkt)
- Eine vorausgegangene oder gleichzeitige Ketokonazol-Ther. antagonisiert die Amphotericin B-Wirkung.

✗

- Wegen schwerer NW strenge Indikationsstellung, parenterale Gabe nur bei schweren Infektionen oder bei V.a. Pilzinfektion bei abwehrgeschwächten Pat. erlaubt
- Regelmäßige Kontrolle von BB, Krea, K⁺ und Transaminasen erforderlich
- Zur NW-Reduktion möglichst Kombination mit Flucytosin (☞ 12.1.6)
- Bei Niereninsuff. ist eine Dosisreduktion nicht erforderlich.

12.10.2   Flucytosin (5-Fluorcytosin)

     z.B. Ancotil; Flaschen à 2,5 g, Tabl. à 500 mg

WM
- Zunächst Eindringen des Flucytosins mit Hilfe der Cytosinpermease in die Pilzzelle, dann Umwandlung des Flucytosins in das Zytostatikum 5-Fluorouracil; fungistatischer Effekt durch Antimetabolitenwirkung
- *Wirkungsspektrum:* Candida albicans und andere Candida sp., Cryptococcus neoformans, Aspergillus, Torulopsis glabrata, Erreger der Chromoblastose
- *Wirkungslücken:* einige Aspergillusarten, Histoplasma capsulatum, Blastomyceten, Coccidioides sp., Sporotrichon, Mucor
- *Pharmakokinetik:* HWZ 3-4 h.

- Generalisierte Candidiose, Kryptokokkose, Chromoblastomykose, möglichst in Kombination mit Amphotericin B
- Kalkulierte Initial-Ther. bei immungeschwächten Patienten mit möglicher Pilzinfektion in Kombination mit Breitspektrum-Penicillin und Amikacin.

> *p.o.:*
> - 100 mg/kg sind ausreichend bei Harnwegscandidiose und bei der Chromoblastomykose
> - 200 mg/kg bei Kryptokokkose und bei Candidasepsis
> - Wegen synergistischer Wirkungsverstärkung ist bei chron. verlaufenden Systemmykosen, wie z.B. Meningoenzephalitis, Endokarditis, sowie Aspergillose die Kombinationsbehandlung mit Amphotericin B (☞ 12.10.1, 12.1.6) indiziert
> *i.v.:* Nur vorübergehend bei schwersten Infektionen, sowie bei gleichzeitigen GIT-Erkrankungen, in gleicher Dosierung.
> 4 x 37,5 mg/kg tägl. als Kurzinfusion jeweils über 30 Min.

NW   GIT-Unverträglichkeit, allergische Reaktionen, Leukopenie, Thrombopenie, Transaminasenanstieg, ZNS-Störungen

KI   Schwangerschaft

⇔   Durch das Zytostatikum Cytarabin wird die antimykotische Wirkung aufgehoben.

✗
- Synergistische Wirkungsverstärkung bei Kombination mit Amphotericin B, gleichzeitig Verringerung der NW-Rate durch niedrigere Dosierung
- Dosisreduktion bei Niereninsuff. erforderlich, ☞ 10.2
- Regelmäßige Kontrolle von BB, Leber- und Nierenfunktion
- Primäre Candida-Resistenzen möglich
- Wegen möglicher sekundärer Resistenzentwicklung ist die prophylaktische Anwendung nicht sinnvoll
- Nicht mit anderen Medikamenten mischen.

12.10.3 Ketoconazol

®   z.B. Nizoral, Tabl. à 200 mg

WM   – Fungistatisch bis fungizide Wirkung durch Hemmung der Biosyn-
          these des Ergosterins (Regulator der Membranpermeabilität);
          Azolderivat.
          – *Wirkungsspektrum:* Dermatophyten (besonders wirksam gegen Pi-
          tyrosporum ovale), Schimmelpilze, Systemmykosen
          – *Wirkungslücke:* Microsporien.

✎   – Mukokutanmykosen der Haut, Haare und Schleimhäute
          – Organ- und Systemmykosen (nicht bei Aspergillom)
          – Chron. rez. Vaginalmykose, die auf Lokal-Ther. nicht anspricht.

➤ | – *p.o.:* 1 x 200 mg tägl. (bei Vaginalsoor 1 x 400 mg tägl., bei Sepsis |
          | bis 3 x 200 mg tägl.) |
          | – *Dauer der Anwendung:* Haut/Haarbefall: bis 2 Monate; Vaginal- |
          | mykose: 5-10 Tage; chron. mukokutane Candidose: 6-12 Monate; |
          | Mundsoor: 8-15 Tage; Systemmykose: 1-2 Monate; Paracoccidioi- |
          | dose, Histoplasmose: 2-6 Monate |
          | – auch lokale Applikation möglich (i.v. jedoch bisher noch nicht |
          | zugelassen) |

NW   – Juckreiz
          – Übelkeit, Durchfall
          – Kopfschmerzen
          – Haarausfall
          – Gynäkomastie, Hepatotoxizität.

KI   – Schwangerschaft, Stillzeit
          – Schwere Lebererkrankungen.

⇔   – Antazida, Anticholinergika, H_2-Blocker (Ketokonazolresorption
          vermindert)
          – Rifampicin (vermindert den Ketoconazolspiegel)
          – Bei gleichzeitiger Anwendung von Ciclosporin Ciclosporindosis re-
          duzieren.

✗   – Nicht bei ZNS-Beteiligung wegen schlechter Liquorgängigkeit
          – Wirkt nicht bei Aspergillom
          – Bei vorausgegangener Griseofulvin-Gabe erst 4 Wo. nach Abset-
          zen mit Ketoconazol beginnen
          – Beeinflussung des BZ bei Diabetikern
          – Bei stärkerem Transaminasenanstieg sofort absetzen.

12.10.4 Fluconazol

 z.B. Diflucan, Fungata; Kaps. à 50 mg/150 mg Flasche á 100mg/200mg

WM
- Triazol-Antimykotikum; fungizide Wirkung durch Hemmung der Cytochrom P_{450}-abhängigen Ergosterolsynthese der Pilze, die für den Zellwandaufbau notwendig ist.
- *Wirkungsspektrum:* Hefepilze, z.B. wie Candida und Kryptokok.
- *Pharmakokinetik:* HWZ 25 h
- Hauptsächlich renale Ausscheidung: zu 80 % in nahezu unverändert Form.

- Systemische und chron. rezidiv. lokale Candida-Infekte
- Rezidivierende Vaginalsoor
- Kryptokok.-Meningitis
- Prophylaxe von Kryptokok.-Meningitis bei AIDS
- Prophylaxe von Candida-Inf. bei abwehrgeschwächten Pat.

> *p.o.:*
> - Schleimhautinfekte: 1 x 50-100 mg tägl.
> - Systemische Mykosen: initial 400 mg, dann 1 x 200-400 mg tägl.
>   (Dosisreduktion, wenn Krea-Clearance < 40 ml/Min)
> - Vaginalsoor: einmalig 150 mg
> *i.v.:* Systemmykose 100-400 mg tägl.

NW
Risiken bislang schwer einschätzbar; bekannt sind:
- GIT-Störungen: Übelkeit, Erbrechen, abdominale Schmerzen, Durchfall
- Kopfschmerzen
- Exantheme, in einzelnen Fällen Stevens-Johnson-Sy.
- Hepatitis.

- Erhöht die Toxizität des Phenytoins
- Verstärkte Wirkung von Sulfonylharnstoffen und Cumarinderivaten
- Rifampicin (möglicherweise häufiger Rückfälle von Kryptokok.-Meningitis).

✗
- Bei Kryptokokkose evtl. Dreifachkombination mit Amphotericin B und Flucytosin
- Bessere Wasserlöslichkeit als Ketoconazol und damit nahezu vollständige, nahrungsunabhängige Resorption
- Höhere Liquorkonzentrationen (50 - 90 % des Serumspiegel) als bei Ketoconazol (nur 10%).

12.11 Antiprotozoenmittel

12.11.1 Metronidazol

12

® z.B. Clont, Arilin, Flagyl, Fossyol, Rathimed, Tricho Cordes
Flasche à 500 mg, Tbl à 250 mg/500 mg, Vaginalkaps. à 100 mg

WM
– Bakterizid durch Hemmung der Nukleinsäuresynthese
– *Wirkungsspektrum:* Anaerobier, Clostridium difficile, Amöben, Lamblien, Trichomonaden
– *Wirkungslücke:* diverse Keime (grampos. und gramneg.)
– *Pharmakokinetik:* HWZ 7 h.

✎
– Mono-Ther. bei Amöbenruhr, Amöbenabszessen
– Kombinationspartner bei: postoperativer Sepsis, z.B. mit Flucloxacillin und Ciprofloxacin bzw. mit Breitspektrum-Penicillin (oder Cefalosporin) und Aminoglykosid, Divertikulitis mit Breitspektrum-Penicillin bzw. Cefalosporin, Aspirationspneumonie mit Penicillin bzw. Cefalosporin und Aminoglykosid
– Reservemedikament bei pseudomembranöser Kolitis.

➤ | *p.o., i.v.:* 2 - 3 x 500 mg tägl. |

NW GIT- und ZNS-Störungen, Leukopenie, Dunkelfärbung des Urins

KI Schwangerschaft

⇔
– Alkohol, Disulfiram (psychotische Reaktionen)
– Antikoagulantien (verstärkte Antikoagulationswirkung).

X Nicht länger als 10 Tage therapieren wegen ungeklärter Mutagenität bzw. Karzinogenität (im Tierversuch gesichert). Gleiche Dosis bei p.o. und i.v. Applikation.

12.11.2 Chloroquin

® z.B. Resochin, Weinerquin Chloroquin-Base (Amp. à 150 mg, Tabl. à 50 mg/150 mg, Saft: 3,5 ml entsprechen 50 mg Chloroquin-Base)

WM
– Anreicherung in den von Parasiten befallenen Erythrozyten, Komplexbildung mit Nukleinsäuren
– Antirheumatische Wirkung durch (unklaren) antiproliferativen, immunsuppressiven Effekt
– *Wirkungsspektrum:* alle Plasmodiumarten, jedoch weltweit resistente Stämme (v.a. Zentral- Süd- und Ostafrika, Südamerika).

- Prophylaxe und Ther. aller Malariaarten (☞ 12.1.7)
- Extraintestinale Amöbiasis (Gewebsinfektionen bei Amöbenruhr)
- "Basis-Ther." bei entzündlichen Gelenkerkrankungen
- Hauterkrankungen (Lupus erythematodes, Rosazea, Lichen ruber planus).

- *Malariatherapie:* initial 600 mg p.o. (entsprechen 4 Tabl. à 150 mg Chloroquin-Base), 6 h später 300 mg, Tag 2, 3, (4): je 300 mg; bei schweren Formen parenterale Behandlung (Max Einzeldosis von 300 mg, Max. Tagesdosis: 900 mg) ☞ 12.1.7
- *Malariaprophylaxe:* 1 x 300 mg p.o / Wo.; Beginn eine Wo. vor Reisebeginn, dann bis 6 Wo. nach Ende
- *Rheumabehandlung:* 1 x 150 mg p.o. tägl. (evtl. in den ersten 10 Tagen 300 mg tägl.)
- *Hauterkrankungen:* 3 x 150 mg tägl. über 7 Tage, dann 150 mg tägl. über 4 Wochen; Langzeit-Ther. mit 1 - 3 x 150 mg /Wo.
- *Extraintestinale Amöbiasis:* 3 x 150 mg tägl. über 7 Tage, dann 2 x 150 mg tägl. über 7 Tage, evtl. anschließend 1 x 150 mg tägl. über weitere 7 Tage.

NW
- GIT-Symptome (→Gabe nach dem Essen mit viel Flüssigkeit)
- ZNS-Störungen, wie Schwindel, Schlaflosigkeit, Kopfschmerzen, selten Psychosen oder Epilepsie; vereinzelt Tinnitus
- RR-Abfall und EKG-Veränderungen
- Hautreaktionen, wie Juckreiz und Photosensibilisierung
- Bei Behandlungsbeginn reversible Sehstörungen (Flimmern, farbloser Hof um Lichtquellen), v.a. nach langfristiger Anwendung reversible Hornhauttrübungen und irreversible Retinopathie
- BB-Veränderungen (selten).

KI Glucose-6-phosphat-Dehydrogenase-Mangel, Erkrankungen des blutbildenden Systems und des ZNS

- Verschlechterung von vorbestehenden Myopathien oder Kardiomyopathien bei gleichzeitiger Anwendung von Kortikoiden
- Bei gleichzeitiger oraler Schutzimpfung gegen Typhus abdominalis sollte die Malariaprophylaxe erst 3 Tage nach der letzten Impfstoffkapsel erfolgen.

- Bei Dauerbehandlung: mindestens alle 6 Monate augenärztliche Kontrolle wegen irreversibler Retinopathie
- Niereninsuff.: Gefahr der Kumulation mit früh einsetzenden NW.

Fußangeln und Fingerzeige

- Schwere Malariainf. mit Pl. falciparum erfordert i.v. Kombinationsther. mit Chinin + z.B. Mefloquin ☞ 12.1.7.

12.12   Immunglobuline

12.12.1 Humanes Immunglobulin (Hyperimmunserum)

12 ®

z.B. Sandoglobulin, Beriglobin, Intraglobin, Venimmun, Gamma-Venin, Endobulin, Jammabulin, Gammagard, Gammaglobulin, Cutterglobin, Kabiglobin, Polyglobin, Purimmun
Trockensubstanz 90% IgG, die Subklassenverteilung entspricht derjenigen im Normalserum; IgA und IgM nur in geringem Anteil enthalten. Saccharose dient als Stabilisator; Anwendung als 3%ige oder 6%ige Lösung.

WM Antikörperzufuhr für die humorale Infektabwehr bzw. Bindung pathologischer Antikörper

✎ – Idiopathische thrombozytopenische Purpura/M. Werlhof
– Substitution nach Plasmaseparation
– Angeborenes oder erworbenes Antikörpermangel-Sy.

➤ ┌───┐
   │ *i.v., i.m.:*   │
   │ – M. Werlhof: 0,4 g/kg tägl. über 5 Tage   │
   │ – Hypo- bzw. Aglobulinämie: 0,15 g/kg tägl.   │
   │ – supportive Maßnahmen: 5 g tägl.   │
   └───┘

NW – Kurzzeitiger Temperaturanstieg, Übelkeit, Beklemmungsgefühl
– Allergien auf Fremdeiweiß: Exanthem, Tachykardie, RR-Abfall, Dyspnoe, Schock

✗ – Hoher Preis, daher strenge Indikationsstellung
– Abschwächung von Viruslebendimpfstoffen bis zu 3 Monate nach Anwendung von Immunglobulinen
– Bei wiederholter Applikation kann es in seltenen Fällen zu einer Sensibilisierung kommen
– Nicht mit anderen Medikamenten mischen.

12.12.2 IgM-angereichertes Immunglobulin

®   z.B. Pentaglobin
1 ml = 50 mg Protein (6 mg IgM, 6 mg IgA, 38 mg IgG)

WM   Antikörperzufuhr für die humorale Infektabwehr bzw. Bindung pathologischer Antikörper; antivirale Titer entsprechen denen von IgG-Präparaten, aber höhere Titer gegen Problemkeime und deren Toxine

✎   – Schwere bakterielle Infektionen bei gleichzeitiger Anwendung von Antibiotika
      – Immunglobulinsubstitution bei immunsupprimierten Pat. und schwerem sekundärem Antikörpermangelsy.

➤ | 0,4 ml/kg/h bis max. 15 ml/kg/h |

NW   Vorübergehender Temperaturanstieg, Schmerzen im Rücken- und Beckenbereich, Beklemmungsgefühle, in seltenen Fällen anaphylaktoide Reaktion

✗   – Abschwächung von Viruslebendimpfstoffen bis zu 3 Monate nach Immunglobulinanwendung
      – Serologische Laboruntersuchungen über längere Zeit nicht beurteilbar
      – Nicht gleichzeitig mit Ca^{2+}-Gluconat verabreichen.
      – Bei +2 °C bis +8 °C lagern
      – Nur mit isotoner Kochsalzlösung mischen.

13 Stoffwechsel und Endokrinologie

Hans-Joachim Frercks

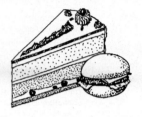

13.1 Leiterkrankungen

13.1.1 Coma diabeticum

Ketoazidotisches Koma	Hyperosmolares Koma
Letalität 5 - 20% *Absoluter Insulinmangel:* Lipolyse ↑ → Ketonkörper ↑ → freie Fettsäuren ↑ → Metabolische Azidose Hyperglykämie → osmotische Diurese → Exsikkose → E'lytverlust, speziell K^+- Verlust	Letalität bis 30% Relativer Insulinmangel: Hyperglykämie → osmotische Diurese → Exsikkose, Na^+/K^+-Verlust Restinsulinproduktion hemmt Lipolyse, daher meist keine Azidose
Ätiologie Überwiegend Typ-I-Diabetes, z.B. durch erhöhten Insulinbedarf bei Infekt, Insulin- Unterdosierung bei Erkrankungen mit Inappetenz.	**Ätiologie** Überwiegend Antidiabetika-Unterdosierung, Diätfehler, Typ-II-Diabetes, Infekte, diabetogene Medikamente (Diuretika, Glukokortikoide, Östrogene), Herzinsuff., Herzinfarkt, Apoplex. Übergänge zwischen beiden Formen kommen vor.

Klinik
Kussmaulsche Atmung, Azetongeruch, „akutes Abdomen" (Pseudoperitonitis diabetica),
Exsikkose mit Hypovolämie (Tachykardie, Hypotonie, evtl. Schock), Fieber oder Hypothermie,
Hypo- bis Areflexie, Erbrechen, Somnolenz, evtl. Koma durch intrazelluläre Dehydratation.
E'lytstörungen, Azidose, Alkalose. *Cave:* auf möglicherweise auslösende Infektion (meist
Pneumonie, Meningitis, Harnwegsinfekt) achten!

Diagnostik
akut: BZ (bei ketoazidotischem Koma meist < 700 mg/dl, bei hyperosmolarem Koma meist > 800
mg/dl), E'lyte, Krea (evtl. falsch-hoch durch Ketone), PO_4^{3-}, Harnstoff, Laktat, Amylase,
Transaminasen, Albumin, BB, U-Status, Azeton und Glukose im Urin, BGA, Serumosmolalität
(Berechnung = 2 x Na^+ (mmol/l) + BZ (mg/dl)/ 18 + Harnstoff (mmol/l), Norm: 280 - 295
mosmol/kg), Rö-Thorax, EKG (Hypo- oder Hyperkaliämiezeichen ☞ 11.1.2), ZVD.

Typische Laborkonstellation	
BZ > 300 mg/dl pH < 7,3 Bikarbonat < 15 mmol/l Anionenlücke (☞ 11.1.4)	BZ > 600 mg/dl pH > 7,3 Bikarbonat > 15 mmol/l Osmolalität > 320 mosmol/kg

Monitoring
In den ersten 12 h:

❑ Stündlich: BZ, ZVD, K^+, Urinmenge.
❑ 2- bis 4stündlich: Na^+, Krea, Harnstoff, Serumosmolalität.
❑ 6stündlich: Cl^-, Keton im Urin, BGA, PO_4^{3-}, Ca^{2+}, Laktat und – wenn pathologisch – CK, Transaminasen, Amylase, Albumin, ggf. EKG.

In den nächsten 24 h:

❐ 2stündlich: BZ, ZVD, K⁺, Urinmenge.
❐ 4stündlich: Na⁺, BGA, Krea, Harnstoff, Keton im Urin, Serumosmolalität.
❐ 8stündlich: Cl⁻, PO_4^{3-}, Laktat und pathologische Parameter.

Allgemeine Maßnahmen

ZVK, Blasenkatheter zur Bilanzierung, Low-dose-Heparin (☞ 14.3.1), Magensonde bei Erbrechen und Magenatonie. Bei tiefem Koma ggf. Intubation und Beatmung (☞ 2.6). Dekubitusprophylaxe (Fersen, Fußsohlen bei pAVK). Infektionsprophylaxe.

Spezielle Therapie

❐ *Rehydratation:* maximal 1 l 0,9% NaCl in der 1. h, 500 ml/h in den nächsten 6 h,
  250 ml/h in den nächsten 4 h (bis zu 12% des KG in den ersten 12 h).
  – Bei Herzinsuff.: Volumensubstitution nach ZVD und Pulmonalarteriendruck
    ☞ 2.1.2. Bei ZVD >8 cm H_2O: 1/2 der Infusionsmenge; bei ZVD >12 cm
    H_2O: 1/4 der Infusionsmenge.
  – Bei Niereninsuff.: Infusionsmenge nach Ausscheidung.
  – Bei Na⁺ >150 mmol/l bzw. S-Osmolalität >350 mosmol/l: 0,45%ige NaCl-Lö-
    sung; bei Na⁺ >165 mmol/l: 2,5%ige Glukoselösung, ☞ 11.1.1.
  – Wenn BZ <300 mg/dl Glukose 5%ig mit 80-100 ml/h, ggf. NaCl 0,9%ig redu-
    zieren.
  – Wenn BZ < 120 mg/dl, 10%ige Glukose 80-100 ml/h und Insulin ggf. reduzie-
    ren (BZ zwischen 120 - 150 halten). Wenn orale Nahrungsaufnahme möglich,
    Glukoseinfusion absetzen.
  – Bei schwerem Schock Plasmaexpander ☞ 3.3.1.
❐ *Insulinsubstitution:* Initial Bolus 5-10 IE i.v., dann 8-12 IE/h Normalinsulin über
  Perfusor i.v. (☞ 13.2). BZ soll nicht >75-100 mg/dl/h sinken.
  Falls BZ-Abfall <10% in den ersten 2 h Insulinbolus von 0,2 IE/kg i.v., Kon-
  trolle nach 1 h. Falls kein Effekt Verdopplung der kontinuierlichen Insulinzu-
  fuhr, Kontrolle nach 1 h.
❐ *K⁺-Substitution:* ☞ 11.2.2. *Ind.:* K⁺ <6 mmol/l und Diurese >30 ml/h.

Substitutionsdosis von K⁺ bei Coma diabeticum in Abhängigkeit vom pH-Wert:						
K⁺	< 3 mmol/l	3 - 3,9 mmol/l	4 - 4,9 mmol/l	5 - 5,9 mmol/l	> 6 mmol/l	Bemerkungen
pH< 7,1	20 - 30 mmol/h	15 - 20 mmol/h	10 - 15 mmol/h	5 - 10 mmol/h	–	Max. 240 mmol tägl, max . 20 mmol/h. Nur bei K⁺ < 2,0 mmol/l oder Lähmun- gen: bis 40 mmol/h
pH> 7,1	20 mmol/h	15 mmol/h	10 mmol/h	5 mmol/h	–	

☐ Azidosekorrektur: Ind.: pH <7,1 mit 1/3 des errechneten Bedarfs, d.h. 0,1 x Base-Excess (BE) x kg = Na^+-Bikarbonat [mmol]. Diese Menge langsam (mindestens über 2 h) infundieren, ☞ 11.1.4.

☐ Phosphatsubstitution: Ind.: PO_4^{3-} <1,5 mg/dl (= 0,48 mmol/l) meist ab 6.-8. h nach Ther.-Beginn als Kaliumphosphat mit 4-8 mmol/h (☞ 11.2.5). *Cave:* Hypokalzämie mit Tetanie, Niereninsuff., max. Tagesdosis 70-90 mmol. Bei PO_4^{3-} >4,0 mg/dl absetzen, da Gefahr von extraossären Kalziumphosphat-Ablagerungen.

☐ *Antibiose:* Entsprechend Infektionsherd (Lunge, Harnwege) nach Abnahme von Blut- und Urinkultur.

Komplikationen

Herzrhythmusstörungen durch Hypokaliämie, ARDS (*Cave* Überwässerung, ☞ 5.1.4), Sepsis.

 Fußangeln und Fingerzeige

☐ K^+-Mangel nicht unterschätzen (durch Azidose oft maskiert)
☐ Insulingabe niemals s. c. wegen unsicherer Resorption
☐ Dekubitusprophylaxe an den Fersen nicht vernachlässigen.

13.1.2 Hypoglykämischer Schock

Ungleichgewicht zwischen Glukoseangebot und Glukoseutilisation, meist durch Überdosierung blutzuckersenkender Medikamente.

Ätiologie

☐ *Diab. mell. Typ I:* Fehleinschätzung der Nahrung, zu scharfe Einstellung, Spritz-Eß-Abstand zu lang, Absetzen blutzuckererhöhender Medikamente (Östrogene, Glukokortikoide), nach körperlicher Belastung, nach Alkoholgenuß.

☐ *Diab. mell. Typ II:* Sulfonylharnstoff-Überdosierung, Arzneimittelinteraktion durch neu angesetzte Medikamente (β-Blocker, Kumarine, Sulfonamide, Phenylbutazon), verminderte Nahrungsaufnahme (Reisen), zunehmende Niereninsuff.

Klinik

Adrenerge Gegenregulation mit Tachykardie, RR-Anstieg, Schweißausbruch, Zittern, Heißhunger. Neuroglykopenische Symptome (Parästhesie, Seh-, Sprachstörung, Parese, Unruhe, Angst, Verwirrtheitszustand, Delir, Grand-Mal-Anfall, Koma). *Cave:* Verlust der Warnzeichen durch autonome Neuropathie!

Diagnostik

Immer Blutentnahme vor Glukosegabe! BZ, ggf. Serumröhrchen für Insulin, C-Peptid, Cortisol, Wachstumshormon, Toxikologie.

Therapie

20 - 50 ml 40%ige Glukose i.v. im Nebenfluß zu einer laufenden Infusion, ggf. bis zum Aufwachen des Pat. Dosis wiederholen.

☐ Bei sulfonylharnstoffbedingter Hypoglykämie 10%-Glukose mit 20 - 40 ml/h. Nach Aufklaren des Pat. 24stündige Überwachung und 2stündliche BZ-Kontrollen wegen Gefahr von protrahiert verlaufenden Hypoglykämien. BZ bei 100 - 150 mg/dl halten.

☐ Bei drohender Überwässerung statt Glukoseinfusion 4 - 8 mg Dexamethason i.v. alle 4 h (☞ 6.2.5).

13

13.1.3 Thyreotoxische Krise

Letalität 40%.

Ätiologie

Exazerbation einer meist unerkannten Hyperthyreose durch Jodexposition (z.B. durch KM), Infektion, Manipulation im Halsbereich (Schilddrüsen-OP.) oder durch Exsikkose. Genauer Pathomechanismus unbekannt.

Klinik

Tachykardie mit Herzfrequenz > 140/Min, Herzrhythmusstörungen, Fieber (39° - 41°C), Gewichtsverlust, Erbrechen, Durchfall, Schweißausbruch, muskuläre Adynamie, Tachypnoe, Hypotonie, Kollaps, Kreislaufversagen (high output failure), Zeichen der Bulbärparalyse (verwaschene Sprache, Schluck- und Atemstörungen, Psychosyndrom).

Psychosyndrom	**Stadium I:**	Psychomotorische Erregung
	Stadium II:	Halluzinationen
	Stadium III:	Koma

Diagnose

Keine typischen Laborbefunde, evtl. Cholesterin vor Ther. Serum zur fT$_4$-, fT$_3$-, TSH-Bestimmung abnehmen.

Allgemeine Maßnahmen

☐ *Volumensubstitution* mit 4-6 l Glukose 5% tägl. nach ZVD (Ziel: 2-12 cm H$_2$O).
☐ Hochkalorische parenterale Ernährung (3000 kcal tägl., ☞ 16.1.4)
☐ E'lytsubstitution
☐ Bei Herzinsuff. und Tachyarrhythmia absoluta Digitalis (☞ 4.11)
☐ Bei Hyperthermie Kühlen mit Eispackung (*Cave:* lokale Erfrierungen)
☐ O$_2$-Gabe 2-6 l/Min, evtl. intermittierende O$_2$-Beatmung
☐ Low-dose Heparin (☞ 14.3.1)
☐ Infektionsprophylaxe z.B. mit Cefotaxim (z.B. Claforan®).

Spezielle Therapie

❑ Initial Thiamazol (z.B. Favistan ®) 40 - 80 mg = 1 - 2 ml alle 6 - 8 h langsam i.v., max. 120 - 270 mg tägl. Dosis langsam über Tage auf Erhaltungsdosis von 20 - 40 mg tägl. reduzieren (☞ 13.3.1).
❑ Bei Jodkontamination bis 1,5 g Lithiumchlorid (z.B. Quilonum® Tabl.) tägl.
❑ 100 mg Hydrokortison 3 x tägl. i.v., über 10 Tage langsam reduzieren (☞ 13.5).
❑ β-Blocker, z.B. Propranolol (z.B. Dociton®) 1 mg/h i.v. (max. 10 mg tägl.) oder 3 - 4 x 40 - 80 mg per os ☞ 4.8.2. Vorsicht bei Herzinsuff., Bradykardie, Hypotonie, Bronchialobstruktion.
❑ Sedierung z.B. Diazepam 10 mg langsam i.v. ☞ 7.4.2.
❑ Wenn in 24 - 48 h keine Besserung: Plasmapherese oder Hämoperfusion über Filter (☞ 2.7), notfallmäßige Schilddrüsen-OP.

   Fußangeln und Fingerzeige

❑ Gefährlichkeit nicht unterschätzen (Letalität der thyreotoxischen Krise 40%!)
❑ Katecholamingabe kann zu gefährlichen Herzrhythmusstörungen aufgrund größerer Rezeptorempfindlichkeit führen.

13.1.4 Myxödemkoma (Hypothyreotes Koma)

Krisenhafte Zuspitzung einer unerkannten Hypothyreose durch Auskühlung, Infekt, Streß oder Sedierung.

Klinik

Teigige, kühle, trockene Haut, periorbitale Schwellung, wächserne Blässe, Bradykardie, Hypotonie, Hypoventilation mit Hyperkapnie bis zur CO_2-Narkose, Hypothermie, Perikarderguß, Koma.

Diagnostik

BGA (respir. Azidose), E'lyte (Na^+↓, Cl^-↓), evtl. BZ ↓, BB (Anämie), fT_4 ↓↓ , fT_3 ↓, TSH basal ↑ oder ↓, Cholesterin ↑.

Therapie

❑ L-Thyroxin langsam i.v., 1. Tag: 500 µg, 2. - 7. Tag: 150 - 100 µg, ab. 8. Tag 100 - 150 µg Erhaltungsdosis per os (☞ 13.4).
❑ Hydrokortison 100 - 200 mg in 500 ml Glukose 5%ig mit 20 ml/h, langsame Reduktion über 10 Tage (☞ 13.5).
❑ *Volumensubstitution* bei Hypovolämie z.B. 1000 - 1500 ml 0,9% NaCl oder 5% Glukose nach ZVD (Ziel: 7 - 8 cm H_2O).
❑ E'lytsubstitution
❑ Bei symptomatischer Bradykardie passagerer Schrittmacher
❑ Bei Herzinsuff. Digitalisierung (☞ 4.11), ggf. Katecholamie (☞ 3.2.1)
❑ Langsame passive Erwärmung (maximal 1°C/h)
❑ Frühzeitige Intubation und Beatmung je nach BGA (☞ 2.6).

Fußangeln und Fingerzeige

Bei KHK Thyroxin nicht zu schnell substituieren: Gefahr des Herzinfarkts bei schneller Erhöhung des HZV.

13.1.5 Addison-Krise

13

Ätiologie

Exazerbation einer vorbestehenden Nebennierenrindeninsuff. durch Streß (Infekte, Fieber, Erbrechen, Diarrhoe, starkes Schwitzen, Salzrestriktion, Trauma, OP).

Klinik

Erbrechen, evtl. Diarrhoe, Pseudoperitonitis, Hypotonie, evtl. Schock. Anfangs Fieber, später Hypothermie, Oligo- bis Anurie, Adynamie, Somnolenz bis Koma. Symptome der auslösenden Infektion.

Labor

$Na^+\downarrow$, $K^+\uparrow$, BZ $\downarrow$, BB (Eosinophilie), Cortisol $\downarrow$.

Therapie

☐ Sofort 100 - 200 mg Hydrocortison i.v., dann Dauerinfusion mit 20 mg/h bis zur 6. h, danach 10 mg/h bis zur klinischen Besserung. In den folgenden 7 Tagen 75 - 100 mg tägl. mit langsamer Reduktion auf Erhaltungsdosis (20 - 30 mg tägl. ☞ 13.5).

☐ *Volumensubstitution* z.B. NaCl 0,9% + Glukose 5% im Verhältnis 1: 1 mit 2000 - 4000 ml in 2 - 4 h nach ZVD. Bei Hypoglykämie zusätzlich Glukose 10% nach BZ. Wenn der Schock trotz Volumensubstitution bestehen bleibt, zusätzlich 0,5 - 1 mg Aldosteron (Aldocorten®) im Abstand von 6 h. Evtl. Katecholamine z.B. Dopamin (☞ 3.2.2).

☐ Vollheparinisierung, z.B. 1000 E/h über Perfusor ☞ 14.3.1

☐ Ggf. Antibiotika zur Behandlung der auslösenden Infektion

☐ Zur Prophylaxe einer Addison-Krise bei chron. NNR-Insuff. → Cover-Schema ☞ 13.5.

13.2 *Insulin*

<table>
<tr><td colspan="5" align="center">**13.2.1 Marktübersicht Insuline**
Auswahl Human- und hochgereinigte Schweineinsuline</td></tr>
<tr><td></td><td>**Spezies**</td><td>**Insuline für Einmalspritzen***
(Beispiele)</td><td colspan="2">**Insuline für**
Injektionshilfen (PEN)**</td></tr>
<tr>
<td rowspan="2">**Normal-Insuline** (kurz wir-kende Insuline = Alt-Insuline)
Wirkungs-beginn**⁰ nach 15-30 Min.</td>
<td>Human</td>
<td>H-Insulin Hoechst
Humaninsulin Normal Lilly
Insulin Actrapid HM Novo-Nordisk
Insulin Velasulin Human Novo-Nordisk</td>
<td colspan="2">H Insulin 100 Hoechst
3 ml Amp. ,Insulin Velasulin
Human (PP) Novo-Nordisk
2,5 ml Amp., Insulin
Actrapid HM Novo-Nordisk
Penfill, 1,5 ml Amp.</td>
</tr>
<tr>
<td>Schwein</td>
<td>Insulin Velasulin, Novo-Nordisk</td>
<td colspan="2">Insulin Velasulin (PP)
Novo-Nordisk</td>
</tr>
<tr>
<td rowspan="2">**Mischung aus Normal- und Verzö-gerungs-insulinen**

Wirkungs-beginn nach 30 Min.</td>
<td>Human</td>
<td>Depot-H 15 Insulin Hoechst [15/85]
Depot-H-Insulin Hoechst [25/75]
Komb-H-Insulin Hoechst [50/50]
Humaninsulin Profil I [10/90]
Profil II [20/80], Profil III [30/70],
Profil IV [40/60], Lilly
Insulin Actraphane HM [10/90],
[20/80], [30/70], [40/60], [50/50],
Novo-Nordisk
Insulin Mixtard [30/70], [50/50]
Human Novo-Nordisk</td>
<td colspan="2">Komb-H-Insulin 100
[50/50],Hoechst
Depot-H-Insulin 100 [25/75],
Depot-H- 15 Insulin 100
[15/85]
Mixtard [30/70], [50/50]
Human X Novo-Nordisk
Insulin Actraphane HM
Penfill [10/90 - 50/50] Novo-Nordisk</td>
</tr>
<tr>
<td>Schwein</td>
<td>Insulin Mixtard [50/50] (Initard) Novo-Nordisk</td>
<td colspan="2"></td>
</tr>
<tr>
<td rowspan="2">**Verzögert freigesetzte (basal) Insuline (=** Depot- oder Verzö-gerungs-insuline = Intermediär-Insuline)***</td>
<td>Human</td>
<td>Basal-H-Insulin Hoechst,
Humaninsulin Basal Lilly,
Insulin Insulatard Human Novo-Nordisk,
Insulin Protaphan HM Novo-Nordisk
Insulin Monotard HM 30/70 Novo-Nordisk</td>
<td colspan="2">Basal H Insulin, Hoechst
Insulatard Human X
Novo-Nordisk
Protaphan HM Penfill Novo-Nordisk</td>
</tr>
<tr>
<td>Schwein</td>
<td>Insulin Insulatard Novo-Nordisk,</td>
<td colspan="2"></td>
</tr>
<tr>
<td>**Lang wir-kende In-suline******</td>
<td>Human</td>
<td>Insulin Ultratard HM , Novo-Nordisk,</td>
<td colspan="2"></td>
</tr>
<tr>
<td colspan="3">*1 ml = 40 IE, *cave* in Schweiz auch 1 ml = 100 IE</td>
<td colspan="2">**1 ml = 100 IE</td>
</tr>
<tr>
<td>**⁰</td>
<td colspan="4">Wirkungsbeginn, -maximum und Dauer sind u.a. von Applikationsart, -ort und -menge abhängig, daher können die Herstellerangaben irreführen</td>
</tr>
<tr>
<td>***</td>
<td colspan="4">Wirkungsbeginn nach 45-90 Min. Mittlere Wirkdauer 12 h, → 2 Inj. tägl.</td>
</tr>
<tr>
<td>****</td>
<td colspan="4">Wirkungsbeginn nach 45-90 Min. Mittlere Wirkdauer 24 h, → 1 Inj. tägl.</td>
</tr>
</table>

13.2.2 I.v. anwendbare Normal-Insuline

®
z.B. H-Insulin Hoechst
Humaninsulin Normal (Lilly)
Insulin Actrapid HM (Novo-Nordisk)
Insulin Velasulin Human (Novo-Nordisk)

WM
Verbesserung der Glukoseaufnahme in die Zelle, Erhöhung der Glykogenbildung, Stimulierung der Eiweiß- und Fettbildung.
Wirkdauer: HWZ bei i.v.-Gabe 3 - 10 Min., bei s.c. Applikation je nach Insulinmenge bei ca. 10 IE 6 - 9 h, Wirkungsmaximum nach 1 - 3 h.

✎
– Hyperglykämie
– Einleitung einer Insulinther.
– Intermittierende Insulinbehandlung (OP, Infekte)
– Weiterführung einer Insulinther. bei Typ I-Diabetikern
– Hochdosierte Glukoseinfusion zur parenteralen Ernährung.

➤
> 50 IE auf 50 ml 0,9% NaCl Perfusor:
>   Dosierung nach BZ, meist zwischen 2- 6 IE/h = 2 - 6 ml/h
> *Parenterale Ernährung:* 500 ml 50%ige Glukose + 32 IE Humaninsulin + 30 mmol KCl + 10 mmol Kaliumphosphat
>   mit 20 - 60 ml/h (☞ 16.2.1).

NW
– Hypoglykämie bei Überdosierung
– Allergie.

⬌
Wirkungsabschwächung durch Phenothiazine, trizyklische Antidepressiva, Kortikoide, Saluretika, Sympathikomimetika, Phenytoin, Heparin. Wirkungsverstärkung durch Cyclophosphamid, α-Blocker, Methyldopa, Tetrazykline. Bei gleichzeitiger β-Blockertherapie verminderte Wahrnehmung und Verlängerung einer möglichen Hypoglykämie.

✗
Bei Insulintherapie stets Verschiebung von K^+ nach intrazellulär berücksichtigen.

13.3 Thyreostatika

13.3.1 Thiamazol

® z.B. Favistan
1 Amp. à 1 ml = 40 mg, 1 Tabl. = 20 mg

WM Hemmung der Jodisation durch Blockade der Peroxidasen in der Schilddrüse.

✎ – Thyreotoxische Krise
– Morbus Basedow
– Prophylaktische Gabe vor KM-Applikation bei V. a. latente Hyperthyreose.

➤ Initial 40 - 80 mg = 1 - 2 Amp. i.v., dann 40 - 80 mg = 1-2 Amp.,
6 - 8 stündlich, max. 120 - 270 mg tägl.
Bei leichter Hyperthyreose: 40 mg = 1 Amp. = 1 ml i.v. 1-2 x tägl.
Prophylaxe vor KM-Gabe: 20 - 40 mg = 1-2 Tabl. tägl.

NW – GIT: Übelkeit, Erbrechen
– Strumainduktion bei Langzeitther.
– Agranulozytose, Thrombopenie
– Polyneuropathie
– Geschmacksverlust
– Allergie
– Leberschädigung.

⇔ Jodmangel verstärkt die Thiamazolwirkung, Jodbelastung schwächt sie ab!

✗ – Auch in der Schwangerschaft anwendbar, aber minimal erforderliche Dosis zur Einstellung auf grenzwertige Hyperthyreose verwenden (Thiamazol ist plazentagängig, mögliche Fetotoxizität im 2. und 3. Trimenon)
– Als Prophylaxe vor KM-Gabe bei latenter Hyperthyreose orale Weiterbehandlung mit 20 - 40 mg = 1-2 Tabl. über 1 Wo. nach nierengängiger KM-Applikation, bei allen anderen 4 Wo.
– Bei Thiamazolunverträglichkeit Gabe von Propylthiouracil
☞ 13.3.2
– Thiamazol hat keinen Einfluß auf bereits ausgeschüttete SD-Hormone (HWZ 7 - 10 Tage)!

13.3.2 Propylthiouracil

®   z.B. Propycil 1 Tabl. = 50 mg

WM   Hemmung der Jodisation durch Blockade der Oxydase. Somit Blokkierung der Umwandlung von Jodid in Jod und Hemmung des Einbaus von Jod in Thyroxin.

✎   – Thyreotoxische Krise
       – Morbus Basedow
       – Als Prophylaxe vor KM-Gabe bei V. a. subklinische Hyperthyreose.

13 ➤

> Initialdosis 300 - 400 mg = 3 x 1 - 4 Tabl. tägl.,
> Erhaltungsdosis 1 - 4 Tabl. tägl.

NW   – GIT: Übelkeit, Erbrechen
       – Strumainduktion bei Langzeitther.
       – Agranulozytose, Thrombopenie.

✗   – Auch in der Schwangerschaft anwendbar, aber minimal erforderliche Dosis zur Einstellung auf grenzwertige Hyperthyreose verwenden (Propythiouracil ist placentagängig.)
       – Als Prophylaxe vor KM-Gabe orale Weiterbehandlung über 1 Wo nach nierengängiger KM-Gabe mit 1 - 2 Tabl. = 50 - 100 mg tägl, bei allen anderen 4 Wo.
       – Im Gegensatz zu Thiamazol nur orale Applikation möglich
       – Alternativpräparat zum Thiamazol bei Thiamazol-Unverträglichkeit
       – Wegen geringerer Konzentration in der Muttermilch dem Thiamazol während der Stillzeit vorzuziehen
       – Propylthiouracil hat keinen Einfluß auf bereits ausgeschüttete SD-Hormone (HWZ: 7 - 10 Tage)!

13.4 Schilddrüsenhormone

13.4.1 Thyroxin (T4)

® z.B. L-Thyroxin-inject Henning, 500 μg Levothyroxin (T4) Trockensubstanz + 5 ml H$_2$O,
Euthyrox: 1 Tabl. = 25/50/75/100/125/150/175/200/300 μg

WM Synthetisches Schiddrüsenhormon. *Pharmakokinetik:* orale Resorption 42 - 70 %, HWZ: 7 - 10 Tage, bei oraler Gabe Wirkungseintritt
nach ca. 6 h.; hepatische Metabolisierung.

✎ – i.v.: Schilddrüsenhormonsubstitution beim Myxödemkoma,
Zustand nach Schilddrüsen-OP., (wenn p.o. nicht möglich)
– p.o.: Hypothyreose, Rezidivprophylaxe nach Struma-OP.

➤ *Perfusor:* beim Myxödemkoma nach Vorbehandlung (☞ 13.1.4)
initial 300 - 500 μg in 50 ml NaCl 0,9% über 10 h = 5 ml/h; dann
alle 8 - 24 h 50 - 200 μg als Kurzinfusion
p.o.: Substitution nach Schilddrüsen-OP. 50 - 150 μg

NW Tremor, Unruhe, Tachykarde Herzrhythmusstörung, Angina pect.,
Hyperthyreose, Glukosurie.

⟺ – T4-Spiegel erhöht durch Phenytoin, ASS, Furosemid in hoher Dosierung, Clofibrat. Kumarinwirkung verstärkt, Antidiabetikawirkung verstärkt oder vermindert.

✗ – *Cave:* Zu schnelle Substitution bei lang bestehender Hypothyreose
kann zu Angina pect. und Herzinfarkt führen.
– I.v.-Gabe nur unter EKG-Kontrolle.

13.4.2 Trijodthyronin (T3)

® z.B. Thyrotardin-inject, Liothyronin-HCl 100 μg

WM Synthetisches Schilddrüsenhormon. Schnellere biologische Wirkung
als T4, kürzere HWZ (1 Tag). 100 μg T4 entsprechen 40 μg T3 .

✎ Myxödemkoma.

➤ Perfusor: 100 μg in 50 ml 0,9% NaCl über 12 h = 4 ml/h

NW – Hyperthyreose bei Überdosierung
– Vorhof- und Kammerflimmern bei zu schneller Substitution.

13.5   Nebennierenrindenhormone

13.5   Hydrokortison ☞ 5.4.1

®   z.B. Hydrokortison 100/250/500/1000,
1 Amp. = Hydrokortison-21-hydrogen-succinat + Natriumsalz 133,7
/334,2 /668,4 /1336,7 mg + Benzylalkohol 10 /10 /20 /40 mg

WM   Glukokortikoid und Mineralokortikoid.
Pharmakokinetik: gute orale Resorption, HWZ 1,7 h, biologische
HWZ 8 - 12 h, hepatische Metabolisierung.

✎   Nebenniereninsuff. (M. Addison), Evtl. bei Schock (Anaphylaxie,
Sepsis, andere Genese), Hypophyseninsuff., adrenogenitales Sy.

➤   *i.v.:* Initial 250 mg als Bolus, anschließend Perfusor mit
100 - 250 mg in 50 ml 0,9% NaCl über 24 h = 2 ml/h
Bei chronischer NNR-Insuff. (Cover Schema): bei Infekt Verdopplung der tägl. Substitutionsdosis
Bei kleinen OP-Eingriffen: 100 mg präop., anschließend 100 mg
alle 6 h für 12 h
Bei großen OP-Eingriffen: 100 mg präop., anschließend 100 mg
alle 6 h für 72 h.

NW   Einzeldosis ist fast ohne NW, hohe Dosen über wenige Tage mit
geringen NW
– BZ↑, K⁺↓, Na⁺↑
– BB: Lymphozyten↓, Eosinophile↓, Leuko↑, Ery↑, Thrombo↑
– Thromboserisiko↑
– Schwächung der Infektabwehr, Euphorie/Dysphorie.

⇔   – Antidiabetika (Wirkungsabschwächung der Antidiabetika)
– Diuretika (Verstärkung des Kaliumverlustes)
– Östrogene (Wirkungsverstärkung des Kortisols)
– Antikoagulantien (verstärkte Blutungsgefahr)
– Herzglykoside (Wirkungsverstärkung durch Hypokaliämie)
– Barbiturate, Phenytoin, Rifampicin (Wirkungsabschwächung des
Kortisols).

✗   – Tägl. Eigenproduktion 15 - 60 mg, bei Streß erheblich mehr
– Hydrokortison enthält je nach Präparat einen hohen Alkoholanteil,
dies muß bei der Bolusgabe berücksichtigt werden!
– Bei schweren Krankheitsbildern mit gleichzeitiger Leberinsuff. ist
die Gabe von Hydrokortison Mittel der Wahl, da hier eine Aktivierung des Steroids durch Lebermetabolismus entfällt.
– Hydrokortison wirkt auch als Mineralokortikoid.
– *Cave:* bei schweren Herpes-Infektionen, Pilzsepsis oder schweren
bakteriellen Erkrankungen ohne adäquate Chemother.

13

13.5.2   Aldosteron

®   z.B. Aldocorten
         1 Amp. = 1 ml = 0,5 mg Aldosteron

WM   Mineralokortikoid, fördert Na^+- und H_2O-Rückresorption sowie die K^+-Sekretion in der Niere. Fördert das Ansprechen von Adrenalin/Noradrenalin/Angiotensin bei schweren Schockzuständen. Antitoxische Wirkung bei Vergiftungen und toxischen Infektionen (umstritten!)

✎   – Adjuvante Ther. zusammen mit Hydrokortison bei Addison-Krise
       – Salzmangelsy.
       – Schwere toxische Infektionskrankheiten mit Schockzuständen (umstritten!)

➤ | *i.v.:* 0,5 mg, ggf. mehrmals tägl. wiederholen |

NW   – Ödeme
       – RR ↑
       – Kopfschmerzen
       – Na^+ ↑, K^+ ↓.

✗   – Tägl. Bedarf 0,3 mg
       – In physiologischen Dosen praktisch keine Kortikoideffekte.

14 Blut, Blutprodukte und Gerinnungsstörungen

Hans-Joachim Siemens

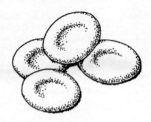

14.1 Leiterkrankungen

14.1.1 Anämie

Ätiologie

Verminderung der Sauerstofftransportkapazität des Blutes durch zu geringe Erythrozytenzahl, verminderte Hb-Konzentration bzw. durch erniedrigten Hkt. Akut meist durch Blutung (Trauma, GIT ☞ 8.1.1); seltener durch Hämoptoe, Hämaturie, Hämolyse, hämorrhagische Diathese (☞ 14.1.2). Chronische Anämie bei chron. Blutverlust (z.b. Ulcus ventriculi/duodeni, Hypermenorrhoe) mit nachfolgendem Eisenmangel, Blutbildungsstörungen (sideroachrestische Anämie) z.B. bei chron. Entzündung (z.B. Tbc, rheumat. Arthritis) oder Ca, toxisch (Alkohol, Blei, INH, Urämie), Vit. B_{12}-Mangel (perniziöse Anämie).

Klinik

❒ Abhängig von Dauer der Anämie-Entstehung, Ausmaß der Anämie, Grund- und Begleiterkrankungen.
❒ *Akut:* Tachykardie, RR-Erniedrigung, Schock (☞ 3.1.2), Durchblutungsstörungen (Angina pect., Claudicatio, Apoplex). *Chronisch:* Schwäche, Müdigkeit, Leistungsknick. Ggf. Hämatemesis, Teerstuhl, Hämoptoe, Hypermenorrhoe, Hämaturie; Hepato-Splenomegalie, Tumor-Zeichen, Zeichen der Mangelernährung, Ischämiezeichen im EKG.

Diagnostik

❒ *Labor:* Abnahme vor Transfusion! BB (mit Differential-BB und evtl. Retikulozyten), Blutgruppe und Kreuzblut; Gerinnung; LDH, Bili (direkt und indirekt), Krea und E'lyte, Eisen, Transferrin, Ferritin. Evtl. freies Hb, Vit. B_{12}, Porphyrine. U-Status, Stuhl auf okkultes Blut.
❒ Rektale Untersuchung, Sono-Abdomen, Rö-Thorax. Ggf. Gastroskopie, Coloskopie, Bronchoskopie, gynäkologische Untersuchung.

Therapie

❒ Bei symptomatischer Anämie: Bluttransfusion ☞ 14.4.1
❒ Bei perniziöser Anämie:
Hydroxycobalamin (Vit. B_{12}) i.m. Dosierung bei neurologischen Störungen: 1 mg tägl. i.m. über 2 Wo., dann bis zur Normalisierung des Hkt. 1 mg 2 x wöchentlich. Dauersubstitution mit 1 mg alle 2-3 Mon. Bei schweren neurologischen Symptomen nicht die Einzeldosis erhöhen (vermehrte renale Elimination!), sondern die Häufigkeit der Injektionen. Cave: Durch starke Stimulation der Erythropoese (bis 40% Retikulozyten am 4.-5. Tag!) kann es zu Eisenmangel (prophylaktisch substituieren!) und Hypokaliämie kommen.
❒ Bei akuter Blutung ☞ 8.1.1.

14.1.2 Hämorrhagische Diathese

Erhöhte Blutungsneigung durch Koagulopathie, Thrombo- oder Vasopathie (meist erworben, seltener angeboren).

		Koagulopathie	Thrombopathie Thrombopenie	Vasopathie
Klinik		Hämatome (Blutung in Subkutis und Muskulatur). Bei schweren Formen: Hämarthros (v.a. Pat. < 15 J.)	Stecknadelkopfgroße Blutungen (Petechien). Kleinflächige Kapillarblutungen v.a. der unteren Extremität (Purpura). Flächenhafte Blutungen (Ekchymosen = Suffusionen = Sugillationen), Nasenbluten	Uncharakteristisch, meist petechial mit Hautefflereszenzen und Purpura. Ebenfalls Ekchymosen.
Orientierende Diagnostik	PTT	erhöht*	normal	normal
	Quick	erniedrigt**	normal	normal
	Blutungszeit	normal	verlängert	verlängert
	Rumpel-Leede-Test***	normal	normal oder pathologisch	pathologisch

*	Normal bei F VII-Mangel
**	Normal bei Mangel an F VIII, IX, XI, XII
***	*Rumpel-Leede-Test:* Blutdruckmanschette 5 Min. lang über den diastol. RR aufgepumpt lassen. Pathol. Befund bei Auftreten von Petechien

Klinik

Abhängig vom Ausmaß des Blutverlustes und Ort der Blutung (z.B. intrakraniell ☞ 6.1.4)

Therapie

❏ Ther.-Ziele sind Kreislaufstabilisierung (Volumensubstitution ☞ 3.1.2) und Blutstillung.
❏ Bei Koagulopathie möglichst gezielte Substitution der fehlenden Gerinnungsfaktoren. Alternativ Gabe von FFP (☞ 14.4.3).
❏ Bei Thrombopenie Gabe von Thrombozytenkonzentraten: ein aus 6 EK's gepooltes TK erhöht die Thrombozytenzahl um ca. 10-20/nl, ein Thrombozytenhochkonzentrat um ca. 20-60/nl ☞ 14.4.1.
❏ Bei Vasopathien ist in der Regel keine Ther. möglich (außer symptomat. Gabe von Blutprodukten wie bei jeder Blutung).

14.1.3 Verbrauchskoagulopathie

Durch intravasale Aktivierung des Gerinnungssystems bilden sich disseminierte Mikrothromben. Es kommt durch Verbrauch von Gerinnungssubstanzen zu einer hämorrhagischen Diathese und zur sekundären Hyperfibrinolyse.

Ätiologie

❏ Schock (durch Störung der Mikrozirkulation), extrakorporaler Kreislauf
❏ Infektionen (gramneg. Sepsis, Malaria, Virusinf.), geburtshilfliche Komplikationen (Fruchtwasserembolie, vorzeitige Plazentalösung, *missed abortion*, atonische Nachblutung), Hämolyse (Fehltransfusionen, Seifenabort, Toxine, ☞ 14.3.4), maligne Erkrankungen (metastasierende Karzinome, v.a. Lunge, Pankreas, Prostata, Magen, Kolon, Promyelozyten-Leukämie), OP an thrombokinasereichen Organen (Prostata, Pankreas, Lunge).

Klinik

Initial nur pathologische Gerinnungsparameter (zunächst Thrombopenie). Erst bei schwerer Verbrauchskoagulopathie hämorrhagische Diathese, Schock, multiple Mikrothrombosen, Organversagen. Bei chron. Verlauf meist Thrombosen durch gesteigerte Synthese von Gerinnungssubstanzen.

Diagnostik

Dran denken! Thrombozyten ↓ (empfindlichster Parameter), Fibrinogen ↓ (Verlauf!). *Cave:* in der Schwangerschaft, bei Tumor und Infektion physiologische Thrombozytose und Hyperfibrinogenämie: Normalwerte sind dann „pathologisch". Fibrin(ogen)spaltprodukte (FSP, Fibrinmonomere) ↑, AT III ↓. Später Quick ↓, TZ ↑, PTT ↑.

Therapie

❏ Behandlung der Grundkrankheit und Schockther. ☞ 3.1.2
❏ Initial- und frühe Verbrauchsphase: *Heparin:* initialer Bolus 5000 IE i.v. Dann 1000 IE/h, bei polytraumatisierten Pat. und postoperativ nur 300-600 IE/h. Bei Thrombozytopenie < 50/nl halbe Dosierung.
❏ Bei AT III-Mangel Substitution mit AT III-Konzentrat (z.B. Kybernin HS®) ☞ 14.4.6
❏ Späte Verbrauchsphase (schwere hämorrhag. Diathese, stark patholog. Gerinnungstests, reaktive Hyperfibrinolyse): Heparin nur in geringer Dosierung! Gabe von AT III und Fibrinogen (gezielt nach Laborwerten, nur im Notfall auch blind), ggf. PPSB, Thrombozyten, FFP.
❏ Prophylaxe mit Low-dose Heparin über Perfusor 10.000 IE auf 50 ml 0,9% NaCl unter TZ- und PTT-Kontrolle, PTT soll nicht verlängert sein: ca. 2 ml (= 400 IE) stündl.

KO

Blutungsanämie (Transfusion von Erykonzentraten und FFP), ANV ☞ 10.1.1, ARDS ☞ 5.1.4.

14

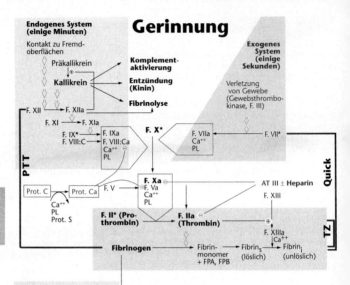

Gerinnung

Endogenes System (einige Minuten)

Kontakt zu Fremdoberflächen

Exogenes System (einige Sekunden)

Verletzung von Gewebe (Gewebsthrombokinase, F. III)

Komplementaktivierung

Entzündung (Kinin)

Fibrinolyse

Fibrinolyse

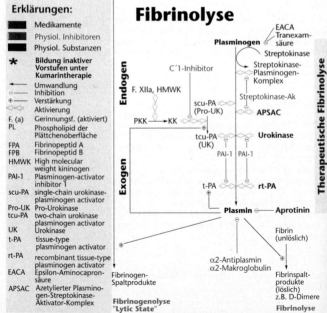

Erklärungen:

- ⬛ Medikamente
- ⬛ Physiol. Inhibitoren
- ⬛ Physiol. Substanzen
- ***** Bildung inaktiver Vorstufen unter Kumarintherapie
- ⟶ Umwandlung
- ⊖ Inhibition
- ⊕ Verstärkung
- ⟻ Aktivierung
- F. (a) Gerinnungsf. (aktiviert)
- PL Phospholipid der Plättchenoberfläche
- FPA Fibrinopeptid A
- FPB Fibrinopeptid B
- HMWK High molecular weight kininogen
- PAI-1 Plasminogen-activator inhibitor 1
- scu-PA single-chain urokinase-plasminogen activator
- Pro-UK Pro-Urokinase
- tcu-PA two-chain urokinase plasminogen activator
- UK Urokinase
- t-PA tissue-type plasminogen activator
- rt-PA recombinant tissue-type plasminogen activator
- EACA Epsilon-Aminocapronsäure
- APSAC Azetylierter Plasminogen-Streptokinase-Aktivator-Komplex

14.2 Fibrinolytika

Das fibrinolytische System bewirkt unter physiol. Bedingungen die Auflösung von Fibringerinnseln. Dabei wird inaktives Plasminogen in aktives, fibrinspaltendes Plasmin übergeführt.

Welches Thrombolytikum?

❏ *Theoretisches thrombolyt. Potential:* Streptokinase und APSAC: hoch, Urokinase: mittel, rt-PA: mäßig; praktisch bei entsprechender Dosierung keine wesentlichen Unterschiede!

❏ *Antigene Wirkung:* Streptokinase, APSAC: hoch, andere: niedrig.

❏ *Fibrinspezifität:* Streptokinase, APSAC, Urokinase: niedrig (damit höhere Blutungsneigung), rt-PA hoch (damit möglicherweise bessere Wirksamkeit bei älteren Thromben).

❏ *Kosten:* Streptokinase: rel. niedrig, Urokinase, APSAC: höher, rt-PA: hoch.

Wirksamkeit und NW-Rate (v.a. Blutungen) scheinen eher durch die Länge der Behandlung als durch die verwendete Substanz beeinflußt: hohe Reperfusionsraten mit weniger Rethrombosierungen gehen mit vermehrten Blutungskomplikationen einher! Die lokale Lyse weist bei geringerer Praktikabilität eine gleiche NW-Rate auf.

Indikation

❏ *Myokardinfarkt:* Lysether. möglichst in den ersten 4-6 (-12) h nach 1. Symptomen anfangen. Verbesserung der ventrikulären Funktion und Überlebensrate (☞ 4.1.1).

❏ *Lungenembolie:* bevorzugt bei akuter Symptomatik < 48 h bei massiver Lungenembolie bes. mit Hypotonie und Schock. Nur geringe Wirkung auf Spätkomplikationen (pulmonale Hypertonie) ☞ 4.1.3.

❏ *Tiefe Venenthrombose:* bei Verschluß < 1 Wo. von unterer Hohlvene, Beckenvene, V. femoralis, V. poplitea, Unterschenkelvenen (nur, wenn alle drei tiefen Venen verschlossen sind); V. subclavia, V. axillaris (bei *Paget-v. Schroetter Sy.* nur bei schwerer Funktionseinbuße des Armes und/oder längerstreckigem Verschluß bis in den Bereich der A. brachialis).
Ther.-Ziel: Vermeiden von Lungenembolie und postthrombotischem Sy., Wiederherstellung der Gefäßfunktion.

❏ Seltener bei Thrombose von V. hepatica, V. renalis, V. jugularis, Sinusvenenthrombose, V. cava sup., rechter Vorhof; evtl. bei Thrombose von Vv. retinae und Corpus cavernosum.

❏ Bei KI gegen Lysether. evtl. chirurgische Thrombektomie.

❏ Peripherer art. Verschluß: bevorzugt lokale Lyse bei mit Kathetern erreichbaren Verschlüssen. Meist zusätzliche Angioplastie erforderlich. *NW:* distale Embolisation mit Ischämie.

❏ *Basilaristhrombose:* innerhalb von 6 h, wenn im CCT keine Erweichungsherde erkennbar sind. Lokale Lyse über liegenden Angiographie-Katheter.
❏ *Shuntlyse:* über liegenden Angiographiekatheter, evtl. mit Ballondilatation.

Kontraindikation

❏ *Absolute:* Progredientes Bauchaortenaneurysma, florides GIT-Ulkus, floride Colitis ulcerosa/M. Crohn, Malignome (bei schlechter Prognose), schwere akute Pankreatitis, 4 - 6 Wo. nach zerebralem Insult, 6 Tage post partum, schwerer Diab. mell. mit Augenhintergrundveränderungen (proliferative Retinopathie), frische, offene Lungen-Tbc.
❏ *Relative:* < 16. Schwangerschaftswoche, nach Organbiopsien, art.- oder i.m.-Punktionen, Alter > 65 - 70 Jahre bei Venenthrombose, schwere Leber-/Nieren-Insuff., hämorrhag. Diathese, manifeste art. Hypertonie mit diastol. RR > 105 mmHg, Fundus hypertonicus > Stadium II, 2 - 4 Wo. nach OP (Ausnahme Gehirn-OP 28 Tage), akute Endokarditis, jede Erkrankung mit extrem schlechter Prognose; akute Endo-, Peri- oder Myokarditis; Nierensteine.

Nebenwirkungen

❏ *Blutung:* Stärke und Lokalisation bes. nach kurz zurückliegender Schädigung in Abhängigkeit von Dauer der Lyse und Dosierung des Fibrinolytikums. Tödliche Blutungen in 1-2 % der behandelten Pat. Ther.: Abbruch der Lyse (nur bei bedrohlicher Blutung), selten ist Gabe von FFP, Human-Fibrinogen (z.B. Haemocomplettan HS®: einmalige Gabe von 1 - 2 g bei Fibrinogen < 0,3 g/l) bzw. Antifibrinolytika [Aprotinin (z.B. Trasylol®, Antagosan®) 200 000 kIE einmalig und/oder Tranexamsäure (Anvitoff® 250 mg, Cyclokapron® 5 ml 10%)] indiziert. Dabei kurze HWZ der Fibrinolytika beachten!
❏ *Embolie:* Apoplex und andere Organinfarkte, z.B. bei linksventrikulären Thromben
❏ *Allergie:* bes. bei Streptokinase, APSAC
❏ Evtl. Leukozytose, BSG↑, Erhöhung von GOT, GPT, AP u.a., nach Therapieende meist schnell rückläufig
❏ Rethrombosierung in 10-20% trotz Antikoagulation: evtl. Kombination mit Angioplastie (z.B. Ballondilatation der Koronarien, Bypass-OP).
❏ Rethrombosierung bei Venen oft Zeichen der inkompletten Lyse.

Labor

❏ Fibrinogen, PTT, alle 8 h. *Ziel:* PTT-Verlängerung auf das 1,5 - 2-fache des Ausgangswertes. BB, U-Status (Ery's?)
❏ *Cave:* Fibrinogenabfall ist keine Lysewirkung, sondern eine Lyse-NW, daher auch bei normalen oder leicht erniedrigten Fibrinogenspiegeln gute Lysewirkung möglich (Angriffspunkt ist die Fibrinspaltung und nicht die Fibrinogenaufspaltung!). Das unter Lyse gemessene Fibrinogen ist methodisch bedingt zu niedrig bestimmt, die in vivo Aktivität höher anzusetzen. Bei Fibrinogenwerten < 0,3 g/l werden alle Fibrinogen-abhängigen Gerinnungsparameter verlängert gemessen.

Bei Streptokinase ist aufgrund der Antikörperbildung ab dem 5. Tag mit einem Wirkungsverlust zu rechnen, bei Urokinase u. a. erst Wirkungsverlust bei Plasminogenaufbrauch. Eine Lysether. erfordert eine Nachbehandlung mit Antikoagulantien (initial Heparin, dann z.B. Marcumar®).

14.2.2   Streptokinase

®   z.B. Streptase, Kabikinase
         1 Flasche = 100 000 E, 250 000 E, 750 000 E, 1,5 Mio. IE

WM   Fibrinolytikum. Stoffwechselprodukt von β-hämolysierenden Streptokokken; körperfremdes Antigen; Bildung eines Aktivator-Komplexes mit Plasminogen

✎   ☞ 14.2.1

➤

> *tiefe Venenthrombose:* Bolus mit 250 000 IE über 30 Min. i.v.,
>   dann 100 000 E/h über 3-6 Tage i.v.
> *UHSK* (ultrahochdosierte Kurzzeitlyse): Bolus mit 250 000 IE
>   über 30 Min. i.v., dann 9 Millionen IE über 6 h i.v. an 1 - 3
>   aufeinanderfolgenden Tagen
> *Herzinfarkt:* 1,5 Millionen IE über 60 Min. i.v.
> *Lungenembolie:* Bolus mit 250 000 IE über 30 Min.,
>   danach 100 000 E/h wie bei Venenthrombose
> *Vorher:* 250 mg Prednison i.v., evtl. zusätzlich 1 Amp. Clemastin
>   (z.B. Tavegil®), 1 Amp. Ranitidin (z.B. Zantic®) i.v.

NW   RR-Abfall, Übelkeit, Erbrechen, Dyspnoe; Temperaturanstieg um ca. 1°C; selten anaphylaktischer Schock, Anstieg des ASL-Titer.

KI   ☞ 14.2.1

✗
- Immer High-dose Heparinisierung (z.B. ab 2. Tag der Lyse) anschließen.
- Zur Allergieprophylaxe 250 mg Prednison initial i.v.!
- Wegen Sensibilisierung keine 2. Lyse mit Streptokinase oder APSAC innerhalb von 3 Monaten! Fortsetzung bei nicht ausreichendem Lyseerfolg z.B. mit Urokinase.
- *Cave:* UHSK nicht bei Beckenvenenthrombose, da Gefahr der Lungenembolie!

14.2.3 Urokinase

®   z.B. Ukidan, Urokinase HS Kabi, Alphakinase, Actosolv, Abbokinase: 1 Flasche = 5000 IE., 25 000 IE, 100 000 IE, 500 000 IE

WM   Fibrinolytikum, körpereigenes Produkt, keine antigene Wirkung, daher für wiederholte und längerdauernde Ther. geeignet.

✎   ☞ 14.2.1

➤

> *Tiefe Venenthrombose:* Bolus von 250 000 IE über 2-5 Min.
>   danach 50 000 - 100 000 IE/h über 7, max. 28 Tage, z.T. noch
>   höhere Dosen bis zum Fibrinogenabfall auf Werte um 0,5 - 1 g/l
> *Herzinfarkt:* Bolus von 2 Millionen IE über 2-5 Min.
>   alternativ z.B. Bolus von 1,5 Millionen IE über 2-5 Min.,
>   anschließend 1,5 Millionen IE über 90 Min.
> *Lungenembolie:* 250 000-500 000 IE über 2-5 Min., danach wie
>   tiefe Venenthrombose
> *Art. Verschluß:* lokale Lyse mit mehrfachen Bolusgaben von z.B.
>   50 000 - 100 000 IE Urokinase mit oder nach Angioplastie.
>   Alternativ: Dauerlyse mit 100 000 E/h. Verbesserung der
>   Wiedereröffnungsrate durch mehrfaches Injizieren von je 500 IE
>   Plasminogen nach Unterbrechung der Urokinase-Zufuhr für
>   max. 10 Min.
> *Basilaristhrombose:* lokale Gabe von 5 000 IE Liquemin initial
>   über Katheter,
>   anschließend 100 000 - 150 000 IE Urokinase/h für 2 h,
>   anschließend 50 000 IE für weitere 4 - 5 h und anschließend
>   voller Heparinisierung.

✗
- High-dose Heparinisierung von Beginn an notwendig!
- Plasminogenabfall bei längerer Lyse möglich; dies führt zum Wirkungsverlust
- KI ☞ 14.2.1.

14.2.4 APSAC

®   z.B. Eminase: 1 Amp (5 ml) = 30 E

WM   Acylierter Plasminogen-Streptokinase-Aktivator-Komplex, der fibrinolytisch wirksam ist.

✎   Herzinfarkt.

KI   ☞ 14.2.1

➤
Herzinfarkt: 30 IE (5 ml) über 5 Min. i.v.

✗   – 100-250 mg Prednison i.v. vor Lysebeginn. Vollheparinisierung anschließen.
        – Wiederholung einer Lyse wie bei Streptokinase erst nach 4-5 Mon. möglich wegen AK-Bildung (ASL-Titer-Anstieg!).

14.2.5 rt-PA (rekombinanter tissue-type Plasminogen-Aktivator)

®   z.B. Actilyse: 1 Amp (20, 50 ml) = 20 mg, 50 mg

WM   Biotechnisch hergestelltes, körpereigenes Glykoprotein, Fibrinolytikum

✎   ☞ 14.2.1

➤
Tiefe Venenthrombose: Bolus von 5 ml (5 mg) danach 0,25-0,75 mg/kg tägl. kontinuierlich über 4-7 Tage *Herzinfarkt:* Bolus 15 mg in 1-2 Min., danach 50 mg über 30 Min., danach 35 mg über 60 Min. *Art. Verschluß:* lokale Gabe von 2-5 mg über 2 h (max. 2 mg/h über 48 h) *Lungenembolie:* Bolus 10 mg in 1 - 2 Min., danach 20 mg/h über 2 h, danach 10 mg/h über 5 h

KI   ☞ 14.2.1

✗   Bei Herzinfarkt parallel zur Lyse High-dose-Heparinisierung ☞ 14.3.1.

14.3 Heparin

14.3.1 Hochmolekulares Heparin

® z.B. Liquemin N, Thrombophob, Calciparin: 1 Amp. à 1 ml = 5000 IE, 7500 IE, 10 000 IE, 20 000 IE

WM Bei niedriger Dosierung verstärkt Heparin im Komplex mit AT III die AT III-Wirkung um das 7-8fache. Bei hoher Dosierung werden die Faktoren IXa, Xa, XIa, XIIa inaktiviert. Außerdem wird die Thrombinwirkung aufgehoben und die Plättchenaggregation gehemmt. Erhöhte Freisetzung einer Lipoproteinlipase mit Abbau von Chylomikronen, Beschleunigung des Histaminabbaus, Reduktion der Aldosteronbildung.
Wirkdauer: bei i.v.-Injektion Wirkungsmaximum innerhalb von Minuten, bei langsamer i.v.-Infusion Wirkungsmaximum erst nach 2 - 3 h, HWZ bei i.v.-Injektion 2 h.

– Thromboseprophylaxe (low dose)
– Frischer Myokardinfarkt zur Prophylaxe der Thrombenbildung im hypokinetischen Infarktareal und den Koronararterien
– Vollheparinisierung bei arteriellen oder venösen Verschlüssen (Embolien, Thrombosen), Kardiomyopathie, Mitralinsuff. bei gleichzeitiger absoluter Arrhythmie, künstlicher Herzklappe vor Marcumarisierung bzw. perioperativ, zentrale Embolien und protrahierter zerebraler Insult nach Ausschluß einer hämorrhagischen Infarzierung
– Anschlußbehandlung nach Ther. mit Streptokinase sowie in Kombination bei Lyse mit Urokinase und rt-PA.
– Dialysebehandlung, AV-Filter
– Initialther. (5000 IE i.v.) sowie Anschlußbehandlung nach lokaler Lysebehandlung einer Basilaristhrombose
– Verbrauchskoagulopathie (Low dose: 400-600 IE/h)
– Fragliche Ind. bei frischem Vorhofflattern bzw. Vorhofflimmern vor Rhythmisierung.

> *Low dose:* 200 IE/kg tägl.
>   10 000 IE auf 50 ml NaCl 0,9%, 3 ml/h = 600 IE/h bei 70 kg
> *Vollheparinisierung:* 400 IE/kg tägl.
>   Bolusgabe von 5.000 IE i.v., anschließend Perfusor mit 10.000 IE auf 50 ml NaCl 0,9% mit 5 - 7 ml/h = 1000 - 1400 E/h unter PTT-Kontrolle (Verlängerung der PTT auf das 1,5 - 2fache des Ausgangswertes angestrebt)

NW – Blutungsgefahr bei Überdosierung bzw. Begleiterkrankung mit Störung des Gerinnungssystems
– Allergische Reaktion
– Thrombopenie
– Haarausfall (gering, reversibel)
– Heparinnekrose, Cholesterin, Triglyceride ↑.

⇔ – Thrombozytenaggregationshemmer (verstärkte Blutungsgefahr)
– Dextrane (verstärkte Blutungsgefahr)
– Antihistaminika, Digitalispräparate und Tetrazykline hemmen partiell die Heparinwirkung.

✗ – Heparin braucht in niedriger Dosierung AT III zur Wirkungsentfaltung
– Dosisanpassung nach PTT, v.a. bei Leberinsuff., Thrombopenie
– In der Schwangerschaft anwendbar
– Bei Allergie Wechsel des Präparates, da Allergie gegen Zusatzstoffe möglich sind. Evtl. niedermolekulares Heparin
– Bei Niereninsuff. Dosisreduktion (renale Ausscheidung)!
– *Antidot:* Protaminchlorid (Protamin Roche®), 1000 IE Protamin neutralisieren 1000 IE Heparin. 100 %-Dosis wird gegeben, wenn eine Antagonisierung innerhalb weniger Min. nach i.v.-Heparininjektion nötig ist. Soll die Heparinwirkung 60 Min. nach i.v. Injektion antagonisiert werden, gibt man 50%, nach 120 Min. 25% der Protamindosis. Bei s.c. Heparininjektion gibt man Protaminsulfat in einer Dosis, die 50% der letzten Heparindosis entspricht.

14.3.2 Niedermolekulares Heparin

® z.B. Fragmin P (1 Amp. zu 0,2 ml), Fraxiparin 0,3 (1 Amp zu 0,3 ml), Clexane 20/40 (1 Amp. zu 0,2/0,4 ml)

WM Hemmung des F Xa

✎ Wie low-dose- Heparin
Thrombopenie, Allergie nach Heparin

➤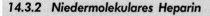
1 Amp. s.c. tägl.

NW Wie Heparin.

14.4 Blutpräparate

14.4.1 Übersicht

Produkt	Beschreibung	Indikationen, Bemerkungen
Ery-Konzentrat (EK)	Durch Zentrifugation sedimentierte Erys, Hkt. ca. 80%, ca. 250 ml, 4 - 5 Wo. bei 4°C lagerungsfähig.	Routinetransfusion bei akutem Blutverlust, Blutungsanämie. Hb-Anstieg ca. 15 g/l pro EK. Immunisierung gegen Leukos (HLA-System), febrile nichthämolytische Transfusionsreaktionen durch antileukozytäre Antikörper möglich.
leuko-/thrombo-armes EK	Leukos und Thrombos um 99% reduziert (< Immunisierungsschwelle). Hkt. ca 60%, 150-250 ml EK + 50 ml NaCl. Verkürzt haltbar.	Geringere Immunisierung gegen HLA-Antigene. Bei chron. Ery-Substitution, z.B. hämatol.-onkol. Pat., renaler Anämie, geplanter Transplantation, wiederholten febrilen Transfusionsreaktionen.
Gewaschenes EK	Plasmaanteil weitgehend durch mehrfaches Waschen mit 0,9%igem NaCl entfernt. Verkürzt haltbar.	Bei Hyperkaliämie, Unverträglichkeit von homologem Plasma (z.B. selektiver IgA-Defekt), autoimmunhämolyt. Anämie, paroxysmaler nächtlicher Hämoglobinurie.
Frischblut-konserve	Vollblut nicht älter als 72 h, Hkt. ca. 35%, Thrombos und Gerinnungsfaktoren aber nur bis 6 h funktionsfähig; Buffy-Coat-haltig.	Strenge Indikationsstellung! Volumenbelastung, stärkere Immunisierung, nichthämolytische Transfusionsreaktionen. Rücksprache mit Blutbank: TPHA, HIV, HBV oft noch nicht untersucht!
Thrombo-Konzen-trat	„Einfach-TK" aus Vollblutspende ca. 0,5 x 10^{11} Thrombos in ca. 50 ml Plasma	Indikationen ☞ 14.1.2 Ggf. mit Spezialfilter leukozytenarm transfundieren bzw. Zellseparator-Spender HLA-kompatibel aussuchen.
	Zellseparator-TK („Hoch-TK" vom Zellseparator) ca. 2-4 x 10^{11} Thrombos in 200 ml Plasma	Je nach Herstellungsart 5 Tage haltbar bei Raumtemperatur und ständigem Schütteln. Möglichst frisch transfundieren!
Fresh Frozen Plasma (FFP)	200-250 ml Citratplasma (ca. 50 ml Stabilisator), beinhaltet F II, VII, IX, X, XI, XII, XIII und hitzelabile F V und VIII,1 Jahr haltbar bei - 30°C. Auftauzeit 6 - 30 Min. im Warmwasserbad, dann baldige Transfusion.	Bei erworbener Gerinnungsstörung, z.B. Lebererkrankung, Verbrauchskoagulopathie, akute Blutung mit Massentransfusionen ☞ 14.1.2 / 3.
PPSB	☞ 14.4.4	Hämophilie B (F IX - Mangel), akute hypoprothrombinämische Blutung (vitale Indikation).
Immun-globuline	Plasmapräzipitat (γ-Globulin)	Bei Immunkompetenz, zur passiven Immunisierung. Bei AK-Mangelsyndrom, evtl. bei Sepsis.
Albumin 5%/20%	Plasmapräzipitat, ☞ 3.3.5	5%ig als Plasmaexpander, 20%ig (osmotisch wirksam) bei Hypalbuminämie, Verbrennungen.

14.4.2 Vorgehen bei Bluttransfusion

Prätransfusionelle Untersuchungen

AB0- und Rhesus-Blutgruppenbestimmung und Antikörpersuchtest: 10 ml Nativblut, Röhrchen mit Vornamen, Namen und Geburtsdatum kennzeichnen. Der Arzt trägt die Verantwortung für Vollständigkeit der Begleitpapiere und Identität des Materials.

Die Differenzierung evtl. vorliegender irregulärer Antikörper und Bereitstellung entsprechender Konserven benötigt Zeit, daher bei nichtdringlichen Transfusionen (geplante OP) Material *frühzeitig* einsenden.

> Bei erythrozytenhaltigen Präparaten muß AB0- und Rhesus-kompatibel transfundiert werden. Bei FFP und TK AB0- und möglichst ebenfalls rhesuskompatibel transfundieren, in der Regel ist bei letzteren keine Kreuzprobe erforderlich.

Empfänger-Blutgruppe	FFP-Spender-Blutgruppe	EK-Spender
0	0, A, B, AB	0
A	A, AB	A, 0
B	B, AB	B, 0
AB	AB	AB, A, B, 0.

Kreuzprobe: Die serologische Verträglichkeitsprobe ist unerläßlich vor jeder Bluttransfusion. 5-10 ml Nativblut (nicht älter als 72 h).
Kompatibilitätsprüfung für weitere Bluttransfusionen: 72 h nach der letzten Transfusion *muß* jeweils frisches Kreuzblut abgenommen werden zur Erfassung möglicher AK-Bildung; vor mehr als 3 Tagen durchgeführte Kreuzproben verlieren ihre Gültigkeit!

Durchführung der Transfusion

❏ Übereinstimmung von Konservennummer, angegebenem Empfänger und Blutgruppenbefund sowie Verfallsdatum (Unversehrtheit der Konserve, auch Verfärbung, Hämolyse) *persönlich* überprüfen
❏ Nach Erwärmung auf Raumtemperatur (vorsichtiges Kneten, Wasserbad) sollte die Konserve umgehend transfundiert werden. Massentransfusionen, Transfusionen bei Neugeborenen, sowie bei Kälte-AK: Durchlauferwärmen mit speziellen Heizspiralen auf max. 37° C (sonst Eiweißdenaturierung)
❏ Großlumiger venöser Zugang (mind. Venenverweilkanüle 17 G-gelb); keine Medikamente zusetzen: außer 0,9%iger NaCl-Lösung darf nichts im Zugang laufen. Immer Transfusionsbesteck mit *Filter* verwenden
❏ Der *Bedside-Test* zur Sicherung der AB0-Identität des Empfängers und der Konserve ist obligat vor der Transfusion am Patientenbett durchzuführen und die Konserve nicht mehr vom Pat. zu entfernen.
❏ Einleitung der Transfusion *muß* durch den Arzt erfolgen. Beim wachen Erwachsenen 30-50 ml zügig transfundieren, danach Transfusion langsam stellen und 5 Min. intensiv überwachen. Viertelstündliche Überwachung des Pat. während der Transfusion und mind. 1 h danach durch Pflegekraft (Frage nach

Wohlbefinden. Temperatur und Puls orientierend prüfen). Transfusionsdauer unter Nicht-Notfallbedingungen ca. 1 h

□ Prophylaxe einer *Übertransfusion* (Herzkranke, alte oder geschwächte Pat.): 4 h Transfusionsdauer/Konserve, während oder nach der Transfusion 40 mg Furosemid p.o./i.v. Bei der Flüssigkeitsbilanzierung wird Vollblut mit 300 ml, Ery-Konzentrat *jedoch nicht* berechnet.

□ Leeren Blutbeutel 24 h lang nach der Transfusion im Kühlschrank aufbewahren (ggf. Klärung von späten Transfusionsreaktionen).

Massentransfusionen

□ Mind. 2 großlumige Venenverweilkanülen, evtl. Druckinfusion mit Druckinfusomat (evtl. Blutdruckmanschette um Konserve bis 100 mmHg)

□ Durchlauferwärmen des Blutes ☞ s.o.

□ Faustregel: ab ca. 4 EK ggf. FFP (Gerinnungsfaktoren!), bei drohender Gerinnungsstörung ca. 1 FFP auf 2 EKs infundieren

□ Azidose (durch Zitrat in CPDA-Blut/-Plasma) und Hyperkaliämie mit nachfolgender Kardiodepression mit Na-Bikarbonat nach BGA (☞ 11.1.4) und Ca^{2+} (☞ 11.2.4) i.v. korrigieren.

□ Cave: Transfusion bei Dialyse-Pat. (lebensbedrohliche Hyperkaliämie) falls möglich nur während der Dialysebehandlung.

Notfalltransfusion

□ Transfusion von EKs ohne vorherige Kreuzprobe nur bei vitaler Indikation. Behandelnder Arzt trägt Verantwortung für erhöhtes Transfusionsrisiko.

□ Unbedingt Bedside-Test durchführen. Bei unbekannter Blutgruppe des Empfängers Gabe von EKs der Blutgruppe 0 (möglichst Rhesus neg.).

Thrombozyten-Transfusion

Indikation
□ Dringend bei Thrombos < 10/nl → akute Blutungsgefahr!
□ *Bildungsstörungen*, z.B. Leukämie, Chemotherapie: → bei Blutung wenn Thrombos < 20 /nl, ohne Blutung wenn Thrombos < 10 /nl. Großzügige Ind. bei Risikofaktoren (Alter > 60 J., sept. Temperaturen, Blutungsanamnese).
□ *Akuter Blutverlust* oder Verbrauchskoagulopathie: ab Thrombos < 50/nl, erst nach Stabilisierung des Inhibitorpotentials (ggf. AT III) und niedrig dosierter Heparingabe.
KI: Immunthrombozytopenie, z.B. M. Werlhof. Keine prophylaktische Gabe, nur bei lokal nicht beherrschbarer Blutung oder OP (Blutungszeit überprüfen)

Therapiekontrolle: Thrombozytenanstieg bei Standarddosis 6 Einfach-TKs bzw. 1 Zellseparator-TK um 20-30/nl. Kontrolle 1 und 24 h post transfusionem. *Cave:* ASS und Heparin vermindern Thrombozytenfunktion.

HLA-Typisierung und CMV-Negativität bei allen chronisch zu substituierenden Patienten vor der ersten Transfusion.

Transfusions-Reaktionen

Transfusionsreaktionen, sog. Sofort-/Frühreaktion während oder Spätreaktion noch Tage nach der Transfusion, können die verschiedensten Ursachen haben. Am häufigsten treten sie als Folge von *antileukozytären Antikörpern* (HLA-AK) des Empfängers auf, wenn leuko- oder thrombozytenhaltige Konserven transfundiert wurden (febrile nicht-hämolytische Transfusionsreaktion): Fieber, Schüttelfrost, Juckreiz, nur selten Blutdruckabfall und Atemnot (Bronchospasmus).

Diese Reaktionen sind initial nicht von schweren hämolytischen Zwischenfällen zu unterscheiden (Letalität 6-20%), die durch antierythrozytäre Antikörper bedingt sind (z.B. AB0-Unverträglichkeit): Allgemeinsypmtome mit Mikrozirkulationsstörungen in allen Organen (Schmerzen in Lendengegend, hinter dem Sternum und den langen Röhrenknochen), Schock (RR ↓, Tachykardie, blasse, kalte Akren, evtl. Übelkeit, Erbrechen), Verbrauchskoagulopathie und ANV.

Bakteriell bedingte Transfusionsreaktionen (v. a. gramneg. Keime → Endotoxinbildung): Schock evtl. schon nach wenigen ml, oft Hämolysen. Verunreinigung meist bei Herstellung von leukozytenarmen oder gewaschenen EKs sowie Aufschwemmen von EKs mit 0,9%igem NaCl (deshalb verkürzte Haltbarkeit ≤ 8 h).

Therapie bei Transfusionsreaktionen

Cave: Symptomatik fehlt u.U. unter Narkose
❑ Transfusion sofort stoppen. Keine Transfusion neuer Konserven ohne
❑ Abklärung: auch bei Notfalltransfusionen muß mind. AB0-Verträglichkeit und das Fehlen intravasaler Hämolyse (s.u.) überprüft werden.
❑ Schockbehandlung ☞ 3.1.2. Bei V. a. bakterielle Ursache Breitbandantibiotika
❑ *Cave* Niereninsuff. → Diurese aufrechterhalten (→ Furosemid i.v., ☞ 4.3.2), ggf. Mannitol ☞ 6.2.3
❑ 20 000 IE Heparin über 24 h (Prophylaxe der Verbrauchskoagulopathie).

Sicherung der Diagnose

❑ Sofortige posttransfusionelle Abnahme von:
   – 10 ml Nativblut und 5 ml EDTA-Blut zur blutgruppenserologischen Abklärung (häufigster Fehler: AB0-Unverträglichkeit infolge Verwechslung)
   – Nachweis intravasaler Hämolyse durch Hb im Serum
❑ Großes BB, Gerinnungsstatus, LDH, Bili, Haptoglobin, Urin: Hb, Sediment.
❑ Verständigung des diensthabenden Transfusionsmediziners
❑ Sofortige Rückgabe der transfundierten Konserve mit Transfusionsbesteck und Begleitpapieren an das immunhämatologische Labor.

14.4.3 Fresh Frozen Plasma (FFP)

WM Zellarmes Zitratplasma mit Stabilisator und den Gerinnungsfaktoren F II, VII, X, IX, XI, XII, XIII, sowie den hitzelabilen F V und F VIII (mit z.T. eingeschränkter Aktivierbarkeit!). Außerdem Faktoren der Fibrinolyse, des Komplementsystems, Albumin u. a. Proteine, Immunglobuline.

✎ – Ersatz von Plasma bei Massentransfusionen (> 4 EK)
  – Leberinsuff., Verbrauchskoagulopathie nur bei Blutung, besser PPSB
  – Plasmaersatz bei Plasmapherese.

➤ Bei Massentransfusionen im Verhältnis 2 EK auf 1 FFP.
  Bei Plasmapherese je nach Entzug.
  Bei erworbener Gerinnungsstörung gezielte Substitution anstreben

14

NW – Allergisierung gegen HLA-Antigene, Infektionsrisiko (Hepatitis, EBV, CMV, HIV), Induktion einer Verbrauchskoagulopathie.

14.4.4 PPSB (Prothrombinkomplex)

® z.B. PPSB-Konzentrat, Medactin PPSB, Beriplex HS.
  1 Amp. = 200, 400, 500, 1000 IE

WM Konzentrat von F II (Prothrombin), F VII (Prokonvertin), F IX (antihämophiler Faktor B), F X (Stuart-Prower-Faktor). HWZ ca. 6-8 h

✎ – Blutung unter Marcumartherapie (Faktor II, VII, IX und X sind Vitamin K-abhängig)
  – Schwere Verbrauchskoagulopathie unter Heparinschutz
  – Schwere Synthesestörungen der Leber mit Blutung
  – Angeborene Blutgerinnungsmangelzustände (hier besser Substitution der einzelnen Faktoren, z.B. F VII, F IX!)

➤ Substitutionseinheiten = (Differenz zwischen Ist-Wert und gewünschtem Wert der Faktorenaktivität) x kg Körpergewicht, z.B. 1400 IE bei 70 kg Pat. zur Erhöhung des Quick um 20%

NW – Allergie (Fremdeiweiß!), Fieber, Sehr selten Hämolyse.
✗ – Nicht mit Blut oder anderen Gerinnungspräparaten über denselben Zugang infundieren.
  – Gabe über 30 Min. im Perfusor oder Bolus über 5 Min.
  – *Substitution:* evtl. bestehenden AT III-Mangel zuerst ausgleichen.
  – Minimales Hepatitis- und HIV-Risiko
  – Vor OP Quickanhebung auf 50 - 60% ausreichend

- Bei Überdosierung Thrombosegefahr, insbesondere bei niedrigem AT III und nach vorhergehender Marcumar-Ther., daher gleichzeitige Heparinisierung
- Bei Lebersynthesestörung häufig auch F V erniedrigt, das im PPSB nicht enthalten ist. Daher in selten Fällen Frischbluttransfusionen notwendig (F V < 10% Restaktivität).

14.4.5   Antithrombin III

®   Kybernin HS, Atenativ AT III-Kabi, AT III-Alpha,
Flasche = 500, 1000 IE

WM   Thrombininhibitor. *Wirkdauer:* verbrauchsabhängig, HWZ 21 Tage.

✎
- AT III-Mangel, z.B. bei Verbrauchskoagulopathie, Lebersynthesestörung, nephrotischem Sy., angeborenem Mangel, Sepsis, nach größeren OP, bei Verbrennungen.
- Substitution nach Plasmapherese (umstritten!)

➤ | 1 IE/kg bewirkt ca. 1% AT III-Spiegel-Erhöhung. 1400 IE bewirken z.B. bei einem 70 kg schweren Pat. eine Anhebung des Spiegels um ca. 20%. Gabe über Perfusor über 30 Min. oder als Bolus über 5 Min. |

⟺   *Steroide* (Erhöhung der AT III-Aktivität), *Östrogene* (Erniedrigung von AT III), *Heparin* (erhöhte Blutungsgefahr)

✗
- Nach Substitution Kontrolle des AT III-Spiegels, erst danach Wiederholung sinnvoll
- AT III ist ein mäßig guter Parameter für die Syntheseleistung der Leber.
- Die Heparinwirkung bei niedriger Dosierung ist an die Anwesenheit von AT III gebunden.
- Strenge Indikationsstellung wegen hoher Kosten
- Bei Lebersynthesestörung mit symmetrischem Abfall von Quick und AT III erfolgt eine Substitution nur bei akuter Blutung.

14.5   Vitamin K

® Konakion MM: 1 Amp. = 1 ml = 10 mg Vitamin K1 + 40 mg Rizinusöl (Dispersionsmittel) + 5 mg Phenol (Konservierungsmittel)
1 Tropfen der Lösung zur oralen Anwendung enthält 1 mg.

WM Vitamin K notwendig zur Synthese der Vitamin K-abhängigen Gerinnungsfaktorensynthese in der Leber (Faktor II, VII, IX und X), *Wirkungsdauer:* Tage

✎ – Lebensbedrohliche Blutungen unter Cumarin-Ther.
– Vitamin K-Mangel infolge Resorptionsstörung bei z.B. exogener Pankreasinsuff. oder Malabsorptionszuständen, sowie langanhaltender biliärer Verschlußkrankheit
– Moxalactambehandlung (Vit. K-Antagonist!)
– Kollertest.

➤ | Abhängig vom klinischen Schweregrad des Mangels, in der Regel 10 - 30 mg einmalig i.v. oder 10 - 30 Tropfen oral |

NW Kreislaufschock (selten!)

X – Bei ausgeprägten Blutungen unter Cumarin-Ther. primäre Substitution von Frischplasma bzw. Faktoren-Konzentrat zur Quick-Anhebung erforderlich, da alleinige Vitamin K-Gabe erst nach Tagen zur Normalisierung der Gerinnungsparameter führt.
– Ein Quick-Abfall bei schwerkranken Intensivpatienten oder Patienten mit ausgeprägtem Leberparenchymschaden beruht auf einer Synthesestörung der Leber und läßt sich in der Regel nicht durch Vitamin K-Gabe beeinflussen.
– MM- Lösung besser i.v.-verträglich, daher unverdünnt applizierbar
– Nicht bei cholestat. Ikterus, Vorsicht bei unklaren Lebererkrankungen.

14

15 Schmerz und Narkose

Martin Lindig

15.1   Grundlagen

15.1.1   Analgesie

Schmerzentstehung

Akuter Schmerz ist wichtigstes Warnsignal auf Reize, die zu Gewebeschädigung
führen. Folge sind lokale und generalisierte Abwehrreaktionen des Organismus
zur Vermeidung weiteren Schadens.

Schmerzempfindung ist Resultat von Zusammenspiel der Schmerzauslösung,
Weiterleitung und zentralnervösen Verarbeitung. Vielfältige Modulationen sind
möglich. Daher haben verschiedene Menschen beim gleichen Schmerzreiz unterschiedliches Schmerzerleben.

Einteilung nach Pathomechanismus der Schmerzauslösung
(nach Zimmermann, 1985)

- ❑ Nozizeptorschmerz: Schmerzrezeptoren werden durch freigesetzte Entzün-
  dungsmediatoren (z.B. Prostaglandine, Serotonin, Histamin, Substanz P, Brady-
  kinin) stimuliert. Beispiel: Wundschmerz, Entzündungsschmerz.
- ❑ Neuralgie: Reizung der Schmerznervenfasern in ihrem Verlauf durch mechanische und metabolische Schäden. Beispiel: Nervenkompression, diabet. Neuropathie, Zosterneuralgie.
- ❑ Deafferenzierungsschmerz: Überschießende Erregung von Nervenzellen im
  Rückenmark nach Verlust der sensorischen Zuflüsse. Beispiel: Phantom-
  schmerz nach Amputation.
- ❑ Schmerz durch gestörte Sympathikusfunktion: z.B. M. Sudeck.
- ❑ *Psychosomatischer Schmerz:* Körperlicher Ausdruck seelischer Belastung.

Oft liegt eine Kombination dieser Mechanismen vor.

> **Weitere Beeinflussungsfaktoren der Schmerzschwelle**
> – Verstärkte Schmerzen durch Angst, Trauer, Depression, Introversion,
>   soziale Abhängigkeit, Sorgen, Schlaflosigkeit.
> – Verringerte Schmerzen durch Zuwendung, Hoffnung, Verständnis,
>   Beschäftigung.

15

Diagnostik

❏ Vor der symptomatischen Schmerzbekämpfung erst Ausschluß von kausal therapierbaren Ursachen
❏ Deshalb Schmerzanamnese erheben: Lokalisation, Charakter, Intensität, Beginn und zeitlicher Verlauf des Schmerzes, Verschlimmerungs- und Linderungsfaktoren, Begleitsymptome (z.B. Übelkeit, Fieber)
❏ Symptomorientierte körperliche Untersuchung, ggf. zusätzlich Sonografie, Röntgen, Labor u.a.

Aus Sorge um Induktion von Sucht und Abhängigkeit sowie Atemdepression sind viele Pat. analgetisch unterversorgt! Das Risiko, bei Pat. im Krankenhaus durch Opioidgabe eine Sucht zu erzeugen, beträgt < 1%. Atemdepressionen sind bei Pat. mit Schmerzen selten, da der Schmerzreiz das Atemzentrum stimuliert!

Symptomatische Schmerztherapie

Auswahl der Substanzen nach (vermuteter) Pathogenese:
❏ Antipyretische Analgetika (☞ 15.2): geeignet bei Nozizeptorschmerzen durch Hemmung der Zyklooxygenase und damit der Synthese von Schmerzmediatoren. Folge sind Analgesie, Antipyrese und (bei chemisch sauren Substanzen durch Anreicherung im entzündeten Gewebe) antiphlogistische Wirkung. Bei Skelett- und Muskelschmerzen den Opioiden oft zumindest gleichwertig.
❏ Opioidanalgetika (☞ 15.3): Ind. bei intensiveren viszeralen Schmerzen. Wirkung: Besetzung von Opiatrezeptoren im ZNS, aber auch in der Körperperipherie.
❏ Lokalanästhetika (☞ 15.4): Blockade der Schmerzweiterleitung. Anwendbar besonders bei eng umgrenzten schmerzhaften Arealen und pathologisch veränderten Nerven.
❏ Psychopharmaka: zur Schmerzdistanzierung und Erhöhung der Schmerzschwelle: vermehrte Zuwendung zum Pat., ggf. Sedativa und Neuroleptika.

✔ **Analgetisches Stufenschema**

Beginn der Therapie entweder mit der 1. Stufe und bis zur ausreichenden Analgesie steigern, oder gleich auf höherer Stufe einsetzen.

❑ Keine Mischmedikation von Substanzen derselben Wirkgruppe (z.B. keine Kombination mehrerer Opioide miteinander), da sonst Konkurrenz um dasselbe Wirkprinzip.

❑ Analgetika bei postoperativen Wundschmerzen wegen des unterschiedlichen Schmerzempfindens individuell nach Verlangen des Patienten dosieren.

15

1. Stufe	Bedarfsmedikation mit Prostaglandinsynthesehemmern, z.B. – *Paracetamol:* bis zu 4 x tägl. je 1-2 Supp. oder je 25ml Saft oder je 1-2 Tabl. oder Kaps. (= je 1g). Paracetamol ist analgetisch, antipyretisch, aber nicht antiphlogistisch wirksam. Einziges Analgetikum, das während Schwangerschaft und Stillzeit unbedenklich ist. Bei Überdosierung Leberschädigung. Insgesamt schwächstes Analgetikum. – *Ibuprofen:* bis zu 4 x tägl. je 1 Supp. oder je 1-2 Tabl oder je 1 Amp. i.m. (= je 0,2-0,4 g). Analgetisch, antipyretisch, antiphlogistisch. Bei gleicher Wirksamkeit magenverträglicher als ASS. Gut wirksam bei Skelett- und Muskelschmerz. – *Metamizol:* bis zu 4 x tägl. je 30-60 Tropfen oder je 1-2 Supp. oder je 1-2 Tabl. oder je 1 Amp. i.m. oder i.v.(= je 0,5-1 g). Geeignet besonders bei viszeralen Schmerzen mit spastischer Komponente.
2. Stufe	Kombination eines Präparates der 1. Stufe mit einem der „schwächeren" Opioide: – *Tramadol:* bis zu 4 x tägl. je 1 Amp. i.m. oder i.v., je 1 Supp. oder je 20-40 Tropfen. (= je 50-100 mg) – *Pethidin:* je 1 Amp. i.m., i.v. oder je 1 Supp. oder je 25 - 50 Tropfen (= je 50-100 mg) bis zu 500 mg tägl. Stärker als Tramadol, weniger spasmogen als Morphin. – *Piritramid:* je 1/2-1 Amp. i.m., i.v. (=7,5-15 mg), bei Bedarf alle 6 h wiederholbar. Vergleichbar mit Pethidin, aber längere Wirkdauer.
3. Stufe	Kombination von einem der Substanzen der 1. Stufe mit einem der „stärkeren" Opioide: – *Morphin* (hydrochloricum): fraktionierte i.v. Gaben von je 2,5 - 5 mg auf 5 ml Aqua dest. verdünnt oder unverdünnt s.c. Obergrenze wird durch auftretende NW bestimmt. – *Buprenorphin:* je 1/2 - 1 Amp. (= 0,15 - 0,3 mg) i.v., alle 6 - 8 h wiederholbar. Länger wirksam als Morphin, aber wegen hoher Rezeptoraffinität nicht mit Naloxon (sondern nur mit Doxapram ☞ 5.6.4) antagonisierbar.

Auf jeder Stufe ist Kombination mit anderen Schmerztherapeutika (z.B. Lokalanästhetikum, Spasmolytikum) möglich.

15.1.2 Sedierung

Indikation

❑ Senkung des Sauerstoffverbrauchs bei Sepsis, akutem Lungenversagen, akuter Herzinsuff.
❑ Unruhezustände bei Tetanus
❑ Langanhaltender Schlafentzug
❑ Unzureichend stabilisierbare Frakturen.

Nebenwirkungen

❑ Verschleierung von Symptomen, z.B. zunehmenden neurologischen Ausfällen durch Hämatombildung bei SHT
❑ Induktion oder Verstärkung einer Atemdepression.

Durchführung

❑ Der sedierte Pat. soll jederzeit erweckbar und orientiert sein, seine Spontanatmung und der Hustenreflex, etwa beim Absaugen, unbeeinträchtigt bleiben.
❑ Bevorzugt wird das kurz wirksame Midazolam wegen seiner Steuerbarkeit und kürzeren HWZ im Vergleich zu Diazepam und Flunitrazepam: z.B.: Initialdosis 0,1 - 0,2 mg/kg Midazolam in 10-20 Min. i.v., Erhaltungsdosis 0,1 - 0,3 mg/kg/h als Infusion, Dosis nach Grad der beabsichtigten Sedierung.
 Antidots: Flumazenil (Anexate ® ☞ 17.4.2). Eine Dauersedierung mit Midazolam kann mit 0,3 mg Flumazenil i.v. innerhalb 1-2 Min. aufgehoben werden. Schnelle Rückverteilung im Blut und rasche hepatische Elimination bedingen eine nur kurze Wirkdauer von Flumazenil (45 - 90 Min.) mit anschließender erneuter Sedierung.

❑ Bei Psychose und Delir bevorzugt Neuroleptika verwenden (bewirken Indifferenz gegen äußere Reize, Reaktionsverlangsamung und Antriebsminderung bei erhaltener Ansprechbarkeit): z.B. mit Promethazin (☞ 7.2.5), Triflupromazin (☞ 8.6.2).

 Fußangeln und Fingerzeige

❑ Keine generelle Sedierung von Intensivpat.
❑ Vor der Indikationsstellung Ausschluß von anders therapierbaren Ursachen des Unruhezustands, z.B. unzureichende Analgesie.
❑ Ängstliche und depressiv verstimmte Pat. zunächst mit vermehrter Zuwendung und Betreuung therapieren. Erst wenn erfolglos, pharmakologische Sedierung.

15.1.3 Narkose auf Intensivstation

Indikationen

Diagnostische und therapeutische Eingriffe (z.B. Bronchoskopie, Tracheotomie) und Intubation zur Beatmung.

Prinzip

☐ Gabe von Injektionsnarkotika (☞ 15.6) zur reversiblen Ausschaltung des Bewußtseins, von intravenösen Opioidanalgetika (☞ 15.3) zur Abschirmung gegen Schmerzreize und, falls erforderlich, Muskelrelaxantien (☞ 15.7) zur vorübergehenden Erschlaffung der Muskulatur.

☐ Aufrechterhaltung der Narkose entweder durch Repetitionsgaben der Substanzen und/oder Kombination mit Inhalationsnarkotika (z.B. Halothan, Enfluran, Isofluran) und dem Inhalationsanalgetikum Lachgas. Dabei stets Sauerstoffzufuhr (>30% des Gasgemisches).

Verfahren

☐ *Maskennarkose:* Patient atmet spontan, wird assistiert oder kontrolliert über Maske beatmet. Keine Muskelrelaxation. Gefahr der Aspiration und Atemwegsverlegung.

☐ *Intubationsnarkose:* Pat. wird orotracheal, nasotracheal oder via Trachealkanüle assistiert oder kontrolliert beatmet ☞ 2.6.

☐ *„Ataranalgesie",* Analgosedierung mit Ketamin und Benzodiazepin (☞ 15.5.5). Pat. atmet spontan, erhält über Nasensonde oder Maske zusätzlich Sauerstoff.

15.1.4 Muskelrelaxation auf der Intensivstation

Indikation

☐ Ruhigstellung des Pat. in schwierigen Phasen der Respiratortherapie (☞ 2.6): v.a. bei Gegenatmen des Pat.: Reduktion des Sauerstoffbedarfs des beatmeten Pat. durch Aufhebung der Muskelaktivität, nachdem andere kausal orientierte Maßnahmen nicht zum Ziel geführt haben

☐ Erleichterung der endotrachealen Intubation.

Nebenwirkungen

☐ Eigenatmung kann bei akzidenteller Diskonnektion nicht einsetzen
☐ Durch Induktion einer Inaktivitätsatrophie der Atemmuskulatur wird das „weaning" verzögert und erschwert
☐ Die Ausschaltung des Muskeltonus fördert katabole Stoffwechsellage des Pat.
☐ Die Blockade des Hustenreflexes bewirkt eine Sekretanreicherung im Tracheobronchialraum und schränkt so den Gasaustausch ein
☐ Die Motorik des Magen-Darm-Traktes wird gehemmt und eine Darmatonie begünstigt: Gefahr eines paralyt. Ileus.
☐ Muskelrelaxierte Pat. entwickeln eher Dekubitalgeschwüre und Thrombosen.

 Fußangeln und Fingerzeige

☐ *Cave:* keine generelle Relaxation vor Intubation. Maskenbeatmung muß beherrscht werden, um Pat. auch bei erfolgloser Intubation weiter oxygenieren zu können!
☐ Relaxation nur nach Sedierung des Pat.!

15.2 Antipyretische Analgetika

15.2.1 Übersicht

Wirkmodus

Analgetische, antipyretische und (teilweise) antiphlogistische Wirkung durch Hemmung der Zyklooxygenase und damit der Prostaglandinbiosynthese. Wirkungen und Nebenwirkungen der chemisch heterogenen Gruppe sind somit ähnlich. Periphere und zentrale Wirksamkeit. Der antipyretische Effekt ist Folge der Beeinflussung des Hypothalamus. Die sauren Analgetika reichern sich selektiv in entzündetem Gewebe an und bewirken einen antiphlogistischen Effekt, während nicht-saure Analgetika kaum antiphlogistisch wirken.

Nebenwirkungen

GIT: Blutungen und Ulzera, Thrombozytenaggregationshemmung, Verschlechterung der Nierendurchblutung, Bronchialobstruktion, Wehenhemmung, intrauteriner Verschluß des Ductus Botalli bei Einnahme im letzten Trimenon.

15.2.2 Paracetamol

®   z.B. ben-u-ron:
1 Supp. = 1,0 g (auch 0,5 g; 0,25 g; 0,125 g);
100 ml Saft = 4,0 g (1 Teelöffel = 5 ml = 0,2 g);
1 Tabl. = 0,5 g;
1 Kaps. = 0,5 g.

WM   Hemmung der Prostaglandinsynthese führt zu analgetischem und antipyretischem Effekt. Keine selektive Anreicherung in entzündlichem Gewebe; daher nur geringe antiphlogistische Wirkung.
Pharmakokinetik: Wirkeintritt nach 30 - 60 Min.; Fiebersenkung nach 2 h. Wirkdauer: 2 - 4 h; bei höheren Dosierungen länger. Schnelle Resorption aus dem Dünndarm, rektal verzögert. Passiert schnell die Blut-Hirn-Schranke, Plasmaproteinbindung nur 5%, Metabolisierung in Leber und Niere, renale Elimination.

– Akute und chron. Schmerzzustände (analgetische Wirkung)
– Fieber infektiös-enzündlicher Ursache (antipyretischer Effekt).

Einzeldosis: 0,5 - 1,0 g; *Max. Tagesdosis:* 4,0 g.

JW   – Analgetika-Intoleranz (Urtikaria, Ödem), bisweilen Kreuzintoleranz mit Salizylaten; Allergie (selten), Leberfunktionsstörungen (bis zur Nekrose) bei Überdosierungen, selten GIT-Beschwerden.

KI
- Schwere Leberfunktionsstörungen (cave bei Alkoholabusus)
- *Cave:* vorsichtige Dosierung bei Niereninsuff.
- Glukose-6-Phosphatdehydrogenasemangel (selten).

⟺
- Alkohol (erhöhte Hepato- und Nephrotoxizität)
- Orale Antikoagulantien (verstärkte Antikoagulantienwirkung)
- Atropin (verzögerter Paracetamol-Wirkeintritt)
- Chloramphenicol (HWZ von Chloramphenicol verfünffacht)
- Metoclopramid (erhöhte Resorptionsgeschw. von Paracetamol)
- Phenobarbital (verstärkte Bildung von Methämoglobin-bildenden Paracetamol-Metaboliten)
- Salizylamid (erhöhte Toxizität von Paracetamol aufgrund geringerer Konjugation)
- Leberenzyminduzierende Medikamente wie Antiepileptika, Rifampicin, Barbiturate (erhöhte Hepatotoxizität von Paracetamol)

X
- Keine Hemmung der Thrombozytenaggregation, keine Blutungsneigung durch Paraectamol. (In der Schwangerschaft geeignet).
- Geringere GIT-Beschwerden als bei sauren Analgetika.
- Keine Auslösung von Bronchialobstruktion. Daher auch bei Asthma bronchiale einsetzbar.
- Schwaches Analgetikum.

15

15.2.3 Azetylsalizylsäure

®
z.B. Aspisol: 1 Inj.-Fl. = 0,5 g in 5 ml H_2O langsam i.v., auch i.m.;
Aspirin: 1 Tabl. = 0,5 g, 0,3 g, 0,1 g;
Colfarit: 1 Tabl. = 0,5 g (mikroverkapselt).

WM
Prostaglandinsynthesehemmung: analgetische, antipyretische Wirkung. Selektive Anreicherung in entzündetem Gewebe: antiphlogistische Wirkung. Blockade der Thromboxan A_2-Synthese der Thrombozyten: Thrombozytenaggregationshemmung.
Pharmakokinetik: Wirkeintritt: orale Gabe: 20-30 Min.
Wirkdauer: orale Gabe: dosisabhängig, bei einmaliger Gabe 3-4 h.
Hohe reversible Plasmaproteinbindung, passiert Blut/Hirn-Schranke und Plazenta, gelangt in die Muttermilch. Elimination nach kapazitätsbegrenzter, weil enzymabhängiger Deazetylierung durch Leber und Niere. Alkalischer Urin fördert die Ausscheidung von unverändertem Salizylat.

✎
- Akute und chron. Schmerzzustände (analgetische Wirkung)
- Perikarditis epistenocardica
- Fieber infektiös-entzündlicher Ursache (antipyretische Wirkung)
- Akute und chron. Entzündungen, bes. rheumatische Erkrankungen (antiphlogistische Wirkung)
- Prophylaxe zerebraler Durchblutungsstörungen und nach Myokardinfarkt (Thrombozytenaggregationshemmung).

> *Analgesie und Antipyrese:*
> Einzeldosis: 0,5 - 1,0 g (p.o.; i.m.; i.v.)
> Max. Tagesdosis: 3,0 - 5,0 g (p.o.; i.m.; i.v.)
> *Antiphlogistische Wirkung:*
> Einzeldosis: 0,5 - 1,0 g
> Max. Tagesdosis: 5,0 - 6,0 g
> *Thrombozytenaggregationshemmung:*
> Einzeldosis: 0,1 - 0,5 g
> Max. Tagesdosis: 0,5 g.

NW   Bei *analgetisch/antipyretischen* Dosierungen:
– GIT: häufig erosive Gastritis
– Ulkuserstmanifestationen und -rezidive (selten)
– Harnsäure ↑, Krea ↑, Blutungszeit ↑
– Analgetika-Intoleranz (häufig bei Asthmatikern) und -Allergie (selten)
Bei *antiphlogistischen* Dosierungen:
– Zusätzlich ZNS-Störungen (Ohrensausen, Benommenheit)
Bei *toxischen* Dosierungen:
– Respir. Alkalose durch Stimulation des Atemzentrums, metabolische Azidose, Schwitzen, Verwirrtheitszustände.

KI   – Hämorrhagische Diathese
– Ulcus duodeni oder ventriculi
– Antikoagulantienther.
– Salizylat-Überempfindlichkeit
– Obstruktive Lungenerkrankungen
– Schwangerschaft und Stillzeit.

⇔   – Alkohol (erhöhtes Risiko von GIT-Blutung)
– Antazida (verminderte Salizylat-Resorption)
– Sulfonylharnstoffe (Wirkverstärkung der Antidiabetika, Hypoglykämiegefahr)
– Antikoagulantien (vermehrte Blutungsgefahr durch Wirkverstärkung)
– Azetyldigoxin (verminderter Digoxinplasmaspiegel)
– Cimetidin (erhöhte Salizylat-Plasmaspiegel durch erhöhte Resorption)
– Furosemid (erhöhte Salizylat-Toxizität)
– Insulin (verminderter Insulinbedarf)
– Koffein
– Kortikosteroide (erhöhtes Risiko einer GIT-Blutung)
– Methotrexat (erhöhte Methotrexat-Toxizität)
– Penicillin G (verlängerte Penizillin-HWZ)
– Spironolacton (verminderte Wirkung von Spironolacton)
– Sulfonamide (Wirkung der Sulfonamide verstärkt und verkürzt).

15.2.4 Ibuprofen

® z.B. Imbun:
1 Inj.-Fl. = 0,234 g (Ibuprofen-Lysinsalz 0,4 g) i.m. zu lösen in 3 ml Aqua dest.
1 Supp. = 0,293 g (Ibuprofen-Lysinsalz 0,5 g)
1 Tabl. = 0,293 g (Ibuprofen-Lysinsalz 0,5 g), auch 0,8 g (als Retardtabl.)

WM Prostaglandinsynthesehemmung mit analgetischer, antipyretischer und antiphlogistischer Wirkung.
Pharmakokinetik: Wirkdauer: 4-6 h, rasche orale Resorption, kurze HWZ und schnelle Elimination machen Kumulation unwahrscheinlich. Sehr geringe Toxizität, daher Suizidmöglichkeit kaum gegeben. Durch Aufbereitung als Lysinsalz schnellere Resorption und bessere Verträglichkeit.

✎ Akute und chron. Schmerzzustände, bes. mit entzündlicher Komponente bei rheumatischen und nicht-rheumatischen Erkrankungen.

➤ *Oral und rektal:*
Einzeldosis: 0,2 - 0,4 g, Max. Tagesdosis: 0,8 - 1,6 g.
Intramuskulär:
Einzeldosis: 0,4 g Ibuprofen-Lysinat, einmalige Injektion

NW – Gastroduodenale Erosionen, Ulzera
– Kopfschmerzen, Schwindel (selten)
– Aseptische Meningitiden
– Analgetika-Intoleranz und -allergie
– Nieren- und Leberfunktionsstörungen
– Störungen der Hämatopoese (selten).

KI – Gastroduodenale Ulzera
– Überempfindlichkeit gegen Ibuprofen (Kreuzreaktionen mit anderen Analgetika sind möglich)
– Hämorrhagische Diathese
– Schwangerschaft
– Schwere Leber- und Nierenschäden.

⇔ – Alkohol (erhöhte Gefahr von Magenblutungen)
– Orale Antikoagulantien (erhöhte Blutungsgefahr)
– Digoxin (erhöhte Digoxinspiegel)
– Glukokortikoide (erhöhte gastroduodenale Blutungsgefahr)
– Methotrexat (vermehrte Toxizität von Methotrexat)
– Probenezid (verzögerte Ibuprofen-Ausscheidung, verringerte urikosurische Wirkung)
– Spironolacton (verminderte Spironolacton-Wirkung).

✗ Bei vergleichbarer Wirkung zeigt Ibuprofen gegenüber Salizylaten weniger und mildere Nebenwirkungen. Große therapeutische Breite, geringe Toxizität.

15

15.2.5   Diclofenac

®
z.B. Voltaren:
1 Amp. = 3 ml = 75 mg i.m.,
1 Drg. = 25 mg (auch 50 mg; als Retardtabl. 100 mg),
1 Supp. = 50 mg (auch 100 mg).

WM
Prostaglandinsynthesehemmung mit analgetischer, antipyretischer und antiphlogistischer Wirkung.
Pharmakokinetik: Plasmaproteinbindung von 99%. Nach fast vollständiger Metabolisierung in der Leber Elimination über Niere (60%) und Stuhl (40%).

✎
Akute und chron. Schmerzzustände, verbunden mit entzündlichen Prozessen bei rheumatischen Erkrankungen.

➤
> Einzeldosis: 25 - 50 mg; initial 3 x 50 mg;
> Erhaltungsdosis 3 x 25 mg tägl.
> Max. Tagesdosis: 150 mg.

NW
– GIT (häufig): Übelkeit, Erbrechen, gastroduodenale Erosionen
– ZNS: z.B. Kopfschmerzen, Schwindelgefühl (selten)
– Analgetika-Intoleranz (auch Kreuzreaktionen mit anderen Analgetika) mit Fieber, Urtikaria und Asthma
– Na^+- und Wasserretention mit Ödembildung (selten)
– Leber- und Nierenfunktionsstörungen.

KI
– Magen/Darm-Ulzera
– Analgetikaintoleranz
– Schwangerschaft
– Blutbildungsstörungen.

⟺
– Digoxin (erhöhte Digoxinspiegel)
– Lithium (erhöhte Gefahr der Lithium-Intoxikation)

15.2.6   Metamizol (Novaminsulfon)

®
z.B.
– Baralgin M:
    1 Amp. = 5 ml = 2,5 g i.v., i.m.;
    1 Supp. = 0,3 g;
    1 ml Tropfen = 0,5 g (30 Tropfen = 1 ml);
    1 Tabl. = 0,5 g;
– Norgesic N:
    1 Amp. = 1,0 g i.v., i.m.;

        – Novalgin:
         1 Amp. = 2 ml = 1,0 g (auch 5,0 ml = 2,5 g) i.v., i.m.;
         1 Supp. = 1,0 g (auch 0,3 g);
         1 Tabl. = 0,5 g;
         1 ml Tropfen = 0,5 g (30 Tropfen = 1 ml).

WM   – Hemmung der Biosynthese von Prostaglandinen bewirkt analgetischen und antipyretischen Effekt. Als nicht-saure Substanz keine selektive Anreicherung in entzündetem Gewebe, daher kaum antiphlogistische Wirkung
        – Zusätzlich spasmolytischer Effekt.
        – *Pharmakokinetik:* Wirkeintritt: (nach 20 - 40 Min.) rasche orale Resorption, Wirkdauer: 3 - 5 h bei oraler Gabe.

        – Akute und chron. Schmerzzustände, besonders mit spastischer Komponente (analgetisch-spasmolytische Wirkung)
        – Fieber, das auf andere Maßnahmen nicht anspricht (antipyretischer Effekt).

> *Oral und rektal:*
>   Einzeldosis: 0, 5 - 1,0 g;
>   Max. Tagesdosis: 4,0 g.
> *Parenteral:*
>   Einzeldosis: 1,0 - 2,5 g (Koliken);
>   Max. Tagesdosis: 4,0 - 5,0 g.

✗   – Überwiegende Metabolisierung in der Leber.
        – Geringe Plasmaproteinbindung.

NW   – Analgetika-Intoleranz (auch Kreuz-Hypersensitivität mit Salizylaten) mit Fieber, Urtikaria und Atemwegsobstruktion; seltener echte Pyrazolon-Allergie
        – Anaphylaktischer Schock und (bei zu schneller i.v. Injektion) toxischer Schock (Auftreten während der Injektion und bis zu 1 h später, cave bei Einzeldosierungen > 1,0 g!)
        – Agranulozytose mit Fieber, Schüttelfrost, Halsschmerzen, Schluckbeschwerden, nekrotisierenden Entzündungen im Bereich der Körpereintrittspforten (Auftreten 1: 100 000, hohe Letalität)
        – GIT: Übelkeit, Erbrechen (selten und leicht).

KI   – Pyrazol-Überempfindlichkeit
        – Hepatische Porphyrie
        – Glukose-6-Phosphatdehydrogenasemangel (selten)
        – Schwangerschaft im 1. Trimenon und in den letzten 6 Wo. (Störung der Hämatopoese, Gefahr des vorzeitigen Verschlusses des Ductus Botalli).

⇔   Chlorpromazin (erhöhte Hypotonie-Gefahr)

✗   – Keine Interaktionen mit Alkohol oder Antikoagulantien bekannt
        – Rotfärbung des Urins möglich durch Metamizolmetaboliten Rubazonsäure: kein Krankheitswert.

15.3 Opioidanalgetika

15.3.1 Übersicht

Wirkmodus

Opioide sind Substanzen, die die verschiedenen peripher und zentral lokalisierten Opioidrezeptoren besetzen und aktivieren können. Unterteilung in reine Agonisten (auch: morphinartige Analgetika, z.B. Pethidin, Piritramid, Fentanyl), Analgetika mit gemischter agonistisch-antagonistischer Wirkung (z.B. Pentazocin, Tilidin) und Partialagonisten (z.B. Buprenorphin, Tramadol). Mit dem reinen Antagonisten Naloxon lassen sich die Effekte sämtlicher Opioidanalgetika aufheben (Ausnahme: Buprenorphin).

Pharmakokinetik: Wirkeintritt: innerhalb von 2-3 Min., Wirkdauer: dosisabhängig 1-4 h.

Indikation

❏ Starke und sehr starke Schmerzen mit rasch sich zurückbildender Ursache (z.B. Myokardinfarkt, Postop. Wundschmerz)
❏ Tumorschmerzen
❏ Schmerzen, die nicht ausreichend mit antipyretischen Analgetika allein behandelt werden können.

Wirkungen und Nebenwirkungen

❏ *zentral:* Analgesie, Sedierung, antitussive Wirkung, Atemdepression, Miosis, Übelkeit und Erbrechen, Senkung des zentralen Sympathotonus, Steigerung des Liquordrucks (durch Hypoventilation).
❏ *peripher:* Spasmogene Wirkung auf die glatte Muskulatur des GIT und der ableitenden Harnwege (verzögerte Magenentleerung, spastische Obstipation, Harnverhalt, Sekretstau in Galle- und Pankreaswegen). Histaminfreisetzung bes. bei Morphin mit Bronchospasmus und Vasodilatation.
Bei Pentazocin zusätzlich Dysphorie (z.B. Angst, Alpträume, Halluzinationen), Steigerung des Sympathotonus mit Erhöhung des Pulmonalarteriendrucks.

Kontraindikation

❏ Hirnödem, SHT (intrakranieller Druckanstieg). Ausnahme: nach kontrollierter Beatmung und Hyperventilation.
❏ Ateminsuff. (zentrale Atemdepression)
❏ Asthma bronchiale (Bronchospasmus)
❏ Akute Pankreatitis (Sekretstau)
❏ Colitis ulcerosa (Perforationsgefahr)

Besondere Vorsicht bei:
❏ Gallengangskolik, Postcholecystektomiesyndrom (spasmogene Wirkung)
❏ Hypovolämie, Antihypertensiva (verstärkte Blutdrucksenkung)
❏ Cor pulmonale (Atemdepression)

❏ Leberfunktionsstörung (Kumulationsgefahr)
❏ Myxödem (vermehrte Empfindlichkeit des Organismus)
❏ M. Addison (erhöhte Sensibilität)
❏ Schwangerschaft, Geburt und Stillzeit: Plazenta- und muttermilchgängige
   Opioidanalgetika können beim ungeborenen und neugeborenen Kind zu
   Atemdepression führen: bei Schwangerschaft am ehesten Pethidin 75-100 mg
   i.m. oder Pentazocin 30 mg i.m.

Toleranz und Abhängigkeit:
❏ Die Toleranzentwicklung für die analgetische, atemdepressorische und euphorisierende Wirkung verläuft etwa gleich schnell, diejenige für spasmogene Wirkungen allerdings viel langsamer. Deshalb sind Obstipation und Miktionsstörungen bei längerer Anwendung dominierende NW.
❏ Risiko einer Abhängigkeitsentwicklung von Opioiden < 1% bei stationären Pat. mit Schmerzen.
❏ Koma, Miosis, Atemdepression sind Hauptsymptome (☞ 17.3.9).

Antidot
❏ Naloxon: (z.B. Narcanti®) 1 Amp. à 1 ml = 0,4 mg s.c.; i.m.; i.v.
❏ *Cave:* Rebound-Effekt nach Ablauf der Naloxon-Wirkdauer
❏ Dosierung nach Wirkung; Titrationsdosen von 0,4-2,0 mg i.v. alle 2-3 Min. bis etwa 10 mg Gesamtdosis.

15

15.3.2 Tramadol

® | z.B. Tramal:
1 Amp. à 1 ml = 50 mg (auch à 2 ml = 100 mg) langsam i.v.; i.m.; s.c.
1 Supp. = 100 mg,
0,5 ml Tropfen = 20 Tropfen = 50 mg,
1 Kaps. = 50 mg.

WM Opioidanalgetikum, Opiat-Partialagonist mit geringem antagonistischem Effekt.
Pharmakokinetik: Wirkeintritt: 5 - 10 Min. (Tropfen), Wirkdauer: 3 - 5 h, Verlängerung der HWZ bei Niereninsuff. → größere Applikationsintervalle

✎ Starke und sehr starke akute und chron. Schmerzzustände.

➤ | Einzeldosis: 50 - 100 mg p.o.; rektal; s.c.; i.m.; i.v.
Max. Tagesdosis: 400 mg p.o.; rektal; s.c.; i.m.; i.v.

NW ZNS: Schwindel, Benommenheit (Häufigkeit ca. 7%), Übelkeit und Erbrechen (ca. 7%), Mundtrockenheit, Schwitzen (ca. 3%), Sedierung (ca. 3%). Bei KHK geringe negativ inotrope Wirkung und Senkung des Pulmonalarteriendrucks, keine Kreislaufeffekte beim Gesunden. Fehlende oder nur sehr geringe Atemdepression.

KI   – Überempfindlichkeit gegen Tramadol
          – Akute Alkohol-, Schlafmittel-, Analgetika-, Psychopharmakaintox.
          – In der Schwangerschaft und Stillzeit strenge Indikationsstellung.

⟺   – ZNS-dämpfende Medikamente wie z.B. Barbiturate (Wirkungsver-
            stärkung)
          – MAO-Hemmer (Wirkungsverstärkung der MAO-Hemmer).

✗   – Tramadol Tropfen enthalten 20 Vol.% Äthanol
          – Bei oraler Gabe sind ca. 50 - 100 mg, bei parenteraler Anwendung
            ca. 50 mg Tramadol etwa 10 mg Morphin analgetisch äquivalent.

15.3.3 Tilidin

®   z.B. Valoron N:
         0,72 ml Lsg. = 20 Tropfen = 50 mg Tilidin + 4 mg Naloxon p.o.
         1 Kaps. = 50 mg Tilidin + 4 mg Naloxon.

WM   Opioidanalgetikum in fixer Kombination mit Opiatantagonisten.
         Pharmakokinetik: Wirkeintritt: 5 - 15 Min. (Lösung), 15 - 20 Min.
         (Kps.). Wirkdauer: 3 - 5 h. Elimination nach Glukuronidierung zu
         90% über die Niere. HWZ von Naloxon ist kürzer als von Tilidin.

✎   Starke und sehr starke akute und chron. Schmerzzustände.

➤ | Einzeldosis: 50 - 100 mg, Max. Tagesdosis: 400 mg. |

NW   Benommenheit, Schwindel, Übelkeit, Erbrechen, Geringere Dämp-
         fung von Hustenreflex und Atemaktivität als bei Morphin, Obstipa-
         tion.

KI   – Überempfindlichkeit gegenüber Tilidin oder Naloxon
          – In der Schwangerschaft und Stillzeit nur bei strenger Indikations-
            stellung.

⟺   – ZNS-dämpfende Pharmaka (Wirkungsverstärkung)
          – Alkohol (verstärkte Alkoholwirkung).

✗   – Lösung enthält 11,9 Vol% Äthanol!
          – Dosisreduktion bei Niereninsuff.
          – Etwa 50 mg Tilidin entsprechen der analgetischen Wirkungsstärke
            von 10 mg Morphin.
          – Der Antagonist Naloxon wird bei der ersten Leberpassage durch
            Metabolisierung größtenteils unwirksam, erst bei sehr hohen ora-
            len Dosen oder parenteraler Gabe wird die analgetische Tilidinwir-
            kung beeinträchtigt.
          – Bei Opiatabhängigen können Entzugssymptome hervorgerufen
            werden.

15.3.4 Pethidin (Meperidin)

(unterliegt der BtMVV)

® z.B. Dolantin:
1 Amp. = 1 ml = 50 mg (auch 2 ml = 100 mg) s.c.; i.m.; i.v.
1 Supp. = 100 mg,
1 ml Tropfen = 25 Tropfen = 50 mg.

WM Reiner Opiatagonist.
Pharmakokinetik: Wirkeintritt: nach s.c. Gabe nach 10 Min., nach p.o.
Applikation nach 15 Min., Wirkdauer: 2 - 4 h. Bessere orale Wirksamkeit als Morphin. Bei Niereninsuff. Gefahr der Kumulation des
krampfauslösenden Metaboliten Norpethidin mit langer HWZ (24 -
48 h).
Pethidin ist plazentagängig.

✎ – Akute sehr schwere Schmerzzustände: z.B. Myokardinfarkt, akuter
 Glaukomanfall, postoperative Schmerzen
– Unterdrückung von postnarkotischem „shivering", Schüttelfrost
 nach Infusionszwischenfällen, Kältezittern.

15 ➤
> *– Einzeldosis:*
> *p.o.; s.c.; i.m.:* 25 - 150 mg;
> *i.v.:* 25 - 100 mg langsam injizieren (0,5 - 2 ml in 1 - 2 Min.),
> alle 3 - 4 h wiederholbar.
> *– Max. Tagesdosis:* 500 mg.

NW – In äquipotenten Dosen dem Morphin vergleichbare Atemdepres-
 sion
– Nur geringe antitussive Wirkung (eignet sich daher schlecht bei
 Bronchoskopien)
– Hypotonie bes. bei zu rascher i.v. Applikation
– Geringere spasmogene Wirkung als Morphin
– Stärkere Sedierung und Euphorie als bei Morphin
– Nur geringe Beeinflussung der Kontraktilität des Uterus
– Übelkeit und Erbrechen (häufig)
– Tachykardie
– Obstipation
– Miktionsbeschwerden.

KI – Überempfindlichkeit gegen Pethidin
– Akute hepatische Porphyrie
– In der Schwangerschaft und Stillzeit nur bei strenger Indikations-
 stellung.
– MAO-Hemmer (maligne Hyperpyrexie, Agitation, Delir, Koma)

⇔ – Alkohol (verstärkte ZNS-dämpfende Wirkung)
– Antazida (verstärkte Pethidinwirkung)
– Anticholinergika wie Atropin (verstärkte anticholinerge Wirkung)
– Trizyklische Antidepressiva (verstärkte ZNS-dämpfende Wirkung)

- Barbiturate (verstärkte Pethidin-Toxizität)
- Isoniazid (verstärkte Pethidin- und anticholinerge Wirkung)
- Orale Antikonzeptiva (verstärkte Pethidinwirkung)
- Glukokortikoide (bei Langzeitther. erhöhter Augeninnendruck)
- Neostigmin (verstärkte und verlängerte Analgesie)
- Nitrate (hypotensive Pethidinwirkung verstärkt)
- ZNS-dämpfende Pharmaka (verstärkte ZNS-Dämpfung)

✗
- Etwa 75 - 100 mg Pethidin sind 10 mg Morphin analgetisch äquipotent
- Pethidin ist eines der ältesten synthetischen morphinartigen Analgetika und weltweit neben Morphin am häufigsten eingesetzt.
- Während der Schwangerschaft und Stillzeit das am besten geeignete Opioid.

15.3.5 Piritramid

(unterliegt der BtMVV)

®
z.B. Dipidolor:
1 Amp. = 2 ml = 22 mg Piritramid-Salz = 15 mg Piritramid i.m.; i.v.

WM
Reiner Opiatagonist.
Pharmakokinetik: Wirkdauer: 6-8 h, Wirkeintritt: i.m. nach etwa 15 Min., i.v. nach etwa 5 Min.

✎
Starke und sehr starke akute und chronische Schmerzen.

➤
> Einzeldosis:
> *i.m.:* 15 - 30 mg,
> *i.v.:* 7,5 - 22,5 mg (Richtdosis 0,1 - 0,3 mg/kg),
> bei Bedarf alle 6 h wiederholbar.

NW
- Atemdepression in äquianalgetischer Dosis dem Morphin vergleichbar
- Stärkere Sedierung als Morphin
- Im Vergleich zu Morphin kaum Übelkeit und Erbrechen
- Sehr geringe kardiovaskuläre NW (Bradykardie)
- Bronchospasmus
- Harnverhalt.

KI
- Überempfindlichkeit gegen Piritramid (selten)
- Akute hepatische Porphyrie
- In der Schwangerschaft und Stillzeit, strenge Indikationsstellung.

⬌
ZNS-dämpfende Pharmaka und Alkohol (verstärkte ZNS-Dämpfung).

✗
- Etwa 15 mg Piritramid sind 10 mg Morphin analgetisch äquipotent
- Kaum euphorisierende Wirkung.

15.3.6 Pentazocin

(unterliegt der BtMVV)

®   z.B. Fortral: 1 Amp. = 1 ml = 30 mg i.m.; i.v., 1 Supp. = 50 mg, 1 Tabl. = 25 mg, 1 Kaps. = 50 mg.

WM   Opioidanalgetikum, gemischter Agonist-Antagonist.
Pharmakokinetik: Wirkdauer: 2-4 h. Gute enterale und parenterale Resorption, aber die orale Bioverfügbarkeit beträgt nur etwa 20% wegen des ausgeprägten „first-pass"-Effekts in der Leber. Daher bei Leberzirrhose Steigerung der Bioverfügbarkeit bis auf etwa 70% und Verlängerung der HWZ auf 7-12 h. Schwankender Metabolismus erklärt die unterschiedlich ausgeprägten analgetischen Effekte. Kumulationsgefahr bei Leber- und Niereninsuff.

✎   Starke und sehr starke akute und chron. Schmerzen

➤   *p.o., rektal:* 25 - 50 mg, alle 3 - 4 h wiederholbar (Einzeldosis)
i.m., i.v.: 30 mg, alle 3 - 4 h wiederholbar (Einzeldosis)
Max. Tagesdosis (parenterale Applikation): 360 mg

NW
- Atemdepression eher als bei Morphin
- Dysphorien (z.B. Angst, Alpträume, Halluzinationen) schon bei ther. Dosierung in 10 - 20% der Pat., bes. bei alten Pat.
- Zunahme des Tonus am Sphincter Oddi und des Gallenganginnendrucks
- Durch Plasmaspiegelerhöhung von Katecholaminen Zunahme von RR, Herzfrequenz, enddiastolischem Füllungsdruck und Pulmonalarteriendruck. Abnahme des renalen Plasmaflusses bei gleichbleibender glomerulärer Filtrationsrate
- GIT-Symptome wie bei Morphin, Schwitzen, Schwindel, Benommenheit, Harnverhalt, verzögerte Magenentleerung
- Toleranzentwicklung, physische und psychische Abhängigkeit bei hoher Dosis über längere Zeit
- Grand-mal-Anfälle bei Dosis > 60 - 200 mg auslösbar.

KI   Überempfindlichkeit gegen Pentazocin, erhöhter intrakranieller Druck, Kopfverletzungen, Krampfzustände, ZNS-Tumor, Myokardinfarkt. In der Schwangerschaft und Stillzeit strenge Indikationsstellung.

⇔
- Rauchen (bei 60% der Stadtbewohner und Rauchern ist eine höhere Pentazocindosis erforderlich)
- ZNS-dämpfende Pharmaka, Alkohol (verstärkte ZNS-Dämpfung)
- MAO-Hemmer (verstärkte ZNS-Dämpfung).

✗
- Etwa 50 mg parenteral appliziertes Pentazocin sind analgetisch 10 mg Morphin äquipotent.
- Bei Pat., die zuvor hohe Opiatdosen erhalten haben, kann die Verabreichung von Pentazocin Entzugserscheinungen auslösen (gemischter Agonist/Antagonist).

15.3.7 Morphin

(unterliegt der BtMVV)

® z.B. Morphium hydrochloricum Amphiolen:
1 Amphiole à 1 ml = 10 mg Morphin (auch 1 ml = 20 mg Morphin)
s.c.; i.v.
MST 10/ -30/ -60/ -100 Mundipharma:
1 Retardtabl. = 10 mg/ 30 mg/ 60 mg/ 100 mg Morphinsulfat

WM Reiner Opiatagonist.
Pharmakokinetik: Wirkdauer: p.o. Retardtabl. 8 - 12 h; s.c. Gabe 4-5
h. Aufgrund des ausgeprägten „first-pass"-Effektes ist die Bioverfügbarkeit von oralem Morphin variabel zwischen 20 - 50%, bei eingeschränkter Leberfunktion jedoch höher. Elimination zu 90% renal.
Daher Dosisreduktion bei Niereninsuff. erforderlich.

✎ – Stärkste Schmerzzustände
– Lungenstauung infolge akuter Linksherzinsuff.

➤

> – Einzeldosis:
> *p.o. und s.c.:* 10 - 30 mg, je nach Beschwerdebild auch höher.
> *i.v.:* langsam und verdünnt je 2,5 - 5 mg in 5 ml Aqua ad inject.
> Vorteil der fraktionierten i.v. Gabe: Nach Absetzen der
> Medikation rascheres Sinken der Blutspiegel und Abklingen der
> Atemdepression als bei s.c. Anwendung.
> *Perfusor:* 10 Amp. à 10 mg = 100 mg auf 50 ml NaCl → 1-4 ml/h
> (ggf. höher)
> – Max. Tagesdosis:
> 100 mg, je nach Beschwerden auch höher. Im Gegensatz zu
> Buprenorphin (Temgesic®) kein ceiling-Effekt, d.h. mit steigen-
> der Dosierung verstärkt sich auch die Wirkung ohne Obergrenze.

NW – Atemdepression (abhängig von der Anflutungsgeschwindigkeit)
– Übelkeit und Erbrechen
– Miosis
– RR-Abfall (peripheres venöses *pooling*)
– Obstipation, Ileus, Harnverhalt
– Bronchospasmus bei Asthmatikern
– Druckerhöhung in den Gallenwegen (Koliken)
– Entwicklung einer Abhängigkeit (selten).

KI – Überempfindlichkeit gegen Morphine
– Akute hepatische Porphyrie
– Schwangerschaft und Stillzeit (nur bei strenger Indikationsstel-
lung).

⇔ – Alkohol und ZNS-dämpfende Pharmaka (verstärkte Dämpfung)
– Cumarin-Antikoagulantien (verstärkte Blutungsneigung)
– Diuretika (verstärkte orthostatische Hypotonie, verringerte Di-
urese)

- Isoniazid (verstärkte Morphinwirkung)
- MAO-Hemmer (Wirkverstärkung von Morphin)
- Neostigmin (Wirkverstärkung von Morphin).

✗
- Morphin ist Referenzsubstanz aller Opioide bezüglich Wirkstärke und -profil.
- Bei akuter Lungenstauung sinnvoll, da Morphin den Lungenkreislauf durch peripher-venöses *pooling* entlastet, und das Gefühl der Atemnot dämpft.

15.3.8 Fentanyl

(unterliegt der BtMVV)

®
z.B. Fentanyl
1 Amp. = 2 ml = 0,157 mg Fentanyl-dihydrogencitrat (= 0,1 mg Fentanyl); 10 ml = 0,785 mg Fentanyl-dihydrogencitrat (= 0,5 mg Fentanyl)

WM
Opioidanalgetikum, reiner Agonist.
Pharmakokinetik: Wirkeintritt: nach 5 Sek., Wirkdauer: bei einmaliger Gabe 20 - 30 Min., bedingt durch Umverteilung aus gut durchblutetem (Gehirn) in weniger gut durchblutetes Gewebe (Fett, Muskulatur). Bei Repetitionsgaben längere Wirkdauer durch Kumulation und begrenzte Metabolisierungsgeschwindigkeit der Leber.

✎
- Stärkste Schmerzzustände, z.B. Myokardinfarkt
- Analgesie bei Beatmungspat., intravenösen und balancierten Anästhesieverfahren.

➤
| *i.v.:* Je nach Schmerzintensität; beginnend mit 0,05 - 0,1 mg |

NW
- Atemdepression
- RR-Abfall, Bradykardie (*cave* Hinterwandinfarkt)
- Bronchospasmus
- Obstipation, Harnverhalten
- Übelkeit, Erbrechen
- Miosis.

KI
Schwangerschaft und Stillzeit (plazentagängiges Medikament).

⇔
ZNS-dämpfende Pharmaka (Wirkverstärkung).

✗
- Sehr starkes Analgetikum; ca. 0,05 - 0,1 mg Fentanyl entsprechen einer äquianalgetischen Morphindosis von 10 mg.
- Dosisabhängiger Rebound-Effekt: Erneut auftretende Atemdepression noch Stunden nach letzter Fentanylapplikation möglich.

15.3.9 Buprenorphin

® *(unterliegt der BtMVV)*

z.B. Temgesic, 1 Amp. à 1 ml = 0,324 mg Buprenorphin-HCl (= 0,3 mg Buprenorphin) i.m.; i.v.
1 Tabl. = 0,216 mg Buprenorphin-HCl (= 0,2 mg Buprenorphin) sublingual

WM Opioidanalgetikum, Partial-Agonist
Pharmakokinetik: Wirkeintritt: nach etwa 30 Min. (sublingual), 20-30 Min. (i.m.), 10 - 15 Min. (i.v.), Wirkdauer: 8 - 10 h; i.m. i.v. = 5 - 6 h.
– Andere Opioide sind bei der Konkurrenz um den Rezeptor unterlegen und können nicht wirksam werden.
– Ausgeprägter „first-pass"-Effekt bei p.o. Gabe, Bioverfügbarkeit 20%. Daher sublinguale Applikation mit Bioverfügbarkeit von ca. 60% sinnvoll.
– Elimination renal nach Metabolisierung in der Leber und unverändert durch Faeces.

✎ – Stärkste akute und chron. Schmerzzustände.

➤
> – Einzeldosis:
> *sublingual:* 0,2 - 0,4 mg, alle 6 - 8 h wiederholbar
> – *i.m.,i.v.:* 0,15 - 0,3 mg, alle 6 - 8 h wiederholbar
> – *Max. Tagesdosis: sublingual:* 1,6 mg; *parenteral:* 1,2 mg.
> – Höhere Dosierungen führen nicht zu weiterer Wirkverstärkung (ceiling-Effekt).

NW Sedierung, Schwindel, Benommenheit (Häufigkeit etwa 50 - 70%). Übelkeit und Erbrechen. Spastische Obstipation, Harnverhalt. RR-Abfall, Bradykardie, Senkung des Pulmonalarteriendrucks. Atemdepression.

KI – Überempfindlichkeit gegen Buprenorphin
– Gleichzeitige MAO-Hemmer-Ther.
– Schwangerschaft und Stillzeit

⟺ – ZNS-dämpfende Pharmaka (verstärkte Dämpfung)
– Morphin und andere reine Opiatagonisten (mögliche Wirkminderung durch die Verdrängung vom Rezeptor aufgrund der hohen Affinität von Temgesic)

✗ – Wegen ausgeprägter Rezeptoraffinität nicht mit üblichem Opiatantagonisten Naloxon beeinflußbar, sondern mit zentralem Analeptikum Doxapram (☞ 5.6.4)
– Wegen der langen Wirkdauer treten mögliche Entzugssymptome erst nach ca. 2 Wo.auf.
– Sehr starkes Analgetikum: Bei sublingualer Gabe sind 0,2 - 0,6 mg, bei i.m.-Applikation 0,3 - 0,6 mg Temgesic etwa 10 mg Morphin analgetisch äquivalent.
– Dosisreduktion bei Leberfunktionsstörung.

15.4   Lokalanästhetika

15.4.1   Übersicht

Wirkmodus:

Reversible Blockade der Erregungsleitung in Nervenendigungen, peripheren Nervenfasern oder Spinalnervenwurzeln. Damit Ausschaltung von Sensibilität und (bei höheren Konzentrationen des Lokalanästhetikums) Motorik des innervierten Gebietes distal des Injektionsortes.

Chemische Klassifizierung in zwei Gruppen

❑ Substanzen mit Esterbindung, Aminoester (Procain, Tetracain)
❑ Substanzen mit Amidbindung, Aminoamide (Lidocain, Prilocain, Mepivacain, Bupivacain, Etidocain).
   – Aminoamide sind schneller, intensiver und langanhaltender wirksam, weniger toxisch und nicht allergen im Vergleich zu Aminoestern.
   – Zusatz von Adrenalin (max. Tagesdosis 0,25 mg = 0,25 ml Adrenalin 1: 1000) verlängert die Wirkdauer des Lokalanästhetikums um mehr als 100% durch Vasokonstriktion und Fixation der Substanz am Wirkort.
   – Zusatz von CO_2 verkürzt den Wirkungseintritt und verstärkt die Wirkung.

Nebenwirkungen

❑ Allergische Reaktionen mit Hautrötung, Juckreiz, allergischem Schock.
❑ Intox. durch versehentliche intravasale Injektion, auch durch verlangsamte Elimination und Überschreitung der Maximaldosis, führt innerhalb von 30 Min. zu ZNS-Erregung (Metallgeschmack, Unruhe, Bewußtseinsverlust, Krämpfen) und zentraler und kardiovaskulärer Depression (Atemstillstand, Bradykardie, RR-Abfall, Koma). Ther. mit rascher Volumenzufuhr, Kopftieflagerung, O_2-Gabe, 2,5 - 30 mg Diazepam i.v., Vasopressoren (z.B. Ephedrin 10 - 15 mg i.v.), kardiopulmonale Reanimation. ☞ 3.1.1
❑ Methämoglobinbildung bei Gabe von Prilocain (Xylonest) möglich.

Kontraindikation

❑ Allergie gegen Lokalanästhetika (kommt fast nur bei Aminoestern vor).
❑ Endarteriengebiete (Finger, Zehen, Ohrmuschel, Penis): wegen Gangränegefahr dort kein Zusatz von Adrenalin!
❑ Schwerer art. Hypertonus, Diab. mell., schwere Mitralstenose, pAVK, Hyperthyreose.

Übersicht: Anwendung und Eigenschaften von Lokalanästhetika

[Modifiziert nach: Larsen, Anästhesie, 3. Aufl., Urban & Schwarzenberg, München (1991)]

Substanz	Anwendung und Konzentration [%]		Wirkungseintritt, -dauer*	Max. Einzeldosis (mg)	Rel. Tox.
Lidocain (Xylocain®)	Oberfläche** Infiltration Nervenblock. Peridural Spinal	2-4 0,5-1 1-1,5 1-2 5	rasch, 60-120 Min.	200 o.A.*** 500 m.A.	1
Prilocain (Xylonest®)	Infiltration Nervenblock. Peridural	0,5-1 1 2	relativ rasch, 90-180 Min.	400 o.A. 600 m.A.	0,5
Mepivacain (Meaverin®, Scandicain®)	Infiltration Nervenblock. Peridural Spinal	0,5-1 1-1,5 1,5-2 4	relativ rasch, 90-180 Min.	300 o.A. 500 m.A.	1
Bupivacain (Bupivacain-Woelm®, Carbostesin®)	Infiltration Peridural Spinal Nervenblock.	0,25-0,5 0,25-0,75 0,5 0,25-0,5	langsam, 4-10 h. Niedrige Konz.: kürzer	150	4
Etidocain (Duranest®)	Infiltration Nervenblock. Peridural	0,5 0,5-1 1	rasch, 4-8 h	300	2

*	Die Wirkungsdauer hängt von der jeweiligen Blockadetechnik ab.
**	Oberflächenanästhesie: Wirkung nach 5 Min., Wirkungsdauer bei Lidocain etwa 15-30 Min. Aufgrund der schnellen Resorption wird rasch hoher Plasmaspiegel erreicht!
***	o.A. = ohne Adrenalinzusatz, m.A. = mit Adrenalinzusatz

Beispiel für Umrechnung der Maximaldosis von mg in ml: Bupivacain: max. Einzeldosis 150 mg = 30 ml Bupivacain 0,5% (1% Lösung enthält 1 g Wirksubstanz in 100 ml)

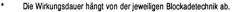

15.5 Injektionsnarkotika

15.5.1 Übersicht

Gemeinsamkeiten der Substanzen

☐ *Wirkmodus:* Dämpfung des ZNS, bes. der Formatio reticularis. Mit steigender Dosierung fließender Übergang zwischen Sedierung - Schlaf -Narkose -Koma.
☐ *Pharmakokinetik:* Die wenige Min. anhaltende Wirkdauer beruht auf Umverteilung der Substanz vom Blut ins ZNS, Lunge, Leber innerhalb von Sek. bis Min. Vor dort ebenso rasches Abfluten und anschließende Anreicherung in Muskel-, dann in Fettgewebe. Ggf. zusätzliche Analgetikagabe (z.B. Fentanyl) erforderlich, da Thiopental, Etomidat und Propofol nicht analgetisch wirksam sind.
☐ *Indikation:* Narkoseeinleitung
Thiopental als häufig eingesetztes Hypnotikum für „Routine"-Pat., Etomidat für kardiovaskuläre + pulmonale Risikopat., Propofol für sehr kurze Narkosen, Ketamin in speziellen Fällen (☞ 15.5.4).

15

15.5.2 Thiopental

®
z.B. Trapanal
1 Amp. = 0,5 (auch 1,0) g Trockensubstanz
1 Durchstechflasche = 2,5 oder 5 g Trockensubstanz
Lösungsmittel: Aqua dest. Üblich ist 2,5% oder 5% Lösung (z.B. 0,5 g Thiopental in 20 ml Lösung)

WM
Pharmakokinetik: Wirkeintritt: nach 20 - 45 Sek. bei i.v.-Gabe, Wirkdauer: 5 - 15 Min., Biotransformation in der Leber (10 - 15%), HWZ 5 - 10 h.
Repetitionsdosen führen zu Kumulation und verlängerter Anästhesiedauer und Aufwachphase.

➤
Einzeldosis zur Narkoseeinleitung 3 - 7 mg/kg (200 - 500 mg) i.v. über 30 Sek. (abhängig von individueller Wirkung)

NW
– Dosisabhängige kardiovaskuläre Depression mit RR-Senkung (daher langsam injizieren), Vasodilatation, Abnahme des Herzzeitvolumens
– Dosisabhängige Atemdepression und Apnoe
– Senkung des intrakraniellen Drucks
– Histaminfreisetzung, Husten, Laryngo- und Bronchospasmus
– Selten Injektionsschmerz durch Reizung der Gefäßwände bei i.v. Gabe.

KI – Thiopental KIAkute intermittierende Porphyrie, da Thiopental die Porphyriesynthese steigert und einen Anfall auslösen kann
– Barbituratallergie, bes. bei Pat. mit Asthma und Urtikaria
– Dekompensierte Herzinsuff., akuter Myokardinfarkt
– Schwerer Leberschaden
– Schock.

⟺ – Als Barbiturat Induktion der mikrosomalen Leberenzyme mit Beschleunigung des Metabolismus von Kortikosteroiden, Phenytoin, Digitoxin, Cumarin
– Hemmung des Metabolismus von trizyklischen Antidepressiva

✗ – Versehentliche intraarterielle Injektion verursacht Gefäßspasmus mit Gefahr der Gangrän der betroffenen Region. Ther.: Verdünnung durch Nachinjektion mit 0,9% NaCl-Lösung; Vasodilatation durch Nachinjektion von 10 ml Lidocain 0,25%
– Paravasale Injektion kann Gewebenekrosen verursachen (stark alkalische Substanz)
– Bei Hirndrucktherapie oder Grand mal-Status bis zu 900 mg/h.

15.5.3 Etomidat

® z.B. Hypnomidate
1 Amp. à 10 ml = 20 mg

WM *Pharmakokinetik:* Wirkeintritt: nach 15 - 20 Sek., Wirkdauer: 2 - 3 Min., länger bei höheren Dosen, Wirkverlust bedingt durch Umverteilung, Abbau durch rasche Metabolisierung in der Leber zu inaktiven Metaboliten und renale Elimination

➤ Einleitungsdosis 0,15 - 0,3 mg/kg (10 - 20 mg) i.v.
Nachinjektionen wirkabhängig bis zu max. 80 mg = 4 Amp.
Höchstdosis

NW – Schmerzen bei der i.v. Injektion. Daher stets vorherige Gabe von 0,05 - 0,1 mg Fentanyl i.v.
– Myoklonien und Dyskinesien. Prophylaxe durch vorangehende Fentanylgabe.
– Kaum kardiozirkulatorische und pulmonale NW
– Dosisabhängige Atemdepression, seltener Apnoe
– Geringe Senkung des intrakraniellen Drucks.

KI Allergie gegen Etomidat (selten)

⟺ Antihypertensiva (verstärkte RR-Senkung möglich)

✗ – Versehentliche i.a. Injektionen sollen keine Schäden hervorrufen.
– Keine Histaminfreisetzung
– Große ther. Breite.

15.5.4 Propofol

®   z.B. Disoprivan, 1 Amp. = 20 ml = 200 mg Propofol, Sojaöl, gereinig-
tes Eiphosphatid (weiße Emulsion)

WM   *Pharmakokinetik:* Wirkeintritt: nach 35-45 Sek. i.v., Wirkdauer:
durchschnittlich 5 Min., Eliminationshalbwertzeit: 70 Min., Wirkende
durch Umverteilung und hepatischen Metabolismus

➤
> – Einzeldosis zur Narkoseeinleitung: 2 - 4 mg/kg (140-280 mg) i.v.
>   Langsam injizieren, Dosis nach individueller Wirkung ausrichten
> – Nachinj. zur Aufrechterhaltung der Narkose je 25-50 mg als Bo-
>   lus oder auch als Infusion möglich: 0,1 - 0,2 mg/kg/Min
>   (6-12 g/kg/h; 400 - 800 mg/h)

NW   – Atemdepression bis zur Apnoe
– Blutdrucksenkung
– Exzitatorische Bewegungen häufiger als bei Thiopental, weniger als
  bei Etomidat
– Keine Histaminfreisetzung
– Keine NNR-Suppression
– Keine Kumulation bei wiederholter Gabe.

⇔   Verstärkung von Antihypertensiva

KI   Dekompensierte kardiopulmonale Erkrankungen

✗   – Neues Hypnotikum, seit 1985 eingeführt
– Sehr rasches Erwachen zu klarem Bewußtsein.

15.5.5 Ketamin

®   z.B. Ketanest
1 Amp. à 5 ml = 50 mg (1% Lösung), auch in 20 ml Inj. Flasche
1 Amp. à 2 ml = 100 mg (5% Lösung), auch in 10 ml Inj. Flasche

WM   – Chemische Verwandtschaft zu Halluzinogenen. Zuerst Depression
des thalamo-neokortikalen, dann des retikulären und limbischen
Systems. Erzeugung einer „dissoziierten Anästhesie": Sinnesreize
scheinen zwar aufgenommen, jedoch nicht bewußt wahrgenommen
zu werden. Pat. verharrt in einer bestimmten, eingenommenen
Körperhaltung entsprechend eines „kataleptischen Zustands", ein-
hergehend mit ausgeprägter Analgesie und Amnesie.
– Reflexe und Spontanatmung bleiben weitgehend erhalten.
– *Pharmakokinetik:* Wirkbeginn: nach etwa 30 Sek. i.v.; nach 5 - 10
Min. i.m., Wirkdauer: 5 - 15 Min. i.v.; 10 - 25 Min. i.m., HWZ:
2,5 - 4 h, Metabolisierung durch Konjugation in der Leber

Einleitung und Aufrechterhaltung einer Narkose bei ausgewählten Indikationen. Wiederholte Kurznarkose z.B. bei Verbrennungs-Pat., unkooperativen Pat. (i.m.-Gabe möglich).

> – Narkoseeinleitung:
>   *i.v.:* 1-2 mg/kg (70-150 mg) langsam (über 1 Min.)
>   *i.m.:* 5-10 mg/kg (350-700 mg)
> – Repetitionsdosen:
>   *jeweils i.v. oder i.m.:* Einzelinjektionen mit der Hälfte
>   der Initialdosis
>   *Perfusor:* 1 - 4 mg/kg/h. 250 mg auf 50 ml NaCl 0,9% mit
>   15-60 ml/h.

NW Sympathikusaktivierung mit RR-Anstieg, Tachykardie, Zunahme des mykokardialen Sauerstoffverbrauchs. Intrakranieller und intraokulärer Druckanstieg. Hypersalivation. Dyskinesien, Muskeltonuserhöhung. Unangenehm bis bedrohlich empfundene Träume, Halluzinationen, Erregungszustände in der Aufwachphase. Bronchodilatatorische Wirkung. Uteruskontrahierende Wirkung. *Bei zu schneller Injektion Atemdepression bis zur Apnoe.*

KI – Manifeste Herzinsuff., KHK, Aorten-, Mitralstenose
– Art. Hypertonie
– Hyperthyreose, Phäochromozytom
– Gesteigerter intrakranieller Druck, SHT, intrakranieller Tumor
– Perforierende Augenverletzung
– Psychiatrische Erkrankungen
– Präeklampsie, Eklampsie

⟺ – RR-Anstieg und Tachykardie kann bei gleichzeitiger Ther. mit Schilddrüsenhormonen verstärkt werden.
– Diazepam verlängert Wirkdauer durch Hemmung des Ketaminabbaus.

✗ – Keine Mononarkose mit Ketamin wg. der psychomimetischen Wirkungen. Stattdessen „Ataranalgesie" (Sedierung und Analgesie) mit Ketamin in Kombination mit Benzodiazepinen, sowie bei erhaltener Spontanatmung O_2-Gabe durch Nasensonde oder Maske
– Große therapeutische Breite
– Keine Organtoxizität
– Passiert die Plazenta.

Beispiel: Prämedikation mit Vagolytikum Atropin zur Dämpfung der Hypersalivation 0,5 mg i.m. oder i.v.
– Flunitrazepam (Rohypnol®) zur Einleitung in individueller Dosierung, z.B. 0,2 mg/20 Sek. i.v. bis die Sprache verschwimmt (mittlere Dosis 0,7 - 1,2 mg i.v.) oder 2,5 - 10 mg Midazolam (Dormicum® i.v.) ☞ 7.4
– Dann Ketamin 35 - 100 mg langsam i.v.
– Ggf. Nachinjektionen nach 10 Min.
– Unter Spontanatmung 2 - 4 l/Min Sauerstoffgabe.
– Ruhiger, abgeschirmter Raum für die Aufwachphase.

15.6   Muskelrelaxantien

15.6.1   Übersicht

Wirkmodus

Hemmung der neuromuskulären Erregungsübertragung, entweder durch Depolarisation an der motorischen Endplatte (depolarisierende Relaxantien wie Succinylcholin) oder kompetitive Blockade der Azetylcholin-Rezeptoren der Endplatte (nicht-depolarisierende Relaxantien wie Pancuronium, Vecuronium).

Anwendung

Zur Intubation Succinylcholin verwenden. Um die dadurch bewirkten Muskelkontraktionen zu mindern, etwa 1 - 2 Min. vorher i.v. Injektion von nicht-depolarisierendem Relaxans, z.B. Pancuronium 1 - 2 mg („Präkurarisieren").

15.6.2   Succinylcholin

15

®   z.B. Lysthenon:
            1 Amp. 1% à 5 ml = 50 mg;
            1 Amp. 2% à 5 ml = 100 mg;
            1 Amp. 5% à 2 ml = 100 mg.

WM   Depolarisierendes Muskelrelaxans
            Pharmakokinetik: Wirkeintritt: nach 30 - 45 Sek. (i.v.); Wirkdauer: etwa 5 Min., Elimination durch plasmatische Pseudocholinesterase.

✎   Kurzfristige Muskelerschlaffung zur Intubation, Bronchoskopie, Elektrokrampfther.

➤ | Einzeldosis zur Intubation: 1 - 1,5 mg/kg i.v. |

NW   – Durch die Stimulation autonomer Ganglien und muskarinartiger postganglionärer Rezeptoren möglicherweise Bradykardie, RR-Abfall, Hypersalivation, gesteigerte Bronchosekretion, Tonusvermehrung im GIT (*Cave:* Hochschwangere, Adipositas permagna, Pat. mit Ileus oder Zwerchfellhernie). Prophylaxe durch Atropingabe oder Präkurarisierung
            – Histaminfreisetzung
            – Hyperkaliämie durch Kaliumverschiebungen nach extrazellulär. (*Cave:* Polytraumatisierte, Verbrennungspat., Niereninsuff. und Pat. mit schweren abdominellen Infektionen, Pat, mit Paraplygie nach Immobilisation
            – Intraokuläre und intrakranielle Drucksteigerung

– Myoglobinämie und -urie wegen Muskelfaserzerstörung (selten –
Ther.: Diuresesteigerung und Alkalisierung des Urins)
– Muskelkater bei jungen Leuten. Daher Präkurarisieren.

KI
– Polytrauma, Verbrennungen
– Neuromuskuläre Störungen wie Myotonie, Poliomyelitis, Apoplex
– Perforierende Augenverletzungen
– Erhöhter intrakranieller Druck
– Hyperkaliämie
– Atypische Cholinesterase: verzögerter Abbau.

⟺ Verstärkung der neuromuskulären Blockade durch Aminoglykoside,
Amphotericin B, Propanidid, Chinin, Thiotepa.

✗
– Succinylcholin kann bei genetisch bedingter atypischer Cholineste-
rase mit Serumcholinesterase® 1 Amp. = 1 ml = 45 mg antagoni-
siert werden. Dosis: 45-180 mg i.v., Wirkeintritt nach etwa 10 Min.
– Nebenwirkungen und langanhaltender „Dual-Block" treten vor al-
lem nach wiederholten Injektionen auf. Darum möglichst keine
Nachinjektionen.
– Nicht plazentagängig.

15.6.3 Pancuronium

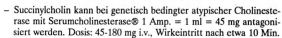

®   z.B. Pancuronium Organon
1 Amp. = 2 ml = 4 mg

WM   Nicht-depolarisierendes Muskelrelaxans.
Pharmakokinetik: Wirkeintritt: nach 3 - 4 Min., bei höheren Dosen
schneller, Wirkdauer: 4 mg Pancuronium initial wirken etwa 45 Min.,
Nachinjektionen, bes. bei Dosen > 0,1 mg/kg, bis zu 120 Min.; Elimination: 50% unverändert renal, 15 - 40% werden in der Leber zu
teilweise ebenfalls wirksamen Metaboliten abgebaut.

✎   Muskelrelaxation zur perioperativen Narkose und Beatmung.

➤
– *Einzeldosis zum Präkurarisieren:*
  0,01 - 0,02 mg/kg (c.a. 0,5 - 1,5 mg) i.v.
– *Zur Intubation (nicht routinemäßig verwendet):*
  0,1 mg/kg i.v.
– *Nach Intubation mit Succinylcholin, initial:*
  0,04 - 0,08 mg/kg (c.a. 3 - 6 mg) i.v.
– *Nachinjektionen:*
  0,008 - 0,02 mg/kg (c.a. 0,5 - 1,5 mg) i.v.

NW   Durch Freisetzung von Noradrenalin und Vagolyse Tachykardie, selten RR-Anstieg

KI   – Allergie, auch gegen Brom (Pancuronium-Bromid)

- Vermutete schwierige Intubationsverhältnisse
- Myasthenia gravis

⇔ – Verstärkung der neuromuskulären Blockade durch: Aminoglykoside, Clindamycin, Chinidin, Ajmalin, Schleifendiuretika (☞ 15.6.4)
- Arrhythmien in Kombination mit trizyklischen Antidepressiva, antagonisierbar mit 0,5 - 1 mg Atropin i.v. + 0,5 - 5 mg Neostigmin i.v.

✗ Kaum plazentagängig (klinisch nicht relevant).

15.6.4 Vecuronium

® z.B. Norcuron
1 Amp. = 4 mg Trockensubstanz
Lösungsmittel: 4 ml NaCl 0,9% oder Aqua dest.

WM Nicht-depolarisierendes Muskelrelaxans.
Pharmakokinetik: Wirkeintritt: nach 1,5-3 Min.; Wirkdauer: 20-30 Min. Überwiegend biliäre Elimination.

✎ Muskelrelaxation zur Intubation, perioperativen Narkose und Beatmung.

➤ | – *Einzeldosis zum Präkurarisieren:*
0,01-0,02 mg/kg (1-1,5 mg) i.v.
– *Zur Intubation:*
0,08-0,1 mg/kg (5-7 mg) i.v.
– *Repetitionsdosis:*
0,02-0,05 mg/kg (1,5-3,5 mg) i.v.

NW – Geringe Vagolyse
- In der unmittelbaren postpartalen Phase deutlich verlängerte neuromuskuläre Blockade.

KI – Myasthenia gravis
- Adipositas permagna
- Leberversagen

⇔ – Verstärkung der neuromuskulären Blockade durch Antibiotika mit curariformen Eigenschaften wie Neomycin, Streptomycin, Gentamicin, Amikacin, Kanamycin, Clindamycin, Polymyxin A und B, Tobramycin, Tetrazykline, Schleifendiuretika, Lokalanästhetika, Ganglienblocker, Ca^{2+}-Antagonisten, Hypokaliämie, hohe Magnesium- und Lithiumspiegel.
- Antagonisierbar mit 0,5 - 1 mg Atropin i.v. + 0,5 - 5 mg Neostigmin i.v.

✗ – Aufgrund der biliären Elimination geeignet bei Niereninsuff.
- Kaum plazentagängig (ohne klinische Relevanz)
- Nebenwirkungsärmer als Pancuronium.

16 Parenterale und Sondenernährung

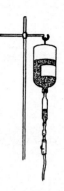

Karsten Schwarting

16.1   Übersicht

16.1.1   Grundlagen

Täglicher Wasserbedarf
Basaler Bedarf 30 ml/kg, mittlerer Bedarf 50 ml/kg

Faustregel bei normaler Nierenfunktion
Perspiration (400 ml über die Haut, 400 ml über Atemwege)
                                                + Diurese des Vortages
                                                + Verluste über Sonden oder Drainagen
                                                + 500 ml/°C > 37°C

Beispiel: Beatmeter Pat.:
Perspiration	400 ml (Perspiration über Atemwege entfällt)
Temp. 38,8°C	2 x 500 ml
Diurese am Vortag	1600 ml
→Wasserbedarf/24 h:	$\overline{3000\ ml}$

Genaue Flüssigkeitsbilanz ggf. durch ZVD-Messung (normal 2-12 cm H_2O)

16

Täglicher Kalorienbedarf (pro kg Körpergewicht)		
Grundbedarf: 25 kcal/kg	1 g Eiweiß/kg	1 g = 4 kcal
	3 g KH/kg	1 g = 4 kcal
	1 g Fett/kg	1 g = 9 kcal

Bei Polytrauma und Langzeitbeatmung:
                        Energieverbrauch 40 % über dem Grundbedarf;
                        Anhaltswert 30 - 35 kcal/kg
                        ● 50 - 70 % der Kalorien durch KH
                        ● 30 - 50 % als Fettemulsionen
                        ● 1,25 g AS/kg

Energieverbrauch

Mittels Pulmonaliskatheter kann durch Bestimmung der arterio-venösen
Sauerstoffdifferenz (avDO₂) und des HZV der Sauerstoffverbrauch
berechnet werden; unter der Annahme eines mittleren kalorischen
Äquivalentes von 4,85 kcal/l O₂ läßt sich der Energieverbrauch abschätzen.

Beispiel:
HZV 5,4 l/Min, avDO₂ 7 ml/dl (= 70 ml/l)
→ O₂-Verbrauch: 70 x 5,4 = 378 ml/Min = 544 l tägl.
→ Energieverbrauch: 544 x 4,85 kcal = 2638 kcal

16.1.2 Nomenklatur von Elektrolyt- und Ernährungslösungen

Lösung	Kürzel/Namenszusätze	Handelsname z.B.
Voll-E'lytlösungen		Ringer, Sterofundin, Thomaejonin, Tutofusin
Zweidrittel-E'lytlösungen	Namenszusatz OP	Thomaejonin OP, Tutofusin OP
Halb-E'lytlösungen	Namenszusatz H	Sterofundin HF 5, Thomaejonin HG 5
Zuckerlösungen	D = G Dextrose = Glukose L = F Lävulose = Fruktose S Sorbit X Xylit 5 5-prozentig 40 40-prozentig	FGX 40 = 40-prozentige Lösung aus Fruktose, Glukose, Xylit
Fettemulsionen	Long chain triglycerides (LCT) (Langkettige Triglyzeride) Medium chain triglycerides (MCT) (mittelkettige Triglyzeride)	Intralipid (☞ 16.4.1) Lipofundin (☞ 16.4.2)

16.1.3 Prinzipien der parenteralen Ernährung

❏ Ernährungskonzept abhängig von Ernährungszustand, Stoffwechsellage (Katabolie?) und voraussichtlicher Dauer der parenteralen Ernährung
❏ Kontinuierliche Substratzufuhr über 24 h anstreben
❏ Bei Osmolalität > 800 mosmol/l ist ein ZVK erforderlich (Glucose 10% = 560 mosmol/l, AS-Lösung 10% = 880 mosmol/l)
❏ Bei längerer parenteraler Ernährung (z.B. >7 Tage) Vitamine und Spurenelemente substituieren (☞ 16.5). Die wasserlöslichen Vitamine sollten als Infusion in 100 ml Glucose 5%-ig lichtgeschützt über 1-2 h gegeben werden.
❏ Langfristige totale parenterale Ernährung stufenweise aufbauen (☞ 16.1.4)
❏ Je schwerer die Stoffwechselveränderung bzw. je schlechter der Zustand des Pat., desto vorsichtiger die Ernährung aufbauen
❏ Bei Beendigung einer parenteralen Ernährung langsamer enteraler Kostaufbau
❏ Bei Verwendung von Fettlösungen KI beachten (☞ 16.4.1).

Laborkontrollen: regelmäßig BZ, Laktat, Harnstoff, E'lyte, Triglyceride, BB, Flüssigkeitsbilanzierung.

16.1.4 Stufenschema

	Nahrungsaufbau bei parenteraler Ernährung
Stufe 1	Tag des Krankheitsereignisses (Unfall, OP, internistischer Notfall)
Stufe 2	Tag 2-3: periphervenöse Basisernährung oder halbierte vollständig bilanzierte Ernährung mit zusätzlicher Flüssigkeitszufuhr (☞ 16.1.4), nicht >2 g KH/kg tägl.
Stufe 3	ab Tag 3 bilanzierte vollständige parenterale Ernährung

1. Stufe: Flüssigkeitszufuhr mit geringer Kaloriengabe

❏ *Ind.:* nach kleinen OP's, leichteren Intox., bei gutem allgemeinen Ernährungs-zustand, Nahrungskarenz <2 Tage
❏ *Flüssigkeitsbedarf:* 30 ml/kg
❏ Substitution mit Voll-E'lytlösungen, ggf. mit 5 % Kohlenhydraten (z.B. Ringer-Lösung, Sterofundin®, Tutofusin®, Jonosteril®, Thomaejonin G 5®, Sterofundin G 5®)
❏ Als Kohlenhydrat möglichst Glukose verwenden; keine Zuckeraustauschstoffe verwenden: Sorbit wird zu Fruktose umgewandelt (*Cave:* Fruktoseintoleranz).

Dosierungsbeispiel: für 70 kg Pat.
    2000 ml tägl. = 80 ml/h, bei 5 g Glukose /100 ml (5 %-ig)
    100 g zu 4 kcal = 400 kcal

16

2. Stufe: Periphervenöse Basisernährung

❏ *Ind.:* begrenzte Nahrungskarenz bis zu 2-3 Tagen, bei nur leichter Katabolie, in Verbindung mit enteraler Ernährung
❏ *Zusammensetzung:* Kombinationslösungen (Aminosäuren 2,5-3,5%, Kohlenhydrate 5-10%, E'lyte 1/3 - 1/2 - 2/3 Lösung), z.B. AKE® 1100 mit Glukose, Periplasmal® mit Glukose, Periamin® G

❏ Osmolalitätsberechnung (Beispiel):

KH 5 %	280 mosmol/l
AS 3 %	290 mosmol/l
E'lyte 1/3	100 mosmol/l
Gesamt	670 mosmol/l

❑ Kalorienberechnung pro 1000 ml (Beispiel):

KH 5 %	50 g KH	= 200 kcal/l
AS 3 %	30 g AS	= 120 kcal/l
Gesamt		= 320 kcal/l

> Dosierungsbeispiel für 75 kg Pat.: 3000 ml = 125 ml/h = 960 kcal tägl.

❑ Bei eingeschränkten Fettreserven (z.B. Kachexie) zusätzlich Fettemulsionen 10 - 20% (als Parallelinfusion). *Dosierung:* 1-2 g Fett/kg tägl., z.B. Fettemulsion 20 % 1 x 250 ml (= 450 kcal) tägl., Mindestinfusionszeit 8 h = 30 ml/h (☞ s.u.)

3. Stufe: Bilanzierte vollständige parenterale Ernährung
Zentraler Zugang erforderlich!

❑ *Ind.:* längerfristige (>3 Tage) totale parenterale Ernährung (TPE), z. B. nach schwerer OP, Polytrauma, Verbrennungen; bei stark reduziertem Allgemein- und Ernährungszustand.
❑ Individuell aus folgenden „Bausteinlösungen" zusammengesetzte Ernährung (Schemata ☞ s.u.)
  – AS-Lösungen 7,5 - 15 % (☞ 16.3.1)
  – KH-Lösungen 20 - 50 % (☞ 16.2)
  – Fettemulsionen 10-20 % (☞ 16.4.1)
  – E'lyte und Flüssigkeit nach Bilanz und E'lytkontrollen, Vitamine und Spurenelemente
❑ *Komplettlösungen* (z.B. Combiplasmal®, Combifusin forte®, AKE 3000®, Aminomix®, Nutriflex® u.a.) enthalten:
  – AS 3,5 - 7,5%
  – KH 10 - 25% (fast alle Lösungen enthalten Kohlenhydratmischlösungen mit einem Anteil an Zuckeraustauschstoffen; Aminomix® und Nutriflex® enthalten als KH nur Glukose)
  – E'lyte (Halb-E'lytlösungen)
  – Spurenelemente (nur z.T. enthalten).

> Dosierungsbeispiel (z.B. Combiplasmal®) für 70 kg Pat.
>   3000 ml = 125 ml/h = 40 ml/kg
>   135 g AS, (4,5%-ig)
>   630 g KH, (21%-ig)
>   3 x 1020 kcal = 3060 kcal tägl.

Nachteile der Komplettlösungen:
❑ Individuelle Kombination nicht möglich
❑ Enthalten fast alle Zuckeraustauchstoffe (KI beachten! ☞ 16.2.2)
❑ Nicht bei Leber- und Niereninsuff.
❑ Keine Zuckeraustauschstoffe bei Kindern.

Beispielschemata zur totalen parenteralen Ernährung (Stufe 3)

Standardernährung***

– 1000 ml Glukose 40 % (400 g Glukose, ☞ 16.2.1)
– 40 mmol KCl, 20 mmol KH_2PO_4 (☞ 16.5.11)
– 750 ml AS-Lösung 10% (☞ 16.3.1)
– zusätzlich 1 Amp. Kalziumglukonat 10% (getrennte Applikation) ☞ 11.2.4
– Enthält 1,75 l Volumen mit 1900 kcal = etwa 25 kcal/kg tägl. für 70 kg
  und 75 g AS.

Posttraumatische Ernährung***

– 750 ml Glukose 40 % (300 g Glukose)
– 40 mmol KCl, 20 mmol KH_2PO_4
– 750 ml AS-Lösung 10 %
– 500 ml Fettlösung 20 % LCT oder Mischung LCT/MCT (☞ 16.4)
– zusätzlich 1 Amp. Kalziumglukonat i.v. tägl. (getrennte Applikation)
  ☞ 11.2.4
– Enthält: 2 l Volumen = 1200 + 300 + 1000 = 2500 kcal (= 35 kcal /kg
  für 70 kg), 75 g AS und 100 g Fett.

Langzeit-parenterale Ernährung ***

– 750 ml Glukose 40%
– 40 mmol Inzolen® (☞ 16.5.12)
– 20 mmol KH_2PO_4
– 1 Amp. Vitamin-B-Komplex (☞ 16.5.5)
– 1 Amp. Vitamin C (☞ 16.5.4)
– 750 ml AS-Lösung 10% (☞ 16.3.1)
– 500 ml Fettlösung 20 % LCT oder Mischung LCT/MCT (☞ 16.4)
– zusätzlich 1 Amp. Kalziumglukonat i.v. tägl. (getrennte Applikation)
– 1 Amp. Vitamin ADEK® i.m. pro Wo.(☞ 16.5.3)
– 1 Amp. Eisen-III-glukonat (= 40 mg Fe^{3+}) i.v. pro Monat
– 1 Amp. Folsan® (= 15 mg Folsäure) i.v. pro Monat
– Alternativ zu der tägl. Gabe von Vitamin-B-Komplex, von Vitamin C und
  der wöchentlichen Applikation von ADEK® kann auch 1 Amp. Multi-
  bionta® zur Infusion tägl. gegeben werden   (insgesamt ungünstigere Zusammensetzung; enthält kein Vitamin D und Vitamin B_{12}; B-Vitamine und
  Vitamin C höher dosiert)

Parenterale Ernährung bei Niereninsuff.***

– 500 ml Glukose 50 % + 20 mmol KCl* + 1 Amp. Kalziumglukonat ☞ 11.2.4
– 500 ml AS-Lösung (10%) bei Niereninsuff.(☞ 16.3.3)**
– 500 ml Fettlösung 10 % LCT od. Mischung MCT/LCT
– Enthält 1,5 l Volumen, 1690 kcal (= 25 kcal/kg tägl. für 70 kg),
– 35 g AS (= 0,5 g/kg tägl. für 70 kg), 50 g Fett
– Bei angestrebter höherer Kalorienzufuhr höhere Zufuhr von Glukose und
  Fetten möglich.

Parenterale Ernährung bei Leberinsuff. ☞ 9.1.1, 9.3

16

– 500 ml Glukose 50%, 40 ml Inzolen®, 20 mmol KH_2PO_4
– 1 Amp. Vitamin B-Komplex (+ 1 Amp. Vitamin B_1)
– 1 Amp. Vitamin C
– 750 ml AS-Leberlösung 10% (☞16.3.2)
– 500 ml Fettlösung 10 % LCT oder Mischung LCT/MCT (☞16.4)
– Enthält: 1,75 l Volumen, 1850 kcal (= 25 kcal/kg tägl. für 70 kg),
  75 g AS, 50 g Fett
– Höhere KH- oder Fettzufuhr möglich.

*   Korrektur gemäß engmaschiger K^+-Kontrollen, bei Hyperkaliämie Glukose ohne KCl
**   bei dialysepflichtiger Niereninsuff. 1000 ml AS-Lösung = 70 g AS = 1 g/kg tägl.für 70 kg
***   Angaben pro 24 h normalgewichtiger Pat.

16.2   Kohlenhydratlösungen

16.2.1   Glukoselösungen

® z.B. Glucosteril Traubenzuckerlösung 50%ig
1000 ml enthalten 500 g Glukose wasserfrei = 2000 kcal
1 g Glukose = 4 kcal = 17,2 kJ.

✎ – Parenterale Ernährung
– Hochkalorische Ernährung
– Hyperkaliämie.

➤ 0,6 ml/kg/h = 40 ml/h bei 70 kg schwerem Pat., max. Dosierung
1,5-3 g Glukose/kg tägl.

NW – Hyperglykämie
– Osmotische Diurese
– Metabolische Azidose
– Fettleber bei längerer Anwendung
– Oberbauchschmerzen
– Hypokaliämie!
– Hyperosmolares Koma
– Fieber
– CO_2-Anstieg
– Hypophosphatämie.

KI – Nicht bei hypotoner Hyperhydratation oder hyperosmolaren Zuständen
– ZVK erforderlich
– Nicht bei Laktatazidose.

✗ – Zu Beginn der parenteralen Ernährung einschleichende Dosierung
mit zunächst der Hälfte der Maximaldosierung (☞ 16.1.4)
– Je nach Stoffwechselsituation Insulinzugabe erforderlich (z.B. 1 IE 1
Insulin pro 4 g Glukose initial, anschließend 1 IE Insulin pro 8 g, ☞
13.2)
– Auf ausreichende K^+-Zufuhr zur Vermeidung einer Hypokaliämie
achten
– Infusionsgeschwindigkeit max. 40 ml/h
– *Antidot:* Insulin bei Hyperglykämie und hyperosmolarem Koma.

16

16.2.2 Kohlenhydratmischlösungen

 z.B. Combisteril FGX 40: 1000 ml enthalten 200 g Fruktose, 110 g Glukose und 100 g Xylit mit 1600 kcal

 Parenterale Ernährung

> max. 40 ml/h
> max. 3 g Fruktose pro kg tägl.
> max. 3 g Xylit pro kg tägl.

NW
- Hyperglykämie
- GIT-Beschwerden
- Hypokaliämie
- Hyperhydratation
- Metabolische Azidose
- Osmotische Diurese
- Laktatanstieg
- Bei Xylitüberdosierung Oxalatablagerungen in Niere und Gehirn
- *Cave:* Fruktoseintoleranz (Häufigkeit 1: 60 000, keine Gabe von Zuckeraustauschstoffen ohne anamnestischen Ausschluß einer Fruktoseintoleranz).

KI
- Niereninsuff. (Azidosegefahr), Leberinsuff.
- Hypotone Hyperhydratation, hyperosmolare Zustände
- Keine Gabe von Zuckeraustauschstoffen bei Kindern.

✗
- ZVK erforderlich
- Im Vergleich zu hochprozentiger Glukoselösung größerer Anteil insulinunabhängiger Kohlenhydrate
- Auf ausreichende K$^+$-Zufuhr achten
- Keine Gabe von Zuckeraustauschstoffen im Notarztwagen oder bei nicht ansprechbaren Pat.
- Frühsymptome der Fruktoseintoleranz: Hypoglykämie trotz Kohlenhydratzufuhr, Bewußtseinseintrübung, Schock mit metabolischer Azidose, Laktatanstieg, Transaminasenanstieg. Bei weiterer Exposition häufig therapierefraktäres, tödliches Leber- und Nierenversagen.

16.3   Aminosäurelösungen

16.3.1 Aminosäurestandardlösungen

® z.B. Aminoplasmal-10% SE
Essentielle und nicht essentielle Aminosäurenmischung, kohlen-
hydratfrei mit E'lyten. 1000 ml = 400 kcal. Na^+ 45 mmol/l,
K^+ 25 mmol/l, Mg^{2+} 2,5 mmol/l, Azetat 59,0 mmol/l, Cl^- 62,0 mmol/l,
PO_4^{3-} 9,0 mmol/l, $Malat^{2-}$ 7,5 mmol/l, Gesamtstickstoff 16,06 g/l, Aminosäuren 100 g/l.

✎ Parenterale Ernährung.

➤ | 1 g Aminosäure/kg tägl. |

NW   Harnstoff-Erhöhung bei Niereninsuff.

✗
– Aminosäurenstoffwechsel hängt von ausreichender Leberfunktion
  ab.
– Vorsicht bei angeborenen Aminosäurenstoffwechselstörungen
– Pro g Aminosäure sind für die Verstoffwechselung 30-40 kcal mit-
  tels anderer Energieträger notwendig, daher stets in Kombination
  mit Kohlenhydratlösungen applizieren.
– Bei schneller Infusion Unverträglichkeitserscheinungen
– ZVK erforderlich.

16.3.2 Aminosäurelösungen bei Leberinsuffizienz

® z.B. Hepaminohek
1000 ml = 11,1 g L-Isoleucin, 13,5 g L-Leucin, 7,5 g L-Lysin, 1,2 g
L-Methionin, 1,2 g L-Phenylalanin, 5,6 g L-Threonin, 0,8 g L-Tryptophan, 10,4 g L-Valin, 9,6 g Arginin, 3 g L-Histidin, 9,2 g L-Alanin,
9,8 g L-Prolin, 6,1 g L-Serin, 11 g Aminoessigsäure, 7,8 g L-Äpfelsäure, 1000 ml = 100 g Aminosäuren

WM   Die bei Leberinsuff. einzusetzenden Aminosäurelösungen sind angereichert mit den verzweigtkettigen AS Valin, Leucin und Isoleucin;
die AS Methionin, Phenylalanin, Tyrosin und Tryptophan sind reduziert (☞ 9.3).

✎
– Parenterale Ernährung bei Lebererkrankungen
– Ther. von Präkoma und Coma hepaticum.

16

➤ | 750 ml tägl. = 30 ml/h
initial: halbe Dosierung für 2 Tage

NW
- Erhöhung des Harnstoffes bei gleichzeitiger Niereninsuff.
- Hypokaliämie
- Hyperhydratation bei größerer Volumenzufuhr v.a. bei Herzinsuff. oder Niereninsuff.

✗
- Auf ausreichende K^+-Zufuhr achten
- Möglichst über ZVK applizieren
- Pro g Aminosäure 30-40 kcal in Form anderer Energieträger zuführen
- Vorsicht bei angeborenen Aminosäurestoffwechselstörungen.

16.3.3 Aminosäurelösungen bei Niereninsuffizienz

®
z.B. Nephrosteril, AS-Mischung aus essentiellen und nicht essentiellen AS mit Anreicherung der essentiellen AS und Histidin
- 1 l enthält 5,1 g L-Isoleucin, 10,3 g L-Leucin, 10,01 g L-Lysinmonoacetat, 2,8 g L-Methionin, 0,5 g Acetylcystein, 3,8 g L-Phenylalanin, 4,8 g L-Threonin, 1,9 g L-Tryptophan, 6,2 g L-Valin, 4,9 g L-Arginin, 4,3 g L-Histidin, 3,2 g Aminoessigsäure, 6,3 g L-Alanin, 4,3 g L-Prolin, 4,5 g L-Serin, 1,5 g L-Äpfelsäure, 1,38 g Eisessig
- Aminosäurengehalt: 70 g/l, Gesamtstickstoffgehalt: 10,8 g/l.

✎
- Parenterale Ernährung bei Niereninsuff.
- Peritoneal- oder Hämodialysebehandlung.

➤ | Ohne gleichzeitige Dialysebehandlung max. 0,5 g Aminosäuren/kg tägl. = 35 g = 500 ml bei 70 kg.
Bei gleichzeitiger Hämodialysebehandlung 1 g Aminosäure/kg tägl. = 1000 ml = 70 g bei 70 kg. Max. Dosierung 1,5 g Aminosäure/kg tägl. = 1500 ml tägl. bei 70 kg

NW
- Anstieg des Harnstoffes bei Niereninsuff.
- Erhöhung der Magensäureproduktion
- Hypokaliämie.

✗
- Pro g Aminosäure 30-40 kcal in Form anderer Nährstoffe geben
- Auf ausreichende Kaliumzufuhr achten
- Möglichst über ZVK applizieren
- Vorsicht bei angeborenen Aminosäurenstoffwechselstörungen.

16.4   Fettlösungen

16.4.1   Fettemulsionen mit langkettigen Triglyzeriden

®   z.B. Intralipid 10 %/20 %,
1000 ml: 100 g/200 g Sojaöl, 12 g/12 g Eiphosphatide, 22,5 g/22,5 g
Glycerol
1000 ml = 1100 kcal/2000 kcal

➤

> 1-2 g Fett/kg tägl. periphervenös oder im Seitschluß eines ZVK
> (Dreiwegehahn patientennah oder mehrlumiger zentraler Zugang) oder
> – 500 ml 10 % = 50 g mit 20 ml/h oder 500 ml 20 % = 100 g mit
>   20 ml/h
> – Max.: 750 ml 20 % = 150 g mit 30 ml/h bei 70 kg

NW   – Frühreaktion (selten): Schüttelfrost, *flush*, Übelkeit, Dyspnoe,
Rückenschmerzen. Zufuhr unterbrechen und ggf. mit geringerer
Geschwindigkeit fortsetzen.
– Spätreaktion (selten): overloading-Syndrom mit Hepatosplenomegalie, Ikterus, Blutgerinnungsstörungen, Anämie, Leukopenie,
Thrombopenie.

KI   – Nicht bei Hypertriglyzeridämie (>350 mg/dl = 4,0 mmol/l) verabreichen (Ausnahme: postop. durch zu hohe Glukosegaben induzierte Hypertriglyzeridämien, die durch exogene Fettzufuhr und
Verminderung der Glukosezufuhr beseitigt werden können.)
– Diabetische Ketoazidose
– Akute nekrotisierende Pankreatitis
– Akuter Myokardinfarkt oder akutes thromboembolisches Geschehen; Vorsicht bei Gerinnungsstörungen.

✗   – Regelmäßige Triglyzeridkontrollen (mind. 2 x wöchentlich) erforderlich
– Möglichst kontinuierliche Applikation über 24 h, um Triglyzeridspitzen zu vermeiden
– Bei Problempat. mit kritischer Stoffwechsellage (z.B. Sepsis, Polytrauma) Mischung LCT/MCT vorziehen
– Initial halbe Dosierung, dann steigern
– Minimaler Linolsäurebedarf 100 g = 500 ml Intralipid 20 % pro
Woche
– Immer in Kombination mit Kohlenhydraten geben
– Bei Niereninsuff. max. 1 g/kg tägl.
– Nicht mit anderen Substanzen mischen.

16

16.4.2 Fettemulsionen mit einer Mischung lang- und mittelkettiger Triglyceride (LCT/MCT 1: 1)

®   z.B. Lipofundin MCT 10%/20%
1000 ml: 50 g/100 g Sojabohnenöl (LCT), 50 g/100 g mittelkettige Triglyzeride (MCT), Eiphosphatide 12 g/12g, Glyzerol 25 g/25 g.
1000 ml enthalten 1058 kcal/1908 kcal.

✎   Parenterale Ernährung, bes. bei Problempat. (z.B. Sepsis, Polytrauma, akute nicht nekrotisierende Pankreatitis)

➤

> 1-2 g Fett/kg tägl. periphervenös oder über ZVK
> – 500 ml 10 % = 50 g mit 20 ml/h oder 500 ml 20 % = 100 g mit 20 ml/h
> – max.: 750 ml 20 % = 150 g mit 30 ml/h bei 70 kg

NW / KI   ☞ 16.4.1

✗   Vorzüge der mittellangen Triglyzeride gegenüber langkettigen Triglyzeriden:
– Höhere Oxidationsrate, damit leichtere Energiebereitstellung
– Keine Speicherung in Leber oder Fettgewebe
– Im Gegensatz zu LCT Carnitin-unabhängige Aufnahme in die Mitochondrien
– Bereitstellung zusätzlicher Energie durch Bildung von Ketonkörpern
– Verbesserung der Stickstoffbilanz
– Nicht mit anderen Substanzen mischen.

16.5   Vitamine, Elektrolyte, Spurenelemente

16.5.1   Übersicht

Die Gabe von Vitaminen und Spurenelementen zur parenteralen Ernährung ist
erst nach einer Wo. erforderlich; nur bei vorbestehenden Mangelsituationen
durch Malnutrition oder Malabsorption sollte eine frühzeitige Substitution erfolgen (Spiegelbestimmung bei Verdacht).

Wasserlösliche Vitamine	tägl. Bedarf bei parenteraler Ernährung
Thiamin(B_1)	10 mg
Riboflavin (B_2)	5 mg
Pyridoxin (B_6)	5 mg
Nicotinamid	40 mg
Folsäure	200-400 μg
Cobalamin (B_{12})	4 μg
Ascorbinsäure (C)	200 mg
Pantothensäure	20 mg
Biotin	100 μg
Fettlösliche Vitamine	**Bedarf bei parenteraler Ernährung**
Retinol (A)	20 000 IE/Woche
Calciferol (D)	2000 IE/Woche
Tocopherol (E)	70 IE/Woche
Phytomenadion (K)	150 μg/tägl.
E'lyte	**tägl. Bedarf bei parenteraler Ernährung**
Na^+	75 - 150 mmol = 4 g NaCl
K^+	75 - 150 mmol
Cl^-	75 - 150 mmol
Mg^{2+}	5-10 mmol
PO_4^{3-}	15-30 mmol
Mg^{2+}	12-15 mmol
Spurenelemente	**tägl. Bedarf bei parenteraler Ernährung**
Eisen (III)	18 μmol = 1 mg Fe^{3+}
Zink	50 - 75 μmol
Kupfer	2 - 8 μmol
Mangan	6 - 7 μmol
Chrom	0,2 μmol
Jod	0,8-1,2 μmol
Selen	0,25-0,8 μmol

16

16.5.2   Multivitaminpräparate

®   z.B. Multibionta zur Infusion
1 Amp. à 10 ml = 10 000 IE Vitamin A, 50 mg Vitamin B$_1$, 7,3 mg
Vitamin B$_2$, 100 mg Nicotinamid, 25 mg Dexpanthenol, 15 mg Vitamin B$_6$, 500 mg Vitamin C, 5 mg Vitamin E, 150 mg Benzylalkohol.

✎   – Vitaminsubstitution bei parenteraler Ernährung
– Substitution bei Vitaminmangel z.B. bei Malabsorptionssy.

➤

> 1 Amp. tägl. als Infusionszugabe unter Lichtschutz

NW   – Anaphylaxie, Gelbverfärbung des Harns

KI   Schwangerschaft.

✗   – Die Applikation von 1 Amp. tägl. ist bei parenteraler Ernährung
ausreichend, wenn kein vorbestehender Vitaminmangel besteht
– Bei höherer Dosierung Gefahr der Kumulation des fettlöslichen
Vitamins A
– Bei parenteraler Ernährung mit hohem Kohlenhydratanteil gesteigerter Vitamin B-Bedarf
– Wegen ausreichender körperlicher Vitaminreserven Gabe nur bei
längerfristiger parenteraler Ernährung erforderlich
– Als Alternative Vitamin B-Komplex + Vitamin C tägl. verabreichen + ADEK® 1 Amp i.m. wöchentl. (☞ 16.5.3).

16.5.3   Fettlösliche Vitamine

®   z.B. ADEK (1 Amp. à 1 ml = 100 000 IE Vitamin A, 10 000 IE
Vitamin D$_3$, 100 mg Vitamin E, 10 mg Vitamin K in öliger Lösung)

✎   – Langfristige parenterale Ernährung mit Substitution von fettlöslichen Vitaminen
– Mangel an fettlöslichen Vitaminen, z.B. infolge Resorptionsstörung bei Pankreasinsuff. oder anderen Erkrankungen mit Malabsorption

➤

> Bei parenteraler Ernährung 1 Amp./Woche tief intragluteal

NW   Bei zu hoher Dosis Zeichen der Vitamin A-, D-, E- und K-Überdosierung (z.B. Vitamin A: Kopfschmerzen, Hirndruck, Vitamin D: Hyperkalzämiesyndrom)

KI   – Aufgrund der teratogenen Wirkung, insbesondere von Vitamin A,
nicht in der Gravidität applizieren
– Nicht i.v. applizieren!

✗   – Fettlösliche Vitamine kumulieren: bei nicht vorbestehendem Vita-
           minmangel reicht die Injektion von 1 Amp./Woche, da sonst Über-
           dosierungsgefahr!
         – Bei ausgeprägter Niereninsuff. ist die Gabe von Vitamin D₃ nicht
           ausreichend, da die Umwandlung in die 2-fach hydroxilierte Form
           nicht möglich ist, die die eigentliche aktive Wirkform darstellt Sub-
           stitution z.B. mit Calcitriol (Rocaltrol®) 0,25-2,0 μg tägl.
         – bei gleichzeitiger Fettgabe alternativ 1 Amp. Vitintra adult® in
           500 ml Intralipid® (☞ 16.4.1)
         – Bei isoliertem Vitamin K-Mangel, Gabe von 10-30 mg Phytomena-
           dion tägl. i.v. (1 Amp. à 1ml Konakion® MM = 10 mg Phytomena-
           dion); indiziert bei Blutungen unter Cumarintherapie und Vitamin
           K-Resorptionsstörungen.

16.5.4 Vitamin C (Ascorbinsäure)

®   z.B. Vitamin C Braun 1 Amp. à 5 ml = 500/1000 mg Ascorbinsäure

WM   Hydroxylierung von Steroiden, Dopamin; Kollagenbildung, Amino-
         säurenabbau, Gerinnungsbeschleunigung, Folsäuremetabolismus, Im-
         munstimulation.

✎   Substitution bei parenteraler Ernährung

➤ | 1 Amp. = 2 ml = 100 mg tägl. i.v., max. 3 Amp. tägl. |

16

✗   – Auch in Streßsituationen nicht mehr als 300 mg tägl. Vitamin C
           erforderlich
         – Wasserlöslich, daher bei Überdosierung renale Elimination mgl.

16.5.5 Vitamin B-Komplex

®   z.B. Vitamin B-Komplex
         1 Amp. à 2 ml = 10 mg Vitamin B₁, 4 mg Vitamin B₂, 4 mg Vitamin
         B₆, 8 μg Vitamin B₁₂, 500 μg Biotin, 40 mg Nicotinamid, 6 mg Dex-
         panthenol.

WM   – B-Vitamine gehören zu den wasserlöslichen Vitaminen. Sie sind als
           Coenzyme bei nahezu allen elementaren Stoffwechselprozessen er-
           forderlich. Im Rahmen der parenteralen Ernährung können sie ge-
           meinsam als sog. Vitamin-B-Komplex appliziert werden. Für be-
           sondere Stoffwechselsituationen empfiehlt sich die Gabe von Ein-
           zelvitaminen (Vitamin B₁, Vitamin B₁₂).

– Kohlenhydrat-, Aminosäuren-, Fett- und Nukleinsäurenstoffwechsel, Wasserstoffübertragung in der Atmungskette, Myelinscheidenaufbau.

✎ Substitution bei parenteraler Ernährung.

➤ | 1 Amp. = 2 ml tägl. langsam i.v. oder als Kurzinfusion (☞ 16.1.3) |

✗ – Bei hochkalorischer parenteraler Ernährung gesteigerter Vitamin B-Bedarf
– Wasserlösliche Vitamine, daher bei Überdosierung renale Elimination möglich.

16.5.6 Vitamin B₁

® z.B. Vitamin B₁
1 Amp. à 2 ml = 100 mg Thiamin

WM Coenzym bei der oxidativen Decarboxylierung (z.B. im Zitratzyklus)

✎ – Beriberi (Störungen der Herzfunktion und Polyneuritis)
– Wernicke Enzephalopathie (Augenmuskellähmungen, Ataxie, psychische Störungen; am häufigsten bei chronischem Alkoholismus).

➤ | 1 Amp. à 2 ml = 100 mg sehr langsam i.v. oder i.m. für einige Tage |

NW Überempfindlichkeitsreaktionen, evtl. Schock, bes. bei i.v.-Applikation.

✗ Wirkungsverlust bei gleichzeitiger Verabreichung in Infusionen möglich.

16.5.7 Vitamin B₁₂

® z.B. Cytobion, 1 Amp. à 1 ml = 1000 μg Cyancobalamin

✎ – Perniziöse Anämie
– Funikuläre Myelose durch Vit. B₁₂-Mangel.

➤ | 1 Amp. = 1 mg für 2 Wo. tägl. i.m., anschließend 1 mg alle 2-3 Mo. i.m. |

NW   – Selten Überempfindlichkeitsreaktionen
             – Durch starke Stimulation der Erythropoese kann es zu Eisenmangel kommen; daher parallele Eisengabe (☞ 16.5.9).

✗   – Die Substitution von Vitamin B_{12} im Rahmen der parenteralen Ernährung kann durch die Gabe von Vitamin B-Komplex erfolgen.
             – 4-7 Tage nach Vitamin B_{12}-Gabe bei perniziöser Anämie erfolgt ein deutlicher Retikulozyten-Anstieg.

16.5.8 Folsäure

®   z.B. Folsan
     1 Amp. à 15 mg

WM   Überträgersubstanz für Hydroxymethylgruppen

✎   – Langfristige parenterale Ernährung (>14 Tage)
      – Makrozytäre Anämie infolge Folsäuremangels bei Malabsorption
      – Folsäuremangel bei alimentärem Mangel als Folge von chron. Alkoholismus.

➤
> Nur bei langfristiger parenteraler Ernährung
>   1 Amp. = 15 mg i.v. ca. alle 50 Tage
> Bei bestehendem Folsäuremangel
>   tägl. 1/2 Amp. = 7,5 mg i.v.

✗   – Der körpereigene Folsäurebestand von 15 mg deckt den Bedarf für etwa 3-4 Monate, daher Folsäuregabe nur bei Langzeiternährung
      – Bei makrozytärer Anämie einen zusätzlichen B_{12}-Mangel stets ausschließen bzw. substituieren.

16.5.9 Eisen

®   z.B. Ferrlecit
     (Natrium-Eisen-3-Glukonat-Komplex): 1 Amp. à 3,2 ml/5 ml
     (40 mg/62,5 mg Fe^{3+})

✎   Eisenmangel ohne Möglichkeit oraler Applikation bzw. Eisenresorptionsstörung.

16

- Je nach Höhe des Eisenmangels tägl. 5 ml langsam i.v. (in 10 Min.!)
- Für den Anstieg um 1 g Hb/100 ml sind etwa 200 mg Eisen parenteral nötig (z.B. Hb 10 g% = 100 g/l, Anhebung auf 15 g% = 150 g/l → erforderliche Gesamtdosis etwa 5 x 200 mg = 1000 mg Eisen)
- *Max. Gesamtdosis:* 1500-2000 mg
- *Max. Tagesdosis:* 50-100 mg i.v.

NW
- RR-Abfall
- Schock, Atemstillstand
- Flush.

KI   Keine Eisengabe bei Polycythaemia vera.

X
- Aufgrund möglicher Schockreaktion i.v.-Injektion nur im Ausnahmefall gestattet
- Eisenmangel muß durch Bestimmung von Blutbild, Ferritin und Transferrin bewiesen sein, um z.B. infektiös bedingte mikrozytäre Anämien infolge von Eisenverteilungsstörungen mit nicht erniedrigtem Gesamteisen auszuschließen (☞ 14.1.1).
- Die Injektion muß am liegenden Pat. sehr langsam erfolgen.
- Es dürfen keine Mischspritzen appliziert werden.
- Die Eisenbindungskapazität des Blutes beträgt etwa 200 μg/100 ml Blut. Bei 6 l Blutvolumen beträgt die Bindungskapazität also 12 mg. Bei Überlastung der Bindungskapazität Anstieg des freien Fe-Spiegels, dadurch Schockgefahr.

16.5.10 Magnesium

®
z.B. Magnorbin (Magnesiumascorbat)
1 Amp. à 5 ml = 0,5 g (10 %ig) = 32,5 mg Mg^{2+} = 1,34 mmol,
1 Amp. à 5 ml = 1 g (20 %ig) = 65 mg Mg^{2+} = 2,68 mmol

WM   Wirkung auf Membran- und Mitochondrienintegrität, Energiestoffwechsel, DNA-Stabilität, neuromuskuläre Übertragung.

✎
- Magnesiumsubstitution bei parenteraler Ernährung, sofern nicht eine Spurenelementmischlösung gegeben wird
- „Torsade-de-pointes"-Tachykardien
- Ventrikuläre Tachyarrhythmien bei Magnesiummangel
- Digitalisinduzierte ventrikuläre Arrhythmien.

2 x 1 Amp. (20 %) tägl. = 2 x 1 g i.m. oder langsam i.v.
Bei „Torsade-de-pointes" 2 g = 2 x 1 Amp. langsam i.v.

NW
- Bradykardie
- AV-Block

– Periphere Gefäßerweiterung.

KI   – Myasthenia gravis

⟺   Bei gleichzeitiger i.v.-Gabe von Ca^{2+} Wirkungsabschwächung.

✗   – *Cave:* Magnesiumkumulation bei Niereninsuff.
            – Antidot Kalzium (☞ 11.2.4).

16.5.11 Phosphat ☞ 11.2.5

16.5.12 Spurenelemente

®   z.B. Inzolen-HK
           100 ml = 100 mmol Kalium, 50 mmol Magnesium, 0,24 mmol Zink,
           0,14 mmol Kupfer, 0,09 mmol Mangan, 0,08 mmol Kobalt als DL-Hy-
           drogenaspartat + 102,4 mmol NaCl und 2 g Panthenol.

✎   Substitution von E'lyten und Spurenelementen bei parenteraler Er-
           nährung.

➤   Nach E'lyt- und Spurenelementbedarf ☞ 16.5.1

NW   – AV-Block
            – Bradykardie
            – Periphere Gefäßerweiterung.

✗   – Wegen des hohen Kalium- und Magnesiumgehaltes Vorsicht bei
             Niereninsuff., da dann Gefahr der Magnesiumkumulation.
           – Die oben genannten NW sind Kalium- und Magnesium-induziert:
             als Alternative reine Spurenelementlösung ohne größere Natrium-
             oder Kaliummengen z.B. 1 Amp. Addel® tägl. zu den Infusionslö-
             sungen (enthält allerdings Sorbit; cave Fructoseintoleranz.
             ☞ 16.2.2).

16.6 Sondenernährung

16.6.1 Grundlagen

Indikation

☐ Kau- oder Schluckstörungen
☐ Reduzierter Allgemeinzustand (Schwäche, Kachexie, Tumorleiden, große OP)
☐ Als natürlichere Form der künstlichen Ernährung der parenteralen Ernährung vorzuziehen, sofern keine KI bestehen.
☐ Die Sondenernährung kann alleine oder auch in Kombination mit einer parenteralen Ernährung durchgeführt werden.

Vorteile der enteralen Ernährung

☐ Verhinderung der Dünndarmatrophie
☐ Verminderte Blutungsneigung aus peptischen Läsionen bei Intensivpat.
☐ Verminderung der Infektionsgefahr durch ZVK.

Kontraindikation

☐ Ulkusleiden
☐ GIT - Blutung
☐ Ileus
☐ Akute Pankreatitis
☐ Intubation und Beatmung sind per se keine KI für eine enterale Ernährung.

Aufbau einer enteralen Ernährung (nasogastrische Sonde) mit nährstoffdefinierter oder chemischer Diät (☞ 16.6.3,16.6.4)	
1. Tag	6 x 50 ml tägl.
2. Tag	6 x 100 ml tägl.
3.- 4. Tag	6 x 150 ml tägl.
5.- 6. Tag	8 x 200 ml tägl.
> 7. Tag	bis zu 12 x 250 ml tägl.

Praktische Durchführung
Applikationswege ☞ 16.6.2

❑ Vor jeder Nahrungsgabe aspirieren; wenn mehr als 100 ml zu aspirieren sind, mit der nächsten Gabe warten
❑ Zwischen den Applikationen Sonde abklemmen oder Beutel hochhängen zur Vermeidung eines Refluxes
❑ Nach jedem Nahrungsbolus mit Wasser oder Tee nachspülen (10-50 ml), um das Verstopfen der Sonde zu verhindern
❑ Verbindungsschläuche und Beutel alle 24 h erneuern, um eine bakterielle Kontamination zu vermeiden
❑ Bei Duodenalsonden empfiehlt sich die kontinuierliche Applikation über eine Ernährungspumpe, da im Dünndarm ein Reservoir fehlt; sonst allenfalls Bolusgaben von 50 ml.

Monitoring:
❑ Klinische Untersuchung tägl.
❑ BZ-Tagesprofil
❑ E'lyte, Krea alle 2 Tage
❑ Leberwerte, Bilirubin, Blutfette, Albumin, Phosphat 1 x wöchentlich.

Komplikationen

❑ Abdominalschmerzen, Erbrechen
❑ Dumping-Sy.
❑ Diarrhoe (Sondenkost zu kalt? Sonde zu tief? Menge zu hoch? Bakterielle Kontamination? Osmotische Diarrhoe ?)
❑ Hyperosmolares, hyperglykämisches Koma (Tube feeding syndrome)
❑ Aspiration
❑ Bei Gastrostomie oder Jejunostomie Peritonitisgefahr.

16

16.6.2 Ernährungssonden

Magensonden (nasogastrische Verweilsonden) ☞ 2.5
❑ 75 cm lang, Durchmesser 2-4 mm, aus Polyurethan oder Silikonkautschuk.
❑ Entfernung Naseneingang – Cardia ca. 45 cm.
❑ Keine PVC-Sonden verwenden wegen Verletzungs- und Perforationsgefahr durch Aushärten
❑ Korrekte Lage durch Röntgenaufnahme überprüfen
❑ *Vorteil:* einfache Sondenanlage
❑ *Nachteil:* Aspirationsgefahr bei Magenentleerungsstörungen.

Dünndarmsonden

❑ Plazierung der Sonden unter Bildwandlersicht oder Pyluspassage endoskopisch; Lage 10 cm distal des Treitz'schen Bandes (Flexura duodenojejunalis); Rechtsseitenlage bei Legen der Sonde hilfreich
❑ Kontinuierliche Applikation der Nährlösung über eine Ernährungspumpe.

Katheterjejunostomie-Sonden

❑ *Indikation:* chirurgische Sondenanlage entweder am Ende einer größeren abdominellen OP oder selektiv durch Laparotomie

❑ *Nachteil:* operatives Vorgehen erforderlich, Peritonitisgefahr bei Leckagen.

Perkutane endoskopische Gastrostomie (PEG)

❑ *Indikation:* bei inoperablen Ösophagus- und Kardiakarzinomen, häufig als Palliativmaßnahme.

❑ Punktion so hoch im Magen wie möglich, um intraperitonealen Austritt von Flüssigkeit durch die Punktionsstelle zu verhindern.

❑ Lokalisation der Punktionsstelle durch die Translumineszenz der Endoskopspitze; Voraussetzung ist die Passage der Stenose zumindest mit einem Kinderendoskop.

16.6.3 Nährstoffdefinierte Formeldiäten

Industriell zusammengesetzte, definierte Nährstoffgemische natürlichen Ursprungs; hochmolekular. Die enzymatische Verdauungsleistung und Resorptionsfähigkeit des Darmes wird vorausgesetzt.

 – z.B. Nutricomp F (weitere gleichwertige Lösungen stehen von verschiedenen Herstellern zur Verfügung)

Zusammensetzung bezogen auf 1000 ml (1250 kcal):
Eiweiß 54 g, Fett 33 g (davon essentielle Fettsäuren 17 g, MCT 5 g), Kohlenhydrate 186 g, Wasser 795 ml, Na^+ 44 mmol, K^+ 48 mmol, Ca^{2+} 19 mmol, Magnesium 7 mmol, PO_4^{3-} 16 mmol, Cl^- 26 mmol außerdem Spurenelemente und Vitamine.

Osmolalität: 350 - 430 mosmol/l

Gluten-, Purin- und Laktose- frei

Nährstoffzusammensetzung: Proteine 15-20 %, Kohlenhydrate 50-60 %, Fette 25-30 %.

Verwendung als Standardsondenkost

anfangs 6 x 50 ml, bis max. 12 x 250 ml (☞ 16.6.1)

✗ – Vollbilanziert, d.h. Elektrolyte, Vitamine und Spurenelemente sind enthalten

– Frei von Inhaltsstoffen wie Gluten, Purinen, Cholesterin und Laktose (bei 10 % der Bevölkerung Laktoseintoleranz, außerdem bei Intensivpat. häufig sekundäre Laktoseverwertungsstörung)

– Osmolalität unter 450 mosmol/l (weniger osmotische Diarrhoe)

– Der Eiweißanteil ist eine Mischung aus Milcheiweiß, Sojaeiweiß und Eiereiweiß.

– Der Kohlenhydratanteil besteht aus Maisstärkehydrolysaten (Maltodextrine), die gut löslich und nur gering osmotisch wirksam sind.

– Eiweißreiche und kohlenhydratreduzierte Sondennahrungen werden als sogenannte Intensivlösungen angeboten.

– Es existieren spezielle Diabeteslösungen und nephrologische Lösungen, bei Diabetikern können jedoch auch nicht extra deklarier-
te Lösungen gegeben werden.

16.6.4 Chemisch definierte Diäten (niedermolekular)

Lösungen aus niedermolekularen Kohlenhydraten und Oligopeptiden mit reduziertem Fettanteil. Vollständige Resorption im oberen GIT.

®
– z.B. Nutricomp Peptid F (weitere gleichwertige Lösungen stehen
von verschiedenen Herstellern zur Verfügung)
Zusammensetzung bezogen auf 1000 ml (1000 kcal):
Eiweiß 45 g, (davon 15 % freie AS, 85 % Oligopeptide), Fett 17 g
(davon essentielle Fettsäuren 5 g, MCT 9 g), Kohlenhydrate 168 g,
Wasser 840 ml, Na^+ 39 mmol, K^+ 38 mmol, Ca^{2+} 12 mmol, Magnesium 6 mmol, PO_4^{3-} 13 mmol, Cl^- 40 mmol, außerdem Spurenelemente und Vitamine.
Osmolalität: 400 mosmol/l
Gluten-, Purin- und Laktose- frei.

✎
– Präoperativ
– Nach abdominal-chirurgischen Eingriffen (z.B. Magenresektion,
Kurzdarmsyndrom, Jejunostomie)
– Chronisch-entzündlichen Darmerkrankungen
– Proteinallergie.

➤
Anfangs 6 x 50 ml, bis max. 12 x 250 ml (☞ 16.6.1)

KI
– Nicht bei chronischer Niereninsuff. oder dekompensierter Leberzirrhose.

✗
– Keine Verdauung durch Magen- und Pankreassekrete nötig für
Resorption.

17 Intoxikationen

Cathrin Krieger-Rosemann

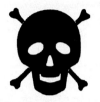

17.1   Leitsymptome

Bei jeder plötzlich eingetretenen Gesundheitsstörung muß differentialdiagnostisch an eine Vergiftung gedacht werden.

Leitsymptome	Vergiftung	Äthylalkohol	Methylalkohol	Benzodiazepine	Barbiturate	Bromcarbamid	Diphenhydramin	Neuroleptika	Antidepressiva	Opiate	Amphetamin	Salizylate	Paracetamol	β-Blocker	Digitalis	Alkylphosphate	Säure&Laugen	Pilze	Zyanid	CO
ZNS	Agitation							+	+	+	+	+				+		+		+
	Krämpfe	+	+					+	+	+						+			+	+
	Hyperreflexie							+	+											+
	Hypo-/Areflexie	+		+	+	+					+									
	Bewußtseinstrübung	+	+	+	+	+		+	+	+								(+)	+	+
	Koma	+	+	+	+	+		+	+	+						+			+	+
	Atemlähmung	+	+	+	+	+	+	+	+	+	+5)							+	+	+
	Hypothermie	+				+														
	Hyperthermie								+	+		+3)		+	+					+
	Muskelschwäche			+	+															+
GIT	Übelkeit, Erbrechen	+	+	+					+		+	+		+	+	+	+			+
	Durchfall															+		+		
	Speichelfluß															+	+			
	Mundtrockenheit						+	+	+		+									
	Abdominalschmerz		+									+	+6)			+	+			
	Ikterus												+6)					+2)		
Lunge	Bronchokonstriktion													+		+				
	Lungenödem									+4)						+				
	Dyspnoe	+			+ARDS							+				+	+		+	+
Foetor ex ore		+														+7)			+1)	
Haut	rosa	+																	+	+
	Blasen				+															
Herz	Hypotonie			+	+									+						
	Bradykardie		+							+				+	+	+		+8)		
	Tachykardie	+	+		+		+		+		+			+	+	+	+			+
	VES				+	+		+	+						+		+	+		+
	AV-Block				+					+				+	+	+				
Augen	Miosis									+								+		
	Mydriasis			(+)			+	+	+		+			+						
	Sehstörung		+									+			+					

1) Bittermandelgeruch   2) bei Phalloidin   3) nach 12-36 h   4) bei Heroin
5) sekundär nach 4 h   6) nach 24 h   7) Knoblauch   8) bei Muskarin

17

Diagnostik

❏ Inspektion am Ort der Ingestion (Tablettenschachteln suchen) und Befragung von Pat. und Angehörigen.

❏ *6 W's: Wer? Was? Wann? Wie? Wieviel? Warum?*

❏ Asservierung von Material für toxikologischen Nachweis aus Blut, Urin, Mageninhalt, Stuhl.

Labor

❏ BB, BZ, Na^+, K^+, Krea, Quick, PTT, BGA, Leberwerte, Ammoniak, Laktat, CHE

❏ BZ ↑: Aceton, Acetylen, Koffein, LSD, Theophyllin, Eisen

❏ BZ ↓: β-Blocker, orale Antidiabetika, Insulin, Salicylate, Alkohol

❏ K^+ ↑: α-Adrenergika, β-Blocker, Digitalis, Lithium, Fluorid

❏ K^+ ↓: Adrenalin, Barium, β-Adrenergika, Koffein, Theophyllin

❏ Metabolische Azidose mit vergrößerter Anionenlücke: β-Adrenergika, Acetylene, Alkohole, Formaldehyd, Salicylate, Theophyllin, INH, Colchicin, Cyanide, Coffein, Kohlenmonoxid.

17.2 Allgemeine Maßnahmen

Elementartherapie bei Vergiftungen

❏ Sicherung der Vitalfunktionen (ABCD-Regel ☞ 3.1.1)

❏ Asservierung von Material zur toxikologischen Analyse: Speisereste, Tabl., Gläser, Flaschen, Urin, Mageninhalt, Stuhl

❏ Verringerung der Resorption: (induziertes Erbrechen, Magenspülung, induzierte Diarrhoe, Darmspülung, Adsorbentien)

❏ Beschleunigung der Elimination: forcierte Diurese, Hämofiltration, Dialyse, Unterbrechung des enterohepatischen Kreislaufes, Blutaustauschtransfusion, Hämoperfusion.

17.2.1 Induziertes Erbrechen

Ind.: Bei wachen, ansprechbaren Pat. nach oraler Giftaufnahme, auch wenn bereits spontan erbrochen wurde.

KI: Schläfrige oder bewußtlose Pat., zerebraler Krampfanfall, Intox. mit Schaumbildnern, fettlöslichen Giften, Säuren und Laugen. *Relative KI:* Intox. mit antiemetisch wirkenden Substanzen.

Durchführung

❑ *Kinder:* beliebige Flüssigkeit (z.B. Saft) trinken lassen und anschließend die Rachenwand mechanisch reizen.

❑ *Salzwassererbrechen:* 1-2 Eßlöffel Kochsalz auf 1 Glas warmes Wasser rasch trinken lassen, bei Erfolglosigkeit Wiederholung nach 5 Minuten. Zusätzlich Rachenhinterwand mechanisch reizen (*KI:* Kinder).

❑ *Ipecacuanha-Sirup:* Erwachsene 30 ml, Kinder < 12 J. 10-15 ml, anschließend mehrere Gläser Wasser oder Saft trinken lassen. Bis zum Eintritt des Erbrechens können 20 Min. vergehen.

❑ *Apomorphin-Spritze:* nur bei sehr rasch wirksamen Substanzen in Kombination mit Norfenefrin (z.B. Novadral®, 1 ml = 10 mg, Ind. umstritten!): 1-2 Gläser Wasser mit Kohle vermischt trinken lassen, dann 1/2-1 Amp. (5-10 mg) Apomorphin mit 1/2-1 Amp (5-10 mg) Norfenefrin als Mischspritze i.m. bei Erwachsenen. Keine Wiederholung! Bei unstillbarem Erbrechen Naloxon i.v. ☞ 17.4.3.

Bei Kindern 0,07 mg/kg Apomorphin + 0,2 mg/kg Norfenefrin (Ind. umstritten)

❑ *KI für Apomorphin:* Kinder < 1 J., Intox. mit atemdepressiven Substanzen.

 Fußangeln und Fingerzeige

Pat. müssen solange beobachtet werden, bis das Erbrechen beendet ist (Aspirationsgefahr). Deswegen Pat. sitzend oder in stabiler Seitenlage.

17

17.2.2 Magenspülung

Ind.:

❑ Bewußtseinsgetrübte Pat. nach peroraler Intox. (Aspirationsgefahr!), komatöse Pat. schon bei V.a. Intox.

❑ Spülung bei > 4 h nach Giftaufnahme nur bei Vergiftungen, die zur Magenatonie führen, sinnvoll (z.B. Schlafmittel, Anticholinergika, Bromcarbamide, retardierte Psychopharmaka). Im Zweifelsfall jedoch immer!

KI: V.a. Ösophagus- und Magenperforation, manifeste Herz- und Ateminsuff. Bei Bewußtlosen nur nach endotrachealer Intubation (☞ 2.6).

Durchführung

❑ Pat. in stabiler Seitenlage oder in aufrechter Haltung. Bei Bewußtseinstrübung: stabile Linksseitenlage, Kopf tief. Prämedikation mit 0,5 mg Atropin i.v. oder s.c.

❑ Zur Anästhesie der Mundhöhle Magenschlauch mit Lidocain-Gel bestreichen.

❑ Pat. auffordern, beim Vorschieben des angefeuchteten Magenschlauchs aktiv zu schlucken, bis ca. 50 cm vorschieben

❑ Lagekontrolle (Magenspritze Luft einblasen und gleichzeitig über dem Epigastrium auskultieren: Blubbern?)

❑ Trichter auf das prox. Ende des Schlauchs aufsetzen und unter Pat.-Niveau halten („Aushebern"). Herausfließenden Mageninhalt für toxikologische Untersuchungen sammeln.

❑ Dann Trichter über Pat.-Niveau anheben und etwa 200-500 ml handwarmes Wasser in den Magen ein- und anschließend in den Eimer abfließen lassen

❑ Vorgang ca. 20mal wiederholen, bis Spülflüssigkeit klar zurückfließt

❑ Vor Beendigung der Magenspülung 10 g Kohle zu einer Suspension anrühren, mit ca. 20 ml Laktulose (☞ 9.2.3) mischen und durch den Schlauch applizieren (Schlauch durchspülen). Falls eine Magensonde gelegt wird, besser nach Beenden der Magenspülung durch Magensonde applizieren.

❑ Den Magenschlauch beim Zurückziehen abklemmen oder mit einem Finger

 Fußangeln und Fingerzeige

verschließen (Aspirationsgefahr!).

❑ Genaue Flüssigkeitsbilanz: Einfuhr (in Litern) muß gleich Ausfuhr sein!

❑ Bei Ingestion fettlöslicher Gifte 200 ml Paraffin vor Magenspülung geben, bei Schaumbildnereinnahme Vorbehandlung mit Dimeticon-Siliciumdioxid (z.B. Sab simplex®) 1-5 Teelöffel = 40 bis 200 Tropfen.

Kohle

z.B. Kohle-Pulvis® 10 g

Ind.: Intox., zur Adsorption fettlöslicher und wasserlöslicher Gifte.
Dosierung: Bei Intox. einmalig 1/2 - 1 g/kg, also etwa 30 bis 70 g Kohle oder initial 10 g und alle 4 h erneut 10-20 g per os oder per Magensonde für ca. 24h bzw. bis Stuhlgang schwarz.

 Fußangeln und Fingerzeige

❑ Aufgrund der reversiblen Bindung der Gifte an Kohle und obstipierender Wirkung immer in Kombination mit einem Laxans, z.B. Natriumsulfat (= Glaubersalz).

❑ Bei Vergiftungen, die mit spezifischen oralen Antidota behandelt werden können, keine Kombination mit Kohle!

Natriumsulfat (= Glaubersalz)

❏ *Ind.:* Abführmaßnahmen im Rahmen einer Intox., bes. in Kombination mit Kohle.
❏ *Dosierung:* Initial 10-20 g in etwa 200-300 ml Wasser gelöst oral oder per Magensonde, bei weiterer Kohlegabe im Wechsel mit dieser alle 4 h 15 g per os oder per Magensonde.

Hyperosmolare Sorbitlösung (40%) ☞ 6.2.3

❏ z.B. Sorbit Braun 40®
❏ *Ind.:*
  - Intox. mit Substanzen, die zu einer Darmlähmung führen (z.B. Bromcarbamid, Opiate).
  - Frühstadium besonders gefährlicher Vergiftungen (z.B. Herbizide)
❏ *Dosierung:* Alle 2 h 40 ml 40%ige Sorbitlösung per os oder per Magensonde.

 Fußangeln und Fingerzeige

❏ Führt zur osmotischen Diarrhoe, möglichst frühzeitig verabreichen ehe toxischbedingte Darmlähmung einsetzt.
❏ Bei auftretenden Durchfällen Kohle geben, andere Laxantien absetzen.

17.2.3 Sekundäre Giftelimination

17

Indikation

❏ Eingenommene Dosis potentiell letal oder Gefahr irreversibler Schäden. Bei manchen Intox. sekundäre Giftelimination bereits vor Eintritt schwerwiegender Komplikationen als prophylaktische Maßnahme, z.B. bei Paraquat, Methylalkohol, kardiotoxischen Substanzen (Antiarrhythmika, β-Blocker, trizyklische Antidepressiva).
❏ Tiefes Koma, im EEG burst-suppression-Muster. Kritische Blutplasmaspiegel.
❏ Bei schweren Vergiftungen mit dialysablen Giften und bei Niereninsuff. Peritonealdialyse, Hämodialyse, Hämoperfusion ☞ 2.7
❏ Bei Giften mit hoher Plasmaproteinbindung ggf. Plasmapherese
❏ Bei schweren Vergiftungen mit Blutgiften (CO, Methämoglobinbildner) Austauschtransfusion.

Durchführung forcierte Diurese

☐ Venenverweilkanüle, ZVK, Blasenkatheter, stündliche Urinbilanzierung
☐ Infusion von 500 ml Glukose 5% und 500 ml NaCl 0,9% im Wechsel jeweils über 1 h
☐ Zusätzlich 20 mmol KCl und 20 mmol NaCl pro 1 l Infusionslösung
☐ Furosemid nach ZVD und Ausscheidung, ☞ 4.3.2
☐ Bei Vergiftungen mit hydrophilen Barbituraten (☞ 17.3.4) oder Salizylaten zusätzlich Natriumbikarbonat in die Infusionslösung geben (z.B. 500 ml Glukose 5% + 45 mmol $NaHCO_3$ + 15 mmol $KHCO_3$ stündl. = Alkali-Diurese)
☐ Ständige Kontrolle von ZVD (Überwässerung?), BGA, E'lyten, Krea.

Kontraindikationen für forcierte Diurese

Überwässerung, Herzinsuff., Niereninsuff., Hirnödem.

17.2.4   Vergiftungszentralen

Ort	Erw. [E] Kinder [K]	Telefonnummer(n)
Berlin	E	030 / 3035 3466 (FU), 030 / 3035 2215 (Charlottenburg)
Berlin	K	030/302 30 22
Bonn	K	0228/260 62 11, Zentrale: 0228/26061
Braunschweig	E	0531/622 90, Zentrale: 0531/6880
Bremen	E	0421/497 52 68, 0421/497 36 88
Freiburg	K	0761/270 43 61, 0761/2704301, Zentrale: 0761/701
Göttingen	E	0551/39-62 39/39-6210, Zentrale: 0551/39-0/39-1
Hamburg	E	040/6385-3345/3346, Zentrale 040/6385-1
Homburg/Saar	K	06841/16 22 57, 06841/16 28 46
Kiel	E	0431/597 42 68, Zentrale: 0431/5971
Koblenz	E	0261/49 96 48
Ludwigshafen	E	0621/50 34 31, Zentrale: 0621/5031
Mainz	E	06131/23 24 66, Zentrale: 06131/171
München	E	089/41 40 22 11
Münster	E	0251/83 62 45, 0251/83 61 88
Nürnberg	E	0911/398 24 51
Wien	E/K	0222/43 43 43, 0222/4 04 00/22 22
Zürich	E/K	01/251 51 51

17.3   Spezielles Management

17.3.1   Äthylalkohol

Klinik

☐ *Vergiftungsstadien* in Abhängigkeit von der Alkoholkonzentration: Exzitationsstadium (nur beim Ansteigen des Blutalkoholspiegel), hypnotisches Stadium, narkotisches Stadium, asphyktisches Stadium (Tod durch Atemlähmung und Kreislaufversagen).
☐ *ZNS:* Fehleinschätzungen, Konzentrations- und Koordinationsstörung, Verlangsamung, ggf. Bewußtlosigkeit, Atemdepression
☐ *Vasodilatation* mit Hautrötung und Hypothermie bei gleichzeitig gestörter Thermoregulation
☐ *Polyurie* durch gehemmte ADH-Sekretion
☐ Hypoglykämie
☐ *Azidose:* zuerst metabolische Azidose, bei Ateminsuff. auch respir. Azidose.

Diagnostik

Alkoholbestimmung im Blut, BZ, BGA, E'lyte.

✔ Management

☐ *Bei ansprechbaren Pat.* induziertes Erbrechen, z.B. mit 1/2 Amp. Apomorphin und 1/2 Amp. Norfenefrin (z.B. Novadral®) als Mischspritze i.v. oder i.m. (hierdurch wird die Exzitation gemindert, RR-Abfall oder Atemdepression werden bei Mischspritze nicht beobachtet).
☐ *Bei bewußtlosen Pat.* Magenspülung nach Stabilisierung der Vitalfunktionen. Intubation und Beatmung bei respir. Insuff.
☐ *Bei Volumenmangel:* Infusionsther. mit Glukose 5% 100-200 ml/h evtl. unter ZVD-Kontrolle
☐ *Bei Hypoglykämie* 50 ml Glukose 20%
☐ *Azidoseausgleich* mit Natriumbikarbonat 8,4% ☞ 11.1.4
☐ Physostigmin 1 Amp. (2 mg) langsam i.v., bei Wirksamkeit 1/2 - 1 Amp. (= 1-4 mg) alle 20 Min. nachspritzen oder Dauerinfusion 10 Amp. = 50 ml mit 5ml/h (EKG-Monitor), ☞ 17.4.5.
☐ Evtl. Naloxon als Antidot 1 Amp. i.v., ggf. mehrfach wiederholen ☞ 17.4.3
☐ *Bei Exzitation* Haloperidol 5-10 mg = 1-2 Amp. langsam i.v. ☞ 7.2.2
☐ Bei schwerer *Atem- und Kreislaufdepression* Hämodialyse ☞ 2.7.

   Fußangeln und Fingerzeige

☐ Behandlung des Alkoholentzugsdelirs ☞ 7.1.1.
☐ Andere oder gleichzeitig bestehende Koma-Ursachen nicht übersehen (z.B. Meningitis, Hirnmassenblutung, Hypoglykämie, Mischintoxikation, ☞ 6.1.1).

17.3.2   Methylalkohol

Methylalkohol wird sehr langsam über Formaldehyd als Zwischenprodukt zu Ameisensäure oxydiert, die für die eigentliche Giftwirkung und die Azidose verantwortlich ist (lange HWZ!).

Letaldosis: 30 ml (5-100 ml), Toxizität in Anwesenheit von Äthylalkohol verringert.

Klinik

Initial Schwindel, Kopfschmerzen, Übelkeit, motorische Unruhe. Abdominal- und Lumbalschmerzen (Pankreasschädigung mit erhöhter Amylase). Sehstörungen mit Nebelsehen, gestörter Farbempfindung mit Übergang in Erblindung (bei Bewußtlosen keine Pupillenlichtreaktion!). Toxische ZNS-Schädigung, falls überlebt: extrapyramidale Bewegungsstörungen. Bradykardie bei erhöhtem Hirndruck (ungünstiges prognostisches Zeichen!). Schwere metabolische Azidose.

Diagnostik

BGA, Blutmethanolspiegel, E'lyte, Lipase, Amylase.

✔ Management

Rasch und möglichst gleichzeitig:
- ❑ 1/2 Amp. Apomorphin und 1/2 Amp. Norfenefrin (z.B. Novadral®) als Mischspritze i.m., ggf. Magenspülung
- ❑ Alkalisierung mit Bikarbonat nach BGA ☞ 11.1.4
- ❑ 0,25 ml Alkohol 95%/kg/h (z.B. Alkoholkonzentrat 95% Braun®) im Perfusor = 420 ml 95%igen Alkohol bei 70 kg Pat. tägl. (1‰ Serumalkoholspiegel anstreben).
  10 mg Folsäure/kg tägl. i.v. = z.B. 46 Amp. Folsan® tägl. bei 70 kg, also 46 Amp. à 1 ml im Perfusor mit 2 ml/h; bewirkt nach 12-24 h vermehrte Ausscheidung der Ameisensäure.
- ❑ *Dialyse:* : Bei eingenommener Dosis > 15 ml oder Blutmethanolspiegel > 0,5-1‰. Verspäteter Behandlungsbeginn kann zu Sehstörungen oder schwerer metabolischer Azidose führen.
- ❑ Lichtschutz für die Augen
- ❑ *Cave:* Überwachung des Pat. bis zu 4 Tagen auch bei Beschwerdefreiheit.

17.3.3

Klinik

Schläfrigkeit, selten bis zum Koma, Nystagmus, Ataxie, Sprachstörungen, muskuläre Hypotonie und Hyporeflexie, Hypotonie.

Benzodiazepine				
Freiname	Handelsname z.B.	HWZ in h	potentiell tox. Spiegel in mg/l	Besonderes
Bromazepam	Lexotanil	20	> 0,3	uncharakteristische EKG-Veränderungen
Chlordiazepoxid	Librium	26	10-30	führt selten zu tiefem Schlaf
Clobazam	Frisium	18	?	
Clonazepam	Rivotril	32-38	?	bei Kleinkindern vermehrte Speichel- u.Bronchialsekretion
Diazepam	Valium	28 (8-72)	> 5	Ataxie, Dysarthrie, Müdigkeit Koma, RR ↓, Temp. ↓, Atemmuskulatur früh relaxiert
Dikaliumdiazepat	Tranxilium	24	?	Pat. bis zu hohen Dosen ansprechbar
Flunitrazepam	Rohypnol	19 (-33)	?	Atemdepression u. RR-Abfall bereits bei geringer Überdosierung, z.B. 10 Tabl. à 2 mg
Lorazepam	Tavor	13	> 0,5	
Lormetazepam	Noctamid	10	?	
Nitrazepam	Mogadan	4-9 (-24)	> 0,5	Bewußtlosigkeit ab 150 mg Letaldosis ca. 50-500 mg/kg
Oxazepam	Adumbran Praxiten	8-12	> 5	nach hohen Dosen RR-Abfall u. Zyanose, in der Aufwachphase Erregungszustände
Triazolam	Halcion	3(4-8)	?	Koordinationsstörungen, selten Kopfschmerzen, Geschmackstörung, Niedergeschlagenheit

✔ Management

❑ Induziertes Erbrechen oder Magenspülung, danach Kohle und Abführmaßnahmen ☞ 17.2

❑ Flumazenil (z.B. Anexate®) initial 0,2 mg = 2 ml i.v., 0,1 mg/Min bis Pat. wach. *Ind.:* Diagnostik bei V.a. Benzodiazepinintox., Vermeiden einer sonst notwendigen Intubation zur Magenspülung bei bewußtlosen Pat. *Cave:* Flumazenil-HWZ 50 Min., daher Überwachung von Atmung und Kreislauf auch nach Aufwachen des Pat.

17

17.3.4   Barbiturate

Langwirkende Barbiturate

Barbital, Metharbital, Phenobarbital, Methylphenobarbital, Phenylmethylbarbitursäure, Desoxyphenobarbital gut durch forcierte Diurese (☞ 17.2.3) bes. bei Harnalkalisierung eliminierbar.

Mittellangwirkende Barbiturate

- ☐ Ind. zur forcierten Diurese bei: Allobarbital, Aprobarbital, Blutobarbital
- ☐ Forcierte Diurese wirkungslos bei: Amobarbital, Butallylonal, Pentobarbital, Propallylonal, Secobarbital
- ☐ Ind. umstritten bei: Butabarbital, Brallobarbital, Cyclobarbital, Cyclopentobarbital, Heptabarbital
- ☐ Effektivität der Hämoperfusion mit XAD-4: Clearance von 200-300 ml/Min
- ☐ Sekundäre Detoxikation bei Blutspiegel von > 50 μg/ml ☞ 17.2.3.

Kurzwirkende Barbiturate

- ☐ Hexobarbital: bei rascher Metabolisierung sind keine schwerwiegenden Intox. bekannt, forcierte Diurese wirkungslos. Dosen bis zu 11 g wurden überlebt.

Klinik

- ☐ Bewußtseinstrübung, evtl. Koma, zentralbedingte Ateminsuff., Hypoventilation (Hauptgefahr!), Ausmaß der Reflexabschwächung entspricht dem Ausmaß der ZNS-Depression, Pyramidenbahnzeichen (pos. Babinski). Initial Miosis, im Spätstadium Hypoxie-bedingt weite Pupillen. Bei schwerer Intox. Schock, Hypothermie, Hautblasen
- ☐ Schwere Allgemeinveränderungen im EEG mit burst-suppression-Muster, Nullinien-Einblendungen von 1-2 Sek. Dauer
- ☐ Letaldosis ca. 3-5 g.

✔ Management

- ☐ Primäre Giftelimination mittels Magenspülung auch bei länger zurückliegender Giftaufnahme, da die Verweildauer durch Magen-Darm-Atonie stark verlängert ist. Kohle und Natriumsulfatgabe ☞ 17.2.3
- ☐ Intubation und Beatmung bereits bei mäßiggradiger Hypoxie.
- ☐ FiO$_2$ während der Beatmung möglichst niedrig halten
- ☐ Bei Absinken des pO$_2$ PEEP-Beatmung mit 5-10 cm H$_2$O ☞ 2.6
- ☐ Je nach Substanz sekundäre Giftelimination bei schweren Vergiftungen (bei Plasmaspiegel > 100 μg/ml zwingend) ☞ 17.2.3.

Komplikationen

- ☐ ARDS mit Hypoxie und respir. Azidose ☞ 5.1.4
- ☐ Protrahiertes Sy. bei unzureichender Giftelimination mit DIC ☞ 14.1.3
- ☐ Irreversibler Schock
- ☐ ANV ☞ 10.1
- ☐ Metabolische Azidose
- ☐ Disseminierte Gewebsnekrosen.

17.3.5 Bromcarbamid

Substanzen: Carbromal und Bromisoval (toxischer). Meist 0,5 g Bromcarbamid pro Tabl. Außer in Abasin®, Adalin® und Bromural® sind die Bromcarbamide mit weiteren, anticholinergisch wirkenden Verbindungen kombiniert.

Toxizität

❒ Bei 30 Tabl. (15 g) leichte bis mittelschwere Vergiftung
❒ Bei 40 Tabl. = 20 g Bewußtlosigkeit über ca. 3 Tage
❒ Bei 80 Tabl. (40 g) schwere KO, hohe Letalität.

Klinik

Meist Bromcarbamid-Misch-Intox.

❒ *ZNS:* tiefes Koma bei schwerer Vergiftung, nur in ca. 50% Hyporeflexie, z.T. normale, z.T. gesteigerte Reflexe (einschließlich Husten-, Korneal- und Lichtreflex) unabhängig von der Bewußtseinslage. „Burst-suppression"-Muster im EEG
❒ *Lunge:* mäßige Hypoventilation, plötzlich eintretender zentralbedingter Atemstillstand in der Frühphase, zunehmende respir. Insuff. durch intrapulmonale Hämorrhagie infolge DIC
❒ *Herz:* Tachykardie, Herzrhythmusstörungen (AV-Block, SA-Block, VES), ausgeprägte, kaum beeinflußbare Kreislaufzentralisation
❒ E'lyte: Hypo- oder Hyperkaliämie
❒ DIC ☞ 14.1.3
❒ Hypothermie, selten initial Hyperthermie.

Diagnostik

Krea und E'lyte, BB (Thrombopenie?), Gerinnung, BGA, Rö-Abdomen (kalkdichte Schatten?)

17

Therapie

❒ Immer Magenspülung unabhängig vom Zeitpunkt der Tabletteneinnahme
❒ Bei röntgenologischem Nachweis von Tablettenkonglomeraten (ab 7 g möglich) gastroskopische Entfernung, Kontrolle des Spülerfolges durch Rö-Abdomen.
❒ Hämoperfusion mit XAD-4 bei schweren Vergiftungen (> 20 - 30 g).

17.3.6 Antihistaminika (Diphenhydramin, Doxylamin)

In zahlreichen Schlafmitteln teils als Zusatzstoff, teils als Monosubstanz enthalten. Pharmakologisch zur Gruppe der Antihistaminika zählend. *Pharmakokinetik*: Diphenhydramin: HWZ 3-8 h, Metaboliten 5-10 h, Letaldosis bei Erwachsenen etwa 2,8 g. Verlauf meist gutartig (bei Kindern jedoch schon letale Verläufe ab 10 mg/kg Körpergewicht beobachtet). Doxylamin: HWZ 9 h.

Klinik

❑ Anticholinerges Syndrom: Unruhe und Verwirrung, Fieber, trockene Schleimhäute, heiße und rote Haut, Tachykardie, Mydriasis
❑ Evtl. Rhabdomyolyse.

✔ Management

❑ Primäre Giftelimination (☞ 17.2) ab ca. 200 mg
❑ Antidotther. mit Physostigmin initial 2 mg = 1 Amp. langsam i.v., 1 bis 2 malige Wiederholung möglich ☞ 17.4.5
❑ Bei Krämpfen ebenfalls Physostigmin (keine Antikonvulsiva!).

17.3.7 Neuroleptika

Bei Intox. mit hochpotenten Neuroleptika eher Parkinson-Sy. oder bizarres neurologisches Sy., gutartiger Verlauf: z.B. Haloperidol, Benzperidol, Fluphenazin, Sulpirid. Ausnahme: Triflupromazin, Perphenazin → eher anticholinerge Wirkung.

Bei Substanzen mit ausgeprägter anticholinerger Wirkung stärkere Sedierung. In toxischen Dosen ähnelt das Vergiftungsbild dem der Antidepressiva ☞ 17.3.8. Beispiele: Chlorpromazin, Promethazin, Thioridazin, Chlorprothixen, Droperidol, Melperon.

Klinik

❑ ZNS: überwiegend zentrale Dämpfung und Sedierung
❑ Je nach Substanz überwiegt extrapyramidaler Symptomkomplex (A) oder anticholinerges Sy. (B) (☞ Tabelle)

✔ Management

❑ Primäre Giftelimination ☞ 17.2
❑ Bei Parkinson-Sy. oder bizarren neurologischen Sy. 1/2 - 1 Amp. = 2,5 - 5 mg Biperiden i.v. (z.B. Akineton®) ☞ 17.4.4
❑ Bei anticholinergem Sy. 1 Amp. = 2 mg Physostigmin i.v. ☞ 17.4.5.

Neuroleptika-Intoxikationen

Freiname	Handels-name z.B	Syn-drom-gruppe*	HWZ in h	potentiell tox. Dosis in mg/l im Serum	Besonderes
Phenothiazinderivate					
Chlorpro-mazin	Megaphen	B	5	> 2	Miosis durch Blockade der Alpharezeptoren, Temp. ↑ bei schwerster Intox., RR↓ , extrapyramidale Symptome
Triflupro-mazin	Psyquil	A (B)	6	> 4	starke antiemetische Potenz: kein induziertes Erbrechen auslösen
Promethazin	Atosil	B	8-15	> 5	Halluzinationen, Aggressivität und Exzitation im Wechsel mit Schlaf
Thioridazin	Melleril	B	10	> 2	kardiale KO bei 800 mg tägl., wie Antidepressiva
Perphenazin	Decentan	A(B)	8-12	1	Dehydratation, Latenzzeit 12-24 h
Fluphenazin	Dapotum Lyogen	A	15(30)	?	Toxizität sehr gering
Thioxanthenderivate					
Chlorpro-thixen	Truxal Taractan	B	8-10	0,4 - 0,8,	
Butyrophenonderivate					
Haloperidol	Haldol	A	20	> 0,5	Latenzzeit von 12-24 h möglich, Toxizität gering
Benzperidol	Glianimon	A			Toxizität gering
Droperidol	Dehydro-benzperidol	B	2		
Melperon	Eunerpan	(B)	5		
Benzamidderivate					
Sulpirid	Dogmatil	(A)	5,5 -12		Toxizität gering

* *Syndromgruppe A* (Extrapyramidale Syndromgruppe): Parkinson-Sy., bizarres neurologisches Sy. Opisthotonus, Kopf-u. Blickwendung zur Seite orientiert, Pat.spricht leise mit Anstrengung (Laryngospasmus), Speichelfluß, Kiefersperre, Hypertonie der oberen Extremität, Vorstrecken der Zunge

*Syndromgruppe B (*Anticholinerges Sy.): Mydriasis, trockene Haut u. Schleimhaut, Fieber, Tachykardie, Erregung bis Delir, Ataxie, Pyramidenbahnzeichen

17

17.3.8 Antidepressiva

Trizyklische Antidepressiva

Substanzen		
Freiname	**Handelsname z.B**	**HWZ in h**
Amytriptylin	Laroxyl, Saroten	10-20, Metaboliten 30
Clomipramin	Anafranil	21
Desipramin	Pertofran	15-18
Dibenzepin	Noveril	3,5
Doxepin	Aponal, Sinquan	11-19, Metaboliten 40
Imipramin	Tofranil	7-26, Metaboliten 15-18

Klinik

❏ *Bei leichter bis mittelschwerer Vergiftung* (Dosis < 1000 mg): zentral anticholinerge Wirkung: Erregung und Halluzinationen im Wechsel mit Müdigkeit, choreathetotische Hyperkinesien und Zuckungen; peripher anticholinerge Wirkung: trockene Schleimhaut, Tachykardie, Frequenz > 110/Min (auch nach Abklingen der Unruhe), Harnverhalt. Vital bedrohliche KO sehr selten.

❏ *Bei schwerer Vergiftung:* (nach zunehmendem Vergiftungsgrad geordnet)
  – ZNS: Unruhe (Warnzeichen!) später Koma, Pyramidenbahnzeichen, Grand-Mal Anfall, Atemstillstand.
  – Fieber: nach etwa 12-36 h wegen fehlender Wärmeabgabe (ausgeprägte Hyperthermie prognostisch ungünstig)
  – Herz: membranstabilisierende Wirkung wie durch Antiarrhythmika sowie verminderte Inaktivierung von Katecholaminen (auch nach Abklingen der membranstabilisierenden Wirkung), AV-Block, QRS-Komplex verbreitert (Schenkelblock), Verlängerung der QT-Zeit, supraventrikuläre Tachykardie mit aberranter Überleitung, Übergang in Kammertachykardie möglich. Herzinsuff. (toxische Myokarddepression), Herzstillstand ohne Reaktion auf Schrittmacher (elektromechanische Entkoppelung).

✔ *Management*

❏ Primäre Giftelimination ☞ 17.2 bei ansprechbaren Pat. mit induziertem Erbrechen, dann Kohle ☞ 17.2.3
❏ Bei komatösen Pat. zunächst Antidotther. mit Physostigmin 1 Amp. = 2 mg langsam i.v. (☞ 17.4.5), danach Magenspülung unter Intubationsschutz
❏ Bei Koma, Krampfanfall, Exzitation, Hyperkinesie: Physostigmin initial 2 mg = 1 Amp. langsam i.v.
❏ Bei kardialen KO und Hypotonie: Physostigmin i.v., evtl. NaCl 10-30 mmol i.v. = 10-30 ml NaCl 5,85% ☞ 11.2.1

❏ Bei Azidose frühzeitig Natriumbikarbonat 8,4% ☞ 11.3.2
❏ Bei Hypokaliämie K⁺-Substitution ☞ 11.2.2
❏ Bei schwersten Intox. ohne ausreichende Besserung auf Physostigmin: sekundäre Giftelimination durch Hämoperfusion mit XAD-4 ☞ 17.2.3.

Fußangeln und Fingerzeige

Rein symptomatische Behandlung der neurologischen KO, z.B. Krampfanfall, mit Antikonvulsiva ist meist wirkungslos und verschlechtert die Bewußtseinslage. Symptomatische Behandlung der kardialen KO hat keinen Einfluß auf den Krankheitsverlauf.

Tetrazyklische Antidepressiva

Substanzen		
Freiname	**Handelsname z.B.**	**HWZ in h**
Maprotilin	Ludiomil	43, sowie Metaboliten
Mianserin	Tolvin	17

Klinik
❏ Maprotilin wie trizyklische Antidepressiva (s.o.)
❏ Mianserin kein anticholinerges Sy. (günstige Prognose): Müdigkeit, Sinustachykardie, AV-Block I.°, Schwindel, Ataxie, Erbrechen, Miosis.

✔ Management
❏ Primäre Giftelimination ☞ 17.2, Symptomatische Ther., Physostigmin ist kontraindiziert!

17

Lithium

Klinik
❏ Geringe ther. Breite, Serumspiegel 300 - 1300 μmol/l
❏ *Niere:* Polyurie, Durst (Diab. insipidus renalis)
❏ *GIT:* Erbrechen, Durchfall
❏ Bei schwereren Vergiftungen v.a. ZNS-Störungen: Schwindel, Bewußtseinsstörung, Tremor, Krämpfe, art. Hypertonie.

✔ Management
❏ Primäre Giftelimination ☞ 17.2
❏ Sekundäre Giftelimination durch Hämodialyse.

17.3.9 Opiate

Substanzliste			
Freiname	**Handelsname z.B.**	**HWZ in h**	**Letaldosis**
Dihydrocodeinhydro-gentartrat	Paracodin	3,3-4,5	?
Hydromorphon	Dilaudid	1,9-2,5	?
Pentazocin	Fortral	2	?
Morphin			0,1-0,4 g oral
Codein			0,5 g
Heroin			50-75 mg
Pethidin	Dolantin	3,5-4	?
Levomethadon	l-Polamidon	15-60	?
Dextropropoxyphen	Erantin, Develin	3-5	250 mg oral
Fentanyl	Fentanyl	2-4	?
Tilidin	Valoron	3	?

Klinik

❑ Auge: Miosis (Stecknadelkopfpupille!)
❑ ZNS: nach initialer Euphorie zunehmende Eintrübung bis Koma; Hirndruck-zeichen, tonisch-klonischer Krampf, Eigenreflexe erloschen
❑ Lunge: Respir. Insuff. durch zentrale Atemlähmung, Sekretstau bei erlosche-nem Hustenreflex, toxisches Lungenödem bei Heroin ☞ 4.1.2
❑ GIT: Übelkeit, Erbrechen, Darmatonie
❑ Haut: Einstichstellen?
❑ Hypothermie.

✔ Management

❑ Magenspülung bei ansprechbaren Pat. und oraler Aufnahme ☞ 17.2.2
❑ Bei Atemstillstand Intubation und Beatmung ☞ 2.6
❑ Bei erhaltener Atmung evtl. Opiatantagonist Naloxon (z.B. Narcanti® 1 - 5 Amp. = 0,4 - 2 mg i.v.). Wiederholung nach 3 Min. bis zu 3 mal (*cave:* vor Naloxongabe Pat. in Bauchlage fixieren), ☞ 17.4.3
❑ Bei Lungenödem Kortikosteroide, z.B. 250 mg Methylprednisolon i.v. ☞ 5.4.2, 2 - 6 l O_2 über Nasensonde, ggf. Beatmung mit PEEP ☞ 2.6.

17.3.10 Amphetamin und andere Rauschgifte

Amphetamin

Klinik
- Sympathomimetische Wirkung: Hypertonie, Hyperthermie, Tachykardie, Mydriasis, Mundtrockenheit
- ZNS: motorische Unruhe, Tremor, Nystagmus
- Aktivitätsteigerung mit Logorrhoe, Bewegungsstereotypien, Psychose.

✔ Management
- Sedierung ☞ 15.1.2
- Induziertes Erbrechen bis 2 h nach Einnahme, sonst Magenspülung, Kohle und Natriumsulfatgabe ☞ 17.2
- Forcierte Diurese ☞ 17.2.3
- Bei Krampfanfall 10 mg Diazepam i.v. ☞ 7.4.2.

Kokain

Klinik
- ZNS: Unruhe, Exzitation, Überheblichkeit, Aggression, Logorrhoe, nach ca. 1 h Kopfschmerz, Depression mit Suizidalität, Halluzinationen, Krampfanfall, Nervenlähmung, Koordinationsstörungen, Atemlähmung, Hyperthermie
- Herz: Tachykardie, Hypertonie
- Mydriasis, Exophthalmus, Blässe
- Anaphylaktischer Schock.

✔ Management
- Bei oraler Aufnahme Magenspülung ☞ 17.2, ansonsten symptomatisch, Sedierung mit 5-10 mg Diazepam i.v. ☞ 7.4.2.

17

LSD (Lysergsäurediethylamidtartrat)

Klinik

ZNS: nach ca. 40 Minuten verzerrte Sinneswahrnehmung, Verlust von Raum- und Zeitgefühl, Affektlabilität bis Horrortrip, Schwindel, Tremor, Hyperthermie. Herz: Tachykardie, Hypertonie, Vasospasmus. GIT: Erbrechen.

✔ Management

❏ Sedierung (*cave* Horrortrip!), symptomatisch
❏ Spätrausch möglich.

17.3.11 Salicylate

Salicylsäure führt über Reizung des Atemzentrums zunächst zur respir. Alkalose ca. 2 - 4 h nach Einnahme. Später kombinierte metabolische und respiratorische Azidose durch Salicylsäure und Hypoventilation durch zentrale Atemdepression.

Renale Na$^+$-, K$^+$- und Wasserverluste sowie pathologisches Schwitzen und initiale Hyperventilation führen zu ausgeprägter Hypokaliämie und hypertoner Dehydratation.

Klinik

❏ *Leichte Intox.*
  - GIT: brennendes Gefühl im Mund und Magen, Erbrechen
  - ZNS: mäßige Hyperventilation, Ohrensausen, Hörstörungen, Schwindel
❏ *Schwere Intox.*
  - ZNS: starke Müdigkeit, Reizbarkeit, Delir, ausgeprägte Hyperventilation, Fieber, Schwitzen, Dehydratation
  - Evtl. hämorrhagische KO (Thrombozytenfunktionsstörung!)
  - Letaldosis: ASS, Na$^+$-Salicylat, Salicylsäure bei Erwachsenen 30 - 40 g, bei Kindern 3 g. Methylsalicylat bei Erwachsenen 30 ml, bei Kindern 4 - 10 ml.
  - Bei Dosis < 200 mg/kg sind schwere Verlaufsformen nicht zu erwarten.

✔ Management

❏ Primäre Giftelimination durch induziertes Erbrechen oder Magenspülung, Kohlegabe ☞ 17.2
❏ Symptomatische Ther.
❏ 2 - 6 l O$_2$ über Nasensonde
❏ Flüssigkeitssubstitution: z.B. NaCl 0,9 % 100 - 200 ml/h, bei Hypernatriämie hypotone Lösungen, z.B. Glukose 5% ☞ 11.1.1
❏ K$^+$-Substitution (*cave:* falsch hohe K$^+$-Konz. durch Azidose)
❏ Ausgleich der metabolische Azidose: Na$^+$- oder K$^+$-Bicarbonat ☞ 11.1.6.
❏ Ggf. Intubation und Beatmung ☞ 2.6
❏ Glukose 50 % bei Hypoglykämie

◻ Forcierte Diurese (umstritten): ausreichende Giftelimination nur bei Alkalisierung des Harns, jedoch sind bei der metabol. Azidose sehr große Mengen an Pufferlösung nötig ☞ 17.2.3.
◻ *Cave:* Bei Hirn- und Lungenödem Diuretikagabe, z.B. 20 - 60 mg Furosemid, je nach Diurese.

17.3.12 Paracetamol

In toxischen Dosen entstehen über Zwischenstufen nach Verbrauch der Glutathionvorräte der Leber Makromoleküle in der Leberzelle, die zum Zelltod führen. Rasche Resorption.

Klinik
◻ *In den ersten Stunden nach Einnahme:* Übelkeit und Erbrechen, keine Bewußtseinstrübung
◻ *Nach beschwerdefreiem Intervall von ca. 24 h:* Übelkeit, Erbrechen, abdominelle Schmerzen, Ikterus, Hypoglykämie, Anstieg der Leberenzyme, Abfall der Lebersyntheseparameter (Gerinnungsfaktoren, CHE), hämorrhagische Diathese, metabolische Azidose, Nierenversagen, Herzrhythmusstörungen. Maximum der Leberschädigungen am 2. bis 4. Tag
◻ *Letalität bei Dosen >13 g* ist 33%.

✔ Management
◻ Primäre Giftelimination in der Frühphase, mit anschließend hochdosierter Kohlegabe ☞ 17.2
◻ N-Acetyl-L-Cystein (z.B. Fluimucil®) als Antidot. *Ind.:* Blutspiegel 200-300 μg/ml 4 h nach Einnahme, 45 μg/ml 15 h nach Einnahme bzw. bei Einnahme von ca. 100 mg/kg, d.h. bei 50 kg = 5 g = 10 Tabl.! ☞ 17.4.1
◻ Glukose 5% -Infusion bei Hypoglykämie
◻ Na^+-Bicarbonat bei metabolischer Azidose, ☞ 11.1.6.

17

17.3.13 ß-Blocker

Verhinderung der Katecholaminwirkung, in hohen Dosen Membranstabilisierung. Hohe Letalität.

Klinik
◻ Eintritt der Symptome bereits 15-30 Min. nach Einnahme, Maximum nach 12 h.
◻ ZNS: Bewußtlosigkeit, Krämpfe, Mydriasis
◻ Lunge: Bronchialobstruktion
◻ Herz/Kreislauf: starker RR-Abfall, Sinusbradykardie, Vorhofstillstand mit Ersatzrhythmen, rascher Übergang in Asystolie.
◻ Bei Kindern oft Hypoglykämien.

✔ *Management*

❏ Primäre Giftelimination so schnell wie möglich mit Magenspülung (☞ 17.2), evtl. schon präklinisch.
❏ Antidotther. mit Glukagon: 0,2 mg/kg initital i.v., dann Perfusor 0,5 mg/kg in 12h. Max. Ther.-Dauer 24 h, ☞ 17.4.6
❏ Ggf. Dobutamin (☞ 3.2.1) bei kardioselektiven β-Blockern, sonst Dopamin ☞ 3.2.2 oder Adrenalin (☞ 3.2.4)
❏ Ggf. temporäre Schrittmachersonde.

17.3.14 Digitalis

Klinik

❏ Übelkeit und Erbrechen, Beginn bereits 30 Min. nach Einnahme möglich, evtl. lang anhaltend
❏ ZNS: Sehstörungen mit Farbensehen, Benommenheit, Halluzinationen
❏ Herz: alle bradykarden und tachykarden Herzrhythmusstörungen bis Kammerflimmern bzw. Asystolie. Typisch ist der sehr rasche Wechsel verschiedener Rhythmusstörungen, einschließlich Vorhoftachykardien mit Block. Hyperkaliämie (durch toxische Schädigung der Membran-ATP-ase kommt es zur K^+-Verschiebung von intra- nach extrazellulär). Serum-K^+ > 5 mval/l gilt als prognostisch ungünstiges Zeichen ☞ 4.1.6.

✔ *Management*

❏ Primäre Giftelimination so schnell wie möglich, evtl. präklinisch durch induziertes Erbrechen, in der Klinik nach Gabe von 0,5 mg Atropin Magenspülung. Bei Aufnahme im Spätstadium Kohle ☞ 17.2
❏ Zuerst Herzrhythmusstörungen behandeln:
  – Bradykardie: niedrige Dosen Atropin (z.B. 0,5 mg i.v.), temporärer Schrittmacher bei Serum-K^+ > 5 mval/l obligat, ggf. sehr niedrige Dosis Phenytoin (25 mg = 1/10 Amp.) ☞ 4.6.3
  – VES: Lidocain 100 - 200 mg i.v. (☞ 4.6.2), bei Unwirksamkeit Phenytoin 50 - 100 mg langsam i.v. ☞ 4.6.3
  – Hyperkaliämie: Wiedereinschleusung des K^+ in die Zelle durch Glukose-Insulin-Infusion ☞ 11.1.2
  – Digitalis-Antitoxin: bei schweren Herzrhythmusstörungen oder zu erwartender akut lebensbedrohlicher Vergiftung: 80 mg Digitalis-Antitoxin binden 1 mg Digitalis im Körper, vorher Allergietestung. *Cave:* Unter Digitalis-Antitoxin Abfall des Serum-K^+-Spiegels ☞ 17.4.7
❏ Cholestyramin zur Unterbindung des enterohepatischen Kreislaufs vor allem bei Digitoxin: 4-8 g alle 6 h. *Cave:* schwere Obstipation, Steatorrhoe! ☞ 17.4.12.

17.3.15 Alkylphosphate

Toxische Wirkung durch irreversible Cholinesterasehemmung sowie direkte toxische Schädigung von Herz, Gehirn, Niere und Leber. Schon in niedrigen Dosen bedrohlich.

Klinik

☐ GIT: Erbrechen, (evtl. Knoblauchgeruch), abdominelle Schmerzen
☐ ZNS: Angst, Unruhe, Verwirrung, Sprachstörungen, Krämpfe, Koma, Miosis
☐ Peripheres Nervensystem: faszikuläre Muskelzuckungen, -krämpfe, -lähmung
☐ Lunge: Laryngospasmus, Bronchialobstruktion, Speichelfluß
☐ Herz: Tachykardie, VES, Kammerflimmern, z.T. Bradykardie mit AV-Block
☐ Hyperglykämie.

Diagnostik

Anamnese, BGA, CHE-Erniedrigung: Abfall auf < 20-30% prognostisch ungünstig, Wiederanstieg kann 30 - 40 Tage dauern.

✔ Management

☐ Vitalfunktionen stützen: Intubation, Beatmung mit PEEP und hoher O₂-Konz. *Cave:* keine Mund zu Mund oder zu Nase-Beatmung (Selbstschutz)!
☐ Atropin sofort nach Behebung der respiratorischen Insuff. initial mit 2-5 mg i.v. (sogar bis 10-100 mg beschrieben). Weiterbehandlung mit etwa 2 mg/h bis Rückgang der Bronchialsekretion ohne Borkenbildung, ☞ 4.12.2
☐ Beachte: Atropin hat keinen Einfluß auf die nikotinartige Wirkung der Alkylphosphate (z.B. periphere Lähmung der Atemmuskulatur)
☐ Antidotbehandlung mit Obidoxim (Toxogonin®) frühestens 5 Min. nach erster Atropingabe. Obwohl es nicht bei allen Alkylphosphaten ausreichend wirksam ist, initiale Gabe auch bei fehlender Kenntnis der genauen chemischen Struktur gerechtfertigt. Weitere Ther. nur bei Parathion, Trichlorphon und Phosphamidon mit 1-3 x 1 Amp. à 0,25 g in den ersten 24-48 h nach Ingestion ☞ 17.4.8
☐ Azidosekorrektur ☞ 11.1.4
☐ *Primäre Giftelimination:*
  – Bei kutaner Aufnahme gründliche Hautreinigung mit Wasser und Seife (Vorsicht vor Kontamination)
  – Nach oraler Aufnahme bei ansprechbaren Pat. induziertes Erbrechen ☞ 17.2.1, danach 30-40 g Kohle p.o.
  – Bei bewußtlosen Pat. nach Stabilisierung der Vitalfunktion Magenspülung mit mind. 30-40 l (☞ 17.2.2), anschließend Kohle in hoher Dosierung (z.B. 30 g/h). Cave: Kombination mit Laxantien z.B. Sorbit 40% sinnvoll, wegen Ileusgefahr.
☐ *Sekundäre Giftelimination* und Entfernung der vermehrt entstandenen Neurotransmitter durch Hämoperfusion mit XAD-4 möglich ☞ 17.2.3
☐ Substitution von Cholinesterase (Serumcholinesterase®): initial 1-2 Flaschen Acetylcholinesterase Trockensubstanz in je 1 ml Aqua pro inj. langsam i.v. dann Weiterbehandlung bis ein deutlicher Anstieg der CHE-Aktivität im Serum (unterer Normbereich) erreicht wird. Fortsetzung bis kein wesentliche Abfall mehr eintritt.

Fußangeln und Fingerzeige

❏ Keine Gabe von Morphinderivaten, Aminophyllin, Muskelrelaxantien, Alkohol, Rhizinusöl, Milch!
❏ Genügend lange Überwachung: Ateminsuff. in Einzelfällen erst nach 6 Tagen!

17.3.16 Säuren und Laugen

❏ *Lokale Wirkung:* Schleimhautveränderungen mit Koagulationsnekrose bei Säurenintox. und Kolliquationsnekrose bei Laugenintox.
❏ *Systemische Wirkung:* metabolische Azidose bei Säureresorption, bei Laugenintox. metabolische Azidose durch Laktatazidose.

Klinik
❏ Verätzungen mit Gewebsthrombosierung und bakterieller Infektion
❏ KO durch lokale Wirkung: Glottisödem, Ös.-, Magenperforation, Pneumonie durch Säureaspiration. Spätfolge: Ös-Stenose
❏ KO durch systemische Wirkung: metabolische Azidose, intravasale Hämolyse (nicht bei Laugenintox.), Schock, DIC mit Verbrauchskoagulopathie, Leberzellnekrose, ANV.

Diagnostik
BGA, Hb im Serum (Hämolyse?), Gerinnungsstatus (DIC?), Rö-Abdomen, Rö-Thorax bei V.a. Perforation, evtl. Gastroskopie, um Ind. für Gastrektomie zu stellen.

✔ Management

❏ Sofort mehrere Liter Wasser trinken lassen
❏ Visköses Lokalanästhetikum, z.B. Lidocain (z.B. Xylocain® viskös 2%) 10-15 ml, max. 45 ml in 12 h, trinken lassen
❏ Magenspülung nur in den ersten Stunden nach der Ingestion unter gastroskopischer Sicht. *Cave:* sehr vorsichtige Durchführung (Perforation), anschließend nasogastrale Verweilsonde
❏ Frühzeitige Tracheostomie bei schweren Verätzungen im Nasen/Rachenraum (Gefahr des Glottisödems)
❏ V.a. Säureaspiration: Bronchiallavage und Vernebelung mit Na^+-Bikarbonat
❏ Frühzeitiger Azidoseausgleich mit Na^+-Bikarbonat 8,4% ☞ 11.1.6
❏ Schockbehandlung mit Volumensubstitution ☞ 3.1.2
❏ Low-dose Heparin zur DIC-Prophylaxe. Parenterale Ernährung ☞ 16.1
❏ Vorsichtige Analgetika-Dosierung, um Perforationen nicht zu übersehen
❏ Bei schwersten Verätzungen Ösophago- und/oder Gastrektomie indiziert
❏ Ab 2.-3. Tag 100 mg Prednisolon ☞ 5.4.2 i.v., langsam absteigende Dosierung bis zur 3. Woche, dann Gabe von 10-20 mg tägl. für weitere 4 Wo. (Prophylaxe von Strikturen, keine sofortige Gabe wegen der Gefahr einer Durchwanderungsperitonitis oder Perforation).

17.3.17 Pilze

Übersicht Pilzvergiftungen		
Pilzart	Latenzzeit, toxische Substanz, Symptome	Therapie
Tigerrittling, Satanspilz, Riesenrötling	5 Min. -1 h. Akute Gastroenteritis: Übelkeit, Nausea, Diarrhoe, in schweren Fällen Dehydratation	Kohle, Glaubersalz, Infusionsbehandlung bei Dehydratation
Rißpilz, weiße Trichterlinge	15 Min.-1 h. Muskarin: Salivation, Schwitzen, Lakrimation, Miosis, Erbrechen, Bradykardie, Hypotonie	1-2 mg Atropin i.v., Kohle
Pantherpilz (Amanita pantherina), Fliegenpilz (Amanita muscaria)	30 Min.-3 h. Pantherina-Sy. (atropinartig): Erregung, Verwirrung, Mydriasis, Halluzinationen, Tobsuchtanfälle, Koma, Atemlähmung	Magenspülung, Kohle, in schweren Fällen forcierte Diurese. Beobachtung über Tage wegen Selbst- und Fremdgefährdung
Grüner Knollen- blätterpilz (Amanita phalloides), Frühjahrslorchel	5-48 h. 2-Phasen-Sy. Amanitine, Phalloidin (Knollenblätterpilz), Gyromitrin (Frühjahrslorchel): anfangs unstillbares Erbrechen, Diarrhoe (cholera- artig), später (nach 5-24 h) Ikterus, hämorrhagische Diathese, akute gelbe Leberdystrophie, ANV, Hirnödem	☞ Management

Diagnostik der Knollenblätterpilzvergiftung

Anamnese (Symptomatik erst 5-6 h nach Pilzmahlzeit), Pilznachweis durch Zei-
tungspapiertest (verdächtiges Pilzstück auf Zeitungspapier fest drücken, 6-8 ml
20%ige Salzsäure → bei Blaufärbung positiv), Giftnachweis im Serum, Urin, Mageninhalt. *Labor*: AT III, Quick, Leberwerte, E'lyte, Krea, BB.

✔ Management der Knollenblätterpilzvergiftung

❑ Sofortige stationäre Aufnahme aller an der Pilzmahlzeit Beteiligten, Magen-
   spülung, Kohle, Duodenalsonde, Darmsterilisation mit Paromomycin ☞ 9.2.2, 3
   x 30-40 ml Laktulose ☞ 9.2.3.
❑ Silibinin 20 mg/kg tägl., verteilt auf 4 Einzeldosen ☞ 17.4.9
❑ Penicillin G 1 Mega/kg am 1. Tag und 0,5 Mega/kg am 2. und 3. Tag
❑ Hämoperfusion, sofern Vergiftung < 24 h zurückliegt, kontinuierliche Hämo-
   filtration kann Amanitinspiegel senken
❑ Hochkalorische parenterale Ernährung ☞ 16.1
❑ Ther. der Gerinnungsstörung und DIC mit Heparin (200 E/h), AT III (8 x 50(
   IE tägl.), und FFP ☞ 14.1.3.

17

17.3.18   Zyanid

Hemmung der zellulären Atmung durch Blockierung der Cytochromoxydase. Zyanid entsteht unter anderem bei Erhitzung und Verbrennung von Kunststoffen.

Klinik
☐ Nach Inhalation oder Einnahme größerer Mengen: Pat. bricht plötzlich oft mit Aufschrei tot zusammen.
☐ Nach Ingestion kleinerer Mengen: Bittermandelgeruch, Atemnot trotz rosiger Hautfarbe, evtl. Zyanose, Schleimhautreizung, Kopfschmerzen, Schwindel, Bewußtlosigkeit, Krämpfe, Atemlähmung
☐ *Diagn.:* Anamnese, Gasspürgerät.

✔ Management
☐ *Reanimation ohne Mund zu Mund- oder Mund zu Nase-Beatmung!*
☐ Antidot-Behandlung mit 4-DMAP ☞ 17.4.10, bei schwersten Intox. 3,25 mg/kg 4-DMAP (= 1 Amp. = 250 mg bei 70 kg), bei mittelschweren Intox. 1 mg/kg. *Cave:* keine Nachinjektionen wegen kumulativer Methämoglobinbildung. Danach 6-10 Amp. à 10 ml Natriumthiosulfat 10% ☞ 17.4.11
☐ Bei ansprechbaren Pat mit leichter Intox. bzw. bei V.a. Zyanidintox.: Natriumthiosulfat (☞ 17.4.11)
☐ *Giftelimination:* bei oraler Aufnahme Magenspülung mit Kaliumpermanganat, Kohle und Abführmaßnahmen ☞ 17.2
☐ Bei perkutaner Giftaufnahme Waschen mit Seife und viel Wasser (Handschuhe dabei anziehen!).

17.3.19   Kohlenmonoxid

Führt über mangelnde O_2-Sättigung des Hb und über fehlende O_2-Abgabe an das Gewebe in Anwesenheit von CO-Hb zu Hypoxie und Gewebsazidose.

Klinik
☐ *Akute Form:* rosige Haut, Übelkeit, Erbrechen, Adynamie ab 30-40% CO-Hb, Bewußtlosigkeit ab 50% CO-Hb, zuletzt Asystolie und Apnoe.
☐ *Subakute und chron. Form:* Schwere metabolische Azidose, HZV ↓, RR ↓, Bewußtlosigkeit, Streckspasmen als Ausdruck der Hirnstammschädigung, Krampf und gesteigerte Muskeleigenreflexe. Symptome sind Folgen der Hypoxie durch längerdauernde CO-Exposition.
☐ *Diagnostik:* Anamnese, CO-Prüfröhrchen, CO-Hb-Bestimmung im Blut, BGA.

✔ Management
☐ Reanimation bei Atem- und Kreislaufstillstand nach ABCD-Regel ☞ 3.1, Beatmung mit PEEP und FiO_2 1,0 ☞ 2.6.
☐ Azidose-Korrektur mit Na^+-Bikarbonat ☞11.1.6
☐ Hirnödemprophylaxe mit Mannit oder Sorbit (250 ml 40%iges Sorbit) und 3 x 8 mg Dexamethason tägl. i.v. ☞ 6.1.2.

17.4   Antidota

17.4.1 Acetylcystein ☞ 5.7.2

17.4.2 Flumazenil

®   z.B. Anexate 0,5; 1 Amp. à 5 ml = 0,5 mg

WM   Imidazobenzodiazepin (keine intrinsische Aktivität), kompetetive Hemmung des Benzodiazepinrezeptors. *Pharmakokinetik:* HWZ 50 Min., schnelle Anflutung im Gehirn, Wirkungseintritt 1-2 Min.

✎   – V.a. schwere Benzodiazepinintox. zur Differentialdiagnostik und Behandlung
       – Kurzfristige Aufhebung einer Langzeitsedierung beatmeter Pat. für neurologische Untersuchung
       – Aufhebung einer paradoxen Reaktion auf Benzodiazepingabe
       – Enzephalopathie bei Coma hepaticum (Ind. umstritten).

➤ | *Initial* 0,2 mg (= 2 ml) Bolus i.v., dann pro Minute jeweils 0,1 mg bis der Pat. wach.
Gesamtdosis ca. 1 mg (jedoch wurden selbst bei 100 mg keine Überdosierungserscheinungen beobachtet). |

NW   – Übelkeit und Erbrechen
       – Angstgefühl, RR- und Frequenzschwankungen, selten Entzugser-scheinungen (Krampfanfälle, symptomatische Psychosen).

KI   Pat. mit Epilepsie, die Benzodiazepin als Zusatzmedikation erhalten. *Relativ:* Schwangerschaft, Stillzeit, Kinder.

✗   – *Bei Leberinsuff.* Dosisreduktion.
       – Wegen fehlender Erfahrung nur nach strenger Ind. bei Schwanger-schaft, Stillzeit und Kindern < 15 Jahren anwenden.
       – Nur bei ausreichend langer Nachbeobachtung anwenden, da die HWZ von Flumazenil viel kürzer ist als die der Benzodiazepine!
       – Sehr teuer!

17.4.3 Naloxon

®   z.B. Narcanti, 1 Amp. à 1 ml = 0,4 mg

WM Reiner Opiatantagonist, der alle Opiatwirkungen aufhebt und in breitem ther. Bereich keine eigene pharmakologische Wirkung besitzt. *Pharmakokinetik*: HWZ 1 h. Wirkungseintritt nach 1-2 Min., Wirkungsdauer 15 - 90 Min., bei i.m.-Gabe längere Wirkungsdauer.

– Atemdepression und Dämmerzustände durch Opiate und synthetische Narkotika, z.B. Fentanyl, Methadon, Pentazocin, Dextropropoxyphen, Tilidin
– Zur DD bei V.a. Opioidintox.
– Postop. opioidinduzierte Atemlähmung
– Alkoholintox.

➤ *Bei Opioidüberdosierung* nach dem Titrationsverfahren Dosierung nach Wirkung mit initial 1-5 Amp. = 0,4 - 2 mg i.v. Wiederholung nach 3 Min. bis zu 3 x möglich.
Postop. fraktionierte Gabe von 1/4 - 1 Amp. = 0,1 - 0,4 mg i.v.
Bei Alkoholintox. sehr unterschiedliche Dosen erforderlich (in Einzelfällen wurden inzwischen bis zu 70 Amp. gegeben)
→ deshalb Titrationsverfahren.

NW – Bei zu plötzlicher Antagonisierung: Schwindel, Erbrechen, Schwitzen, Tachykardie, Hypertonus, Tremor, Krampfanfall, Asystolie.
– Bei Opioidabhängigen akutes Entzugssyndrom.

KI *relative:* Schwangerschaft (plazentagängig), vorbestehende Herzerkrankung

✗ – Erhöhte Vorsicht bei V.a. Opioidabhängigkeit, Pat. in Bauchlage vor Injektion fixieren!
– Wegen kurzer HWZ sorgfältige Nachbeobachtung und ggf. Nachinjektion
– Nicht bei Nefopam (z.B. Ajan®) indiziert
– Nach Gabe von 10 mg Naloxon ohne Wirkungseintritt ist Opioidüberdosierung fraglich.

17.4.4 Biperiden

® z.B. Akineton, 1 Amp. à 1 ml = 5 mg

WM – Antiparkinsonmedikament mit nikotinolytischer und spasmolytischer Wirkung.

– Parkinsonsy., extrapyramidale Bewegungstörungen, bizarres neurologisches Sy. bei Neuroleptika-Intox.
– Gedecktes SHT zur Behandlung des postcommotionellen Sy.
– Trigeminusneuralgie.

➤ | ca. 1/2 - 1 Amp. = 2,5 - 5 mg Biperiden bei 70 kg Pat. i.m. oder langsam verdünnt i.v. = 0,04 mg/kg. Bei gedecktem SHT 2 Amp. = 10 mg Biperiden i.v.

NW Mundtrockenheit, Akkommodationsstörungen, Müdigkeit, Schwindel, Obstipation, Tachykardie, Hypotonie, Miktionsbeschwerden, evtl. Harnverhalt. *Bei Überdosierung:* Unruhe, Psychose.

KI Engwinkelglaukom, mechanische gastrointestinale Stenose, paralytischer Ileus, Megakolon

⟺ Wirkungsverstärkung durch andere Antiparkinsonmedikamente, Antidepressiva, Chinidin.

✗ *Cave:* bei Pat. mit Tachykardieneigung und erhöhter Krampfbereitschaft.

17.4.5 Physostigmin

® z.B. Anticholium, 1 Amp. à 5 ml = 2 mg

WM Cholinesterasehemmer mit zentraler Wirkung.
Pharmakokinetik: HWZ ca. 1 h.

✎ – Antidot bei Intox. mit anticholinergen Substanzen: Parasympatholytika, Neuroleptika auf Phenothiazinbasis, Antidepressiva, Antihistaminika, Alkohol
– Zur DD unklarer Bewußtseinsstörung bei Vorhandensein von mindestens einem zentralen anticholinergen Symptom (Koma, Halluzinationen, Choreathetose, Pyramidenbahnzeichen) und mindestens 2 peripheren anticholinergen Symptomen (Mydriasis, Tachykardie, Vasodilatation, Mundtrockenheit, Darmatonie). Bei Vigilanzverbesserung Intox. mit anticholinerger Substanz.

17

➤ | *initial* 1 Amp. à 2 mg bei 70 kg Pat. langsam i.v. oder i.m. (entspricht 0,03 mg/kg). *Bei Wirksamkeit* 1/2 - 2 Amp = 1- 4 mg alle 20 Min. oder Perfusor 10 Amp. à 5 ml mit 5 ml/h (= 2 mg/h)

NW Allergie, evtl. anaphylaktischer Schock bei Sulfit-Überempfindlichkeit. Bei Überdosierung: Bradykardie, Speichelfluß, Erbrechen, Durchfall, sehr selten generalisierter Krampfanfall, Pankreatitis.

KI (bei vitaler Bedrohung relativ): KHK, Asthma (v.a. bei bekannter Sulfitüberempfindlichkeit), mechanischer Ileus, mechanischer Harnverhalt, Diab. mell., Hypotonie, Bradykardie, SHT, Hyperkapnie.

✗ – Applikation unter EKG- und RR-Kontrolle

– NW durch Atropin in halber Dosierung des Physostigmins aufhebbar (z.B. 1 mg Atropin bei Gabe von 2 mg Physostigmin)
– Nicht zur Behandlung von Blasen- und Darmatonie sowie Myasthenie indiziert.

17.4.6 Glukagon

® z.B. Glucagon Lilly
1 Amp. à 1 bzw. 10 mg Trockensubstanz (wird im Kühlschrank aufbewahrt), wird in 1 bzw. 10 ml Aqua pro inj. aufgelöst.

WM Aktivierung der Adenylatcyclase in der Leber → Glykogenabbau, Fettsäureoxidation und -speicherung in Form von Triglyceriden.

✎ – β-Blocker-Intox.
– Therapierefraktäre Hypoglykämie
– Ruhigstellung des GIT, z.B. für radiologische Untersuchungen.

➤ | *β-Blocker-Intox.:* 0,2 mg/kg als Kurzinfusion, anschließend Gesamtdosis von 0,5 mg/kg über 12 h applizieren, nicht länger als 24 h anwenden.
Perfusor: 1 Amp. à 10 mg auf 10 ml, bei 70 kg 3 ml/h über 12 - (max 24) h, je nach Symptomatik (BZ-Kontrolle)
Bei Insulin-, Sulfonylharnstoff-bedingter Hypoglykämie:
1/2-1 Amp. = 0,5-1 mg i.v., evtl. 1-2 mal wiederholen

NW – Allergie, Tachykardie, Hyperglykämie, GIT-Unverträglichkeit.

✗ – Engmaschige BZ-Kontrollen
– Keine Wirksamkeit bei Hypoglykämie, wenn kein Leberglykogen vorhanden ist
– Aufgrund der NW und vieler besser wirksamer und verträglicher Medikamente heute keine Medikation mehr zur Ther. der Herzinsuff.
– Bei Insulinom kann Glukagon evtl. zu einer Stimulation der Insulinproduktion des Tumors führen!

17.4.7 Digitalis-Antitoxin

® z.B. Digitalis-Antidot BM,
1 Injektionsflasche enthält 80 mg Digitalis-Antitoxin vom Schaf.

WM Bindung und Wirkungsverlust von Digitalis.

Lebensbedrohliche Digitalisintox. v. a. bei schweren Herzrhythmusstörungen mit multifokalen VES und Kammerflimmern.

> *Bei unbekannter Glykosidmenge:* 6 Injektionsflaschen = 480 mg
> in je 20 ml NaCl 0,9% auflösen und gemeinsam als Kurzin
> fusion über 30 Min. infundieren,
> *Bei bekannter Einnahmemenge:* ca. 10-20% bei erfolgreicher
> primärer Giftelimination abziehen, davon werden 80% resorbiert.
> 80 mg Antitoxin binden 1 mg Digitalis im Körper.
> Also errechnete Gesamtmenge im Körper in mg x 80 = erforder
> liche Antitoxindosis.

NW Allergie bis zu anaphylaktischem Schock, Abfall des Serum-K^+ durch K^+-Verschiebung nach intrazellulär.

KI Schafeiweiß-Allergie.

✗
- Immer zuerst Allergietest durchführen: Intrakutan 0,1 ml der hergestellten Digitalis-Antitoxin-Lösung mit NaCl 0,9% auf 0,4 ml verdünnen und davon 0,1 ml am Unterarm intrakutan injizieren. Bei Allergie nach 15 Min. Quaddel mit Erythem.
- Konjunktivaltest: 1 Tropfen der für Intrakutantest vorbereiteten Lösung in Konjunktivalsack, pos. bei Juckreiz, Tränenfluß und Lidödem nach 15 Min.
- Immer Kontrolluntersuchung auf der Gegenseite mit NaCl 0,9 %
- Nach Antidotbehandlung sind die üblichen Glykosidspiegel zur Verlaufsbeobachtung nicht mehr aussagekräftig, da die Glykosid-Antidot-Komplexe mitgemessen werden.
- Wegen Hypokaliämieneigung kurzfristige K^+-Kontrolle und ggf. sehr vorsichtige K^+-Substitution ☞ 11.1.2.

17.4.8 Obidoxim

® z.B. Toxogonin, 1 Amp. à 1 ml = 0,25 g

WM Reaktivator der Cholinesterase

✎
- Alkylphosphatintox.
- Sehr gute Wirkung bei Parathion (Nitrostigmin®, E 605 forte®), Phosphamidon (Dimecron 20®), gute Wirkung bei Demeton-S-Methylsulfoxid (Metasystox®), Trichlorphon (Dipterex®), schlechte Wirkung bei Dimethoat (Rogor®, Roxion®), Endothion, Formothion, Malathion, Mevinhos.

> 5 Min. nach Gabe von Atropin 1 Amp. = 0,25 g langsam i.v. Kann
> in Abständen von 2 h 1-2 mal wiederholt werden.

NW Hitze- und Spannungsgefühl im Kopf, Kälteempfinden möglich, Tachykardie, Übelkeit.

KI   Carbamatintox.

✗   Die 1. Dosis sollte möglichst innerhalb 6 h nach Ingestion erfolgen, Gabe > 8 h nach Ingestion sinnlos.

17.4.9   Silibinin

®   z.B. Legalon SIL, 1 Durchstechflasche = 350 mg Silibinin

WM   Hemmung der Aufnahme von Amantatoxin in die Leberzelle.

✎   Knollenblätterpilzintox.

➤
> Silibinin 20 mg/kg tägl., verteilt auf 4 Einzelgaben mit Infusion über 2 h. Bei 70 kg schweren Pat. 4 x 350 mg. Inhalt der Durchstechflasche mit 35 ml Glukose 5% oder NaCl 0,9% auflösen, dann entspricht 1 ml 10 mg Silibinin. Je nach errechneter Dosis wird die erforderliche Menge auf z.B. 250 ml Infusionslösung aufgefüllt und mit 125 ml/h infundiert.

NW   In Einzelfällen *flush* während der Infusion.

✗
- Hämoperfusion in infusionsfreien Intervallen beginnen.
- Ther.-Dauer so lange, bis Intox.-Erscheinungen abgeklungen.

17.4.10   4-DMAP

®   4-DMAP, 1 Amp à 5 ml = 250 mg (Natriumdisulfit als Hilfsstoff)

WM   4-Dimethylaminophenol ist ein Met-Hb-Bildner. Da Zyanid eine größere Affinität zu Met-Hb als zur Cytochromoxydase besitzt, wird dadurch die Cytochromoxydase aus der Cyanidbindung freigesetzt.

✎   Zyanid-, Blausäure-, Nitril-, Schwefelwasserstoffintox.

➤
> *Bei schwerster Intox.* max. 3,25 mg/kg (bei 70 kg Pat. 1 Amp à 250 mg) i.v.
> *Bei mittelschwerer Intox.* 1mg/kg (bei 70 kg Pat. 1/3 Amp.) i.v.

NW   Hämolyse bei hochdosierter Gabe

KI
- Mischintox. mit Kohlenmonoxid
- *relative KI:* Säuglinge und Kleinkinder, Sulfitallergie.

✗   Keine Nachinjektionen wegen kumulativer Met-Hb-Bildung. Statt dessen weitere Ther. mit Natriumthiosulfat ☞ 17.4.11.

17.4.11 Natriumthiosulfat

®   z.B. Natriumthiosulfat 10%, 1 Amp. à 10 ml = 1 g Natriumthiosulfat

WM   Bildet als Schwefeldonator ungiftige Schwefelverbindungen.

✎   – *i.v.:* bei Intox. mit Blausäure, Rauchgas, N-Lost (Alkylantien), Stickoxiden, aliphatische und aromatische Nitroverbindungen, Infusion mit Natriumnitroprussid ☞ 3.9.6
       – *p.o.:* bei Intox. mit Oxidationsmitteln (Kaliumpermanganat, Silbernitrat, Jodverbindungen, Peroxide) und Bromat zur Magenspülung
       – Bei Quecksilbersalzen nach Magenspülung

➤
> *Bei Zyanidintox:* 6-12 g (6-12 Amp.) sofort nach 4-DMAP (☞ 17.4.10) langsam i.v.
> *Bei Alkylantien-Intox.* 100-500 mg/kg (max. 35 g bei 70 kg Pat.)
>   Kinder: 50-100 mg/kg
> *p.o.:* 1% Lösung zur Magenspülung
> *Bei Quecksilberintox.:* 250 ml nach Magenspülung

NW   Bei zu schneller i.v.-Injektion RR-Abfall möglich.

KI   Asthmatiker mit bekannter Sulfitüberempfindlichkeit.

✗   Im Gegensatz zu 4-DMAP auch bei Mischintox. mit CO anwendbar.

17.4.12 Cholestyramin

®   z.B. Quantalan, 1 Dosisbeutel = 4 g

WM   Wird als Anionenaustauscher nicht resorbiert und besitzt große Affinität zu Gallensäuren und Steroiden sowie einigen Medikamenten. Dadurch Unterbrechung des enterohepatischen Kreislaufs.

✎   Digitalisintox., bes. bei Digitoxin, Pruritus bei biliärer Zirrhose.

➤
> 12-16 g (-24 g) tägl. p.o. 1 h vor oder 4 h nach Einnahme anderer Medikamente

NW   Obstipation, GIT-Beschwerden, Steatorrhoe, bei längerem Gebrauch Avitaminosen durch Bindung von fettlöslichen Vitaminen möglich, vorübergehender Transaminasenanstieg möglich.

KI   Nierensteine, Hyperparathyreoidismus

⇔   Resorption und damit Wirksamkeit von Cumarinen, Glykosiden, Schilddrüsenhormonen und Tetrazyklin wird durch Bindung an Anionenaustauscher gehemmt.

17

18. Referenzbereiche und Differentialdiagnose pathologischer Laborparameter

Arne Schäffler

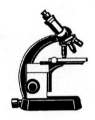

- *Normwerte nach:* L. Thomas, Labor und Diagnose, 3. Aufl., Med. Verlagsgesellschaft, Marburg (1988)
- *Sortierprinzip: Alphabetisch, griechische Buchstaben sowie Ziffern ignorierend*
- Soweit nicht anders angegeben, sind die Normwerte *Serum- bzw. Vollblutreferenzbereiche.*

ACPA ☞ ANCA		
ALAT ☞ Glutamat - Pyruvat - Transaminase (GPT)		
Albumin 60,6-68,6% des Serumeiweiß bzw. 35,2-50,4 g/l	stark ↓: Hypoproteinämie (☞ Gesamt-Eiweiß); mäßig ↓: Hyperglobulinämien (☞ E'phorese)	stark ↑: Hyperproteinämie (☞ Gesamt-Eiweiß); mäßig ↑: Hypoglobulinämien. Falsch hohe Werte durch Hämoglobin, Lipide
Alkalische Phosphatase (AP) F 55-170 IE/l M 70-175 IE/l Im Wachstumsalter bis 700 IE/l. ✗: Erniedrigung meist ohne klinische Relevanz. Für die DD ist γ-GT wichtig, die bei ossären Veränderungen nicht erhöht ist.	↓ (selten): hereditär; Anämie; Proteinmangel; Hypophosphatämie; Hypothyreose; hypophysärer Zwergwuchs; Achondroplasie	↑: Cholestase jeder Ursache (z.B. Hepatitis, Verschlußikterus, biliäre Zirrhose, Ther. mit Antiepileptika, Chlorpromazin, Thiamazol, Östrogenen, Gestagenen); ossär: z.B. Knochenmetastasen, seltener Rachitis, Osteomalazie, *M. Paget*, Osteomyelosklerose, Marmorknochenkrankheit, Frakturheilung, Neoplasien mit Knochenbeteiligung. Hyperparathyreoidismus, *Cushing-Sy.*; Sarkoidose; Mononukleose; Niereninsuff., Nieren-Ca

AMA (Anti-Mitochondriale Antikörper)	**Positiv:** in fast 100% bei primärer biliärer Zirrhose (PBC), ferner bei Lues II, SLE und medikamenten-induziertem LE, anderen Formen (chronischer) Hepatopathien.
Antibasalmembran Autoantikörper	↑: klassischerweise bei Goodpasture-Sy.
Ammoniak F 19-82 μg/dl = 11-48 μmol/l M 25-94 μg/dl = 15-55 μmol/l	↑: Leberausfallskoma (150-400 μg/dl = 88-240 μmol/l), Leberzerfallskoma (100-200 μg/dl = 58-116 μmol/l) ☞ 9.1.1
α-Amylase Normwert stark Methoden-abhängig, z.B. < 120 IE/l	↑: akuter Schub einer Pankreatitis, Pankreasgangverschluß, penetrierendes Ulkus. Speicheldrüsenerkrankungen; praktisch alle Ursachen des „akuten Abdomens"; nach Gastroskopie in 20 %; Extrauteringravidität; paraneoplastisch; diab. Ketoazidose; Opiate, Narkotika, Steroide, Phenylbutazon, Thiazide, Furosemid. Falsch ↑ bei Heparin- und HAES-Ther. ✗ Zur DD pankreasspez. Lipase bestimmen!
ANA (= ANF) Antinukleäre Antikörper. *Cave:* unter Immunsuppression falsch neg. Ergebnisse	**Postiv:** SLE (in 99%), medikamenten-induz. LE (95%), diskoider LE (40%), Sharp-Sy. (99%), Sklerodermie (30%), CREST-Sy. (95%), Sjögren-Sy. (70%), RA (10-60%), Uveitis (60%), autoimmune chron.- aggr. Hepatitis (ca. 70%), primäre biliäre Zirrhose (40%), andere (chron.) Lebererkr. (ca. 30%). ✗ Weitere Differenzierung durch Fluoreszenzmuster!
ANCA (Antineutrophile zytoplasmatische Antikörper)	↑: Bei akutem "pulmorenalen" Sy., klassischerweise bei M.Wegener.
Anionenlücke 7-16 mmol/l Wird aus der Formel Na^+ – [Cl^- + HCO_3^-] errechnet	Dient zur Grobklassifizierung von Azidosen. ↑: Durch erhöhte Konzentration organischer Anionen wie Laktat, Azetessigsäure und anderer Säureradikale; beim diabetischen Koma, Intox. (ASS, Methanol), chron. und akuter Hypoxie, iatrogener parenteraler Fehlernährung (z.B. Fructose-Überinfusion), erblichen Stoffwechseldefekten. ↓: Bromismus, Plasmozytom, Lithiumintox.
Antithrombin III ☞ AT III	
ASAT ☞ Glutamat-Oxalacetat-Transaminase (GOT)]	
AT III (Antithrombin III) 70-120 % = 0,14-0,39 g/l	↓ (→ erhöhtes Thrombose-risiko): familiärer AT III-Mangel, Leberzirrhose, Sepsis, nephrot. Sy., Z.n. großen OP oder Traumata, Initialphase der Heparinther., "Pille" ↑: Marcumarther., Cholestase

18

➤ Übersicht: Autoantikörper, Immunologische Tests bei Systemerkrankungen

Krankheit	RF	ANA	weitere Antikörper
RA	80%*	50%	
Sjögren-Sy.	50%	50%	Anti-Ro (45%), Anti-La (35%)
M. Bechterew, M. Reiter	–	–	HLA-B27 pos. (90%)
SLE	20%	99%	Anti-ds-DNS pathognomonisch (30-40%), Anti-Ro (45%)
Sklerodermie	30%	30%	Anti-Scl-70 pathognomonisch (20%)
Poly-/Dermato-myositis	30%	20%	Anti-PM, Anti-Jo, Anti-Mi
Mischkollagenose, Sharp-Sy.	selten	99%	Anti-ENA-RNP (99%) pathognomonisch, Anti-ds-DNS gelegentlich
Riesenzellart./Poly-myalgia rheumatica	–	–	
P. nodosa	20%	selten	HB$_S$-Ag und/od. HB$_s$-Ak (40%)
Wegenersche Granulomatose	selten	selten	ANCA im Schub pathognomonisch

(ältere Normalbevölkerung hat in 5% pos. RF mit niedrigem Titer)

RF	polyklonale IgM- oder IgG-Ak gegen Fc-Stück von Immunglobulinen
ANA	Antinukleäre Ak
Anti-ENA-RNP	Ak gegen extrahierbares nukleäres Antigen-Ribonukleoprotein
Anti-ds-DNS	Ak gegen Doppelstrang-DNS
AMA	Antimitochondriale Ak
ANCA	Antineutrophile zytoplasmatische Ak
Anti-Jo, Anti-Mi,	beziehen sich auf Patientennamen, bei denen
Anti-Ro, Anti-La	diese Ak zuerst nachgewiesen wurden
Anti-PM-1	Anti-Polymyositis
Anti-Scl-70	Anti-Sklerodermie-70
HLA-B27	Histokompatibilitätsantigen

Basophile Granulozyten ≤ 0,15/nl, ≤ 2% der Leukos	↑: nephrotisches Sy.; Colitis ulcerosa; Myxödem; chron. hämolyt. Anämie; CML; Streß; Schwangerschaft; Splenektomie; Fremdeiweißinjektion; „Pille"; ☞ Differentialblutbild
Bilirubin, direktes (= konjugiertes) < 0,3 mg/dl = < 5 μmol/l. **Gesamt-Bili.:** < 1,1 mg/dl = < 18,8 μmol/l.	↑: **hepatozelluläre Ursachen:** Hepatitis, Leberzirrhose, toxische Schädigung, Sepsis, Rechtsherzinsuff. **Cholestat. Ursachen:** Fettleber, Leberabszeß, Lebertumoren, Schwangerschaft, idiopatisch, Verschlußikterus. **Medikamentös:** Indometazin, Methyldopa, Tetrazykline, Phenothiazine, Östrogene, anabole Steroide, Zyto- und Tuberkulostatika ✗ Ikterus sichtbar, wenn Gesamt-Bili > 2 mg/dl = > 34 μmol/l.

Bilirubin, indirektes (= unkonjugiertes) = Gesamt-Bili – direktes Bili. Faustregel: ↑ weist auf prähepatische Störung	↑: **hämolytische Ursachen:** hämolytische Anämie, Blutzerfall (Hämatomresorption, Lungeninfarkt, intestinale Blutung), Polycythämia vera, Shunt-Hyperbilirubinämie. **Hepatozelluläre Ursachen:** wie beim direkten Bili. Außerdem: Icterus juvenilis intermittens, Hyperthyreose, portocavaler Shunt; Rifampicin, Steroide, Rö-KM. **Cholestatische Ursachen:** wie beim direkten Bili (hier direktes Bili weitaus stärker erhöht)	
Blutkörper-senkungs-geschwindigkeit (BSG) Stark altersabhängig	↓: Polycythämia vera, Polyglobulie, Herzinsuff., allergische Krankheiten, Sichelzellanämie. ✗ Neuere Norm für 1h-Wert: F: (Alter+10)/2, M: Alter/2 Von vielen Autoren jedoch niedrigere Werte angegeben.	↑: Entzündungen, Inf. (bes. bakteriell), Nekrose, Schock; postop.; Anämie; Leukämie; Dys-, Paraproteinämie; Gravidität. *Stark* ↑ (Sturzsenkung): Plasmozytom; Niereninsuff.; Metastasen; rheumatische Erkrankungen; Thyreoiditis; Sepsis
BZ ☞ Glukose		

Calcium ☞ Kalzium		
Chlorid 97-108 mmol/l (= mval/l). Änderung meist parallel zum Na$^+$und gegensinnig zum HCO$_3^-$.	↓: Hyponatriämie; metab. Azidose, respirat. Alkalose; *Cushing-Sy.*; Bromidintox.; Gentamicin-Ther. ✗ zur DD ggf. BGA	↑: alle Ursachen der Hypernatriämie; prim. Hyperparathyreoidismus mit Azidose, Niereninsuff., hypermetabole Zustände; Ther. mit Carboanhydrasehemmern und Steroiden; exogene Säurezufuhr, hyperchlorämische Azidose (z.B. Diarrhoe)
Cholin-esterase (CHE) Normwert stark methoden-abhängig, z.B. 2,8-8,5 kIE/l	↓: schwere Lebererkr. (hier meist auch Albumin ↓ und Quick ↓); chron. Inf.; akute Intox., z.B. Knollenblätterpilz, Alkylphosphat, Ther. mit Zytostatika, CHE-, MAO-Hemmer oder Chlorpromazin	↑: Fettleber; funktionelle Hyperbilirubinämie; Adipositas; Hyperthyreose; nephrot. Sy.; exsudative Enteropathie
CK ☞ Kreatinphosphokinase		
pCO$_2$(BGA) ☞ Kohlendioxidpartialdruck		
C-reaktives Protein (CRP) < 5 mg/l	↑: „Akut-Phase-Protein", deshalb gleiche Veränderungen wie bei der BSG, jedoch spezifischer. Normaler CRP-Wert schließt eine systemische bakt. Inf. praktisch aus.	

18

467

➤ Übersicht: Differentialblutbild

Neutrophile 1,8-7,7/nl, 40-80% der Leukos	↑: nichtvirale Inf., z.B. Pneumonie, Tbc, Mykose; Coma diabeticum, hepaticum und uraemicum, Neoplasien; Dermatitis herpetiformis, akute Blutung, Hämolyse, Schock; Gichtanfall; myeloproliferative Syndrome; Impfungen; Transfusionsreaktion; Glukokortikoid-Ther. ↓: Sepsis, Typhus, Brucellose, virale Infekte, Malaria, Kala-Azar. Zytostatika, Thyreostatika, allergisch. Hypersplenismus, KM-Infiltration durch maligne Zellen
Lymphozyten: 1,5-4,0/nl 20-50 % der Leukos.	↓: Miliar-Tbc; Ca, malignes Lymphom, M. Hodgkin, SLE; AK-Mangelsy., AIDS; Ther. mit Zytostatika, Glukokortikoiden ↑: Keuchhusten, Tbc, Lues, Brucellose; Röteln, Mononukleose, Zytomegalie, Hepatitis A, Viruspneumonie; ALL (Lymphoblasten), CLL, malignes Lymphom, M. Waldenström; SLE.
Eosinophile **Granulo zyten:** 0,2-0,4/nl, 2-4 % der Leukos.	↓: Typhus; Masern; *Cushing-Sy.,* Glukokortikoid-Ther. ↑: allergische Erkrankungen (z.B. Asthma, Neurodermitis, Rhinitis allergica); Parasitenbefall; eosinophiles Lungeninfiltrat; eosinophile Gastroenteritis und Zystitis; Scharlach; Infektionen in Remission; Kollagenosen; akute Sarkoidose; *M. Addison*; Malignome, CML, *M. Hodgkin*, Endocarditis fibroplastica.
Basophile **Granulozyten:** 0-0,15/nl, 0-2% der Leukos.	↑: Nephrotisches Sy.; Colitis ulcerosa; Myxödem; chron. hämolyt. Anämie; CML; Basophilen-Leukämie; Streß; Schwangerschaft; Splenektomie; Fremdeiweißinjektion.
Monozyten 0,2-1/nl 2-11% der Leukos	↑: Tbc, Lues, Brucellose, bakterielle Endokarditis, akute Infektion in Remission; nach Agranulozytose; Sarkoidose, Colitis ulcerosa, *M. Crohn*; Malaria, Trypanosomiasis; Mononukleose; CML, malignes Lymphom, Monozytenleukämie; Ca; Lipidspeicherkrankheiten; SLE.
Retikulozyten: 7-15/1000 Erys = 35-75/nl Blut.	↑ nach akuter Hypoxie, Blutverlust; bei hämolytischer Anämie. "Retikulozytenkrise" 4-10 Tage nach medikamentöser Ther. von Eisen-, Vit.B₁₂ und Folsäure-Mangelanämien. ↓ bei aplastischer Anämie, megaloblastärer Anämie, Thalassämie, sideroblastärer Anämie. Nach Zytostatika, Bestrahlung
Thrombozyten: 140-440/nl	↑ meist reaktiv, z.B. bei Infektion, Eisenmangel, nach Blutverlust, Splenektomie; Osteomyelosklerose, Glukokortikoidther. ↓ Bildungsstörung (aplastische Anämie, Knochenmarks-verdrängung, Vit. B₁₂oder Folsäure-Mangel) oder erhöhter Umsatz (z.B. Hypersplenie, Hämolyse, Verbrauchskoagulopathie, Auto-AK, Medikamente)

Eisen (Fe²⁺) F 37-145 µg/dl = 6,6-26 µmol/l. M 60-160 µg/dl = 10,6-28,3 µmol/l.	↓: meist durch chronischen Blutverlust. Seltener durch Reutilisationsstö-rung (z.B. bei chron. Entzündungen), Ca [Ferritin ↑], erhöhter Bedarf (Pubertät, Gravidität) oder erniedrigte Aufnahme	↑: prim. oder sek. Hämochromatose, Hepatitis, Leberzirrhose; Inf.; hämolytische, sideroachrestische, perniziöse, aplastische Anämie; Thalassämie; Porphyrie; Blei-, Eisenintox; nach Bluttransfusionen

Elastase [α_1-Antitrypsin-Komplex] 60-110 μg/l	↑: Akut-Phase-Protein; Anstieg innerhalb von h auf das 10-25fache der Ausgangskonzentration z.B. bei Sepsis, Pneumonie, ARDS, Polytrauma (☞ CRP)

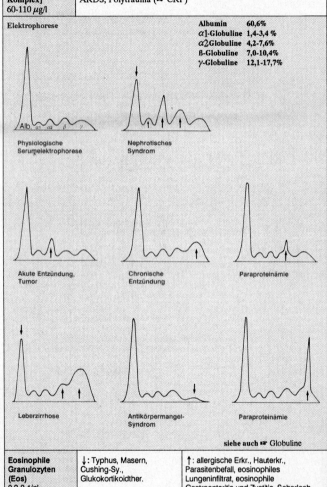

Elektrophorese

Albumin	60,6%
α_1-Globuline	1,4-3,4 %
α_2-Globuline	4,2-7,6%
ß-Globuline	7,0-10,4%
γ-Globuline	12,1-17,7%

Physiologische Serumelektrophorese

Nephrotisches Syndrom

Akute Entzündung, Tumor

Chronische Entzündung

Paraproteinämie

Leberzirrhose

Antikörpermangel-Syndrom

Paraproteinämie

siehe auch ☞ Globuline

Eosinophile Granulozyten (Eos) 0,2-0,4/nl 2-4 % der Leukos	↓: Typhus, Masern, Cushing-Sy., Glukokortikoidther.	↑: allergische Erkr., Hauterkr., Parasitenbefall, eosinophiles Lungeninfiltrat, eosinophile Gastroenteritis und Zystitis, Scharlach, Inf. in Remission, akute Sarkoidose, M. Addison; Malignome, M. Hodgkin

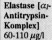

Erythrozyten (Erys) F 4,2-5,5/fl M 4,5-6,3/fl	⇓: > 6 h nach einer akuten Blutung. Alle Ursachen der Anämie ☞ 14.1.1	⇑: Dehydratation; chron. respiratorische Insuff.; Höhenkrankheit; Androgenther., Polyglobulie, Polycythämia vera
Erythrozyten-indices MCV =mittleres korpuskuläres Volumen: 80-94 fl MCH =mittl. korpuskuläres Hb: 27-33 pg MCHC: 310-360 g/l Ery	⇑: Die Erythrozytenindices erlauben eine morphologische Klassifizierung von Anämien — *Normozytäre und normochrome Anämie* (MCV und MCH normal): Blutverlust und Hämolyse, Knochenmarkshypoplasie — *Mikrozytäre und hypochrome Anämie* (MCV ⇓ und MCH ⇓): Eisenmangel und -verwertungsstörungen, Thalassämie, Sphärozytose, Bleiintox. — *Makrozytäre und hyperchrome Anämie* (MCV ⇑, MCH normal): Vit B12- und Folsäuremangel, Alkoholismus	
Fibrinogen 2,0-4,0 g/l	⇓: schwere Lebererkrankung, -zirrhose; Kachexie, schwere OP; fibrinolytische Ther.	⇑: Akut-Phase Protein (wie CRP)

FSP ☞ Fibrinogen-Spaltprodukte

fT3 ☞ Trijodthyronin

fT4 ☞ Thyroxin

➤ Übersicht Gerinnungstests ☞ 14.1.3

Test / Normwert	Testfunktion/Indikation	Pathol. Testresultat bei
Quick (Thromboplastinzeit, Prothrombinzeit) 70-120 %	Globaltest des **"extrinsic"-Systems,** Überwachung der Kumarinther., Leberfunktion	Mangel oder Inhibition von F I, II, V, VII, X. Vit. K-Mangel, Kumarin-Ther., Leberkrankheiten
PTT (Part. Thromboplastinzeit) ca. 40 Sek.	Globaltest des **"intrinsic"-Systems,** Überwachung der Heparinther. (Soll: ca. 1,5-2 fache des Ausgangswertes)	Mangel oder Inhibition von F I, II, V, VIII, IX, X, XI, XII. Kumarin- und Heparin-Ther.
Thrombinzeit (TZ) 13-17 Sek.	Überwachung der Heparin-Ther. (2fach)	Hypo- und Afibrinogenämie, Heparin- oder Fibrinolysether., DIC
Fibrinogen, 200-400 mg/dl (2-4 g/l)	"Akutphase-Protein"	Hypo- und Afibrinogenämie, DIC, Inf.
Fibrin(ogen)-spaltprodukte < 10 µg/ml	Semiquantitativer Latexnachweis der FSP	DIC, Fibrinolysether., Leberkrankheiten, Hyperfibrinolyse
AT III 70-120 %	Inhibitor der Gerinnung, chromogener Test	DIC, Lebererkrankungen, selten kongenitaler Mangel

➤ Übersicht Differentialdiagnose typischer Befundkonstellationen von Gerinnungstests

Testergebnis		Interpretation
Blutungs-zeit ↑	Thrombos ↓	Thrombozytopenie, evtl. Thrombopathie
	Thrombos normal	Thrombopathie, Vasopathie, von Willebrand-Jürgens-Sy. etc.
	PTT ↑	Hämophilie, von Willebrand-Jürgens-Sy.
Quick normal	PTT ↑	**mit Blutungen:** F.VIII ↓ (Hämophilie A), F.IX ↓ (Hämophilie B), F.XI ↓, Heparin **ohne Blutungen:** F.XII ↓, Präkallikrein-Mangel, HMW-Kininogen-Mangel, "Lupus antikoagulans"
Quick ↓	PTT normal	F.VII-Mangel
Quick ↓	PTT ↑	Mangel an F.II, F.V oder F.X, Fibrinogen ↓ Kumarinther., Vit. K-Mangel Lebererkrankungen, Fibrinolysether. hohe Heparindosen, DIC, Hyperfibrinolyse
Thrombin-zeit ↑	meist kombiniert mit Quick ↓ + PTT ↑:	Heparinther., Fibrinogen < 60 mg/dl, DIC, Fibrinolysether.

Gesamteiweiß 66-87 g/l. Relative Normal-wert-angaben der Einzelfraktionen gelten für Gesamteiweiß im Normbereich.	↓: Malnutrition, Malabsorption, Maldigestion; Leberzirrhose; nephrot. Sy., GN, chron. Niereninsuff. *M. Ménétrier*, mechanischer Ileus; chron. Blutung; großflächige Verbrennungen, Amyloidose; Peritonitis; Hyperthyreose; Hyperhydratation	↑: Leberzirrhose im komp. Stadium; Sarkoidose; Paraproteinämien (☞ γ-Globuline); *Dehydratation* ("Pseudo-Hyperproteinämie": bei Krankheiten mit absolutem Eiweißverlust können bei Dehydratation dennoch erhöhte Eiweißwerte auftreten!)
$α_1$-**Globuline** 1,4-3,4% des Gesamteiweiß $α_2$-**Globuline** 4,2-7,6% des Gesamt-eiweiß	↓: Hypoproteinämien; $α_1$-Antitrypsin-Manngel; TBG-Mangel ↓: Hypoproteinämie (☞ Ges.-Eiw.); *M.Wilson*; Haptoglobinmangel, akute Virus-Hepatitis, chron. aktive Hepatitis	↑: akute Entzündung, postop., posttraumat., Herzinfarkt, Verbrennung ($α_1$ ↑, $α_2$ ↑); Ca, Sarkome ($α_1$[↑], $α_2$↑); Gallenwegsverschluß, nephrot. Sy. ($α_2$ ↑)
ß-Globuline 7,0-10,4%; enthält ß-Lipoproteine, Transferrin, z.T. IgM und IgA	↓: chron. Lebererkr.; Antikörpermangel-Sy.	↑: Paraproteinämien (☞ γ-Globuline); nephrot. Sy.; Hyperlipidämie; Amyloidose; Verschlußikterus; Septikämie; *M. Bechterew*, P. nodosa; Gravidität

18

γ-Globuline (IgG) 12,1-17,7% des Gesamteiweiß	↓: kongenitale Agammaglobulinämie; nephrot. Sy.; exsudative Enteropathie; Amyloidose; Sepsis; *Cushing-Sy.*; Benzolintox.; Steroide, ACTH, Immunsuppressiva, Strahlenther.	↑: Paraproteinämien (E'phorese: schmalbasige, spitze γ-Zacke, ☞ Abb. E'phorese): *M. Waldenström*, Plasmozytom, Schwerkettenerkr., chron. Entzündung, Ca, Verschlußikterus
Glukose nüchtern 70-100 mg/dl = 3,9-5,6 mmol/l	↓: Hunger; Malabsorption; renal bedingte Glukosurie; Anstrengung; Fieber; fortgeschrittenes Ca; Postgastrektomie-Sy.; Alkohol; Leberausfall; Glykogenosen, Fruktoseintoleranz, Galaktosämie; Hypophyseninsuff., NNR-Insuff., Hypothyreose; Hyperinsulinismus: Inselzellhyperplasie, Antidiabetika; β-Blocker	↑: Diab. mell., *Cushing-Sy.*, Hyperthyreose, Hyperaldosteronismus, ZNS-Insult oder ZNS-Tumor, Enzephalitis; Herzinfarkt; Fieber; Schock; Niereninsuff.; Hypothermie; CO-Intox; Diuretika, Glukokortikoide, Nikotinsäure, Kontrazeptiva, Phenothiazine, Phenytoin
Glutamat-Oxalacetat-Transferase (GOT, ASAT) F < 15 IE/l M < 19 IE/l	↑: Herzinfarkt (nach 4 h nachweisbar, Gipfel nach 16-48 h, nach 3-6 Tagen wieder normal) ☞ 4.1.1, Herzoperation, -druckmassage, -katheter; Hepatitis, Leberzirrhose, Verschlußikterus, toxische Leberschäden (Halothan, Alkohol); progr. Muskeldystrophie. **Selten ↑:** Myokarditis; Lungeninfarkt und -embolie; Status asthmaticus; Nieren- und Hirninfarkt; akute Pankreatitis; Leptospirose, Mononukleose; Gicht; Dermatomyositis; Myoglobinurie; Traumen, OP	
Glutamat-Pyruvat-Transaminase (GPT, ALAT) F < 19 IE/l M < 23 IE/l	↑: akute und chron. aggressive Hepatitis, Schub einer Leberzirrhose, Verschlußikterus, toxische Leberschäden (Halothan, Östrogene, Gestagene); Mononukleose	
γ−Glutamyl-Transferase (γ-GT) . F 4-18 U/l M 6-28 U/l	↑: bei allen Formen der Cholestase. Leitenzym bei Alkoholabusus, Lebermetastasen.	
Hämatokrit (Hkt.) F 37-48% M 40-50%	↓: Anämien (☞ 14.1.1); Hyperhydratation (☞ 11.1.1)	↑: Dehydratation (☞ 11.1.1); Polyglobulie; Polycythämia vera
Hämoglobin (Hb) F 110-160 g/l, M 130-180 g/l.	↓: Anämien (☞ 14.1.1); SLE; *M. Crohn*; chron. Niereninsuff., chron. GN; paroxysmale nächtliche Hämoglobinurie; Hyperhydratation (☞ 11.1.1); Knochenmarksverdrängung	↑: Dehydratation (☞ 11.1.1); Polyglobulie; Polycythämia vera. ZNS: Insulte, Tumoren, Enzephalitis
Harnstoff (Urea, HSt) 10-50 mg/dl = 1,7-8,3 mmol/l	↑: alle Ursachen der Krea-Erhöhung; Eiweißkatabolismus	

HBDH Isoenzym 1 der LDH 68-135 IE/l	↑ : Herzinfarkt (HBDH-Anstieg beginnt 6 h und endet ca. 14 Tage nach Ereignis) ☞ 4.1.1, Myokarditis, Hämolyse, Lungenembolie, Leberparenchymschäden
Hepatitis-Serologie für Hepatitis **A**	Beweisend für eine frische Inf. ist ein Titeranstieg von Anti-HAV oder der Nachweis von Anti-HAV-IgM. Anti-HAV-IgG kann lebenslang persistieren.

Hepatitis-Serologie für Hepatitis B

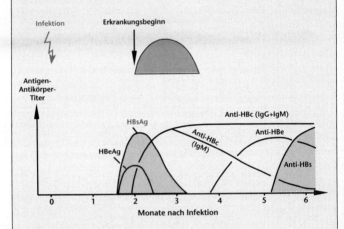

— Nachweis von HBsAg, HBeAg, Anti-HBc in der akuten Phase
— Bei unkompliziertem Verlauf nimmt HBsAg und HBeAg ab: (nach 4 Wo. sollte das HBsAg < 40% des Ausgangswertes sein). Auftreten von Anti-HBe und Anti-HBs nach ca. 5-6 Mon. Beide bleiben positiv.
— Bleiben HBsAg und HBeAg > 12 Wo. pos., ist ein chron. Verlauf möglich.
— Bei atypischen Verläufen Bestimmung von Anti-HBc-IgM und HBV-DNA i.S.
— *Infektiosität* solange einer der folgenden Parameter pos. ist: HBsAg, HBeAg, HBV-DNA. Auch bei neg. HBsAg bedeutet ein Nachweis von Anti-HBc-IgM potentielle Infektiosität.

Hepatitis-Serologie für Hepatitis **C**	Bisher nur Ak-Nachweis, kein Ag! Für Großteil der Non-A-non-B-Hepatitis verantwortlich
HIV-Test *Cave:* Diagnost. Lücke bis ca. 16 Wo. post infectionem	polyvalente ELISA-Tests gegen HIV-IgG-Antikörper als Suchtest, bei negativem Ergebnis und weiterbestehendem Verdacht nach 2 und nach 12 Monaten wiederholen. Bei positivem ELISA-Test monospezifischer Enzymimmunoassay oder Western-blot-Tests. Während der diagnostischen Lücke evtl. p24-Antigen-Nachweis

18

IgG, IgM ☞ Globuline

Kalium (K⁺) 3,6-4,8 mmol/l. *Falsch hohe* Werte durch zu langes Stauen, Hämolyse und Thrombozytose	↓: renale Verluste: Diuretika, Steroide; Hyperaldosteronismus, *Cushing-Sy.*; enterale Verluste: Diarrhoe, Erbrechen, Fisteln, Laxantien; Verteilungsstörung: metab. Alkalose, perniziöse Anämie, Anbehandlung des diabet. Koma ☞ 11.1.2	↑: verminderte renale Ausscheidung: Niereninsuff., kaliumsparende Diuretika; Hypoaldosteronismus, NNR-Insuff., Verteilungsstörung: Azidose, massive Hämolyse, Zellzerfall. Succinylcholin ☞ 11.1.2
Kalium im Urin 30-100 mmol/24 h, zur DD: Na⁺, BGA.	↓: Erbrechen; Durchfall; gastrointestinale Drainagen, Sonden, Fisteln; oligurische Nephropathien: GN, Pyelonephritis, Nephrosklerose, Salzverlust-Niere; *M. Addison*; prärenales ANV; Laxantienabusus	↑: polyurische Phase des ANV; interstitielle Nephritis; renal-tubuläre Azidose; *Fanconi-Sy.*; *Bartter-Sy.*; Hyperaldosteronismus; *Cushing-Sy.*, *Conn-Sy.*; Hyperkalzämie-Sy.; Diab. mell.; metabol. Azidose und Alkalose; Diuretika, ACTH, Glukokortikoide, Gentamicin, Hunger
Kalzium (Ca²⁺) 2,2-2,6 mmol/l	↓: Vit. D-Stoffwechsel-Störungen; Hypoproteinämie (nephrot. Sy., Leberzirrhose); Hypoparathyreoidismus; chron. Niereninsuff. Hyperphosphatämie; akute nekrotisierende Pankreatitis; Therapie mit Furosemid, Etacrynsäure, Antiepileptika, Glukokortikoide	↑: paraneoplastisch, endokrin, v.a. primärer und tertiärer Hyperparathyreoidismus; Immobilisation; Sarkoidose; *M. Paget*; Thiazide; Vit. D, Vit. A, Lithium, Kationenaustauscher, falsch hohe Werte durch langes Stauen bei Blutabnahme
Kohlendioxid-partialdruck (pCO₂) [BGA ☞ 10.5] 36-44 mmHg =4,8-5,9 kPa	↓: respiratorische Alkalose, Hyperventilation; kompensatorisch bei metabolischer Azidose; Hitzschlag; Höhenkrankheit	↑: respiratorische Azidose; kompensatorisch bei metabolischer Alkalose; alveoläre Hypoventilation, z.B. Pneumonie; Vitien; Schock; *Pickwick-Sy.*
Kreatinin 0,6-1 mg/dl = 53-88 μmol/l		↑: chron. Niereninsuff. (↑ jedoch erst bei > 50%iger Reduktion der GFR), ANV, akuter Muskelzerfall (Trauma, Verbrennung, akute Muskeldystrophie), Akromegalie
Kreatinphospho-kinase (CK) gesamt (Ges.-CK) F 10-70 IE/l, M 10-80 IE/l; Anteil CK-MM an Ges.-CK: 96%		↑: **Herz:** Infarkt (DD Frühdiagn.: + GOT; Spätdiagn.: + HBDH; Anteil Isoenzym CK-MB an Ges.-CK > 6%, ☞ 4.1.1); entzündlich oder toxisch; nach Reanimation, Koronarangiographie. **Muskulatur:** entzündl. oder toxisch; Dystrophien; *i.m.-Injektion*, Trauma; Rhabdomyolyse, Hypokaliämie, Hypophosphatämie, Hyperthermie. **ZNS:** Blutung, Tumor, Meningitis, Enzephalitis, Krampf. Schock; Hypothyreose; Lungenembolie; Lithium; Schlafmittelvergiftung
Laktat 1-1,8 mmol/l		↑: Gewebshypoxien (*Frühindikator*), Sepsis, Schock, metabol. Azidose, Sport
LDH (Laktatde-hydrogenase) 120-240 IE/l. 5 Isoenzyme.		↑: Herzinfarkt (spezifischer: Erhöhung von LDH₁ = HBDH), Myokarditis, Myopathie; kardiale Leberstauung, Hepatitis, Mononukleose, toxische Leberschäden, Gallenwegserkrankungen; Malignome; Lungeninfarkt, perniziöse und hämolytische Anämien

LDH/HBDH-Quotient 1,38-1,64 LDH$_1$=HBDH 68-135 IE/l	Quotient < 1,3: Herzinfarkt (Spätdiagn.: Quotient bis 20. Tag < 1,3); Hämolyse, DIC	Quotient > 1,64: Leberparenchymschäden

➤ Übersicht Leberlabor: Typische Laborkonstellationen

Cholestase AP ↑ γ-GT ↑ dir. Bili ↑ Chol. ↑, Fe ⇔ Transaminasen ⇔/↑	Akute Hepatitis GPT ↑↑ GOT ↑↑ (GPT > GOT) GLDH ↑ bei Zellnekrosen Fe ↑ γ-GT ↑	Leberinsuffizienz Quick ↓ CHE ↓ Cholesterin ↓ Albumin ↓ γ-Globuline ↑ indir. Bili ↑ NH₃ ↑
Leberzirrhose Aktivitäts-Zeichen: γ-Globul. ↑ IgG ↑ Fe i.S. ↑ Je nach Grad des Parenchymverlustes Zeichen der Leberinsuff.	Alkohol-Fettleber γ-GT ↑↑ (typischerweise Normalisierung in der Klinik) Transaminasen ↑ (GOT > GPT) CHE ↑, Quick ↑ IgA ↑, TG ↑	Prim. biliäre Zirrhose IgM ↑ AMA ↑ (Titer: > 1:100) γ-GT, AP ↑ LAP ↑ Transaminasen meist normal

Leukozyten (Leukos) 4-9/nl.	Veränderungen spiegeln meist Verschiebung bei den neutrophilen Granulozyten wider, ☞ Diff. BB.	☞ Diff. BB
Lipase 20-160 IE/l	↑: wie bei *Amylase*, aber Ausmaß der Lipaseerhöhung korreliert nicht mit Schwere der Erkrankung. Bei akuter Pankreatitis ist die Lipase länger als die Amylase erhöht, Niereninsuff.	

18

➤ Übersicht Liquoruntersuchungen (☞ 2.3)

Normalwerte im Liquor	

Aussehen: klar. *DD:* Blutig (intrakranielle Blutung, artefiziell), xanthochrom (alte Blutung, Protein ↑, Ikterus), trüb (Eiter, Protein ↑)	• Druck 5-20 cm H_2O
	• Protein 0,15-0,45 g/l
	• Glukose: ca. 70% des BZ
	• Leukos < 4/µl, davon
	    60-70% Lymphos,
	    30-40% Monozyten,
	    1-3% Neutroph.
	• Zellzahl bis 12/3, Kinder im 1. Monat bis 80/3

Charakteristische Liquorkonstellation	DD
Granulozyten > 1000/µl, Glukose < 40 % des BZ Protein 1-7 g/l, Laktat ↑ Zellzahl bis 10 000/3	Bakterielle Meningitis, in Liquorraum eingebrochener Hirnabszeß
Zellzahl 25-500/3 Glukose ↓ Protein 0,5-5 g/l	Granulomatöse (Mykobakt., Kryptok.) Meningitis, karzinomatöse oder leukämische Meningitis (Liquorzytologie)
Zellzahl 500-1000/3, Glukose normal, Protein normal bis leicht erhöht	Virale Meningoenzephalitis, Bakterien (Treponema pall., Leptospiren, Listerien), Protozoen (Toxoplasmen, Trichinen, Plasmodien), parameningeale Infektionen (Hirnabszeß), antibiotisch behandelte bakt. Meningitis
Zellzahl normal, Protein > 3 g/l	Guillain-Barré-Sy. (dissociation albumino-cytologique)

Lymphozyten 1,5-4/nl bzw. 20-50% der Leukos	↓: AIDS (Typ. Erniedrigung der CD_4^+-Lymphozyten); Malignome, vor allem maligne Lymphome, Antikörpermangel-Sy.; Strahlenther.; Zytostatika, Glukokortikoide; Miliar-Tbc	↑: Keuchhusten; Tbc; Lues; Brucellose; Röteln; Mononukleose; Zytomegalie; Hepatitis A; Viruspneumonie
Magnesium (Mg^{2+}) 1,8-2,6 mg/dl = 0,74-1,08 mmol/l	↓: parenterale Ernährung, Alkoholismus, Magensaftverlust; Diarrhoe; Pankreatitis; Plasmozytom; Gravidität; Diuretika, Cisplatin-Ther., idiopathisch	↑: Oligurie, Niereninsuff.; Mg^{2+}-haltige Infusionen, orale Mg^{2+}-"Substitution", Laxantien und Antazida
MCH, MCHC, MCV ☞ Erythrozytenindices		
Monozyten 0,2-1/nl = 2-11% der Leukos	↑: Mononukleose; Tbc; Lues; Brucellose; bakterielle Endokarditis; akute Inf. in Remission; nach Agranulozytose; Sarkoidose; Colitis ulcerosa; M. Crohn; Malaria; Trypanosomiasis; CML; maligne Lymphome; Monozytenleukämie; CA; Lipidspeicherkrankheiten; SLE	

Natrium (Na+) 135-145 mmol/l	↓: Erbrechen, Durchfall, renale Salzverluste; Verbrennungen, Trauma; osmotische Diurese (Diab. mell.), Hypoaldosteronismus, SIADH; Porphyrie; Diuretika, Antidiabetika, Zytostatika, Sedativa, trizyklische Antidepressiva	↑: Diarrhoe; Fieber, Schwitzen, mangelnde Wasserzufuhr; Polyurie; Diab. insipidus; zentrale Osmoregulationsstörung; Hyperaldosteronismus; Glukokortikoide; Diuretika
Natrium (Na+) **im Urin** 50-220 mmol/24h. Beim Fasten ↓ bis nahe 0	↓: alimentär; Erbrechen; Diarrhoe; Pankreatitis; nephrot. Sy., verminderte glomeruläre Filtration, dekomp. Leberzirrhose, dekomp. Herzinsuff., *Cushing-Sy.*; Streß; postop.	↑: Nierenversagen; Salzverlustniere; *Schwartz-Bartter-Sy. (SIADH)*; *Fanconi-Sy.*; Hypoaldosteronismus; (Na+ im Serum ↓), Wasserintox., Alkalose; Ketoazidose; Hypothermie; alimentär

Neutrophile Granulozyten ☞ Differentialblutbild

Osmolalität Serum: 280-296 mosmol/kg Urin: 500-1200 mosmol/kg	Maß für den Gehalt an gelösten, osmotisch "aktiven" Stoffen von Urin bzw. Plasma. Beim Gesunden gilt die Faustregel zur Abschätzung der Serumosmolarität
	$= 2 \times Na^+ + Glucose + Harnstoff\text{-}N$ (Konzentration in mmol/l)
	Cave: Regel gilt nicht, wenn andere osmotisch wirksame Substanzen stark erhöht sind, z.B. Glukose beim hyperosmolaren Koma!

| Osmolalität ↓; Na+ ↓: Erkrankungen mit Hypervolämie und Hyponatriämie z.B. Herzinsuff., Leberzirrhose, primäre Polydipsie

Osmolalität normal; Na+ ↓: Pseudohyponatriämie (z.B. Hyperlipoproteinämie, Makroglobulinämie). | Osmolalität ↑; Na+ ↑: siehe Hypernatriämie
Osmolalität ↑; Na+ ↓: "water-shift-Hyponatriämie"; größere Mengen osmotisch aktiver Substanzen haben sich im Plasma angehäuft (z.B. Alkohol, retentionspflichtige Substanzen, Glukose) |
| --- | --- |

18

➤ Übersicht Serumosmolalität				
	Hkt.	Serumsmolalität	EZV	IZV
Isotone Dehydratation	↑	—	↓	—
Isotone Hyperhydratation	↓	—	↑	—
Hypotone Dehydratation	↑	↓	↓	↑
Hypotone Hyperhydratation	(↓)	↓	(↑)	↑
Hypertone Dehydratation	(↑)	↑	↓	↓
Hypertone Hyperhydratation	↓	↑	↑	↓

* normal 280-295 mosmol/l

Partielle Thromboplastinzeit (PTT) Ca. 40 Sek.; Methodenabhängig. Maß für *„intrinsic system"* (Faktoren VIII-XII)	↑: Verbrauchskoagulopathie; Hyperfibrinolyse; schwere Lebererkrankungen; angeborene Faktorenmangel-Syndrome, Hämophilie A und B. Monitoring der Heparinther. (bei Vollheparinisierung ca. 1,5-2fache Verlängerung angestrebt); Ther. mit Vit K-Antagonisten (z.B. Marcumar®, Monitoring üblicherweise jedoch über Quickwert)	
pH [BGA] 7,35-7,45;	↓: dekompensierte Azidose, *metabolisch:* Diab. mell., Laktatazidose, Alkaliverlust; *respiratorisch:* Hypoventilation	↑: dekompensierte Alkalose, *metabolisch:* enteraler oder renaler Säureverlust, Hypokaliämie, medikamentös; *respiratorisch:* Hyperventilation
Phosphat (anorganisch) 2,6-4,5 mg/dl = 0,84-1,45 mmol/l	↓: Sepsis, Alkoholismus, Vit. D-Mangel, Malabsorption, Erbrechen, Diarrhoe; renal-tubuläre Defekte, Azidose, prim. Hyperparathyreoidismus, Diuretika; respirat. Alkalose, Anorexia nervosa, STH-Mangel, Ther. des Coma diab.	↑: Niereninsuff. wenn GFR < 25 ml/Min. katabole Zustände, phosphathaltige Laxantien und Infusionen; Vit. D-Zufuhr
Phosphatase, saure ☞ Saure Phosphatase		

Plasmathrombinzeit (PTZ, TZ) 13-17 Sek. Methodenabhängig. Maß für „gemeinsame Endstrecke" der Gerinnung	↑: DIC durch Hyperfibrinolyse; Hypo-und Dysfibrinogenämie; Heparinther. (Therapieziel: 2fach verlängerte TZ) ☞ Gerinnungsdiagnostik

pO₂ ☞ Sauerstoffpartialdruck

Porphyrine im Urin I: δ-Aminolävulinsäure 0,25-6 mg/24h = 2-49 μmol/24h II: Porphobilinogen 0,1-1,7 mg/24h = 0,5-7,5 μmol/24h III: Uroporphyrine 3-24 μg/24h = 4-29 nmol/24h IV: Koproporphyrine 14-78 μg/24h = 21-119 nmol/24h	↑: erythropoetische Porphyrie (II, III, IV); akute intermittierende Porphyrie (I); Porphyria cutanea tarda (II); symptomatische Porphyrien (IV); Hepatitis; Leberzirrhose; Leberadenom; Verschlußikterus; Hämochromatose; Pankreasinsuff.; Anämien; Leukämien; Intox.: Blei, Quecksilber, Zink, Arsen, Tetrachlorkohlenstoff, Barbiturate

Protein im Urin < 150 mg/24h. Mehr als 3,5 g/24h beweist glomerulären Schaden. Die Biuretmethode ist durch Mezlozillin und Azlozillin störbar. Differenzierung durch Diske'phorese und Einzelproteinbestimmung	↑: renal: chron. GN, Pyelonephritis, interstitielle Nephritis, Glomerulosklerose, Gichtniere, Zystenniere, nephrot. Sy.; EPH-Gestose; Kollagenosen; Quecksilberchlorid-Intox. extrarenal: dekompensierte Rechtsherzinsuff.; Fieber; Anämie; Schock; nach Krämpfen; Leichtketten-Paraproteinämien; Krankheiten der Ureteren, Blase, Prostata und Urethra; Gravidität, Orthostase, Nierenvenenthrombose

Proteine im Serum ☞ α,β,γ- Globuline ☞ Gesamteiweiß, ☞ Albumin

Protein C 70-120%	↓: erhöhte Thromboembolieneigung bei familiärem Protein C-Mangel. Ferner vermindert bei Kumarinther., Vit. K-Mangel, DIC, Leberfunktionsstörungen

PTT ☞ PTT, Partielle Thromboplastinzeit

Quick (Thromboplastinzeit, TPZ) 70-120%; laborabhängig. Maß für das *extrinsic system* der Gerinnung	↓: Lebererkrankungen; Verbrauchskoagulopathie; Hypofibrinogenämie; Vit. K-Mangel; angeborener Faktorenmangel II, VII, X; Hemmkörper gegen Faktor II, VII, X, z.B. SLE; AT III-Überschuß; Ther. mit Vit. K-Antagonisten (z.B. Marcumar®)

Retikulozyten 7-15/1000 Erys = 35-75/nl Blut	↓: aplastische Anämie; Knochenmarksinfiltration; Erythrozytenbildungsstörungen	↑: Blutverlust, Hämolyse (z.B. bei Zieve-Sy.), chron. Hypoxämie, Leberzirrhose

Sauerstoffpartialdruck (pO₂) [BGA] 70-100 mmHg = 10-13,3 kPa Sauerstoffsättigung (O₂sa) 95-97%, im Alter niedriger pO₂ und O₂sat verändern sich stets gleichsinnig	↓: Lungenerkr.: Entzündung, Ödem, Asthma bronchiale, Ca, Emphysem, Embolie. Zirkulatorische Ursachen: Schock, Kreislaufkollaps, Herzrhythmusstörungen, Herzinsuff., Rechts-links-Shunt. Behinderung der Atemexkursion: Rippenfraktur, Pleuraerguß, Pneumothorax, degenerative Veränderungen des Thorax. Ferner: O₂-Mangel der Luft, Hypoventilation, z.B. bei Intox.

18

Saure Phosphatase (SP) 4,8-13,5 U/l	↑: Prostata-Ca und -Hypertrophie, Infarkt; Thrombozytose, DIC, Hämolyse. Weniger sensitiv als AP bei Knochenmetastasen, *M. Paget*. ✗ *Bei Erhöhung PAP, PSA und AP bestimmen. Cave:* Erhöhung < 48 h nach rektaler Prostatapalpation nicht verwertbar

Serumelektrophorese ☞ **Elektrophorese**

Standard-Bikarbonat (StHCO₃) 21-27 mmol/l; alte Einheit: Basenüberschuß (BE): *Umrechnung:* BE = StHCO₃– 24	↓: metabolische Azidose; kompensatorisch bei respiratorischer Alkalose (pCO₂ ↓)	↑: metabolische Alkalose; kompensatorisch bei respiratorischer Azidose (pCO₂ ↑)

T₃ fT₃ ☞ Trijodthyronin, **T₄ fT₄** ☞ Thyroxin

T₄-Lymphozyten-Subpopulation (=OKT₄⁺= CD4): 35-55 % der Lymphos = > 1 / nl. Bedrohlich wenn < 0,2 / nl	↓: bei Defektimmunopathien, typischerweise beim ARC und AIDS-Vollbild; passager bei Virusinf. sowie Autoimmunerkr. und bei fortgeschrittenen Tumoren.

Thrombinzeit ☞ **TZ**

Thrombozyten (Thrombos) 140-440/nl. Bei < 30/nl Spontanblutungen möglich, bei > 1000/nl Thrombosen und auch Blutungen gehäuft. Zur DD ggf. Megakaryozyten im KM bestimmen	↓: Proliferationsstörung (Inf., KM-Fehlfunktion); toxisch (z.B. Strahlenther., Ther. mit Chloramphenicol, Phenylbutazon, Phenytoin, Thiazide, Gold; Alkoholkrankheit). Ineffektive Thrombopoese. Umsatzstörung (z.B. *M. Werlhof*, Hypersplenismus, DIC)	↑: chron. Entzündung; akute Inf.; Blutung; Eisenmangel; Polycythämia vera; myeloproliferatives Sy. und andere Malignome; nach Splenektomie; postop., Schwangerschaft. (☞ Gerinnung)
Thyroxin (T₄) 45-115 µg/l = 55-160 nmol/l, bei Schwangeren bis 50% erhöht **Freies Thyroxin (fT₄)** 0,8-2 ng/dl = 10-26 pmol/l bei Schwangeren bis 35% erniedrigt **T₃** ☞ Trijodthyronin	↓: Hypothyreose: Jodmangel, Thyroxinsynthesedefekt, chron. Thyreoiditis, Schilddrüsenresektion, antithyreoidale Substanzen, Lithium; Hypophyseninsuff., TBG-Mangel	↑: Hyperthyreose: *M. Basedow*, autonomes Adenom, Anfangsstadium einer Thyreoiditis, Hypophysentumor, Blasenmole, Jodmedikation. TBG-Vermehrung: Gravidität und Östrogenther.
Thyreoidea-stimulierendes Hormon (TSH) basal 0,1-3,5 mU/l	↓: Hyperthyreose, Schilddrüsenhormon-überdosierung	↑: Hypothyreose, auch im Latenzstadium
Triglyzeride 74-172 mg/dl = 0,84-1,97 mmol/l	↓: schwere Anämien; konsumierende Krankheiten, Marasmus, Hunger; Hyper-thyreose; Verbrennung, exsudative Enteropathie; A-ß-Lipoproteinämie	↑: primäre Hyperlipoproteinämien außer Typ IIa; Herzinfarkt, Diab. mell.; Adipositas; Hypothyreose; Leber- und Gallenerkr.; nephrot. Sy.; Cortisol- und Östrogenther.

Trijodthyronin (T3) 70-180 ng/dl = 1,1-2,79 nmol/l **Freies Trijodthyronin (T3)** 2,5-6 pg/ml = 3,8-9,2 pmol/l	↓: wenn T4 ↓; außerdem T4T3 Konversionshemmung	z.B. durch Steroide, Amiodaron, Propranolol, Rö-KM
TZ (Thrombinzeit) ☞ Gerinnungstests		
Vitamin B12 Radioimmunoassay: 175-700 pg/ml Mikrobiologisch: > 165 pg/ml	↓: Vitamin B12Hypovitaminose durch perniziöse Anämie bzw. Intrinsic-Faktor-Antikörper, schwere chron. Leber- und Nierenerkrankungen, nutritiven Mangel (extreme Vegetarier), chron.-entzündl. Dünndarmerkrankungen, Z.n. Magenresektion, chron. atroph. Gastritis. *Cave:* Nach Schilling-Test oder i.v. B12Gabe ist Ergebnis mehrere Monate nicht verwertbar.	

18

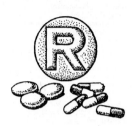

Im Buchtext werden oft nur die Freinamen *("Generika")* von Therapeutika verwendet. Mit Hilfe dieser Liste ist ein Auffinden des Handelsnamens — oder bei gegebenem Handelsnamen des Freinamens — möglich. Bei Kombinationspräparaten werden die Freinamen der im Präparat verwendeten Substanzen angegeben.

Stimmen Handels- und Freiname eines Pharmakons genau überein (z.B. Methotrexat), wurde es in der folgenden Liste nicht aufgenommen.

❒ **Freiname: fette Schrift**
❒ Handelsname: normale Schrift
   Abweichender Handelsname in Österreich: (A), in der Schweiz: (CH).
❒ *Substanzklasse: kursive Schrift*

A arane – **Reproterol, Cromoglicinsäure** . . . . *ß-Mimetikum, Antiallergikum*
ABC – **Salicylsäurederivate** . . . . *antirheumatische Salbe*
Abiadin – **Orciprenalin, Bromhexin, Doxylamin** . . . *ß-Mimet.,Sekretolyt., Antihistamin.*
ACC-Hexal – **Acetylcystein** . . . . *Mukolytikum*
Acebutolol – **Prent** . . . . *ß-Blocker*
Acelat – **Spironolacton** . . . . *Aldosteronantagonist, Diuretikum*
Acemetazin – **Rantudil** . . . . *nichtsteroidales Antiphlogistikum*
Acenocoumarol – **Sintrom** . . . . *Antikoagulans*
Acetazolamid – Diamox; **Glaupax (CH)** . . . . . . *Carboanhydrasehemmer*
Acetylcystein – Mucret, Fluimucil, Pulmicret, Bromuc; Mucomyst (A) . . . *Mukolytikum*
α—**Acetyldigoxin** – Lanadigin; Lanatilin (A) . . . . *Herzglykosid*
ß-**Acetyldigoxin** – Novodigal, Digostada, Digotab, Stillacor . . . . . *Herzglykosid*
Acetylsalicylsäure – Aspirin, ASS; Antidol (A); Acetylo (CH) . . . *Analget., Antiphlogist.*
Achromycin – **Tetrazyklin** . . . . *Antibiotikum*
Aciclovir – **Zovirax** . . . . *Virostatikum*
Acidonorm – **Al-Hydroxid, Ca-Carbonat** . . . . *Antacidum*
Acidrine – u.a. **Al-Glycinatdihydroxid** . . . . *Antacidum*
Acifugan – **Allopurinol, Benzbromaron** . . . . . *Urikostatikum, -surikum*
Acimethin – **L-Methionin** . . . . *Urologikum*
Acipimox – **Olbemox** . . . . *Lipidsenker*
Actifed – **Triprolidin, Pseudoephedrin** . . . *Sympathomimetikum, Antihistaminikum*
Actihaemyl, Actovegin – **Kälberblutderivat** . . . *Wundbehandl., durchblutungsfördernd*
Adalat – **Nifedipin** . . . . *Kalziumantagonist*
Adelphan-Esidrix – **Reserpin, Dihydralazin, Hydrochlorothiazid** . . . . *Antihypertonika*
Adrenalin (Epinephrin) – Suprarenin; Glycirenan (A); Epifrin (CH) . . . *α-,ß-Mimetikum*
Adumbran – **Oxazepam** . . . . *Benzodiazepin*
Aequamen – **Betahistin** . . . . *Histaminikum*

Aerobin – **Theophyllin** . . . . *Bronchospasmolytikum u.a.*
Aescin – Reparil . . . . *nichtsteroidales Antiphlogistikum*
Afonilum – **Theophyllin** . . . . *Bronchospasmolytikum u.a.*
Agiocur, Agiolax – Ind. **Flohsamen-, Sennaextrakt** . . . . *Laxans*
Agit – **Dihydroergotamin** . . . . *α-Blocker, Antihypotonikum*
Agnolyt – **Keuschlammextrakt** . . . . *Gynäkologikum*
AHP 200 – **Oxaceprol** . . . . *nichtsteroidales Antirheumatikum*
Ajmalin – Gilurytmal . . . . *Antiarrhythmikum*
Akatinol Memantine – **Memantin** . . . . *Myotonolytikum*
Akineton – **Biperiden** . . . . *Anticholinergikum, Parkinsonmittel*
Aknefug-EL – **Erythromycin** . . . . *Antibiotikum*
Aknefug-Milch simplex – **u.a. Hexachlorophen** . . . . . *äußerliches Aknemittel*
Aknefug-oxid, Akneroxid – **Benzoylperoxid** . . . . . *äußerliches Aknemittel*
Akne-mycin – **Erythromycin** . . . . *Antibiotikum*
Aknichthol – **u.a. Na-Bituminosulfonat, Salicylsäure** . . . . *äußerliches Aknemittel*
Akrinor – **Theophyllin, Theodrenalin** . . . . *Antihypotonika*
Albothyl – **Metakresolsulfonsäurederivat** . . . . *Antiseptikum*
Alcuronium – Alloferin . . . . . . *nicht depolarisierendes Muskelrelaxans*
Aldactone – **Spironolacton** . . . . . . *Aldosteronantagonist, Diuretikum*
Aldosteron – Aldocorten . . . . *Mineralokortikoid*
Alfason – **Hydrocortison** . . . . *Glukokortikoid*
Algesal – **Diethylaminsalicylat, Myrtecain** . . . . *antirheumatische Salbe*
Algesalona – **u.a. Diethylaminsalizylat, Flufenaminsäure** . . . . *antirheumat. Salbe*
Alimemazin – Theralene . . . . *Phenothiazin-Neuroleptikum*
Allergocrom – **Cromoglicinsäure** . . . . *Antiallergikum*
Allergopos (Augentr.) – **u.a. Antazolin, Tetryzolin** . . . . *Sympathomimetika*
Allergospasmin – **Cromoglicinsäure, Reproterol** . . . *Antiallergikum, β₂-Mimetikum*
Allo-300, Allo von ct, Allo-Puren – **Allopurinol** . . . . . . *Urikostatikum*
Allo. comp. ratiopharm – **Allopurinol, Benzbromaron** . . . *Urikostatikum, -surikum*
Allomaron – **Allopurinol, Benzbromaron** . . . *Urikostatikum, -surikum*
Allopurinol – Zyloric, Uripurinol, Remid, Urtias; Gichtex, Urosin (A) . . *Urikostatikum*
Allvoran – **Diclofenac** . . . . *Antirheumatikum*
Aloxyn – **Amoxicillin** . . . . *Breitbandpenicillin*
Alprazolam – Tafil . . . . *Benzodiazepin*
Alprenolol – Aptin; Aptol Duriles (CH) . . . . *ß-Blocker*
Alrheumun – **Ketoprofen** . . . . . . *nichtsteroidalales Antiphlogistikum*
Aludrin – **Isoprenalin** . . . . *Sympathomimetikum*
Aluminiumclofibrat – Atherolipin . . . . *Lipidsenker*
Aluminiumhydroxid – u.a. in Maaloxan, Maalox, Solugastril, Trigastril . . . *Antazidum*
Alupent – **Orciprenalin** . . . . *ß-Sympathomimetikum*
Amantadin – Contenton, PK-Merz, Symmetrel . . . *Parkinsonmittel, Virostatikum*
Ambene – **u.a. Phenylbutazon** . . . . . *nichtsteroidales Antirheumatikum*
Ambril, AmbroHexal – **Ambroxol** . . . . *Sekretolytikum*
Ambroxol – Mucosolvan, Muco Tablinen, Muco Phlogat, Lindoxyl . . . *Sekretolytikum*
Amciderm – **Amcinanid** . . . . *halogeniertes Glukokortikoid*
Amidotrizoesäure – Gastrografin . . . . . . *jodhaltiges Kontrastmittel*
Amikacin – Biklin; Amikin (CH) . . . . . . *Aminoglykosid, Antibiotikum*
Amiloretik – **Hydrochlorothiazid, Amilorid** . . . . *Diuretika*
Amilorid – Arumil; Midamor (A, CH) . . . . *kaliumsparendes Diuretikum*
Aminoglutethimid – Orimeten . . . . . . *Antiöstrogen, Zytostatikum*
Aminophyllin – **Theophyllin-Ethylendiamin** . . . . . . *Bronchodiliatator*
Amiodaron – Cordarex; Cordarone (CH) . . . . . . *Antiarrhythmikum*
Amiphenazol – Daptazile . . . . *Analeptikum*
Amitriptylin – Saroten, Equilibrin, Laroxyl . . . *trizyklisches Antidepressivum*
Amoxi, Amoxillat – **Amoxicillin** . . . . *Breitbandpenicillin*
Amoxicillin – Amoxypen, Aloxyn, Clamoxyl . . . . . *Breitbandpenicillin*
Amoxypen – **Amoxicillin** . . . . *Breitbandpenicillin*
Amphodyn – **u.a. Etilefrin** . . . . *Antihypotonikum*
Ampho-Moranal – **Amphotericin B** . . . . *Antimykotikum*
Ampicillin – Binotal, Amblosin, Totocillin . . . . . . *Breitbandpenicillin*
Amuno – **Indometacin** . . . . . . *nichtsteroidalales Antiphlogistikum*
Anaesthesin – **Benzocain** . . . . *Lokalanästhetikum*
Anaesthesulf – **u.a. Polidocanol, Sulfonilamid** . . . *Lokalanästhetikum, Sulfonamid*
Anafranil – **Clomipramin** . . . . *trizyklisches Antidepressivum*
Anco – **Ibuprofen** . . . . *nichtsteroidales Antiphlogistikum*
Androcur – **Cyproteron** . . . . *Antiandrogen*

19

Angionorm – **Dihydroergotamin** . . . . *Antihypotonikum*
Aniflazym – **Serrapeptase** . . . . *nichtsteroidales Antiphlogistikum*
Antabus – **Disulfiram** . . . . *Alkoholentwöhnungsmittel*
Antepan – **Protirelin** . . . . *Releasing Hormon*
Anticholium – **Physostigmin** . . . . *Cholinesterasehemmer, Antidot*
Antifungal – **Clotrimazol** . . . . *Antimykotikum*
Antikataraktikum Urso. – **u.a. Inosin-Derivat, Nicotinamid** . . . . . *Antikataraktikum*
Anti-Phosphat – **Al-Hydroxid** . . . . *Phosphatbinder*
Antiprurit (Salbe) – **Bakterienlysat, Hydrocortison** . . . . . *Antiseptikum, Glukokortikoid*
Antra – **Omeprazol** . . . . *Protonenpumpenhemmer*
Anusol – **Wismut, Zinkoxid, Perubalsam** . . . . *Hämorrhoidenmittel*
Apalcillin – Lumota . . . . *Breitbandpenicillin*
Aplexil – **Oxomemazin, Guaifenesin, PCM** . . . *Antihistamin., Sekretolytikum, Analget.*
Aponal – **Doxepin** . . . . *trizyklisches Antidepressivum*
Apoplectal – **Buphenin, Etophyllin** . . . . *u.a. Vasodilatatoren*
Aprical – **Nifedipin** . . . . *Kalziumantagonist*
Aprotinin – Trasylol . . . . *Proteinasehemmer*
Aquamycetin – **Chloramphenicol** . . . . *Antibiotikum*
Aquaphor – **Xipamid** . . . . *Thiazid-Diuretikum*
Aquapred (Augentr.) – **Chloramphenicol, Prednisolon** . . . *Antibiotikum, Glukokortikoid*
Aquaretic – **Amilorid, Hydrochlorothiazid** . . . . *Diuretika*
Arbid – **Buphenin, Diphenylpyralin** . . . . . . *Vasodilatator, Antihistaminikum*
Arcasin – **Phenoxymethylpenicillin** . . . . *Oralpenicillin*
Arelix – **Piretanid** . . . . *Schleifendiuretikum*
Argun – **Lonazolac** . . . . *nichtsteroidales Antirheumatikum*
Arilin – **Metronidazol** . . . . *Chemotherapeutikum*
Aristamid – **Sulfisomidin** . . . . *Sulfonamid*
Arlevert – **Cinnarizin, Dimenhydrinat** . . . . . *Antihistaminikum, Antiemetikum*
Arteoptic (Augentr.) – **Carteolol** . . . . *ß-Blocker*
Arterenol – **Noradrenalin** . . . . *α-Sympathomimetikum*
Arthaxan – **Nabumeton** . . . . *nichtsteroidales Antiphlogistikum*
arthro akut – **Lonazolac** . . . . *nichtsteroidales Antirheumatikum*
Arthrodestal – **Propyphenazon u.a.** . . . . *antirheumatische Salbe*
Asasantin – **ASS, Dipyridamol** . . . . *Thrombo.-Aggregat.-Hemmer*
Aspecton – **Natriumdibunat u.a.** . . . . *Antitussivum, Expektorantien*
Aspirin, Aspro, ASS – **Acetylsalicylsäure** . . . . . *Analgetikum, Antiphlogistikum*
Aspisol – **Lysin-Acetylsalicylat** . . . . *Analgetikum, Antiphlogistikum*
ASS-Kombi – **Paracetamol, Acetylsalicylsäure, Vit. C** . . . . *Analgetikum, Vit. C*
Astemizol – Hismanal . . . . *nicht-sedierendes Antihistaminikum*
Asthenopin (Augentr.) – **Pilocarpin** . . . . *Cholinergikum*
Astonin-H – **Fludrocortison** . . . . *Mineralokortikoid*
Atarax – **Hydroxyzin** . . . . *Tranquilizer*
AteHexal – **Atenolol** . . . . *ß-Blocker*
Atenolol – Tenormin . . . . *ß-Blocker*
Atenos – **Tulobuterol** . . . . *Sympathomimetikum*
Atosil – **Promethazin** . . . . . . *Phenothiazin-Neuroleptikum, Antihistaminikum*
Atrovent – **Ipratropiumbromid** . . . . *Bronchospasmolytikum*
Augmentan – **Amoxicillin** . . . . *Breitbandantibiotikum*
Aureomycin – **Chlortetrazyklin** . . . . *Antibiotikum*
Aurothioglucose – Aureotan . . . . *goldhaltiges Antirheumatikum*
Aurothiopolypeptid – Auro-Detoxin . . . . *goldhaltiges Antirheumatikum*
Avamigran – **Ergotamin, Propyphenazon, Coffein u.a.** . . . *Vasokonstriktor, Analgetika*
Avil – **Pheniramin** . . . . *Antihistaminikum*
Azactam – **Aztreonam** . . . . *ß-Lactam-Antibiotikum*
Azapropazon – Prolixan, Tolyprin . . . . . *nichtsteroidales Antiphlogistikum*
Azathioprin – Imurek . . . . *Immunsuppressivum*
Azidocillin – Syncillin; Longatren (A) . . . . *Oralpenicillin*
Azlocillin – Securopen . . . . *Breitbandpenicillin*
Aztreonam – Azactam, Dynabiotic . . . . *ß-Lactam-Antibiotikum*
Azudoxat – **Doxycyclin** . . . . *Tetrazyklin*
Azuglucon – **Glibenclamid** . . . . *Sulfonylharnstoff*
Azulfidine – **Salazosulfapyridin** . . . . *Chemotherapeutikum*
Azupamil – **Verapamil** . . . . *Kalziumantagonist*
Azupanthenol Liqu. – **Guajazulen, Na-D-Pantothenat** . . . *Gastritis-, Ulkusmittel*
Azupentat – **Pentoxifyllin** . . . . *Xanthinderivat*
Azuprostat – **u.a. Beta-Sitosterin** . . . . *Prostatamittel*

Azur comp. – **Paracetamol, Codein, Coffein** . . . . *Analgetika, Analeptikum*
Azutranquil – **Oxazepam** . . . . *Benzodiazepin*

B aclofen – Lioresal . . . . *GABA-Agonist, bei MS verwendet*
Bactisubtil – **Bacillus-Sporen** . . . . *Antidiarrhoikum*
Bactoreduct, Bactrim – **Trimethoprim, Sulfamethoxazol** . . . . . . *Antibiotikum*
Balkis – **Etilefrin, Chlorphenamin** . . . . . *Sympathomimetikum, Antihistaminikum*
Baralgin M – **Metamizol** . . . . . . *Analgetikum, Antiphlogistikum, Spasmolytikum*
Barazan – **Norfloxacin** . . . . *Gyrasehemmer*
Basodexan Salbe – **Harnstoff** . . . . *Dermatikum*
Batrafen – **Ciclopiroxolamin** . . . . *topisches Antimykotikum*
Baycillin – **Propicillin** . . . . *Oralpenicillin*
Baycuten – **Clotrimazol, Dexamethason, Azidamfenicol**
. . . . *Antimykotikum, Glukokortikoid, Antibiotikum*
Bayolin (Salbe) – **u.a. Benzylnicotinamid** . . . . *Rubefaciens*
Bayotensin – **Nitrendipin** . . . . *Antihypertonikum*
Baypen – **Mezlocillin** . . . . *Breitbandpenicillin*
Bazoton – **Brennesselextrakt** . . . . *pflanzliches Urologikum*
Beclamid – Neuracen . . . . *Antiepileptikum*
Beclometason – Beconase, Sanasthmax, Sanasthmyl; Becotide (A,CH) . . . *Kortikoid*
Beconase – **Beclometason** . . . . *Glukokortikoid*
Bellergal – **Belladonna-Alkaloide, Ergotamin, Phenobarbital**
. . . . *Antiemetikum, zentraler α-Blocker, Barbiturat*
Belnif – **Metoprolol, Nifedipin** . . . . *ß-Blocker, Kalziumantagonist*
Beloc – **Metoprolol** . . . . *ß₁-Blocker*
Beloc comp – **Metoprolol, Hydrochlorothiazid** . . . . . . *ß-Blocker, Diuretikum*
Benadryl – **Diphenhydramin** . . . . *Antihistaminikum*
Bencyclan – Fludilat; Ludilat (A) . . . . *Vasodilatator*
Bendigon – **Inositolnicotinat, Mefrusid, Reserpin** . . . . *Antihypertonika*
Bendroflumethiazid – Esberizid, Sinesalin . . . . *Saluretikum*
Benfofen – **Diclofenac** . . . . *nichtsteroidales Antiphlogistikum*
Benperidol – Glianimon . . . . *Butyrophenon-Neuroleptikum*
Ben-u-ron – **Paracetamol** . . . . *Analgetikum*
Benserazid + L-Dopa – Madopar . . . . *Parkinsonmittel*
Benzaron – Fragivix . . . . *Venenmittel*
Benzathin-Benzylpenicillin – Tardocillin . . . . *Depotpenicillin*
Benzatropin – Cogentinol . . . . *Anticholinergikum*
Benzbromaron – Uricovac; Obaron (CH) . . . . *Urikosurikum*
Benzoylperoxid – Sanoxit, Aknefug, Klinoxid . . . . . *Keratolytikum, Antiseptikum*
Benzylpenicillin – Penicillin G . . . . *Penicillin*
Bepanthen – **Dexpanthenol** . . . . *Epithelisierungsmittel*
Berberil – **Berberin, Tetryzolin** . . . . *Antiseptikum, Vasokonstriktor*
Beriglobin – **Immunglobulin** . . . . *Immunglobulin*
Berniter – **Steinkohleteer** . . . . *Dermatikum*
Berodual – **Ipratropiumbromid, Fenoterol** . . . . *Bronchospasmolytika*
Berotec – **Fenoterol** . . . . *ß₂-Sympathomimet.*
Betaisodona – **Jod-Verbindung** . . . . *äußerliches Antiseptikum*
Betamann – **Metipranolol** . . . . *ß-Blocker*
Betamethason – Celestan; Betnesol; Betnelan (A); Celestone (CH) . . *Glukokortikoid*
Betapressin – **Penbutolol** . . . . *ß-Blocker*
Betarelix – **Penbutolol, Piretanid** . . . . *ß-Blocker, Diuretikum*
Betasemid – **Penbutolol, Furosemid** . . . . . *ß-Blocker, Schleifendiuretikum*
Beta-Sitosterin – Harzol, Prastasal . . . . *Prostatamittel*
Beta-Tablinen – **Propranolol** . . . . *ß-Blocker*
Betathiazid – **Propranolol, Triamteren, Hydrochlorothiazid** . . *ß-Blocker, Diuretika*
Betaxolol – Kerlone; Kerlon (CH) . . . . *ß₁-Blocker*
Betnesol – **Betamethason** . . . . *Glukokortikoid*
Betoptima – **Betaxolol** . . . . *ß-Blocker*
Bezafibrat – Cedur; Bezalip (A) . . . . *Lipidsenker*
Biciron – **Tramazolin** . . . . *Sympathomimetikum*
Bidocef – **Cefadroxil** . . . . *Cefalosporin*
Bifiteral – **Lactulose** . . . . *Laxans*
Bifonazol – Mycospor . . . . *Antimykotikum*
Biklin – **Amikacin** . . . . *Aminoglykosid-Antibiotikum*

Bilordyl – **Theophyllin** . . . . *Bronchospasmolytikum*
Biperiden – Akineton . . . . *Anticholinergikum, Parkinsonmittel*
Bisacodyl – Dulcolax, Laxanin, Multilax, Stadalax . . . . *Laxans*
Bisolvomycin – **Bromhexin, Oxytetracyclin** . . . . . . *Sekretolytikum, Antibiotikum*
Bisolvon – **Bromhexin** . . . . *Sekretolytikum*
Bisolvonamid – **Bromhexin, Sulfadiazin** . . . . . . *Sekretolytikum, Sulfonamid*
Bisolvonat – **Bromhexin, Erythromycin** . . . . . . *Sekretolytikum, Antibiotikum*
Bisoprolol – Concor . . . . *B₁-Blocker*
Bi-Vaspit – **Fluocortinbutyl, Isoconazol** . . . . . . *Glukokortkoid, Antimykotikum*
Bornaprin – Sormodren . . . . *Anticholinergikum, Parkinsonmittel*
Borocarpin (Augentr.) – **Pilocarpin, Naphazolin** . . . . . *Cholinergikum, α-Mimetikum*
Boxazin – **Acetylsalizylsäure, Ascorbinsäure** . . . . *Analgetikum, Vit. C*
Brachont (Salbe) – **u.a. Benzylnicotinamid** . . . . *Rubefaciens*
Brasivil (Salbe) – **Al-Oxid** . . . . *Aknemittel*
Braunovidon – **Jodverbindung** . . . . *äußerliches, Antiseptikum*
Brelomax – **Tulobuterol** . . . . *β-Sympathomimetikum*
Bricanyl – **Terbutalin** . . . . *β-Sympathomimetikum*
Briserin – **Dihydroergocristin, Clopamid, Reserpin** . . . . . *Antihypertonika*
Bromazanil – **Bromazepam** . . . . *Benzodiazepin*
Bromazepam – Lexotanil, Normoc, durazanil, Gityl . . . . . . *Benzodiazepin*
Bromelaine – Traumanase . . . . *Antiphlogistikum*
Bromhexin – Bisolvon . . . . *Sekretolytikum*
Bromocriptin – Pravidel; Parlodel (A, CH) . . . . . *Parkinsonmittel, Prolaktinhemmer*
Bromoprid – Cascapride, Viaben . . . . . *Dopamin-Antagonist, Peristaltikanreger*
Bromperidol – Impromen, Tesoprel . . . . . . *Butyrophenon-Neuroleptikum*
Bromuc – **Acetylcystein** . . . . *Mukolytikum*
Broncho-Euphyllin – **Theophyllin-Ethylendiamin, Guaifenesin**
. . . . *Bronchospasmolytikum, Sekretolytikum*
Bronchoparat – **Theophyllin** . . . . *Bronchospasmolytikum*
Bronchopront – **Ambroxol** . . . . *Sektretolytikum*
Bronchoretard – **Theophyllin** . . . . *Bronchospasmolytikum*
Bronchospray – **Salbutamol** . . . . *β-Sympathomimetikum*
Broncho-Tyrosolvetten – **Tyrothricin, Cetylpyridin** . . . . *Antibiotikum, Antiseptikum*
Broncho-Vaxom – **Bakterienlysat** . . . . *Immunstimulanz*
Brondiletten – **Tolpropamin, Benactyzin, Phenobarbital**
. . . . *Antihistaminikum, Xanthinderivat, Barbiturat*
Brotizolam – Lendormin; Lendorm (A) . . . . *Benzodiazepin*
Brufen – **Ibuprofen** . . . . *nichtsteroidales Antirheumatikum*
Budesonid – Pulmicort . . . . *Glukokortikoid*
Bufedil – **Buflomedil** . . . . *Vasodilatator*
Buflomedil – Bufedil, Defluina peri; Loftyl (A, CH) . . . . . . *Vasodilatator*
Bumadizon – Eumotol, Rheumotol . . . . . *nichtsteroidales Antirheumatikum*
Bunitrolol – Stresson . . . . *β-Blocker*
Buphenin – Dilatol . . . . *Sympathomimetikum*
Bupivacain – Carbostesin . . . . *Lokalanästhetikum*
Bupranolol – Betadrenol . . . . *β-Blocker*
Buprenorphin – Temgesic . . . . *starkes Analgetikum*
Buscopan – **N-Butyl-Scopolamin** . . . . *Spasmolytikum*
Buscopan plus – **N-Butyl-Scopolamin, Paracetamol** . . . . *Spasmolytikum, Analgetikum*
Busulfan – Myleran . . . . *Zytostatikum*
Butamirat – Sinecod . . . . *Antitussivum*
N-Butyl-scopolamin – Buscopan . . . . *Spasmolytikum*

C afergot – **Coffein, Ergotamin** . . . . *Migränemittel*
Calciparin – **Heparin (Kalziumsalz)** . . . . *Antikoagulans*
Calciumdobesilat – Dexium; Doxium (A, CH) . . . . . *durchblutungsförderndes Mittel*
Calmurid (Salbe) – **Harnstoff, Milchsäure, Betain** . . . . *Dermatikum*
Candio-Hermal – **Nystatin** . . . . *Antimykotikum*
Canesten – **Clotrimazol** . . . . *Antimykotikum*
Canifug – **Clotrimazol** . . . . *Antimykotikum*
Capozide – **Captopril, Methyldopa, Mefrusid** . . . . *Antihypertonika*
Capreomycin – Ogostal; Capastat (A) . . . . *Tuberkulostatikum*
Caprinol – **Reserpin, Methyldopa, Mefrusid** . . . . *Antihypertonika*
Captin – **Paracetamol** . . . . *Analgetikum*

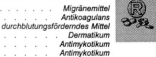

Captopril – Lopirin, Tensobon . . . . *ACE-Hemmer*
Carbachol – Isopto-Carbachol, Doryl . . . . *Cholinergikum*
Carbamazepin – Tegretal; Tegretol (A, CH) . . . . . *Antiepileptikum*
Carbenicillin – Carindapen . . . . *Breitbandpenicillin*
Carbenoxolon – Ulcus-Tablinen . . . . . *Magenschleimhautprotektor*
Carbimazol – Neo-Thyreostat, neo-morphazole . . . . . *Thyreostatikum*
Carbocromen – Intensain . . . . *Vasodilatator*
Carbo[xymethyl]cistein – Transbronchin, Pulmoclase, Pectox . . *Sekretolytikum*
Carbutamid – Nadisan . . . . *Sulfonylharnstoff*
Cardio – Isosorbiddinitrat . . . . *Vasodilatator*
Cardiodoron – **u.a. Bilsenkraut D2** . . . . *pflanzliches Kardiakum*
Carnigen Mono – **Oxilofrin** . . . . *Sympathomimetikum, Antihypotonikum*
Carprofen – Imadyl . . . . . *nichtsteroidales Antirheumatikum*
Carteolol – Endak . . . . *B-Blocker*
Catapresan – **Clonidin** . . . . *Antihypertonikum*
Cebion – **Ascorbinsäure** . . . . *Vitamin C*
Cedur – **Bezafibrat** . . . . *Lipidsenker*
Cefaclor – Panoral; Ceclor (A, CH) . . . . *Cefalosporin*
Cefadroxil – Bidocef . . . . *Cefalosporin*
Cefalexin – Ceporexin; Cepexin (A); Ceporex (A, CH) . . . *Cefalosporin*
Cefamandol – Mandokef . . . . *Cefalosporin*
Cefazedon – Refosporin . . . . *Cefalosporin*
Cefazolin – Gramaxin; Zolicef (A); Kefzol (CH) . . . . . *Cefalosporin*
Cefmenoxim – Tacef . . . . *Cefalosporin*
Cefoperazon – Cefobis; Cefobid (A) . . . . *Cefalosporin*
Cefotaxim – Claforan . . . . *Cefalosporin*
Cefoxitin – Mefoxitin . . . . *Cefalosporin*
Cefradin – Sefril . . . . *Cefalosporin*
Cefsulodin – Pseudocef . . . . *Cefalosporin*
Ceftazidim – Fortum; Fortam (CH) . . . . *Cefalosporin*
Ceftizoxim – Ceftix . . . . *Cefalosporin*
Ceftriaxon – Rocephin . . . . *Cefalosporin*
Cefuroxim – Zinacef . . . . *Cefalosporin*
Celestamine – Dexchlorpheniramin, Betamethason . . *Antihistamin., Glukokortikoid*
Celestan – **Betamethason** . . . . *Glukokortikoid*
Celiprolol – Selectol . . . . *B₁-Blocker*
Cellidrin – **Allopurinol** . . . . *Urikostatikum*
Ceolat comp. – **Dimeticon, Metoclopramid** . . *Karminativum, Peristaltikanreger*
Ceporexin – **Cephalexin** . . . . *Cephalosporin*
Cerebroforte, Cerebrosteril – **Piracetam** . . *Neurotropikum, durchblutungsförd. Mittel*
Cesradyston – **Phenobarbital, Atropin u.a.** . . *Barbiturat, Parasympatholatikum*
Chibro Cadron – **Neomycin, Dexamethason** . . . *Antibiotikum, Glukokortikoid*
Chibro-Timoptol (Augentr.) – **Timolol** . . . . *B-Blocker*
Chinidin – Chinidin-Duriles . . . . *Antiarrhythmikum*
Chinidin-Duriles – **Chinidin** . . . . *Antiarrhythmikum*
Chinosol – **Chinolinolsulfat** . . . . *äußerl. Antiseptikum*
Chloraldurat – **Chloralhydrat** . . . . *Hypnotikum*
Chloralhydrat – Chloraldurat; Rectiolen (A); Medianox (CH) . . *Hypnotikum*
Chlorambucil – Leukeran . . . . *Zytostatikum*
Chloramphenicol – Leukomycin, Paraxin; Biophenicol (A); Andomycin (CH) . *Antibiot.*
Chlorazeptat – Tranxilium . . . . *Benzodiazepin*
Chlordiazepoxid – Librium . . . . *Benzodiazepin*
Chlorhexamed – **Chlorhexidindigluconat** . . . . . *äußerliches Antiseptikum*
Chlormezanon – Trancopal . . . . *Muskelrelaxans*
Chloroquin = Chlorochin – Resochin; Antochin (A) . . . *Antimalariamittel*
Chlorpromazin – Megaphen; Largactil (A, CH) . . . . . *Neuroleptikum*
Chlorprothixen – Truxal, Taractan . . . . *Neuroleptikum*
Chlort[h]alidon – Hygroton . . . . *Saluretikum*
Chlortetracyclin – Aureomycin . . . . *Antibiotikum*
C[h]olestyramin – Quantalan . . . . . *Ionenaustauscher, Lipidsenker*
Cholagogum Nattermann – **verschiedene Extrakte** . . . *Gallenwegstherapeutikum*
Cholintheophyllinat – Euspirax . . . . *Bronchospasmolytikum*
Chol-Kugeletten – **verschiedene Extrakte** . . . . . *Gallenwegstherapeutikum*
Cholspasmin forte – **Hymecromon** . . . . *Choleretikum*
Cholspasminase – **Hymecromon, Pankreatin, Cellulose** . . . *Choleretikum, Enzym u.a*
Chomelanum (Salbe) – **Cholinstearat** . . . . . *durchblutungsförderndes Mittel*

19

487

Cicatrex (Salbe) – **Bacitracin, Neomycin u.a.** . . . . *Antibiotika*
Ciclopiroxolamin – Batrofen . . . . *topisches Antimykotikum*
Ciclosporin – Sandimmun . . . . *Immunsuppressivum*
Cimetidin – Tagagel, Tagamet . . . . *H₂-Blocker*
Cinnacet, Cinna von ct – **Cinnarizin** . . . . . . *Vasodilatator, Antihistaminikum*
Cinnarizin – Stutgeron, Cinnacet, Cerepar; Cinnabene(A) . . *Vasodilatator, Antihistamin.*
Cinobactin – **Cinoxacin** . . . . *Gyrasehemmer*
Cinoxacin – Cinobactin . . . . *Gyrasehemmer*
Ciprobay – **Ciprofloxacin** . . . . *Gyrasehemmer*
Ciprofloxacin – Ciprobay; Ciproxin (A, CH) . . . . . . *Gyrasehemmer*
Circanol – **Dihydroergotoxin** . . . . *Vasodilatator*
Circo-Maren – Nicergolin . . . . *Vasodilatator*
Claforan – **Cefotaxim** . . . . *Cephalosporin*
Clamoxyl – **Amoxicillin** . . . . *Breitbandpenicillin*
Claudicat – **Pentoxifyllin** . . . . *durchblutungsförderndes Mittel*
Claverasal – **Mesalazin** . . . . *Chemotherapeutikum*
Clemastin – Tavegil; Tavegyl (A, CH) . . . . *Antihistaminikum*
Clemizol-Penicillin G – Megacillin, in Supracillin . . . . *Depotpenicillin*
Clenbuterol – Spiropent . . . . *Broncholytikum*
Clift – **Meproscillarin** . . . . *Herzglykosid*
Clindamycin – Sobelin; Dalacin (A); Dalacin C (CH) . . . . *Antibiotikum*
Clinesfar (Salbe) – **Erythromycin, Tretinin** . . *Antibiotikum, Keratolytikum*
Clinovir – **Medroxyprogesteronacetat** . . . . *Gestagen*
Clioquinol – Vioform . . . . *Antiseptikum*
Clobazam – Frisium; Urbanyl (CH) . . . . *Benzodiazepin*
Clobutinol – Silomat . . . . *Antitussivum*
Clofibrat – Regelan; Arterioflexin (A) . . . . *Lipidsenker*
Clomethiazol – Distraneurin . . . . *Antikonvulsivum*
Clomifen – Dyneric; Clomid, Serophene (CH) . . . *zur Ovulationsauslösung*
Clomipramin – Anafranil . . . . *trizyklisches Antidepressivum*
Clonazepam – Rivotril . . . . *Antiepileptikum, Benzodiazepin*
Clonidin – Catapresan, Dixarit . . *Antisympathotonikum, Antihypertonikum*
Clont – **Metronidazol** . . . . *(Anaerobier-)Antibiotikum*
Clopenthixol – Ciatyl; Cisordinol (A); Clopixol (CH) . . . . *Neuroleptikum*
Clotiazepam – Trecalmo . . . . *Benzodiazepin*
Clotrimazol – Canesten, Canifug, Fungizid ratiopharm, Mycofug . *Antimykotikum*
Clozapin – Leponex . . . . *Neuroleptikum*
Codein – Codicompren, Codipertussin, Tricodein Retard . . . . *Antitussivum*
Codeinum phosph. Comprette – **Codein** . . . . *Antitussivum*
Codicaps – **Codein, Chlorphenamin** . . . . *Antitussivum, Antihistaminikum*
Codicompren, Codipertussin – **Codein** . . . . *Antitussivum*
Codipront – **Codein, Phenyltoloxamin** . . . *Antitussivum, Antihistaminikum*
Colchicum Dispert – **Colchicin** . . . . *Gichtmittel*
Coldastop – u.a. Vit. A, E . . . . *Rhinologikum*
Coleb – **Isosorbidmononitrat** . . . . *Vasodilatator*
Colestyramin – Quantalan . . . . . . *Ionenaustauscher, Lipidsenker*
Colfarit – **Acetylsalicylsäure** . . . . *Analgetikum, Antiphlogistikum u.a.*
Colo-Pleon – **Salazosulfapyridin** . . . . *Sulfonamid*
Combipresan – **Clonidin, Chlortalidon** . . . . *Antihypertonika*
Combisonum (Ohrentr.) – **Prednisolon, Aminoguinurid** . . *Glukokortikoid, Desinfiziens*
Combizym – **Pankreatin, Aspergillus-Extrakt** . . . . *(Pankreas-)Enzyme*
Commotional SP – **Papaverin, Propyphenazon, Codein** . . *Spasmolytikum,Analgetika*
Complamin – **Xantinolnicotinat** . . . . . . *Vasodilatator, Lipidsenker*
Concentrin – Roßkastanienextrakt . . . . *pflanzliches Venenmittel*
Concor – **Bisoprolol** . . . . *β₁-Blocker*
Contradol – **Acetylsalizylsäure** . . . . *Analgetikum*
Contramutan – **Aconitum, Belladonna u.a.** . . . . . . *Immunstimulans*
Contraneural N – **Acetylsalizylsäure, Paracetamol, Codein** . . . *Analgetika*
Contratubex (Salbe) – **Heparin, Allantoin u.a.** . . . . . *Dermatikum*
Convulex – Valproinsäure . . . . *Antiepileptikum*
Corangin – **Isosorbidmononitrat** . . . . *Vasodilatator*
Cordarex – **Amiodaron** . . . . *Antiarrhythmikum*
Cordicant – **Glyceroltrinitrat** . . . . *Vasodilatator*
Cordichin – **Verapamil, Chinidin** . . . . *Antiarrhythmika*
Corindolan – **Mepindolol** . . . . *ß-Blocker*
Coro-Nitro – **Glyceroltrinitrat** . . . . *Vasodilatator*

Corotrend – **Nifedipin** . . . . *Kalziumantagonist*
Corovliss – **Isosorbiddinitrat** . . . . *Vasodilatator*
cor tensobon – **Captopril** . . . . *ACE-Hemmer*
Corticotrophin – Acethropan, Acortan . . . . *ACTH*
Corto-Tavegil – **Clemastin, Dexamethason** . . . . *Antihistaminikum, Glukokortikoid*
Corvaton – **Molsidomin** . . . . *Koronarvasodilatator*
Cosaldon – **Pentifyllin, Nicotinsäure** . . . . *durchblutungsförderndes Mittel*
Cotrim Diolan, -forte von ct, -stada – **Trimethoprim, Sulfamethoxazol** . . . *Sulfonamide*
Co-Trimoxazol – Kepinol, Eusaprim, Supracombin . . . *Trimethoprim, Sulfamethoxazol*
Crataegutt – **Weißdornextrakt** . . . . *pflanzliches Kardiakum*
Crinohermal fem (Salbe) – **Flupredniden, Estradiol u.a.** . . . *Glukokortikoid,Östrogen*
Crino-Kaban (Salbe) – **Clocortolon, Panthenol u.a.** . . . . *Glukokortikoid u.a.*
Cromoglicinsäure – Intal, Vividrin, Opticrom, Allergocrom . . . *Antiallergikum*
CromoHexal (Augentr.) – **Cromoglicinsäure** . . . . *Antiallergikum*
Cronasma – **Theophyllin** . . . . *Bronchospamolytikum u.a.*
Crotamitex (Salbe) – **Crotamiton** . . . . *Antipruriginosum*
Cumarine – z.B. Phenprocoumon (Marcumar) . . . . *Antikoagulans*
Cyanocobalamin – Cytobion; Erycytol (A); Vitarubin (CH) . . . . *Vitamin B₁₂*
Cyclandelat – Natil . . . . *muskulotroper Vasodilatator*
Cyclobarbital – Somnupan C, Phanodorm . . . . *Hypnotikum*
Cyclo-Menorette – **Estradiol, Estriol, Levanorgestrel** . . . . . *Östrogene*
CyxcloÖstrogynal – **Estradiol, Levanorgestrel** . . . . *Östrogene*
Cyclophosphamid – Endoxan . . . . *Zytostatikum*
Cyclo-Progynova – **Estrdiol, Norgestrel** . . . . *Östrogene*
Cyclosa – **Ethinylestradiol, Desogestrel** . . . . . *Östrogen, Gestagen*
Cyproteron – Androcur . . . . *Antiandrogen*
Cysto-Myacne – **Neomycin, Sulfacarbamid** . . . . *Antibiotika*
Cytarabin – Alexan . . . . *Zytostatikum*
Cytobion – **Cyanocobalamin** . . . . *Vitamin B₁₂*

D acarbacin – D.T.I.C., DTIC/Deticene . . . . *Zytostatikum*
Dacoren – **Dihydroergotoxin** . . . . *Vasodilatator*
Dacrin (Augentr.) – **Hydrastinin, Phenylephrin** . . . . . *Vasokonsriktoren*
Dactinomycin – Lyovac-Cosmegen . . . . *Zytostatikum*
Daflon – **Diosmin, Hesperidin, Flavonoidkonz.** . . . . *Venenmittel*
Daktar – **Miconazol** . . . . *Antimykotikum*
Dalmadorm – **Flurazepam** . . . . *Benzodiazepin, Hypnotikum*
Dapotum – **Fluphenazin** . . . . *Phenothiazin-Neuroleptikum*
Darebon – **Chlortalidon, Reserpin** . . . . . *Diuretikum, Antihypertonikum*
DCCK – **Dihydroergotoxin** . . . . *Vasodilatator*
Deblaston – **Pipemidsäure** . . . . *Gyrasehemmer*
Deca-Durabolin – **Nandrolon** . . . . *Anabolikum*
Decentan – **Perphenazin** . . . . *Phenothiazin-Neuroleptikum*
Decme – **Dihydroergocristin** . . . . *Vasodilatator*
Decoderm Creme – **Flupedniden** . . . . *Glukokortikoid*
Decoderm trivalent – **Flupredniden, Gentamicin, Cloxiquin** . . . *Glukokortikoid, Antibiot.*
Decortilen – **16-Methylenprednisolon** . . . . *Glukokortikoid*
Decortin – **Prednison** . . . . *Glukokortikoid*
Decortin H – **Prednisolon** . . . . *Glukokortikoid*
Defluina – **Raubasin, Dihydroergotoxin, -cristin** . . . . . . *Vasodilatator*
Defluina peri – **Buflomedil** . . . . *durchblutungsförderndes Mittel*
dehydro sanol tri – **Triamteren, Bemetizid u.a.** . . . . *Diuretikum*
dehydro tri mite – **Bemetizid, Triamteren** . . . . *Diuretikum*
Delgesic – **Lysin-Acetylsalicylat** . . . . *Analgetikum*
Delimmun – **Dimepranol-4-acetamidbenzoeat, Inosin** . . . . *Immunstimulans*
Delonal (Salbe) – **Alclometason** . . . . *Glukokortikoid*
Delphimix – **Triamcinolon, Cyanocobalamin** . . . . *Glukokortikoid, Vit. B₁₂*
Demeclocyclin – Ledermycin . . . . *Tetrazyklin*
Demetrin – **Prazepam** . . . . *Benzodiazepin*
Deponit – **Glyceroltrinitrat** . . . . *Vasodilatator*
Dequonal – u.a. Benzalkoniumchlorid . . . . *Antiseptikum*
Dermatop (Salbe) – **Salbengrundlage** . . . . *Dermatikum*
Dermofug (Salbe) – **verschiedene Amphotenside** . . . . . . *Antisepatika*
Dermoxin, Dermoxinale (Salbe) – **Clobetasol** . . . . *Glukokortikoid*

19

Desipramin – Pertofran . . . . *Antidepressivum*
de-squaman hermal (Salbe) – **Zinkpyrithion** . . . . *Antiseborrhoikum*
DET MS – **Dihydroergotamin** . . . . *Antihypotonikum*
Develin – **Dextropropoxyphen** . . . . *opioides Analgetikum*
Dexabene – **Dexamethason** . . . . *Glukokortikoid*
Dexa Biciron (Augentr.) – **Dexamethason, Tramazolin** . . . *Glukokortikoid, Vasokonstr.*
Dexamethason – Fortecortin, Millicorten, Auxiloson, Dexabene . . . . . *Glukokortikoid*
Dexamonozon S – **u.a. Dexamethason, Lidocain** . . . *Glukokortikoid, Lokalanästhetikum*
Dexamytrex (Augentr.) – **Gentamicin, Dexamethason** . . . . *Antibiotikum, Glukokortikoid*
Dexa-Phlogont – **Prednisolon, Dexamethason, Lidocain** . . *Glukokortikoide, Anästhet.*
Dexa-Rhinospray – **Tramazolin, Neomycin, Dexamethason**
. . . . *α-Mimetikum, Antibiotikum, Glukokortikoid*
Dexchlorpheniramin – Polaronil . . . . *Antihistaminikum*
Dexium – **Calciumclobesilat** . . . . *Vasodilatator*
Dextran 1 – Promit . . . . *kolloidale Plasmaersatzlösung*
Dextran 40 – Rheomacrodex . . . . *kolloidale Plasmaersatzlösung*
Dextran 70 – Macrodex . . . . *kolloidale Plasmaersatzlösung*
Dextromoramid – Jetrium . . . . *Narkoanalgetikum*
Dextropropoxyphen – Develin; Depronal (CH) . . . . *Analgetikum*
D-Fluoretten – **Colecalciferol, Fluorid** . . . . *Vitamin D, Fluorid*
D-Glucosaminsulfat – Dona 200-S-Retard . . . . *Chondroprotektivum*
Dia-basan – **Glibenclamid** . . . . *Sulfonylharnstoff*
Diacard – **u.a. Campher** . . . . *Kardiakum*
Diamox – **Acetazolamid** . . . . . *Carboanhydraeshemmer, Glaukommittel*
Diane – **Cyproteron, Ethinylestradiol** . . . . *Antiandrogene*
Diaphal – **Furosemid, Amilorid** . . . . *Diuretikum*
Diarrhoesan – **Apfelpektin, Chamazulen** . . . . *Antidiarrhoikum*
Diazepam – Valium, Tranquase, Valiquid . . . . *Benzodiazepin*
Diazoxid – Hypertonalum; Hyperstat (CH) . . . . *Antihypertonikum*
Dibenzepin – Noveril . . . . *trizyklisches Antidepressivum*
Dibenzyran – **Phenoxybenzamin** . . . . *α-Blocker*
Diclac – **Diclofenac** . . . . *nichtsteroidales Antirheumatikum*
Diclo-Attritin, -Phlogont, -Puren, Tablinen, -von ct – **Diclofenac** . . . *Antirheumatikum*
Diclofenac – Voltaren, Effekton, Allvoran, Duravolten . . . *nichtsteroidales Antirheumat.*
Dicloxacillin – Dichlor-Stapenor . . . . *penicillinasefestes Penicillin*
Dicton retard – **Codein** . . . . *Antitussivum*
Diethylcarbamazin – Hetrazan . . . . *Anthelminthikum*
Digacin – **Digoxin** . . . . *Herzglykosid*
Digimerck – **Digitoxin** . . . . *Herzglykosid*
Digitoxin – Digimerck; Digimed (A) . . . . *Herzglykosid*
Dignodolin (äußerl.) – **Flufenaminsäure** . . . . . . *antirheumatische Salbe*
Dignokonstant – **Nifedipin** . . . . *Kalziumantagonist*
Digostada, Digotab – **ß-Acetyldigoxin** . . . . *Herzglykosid*
Digoxin – Lanicor, Digacin, Sanoxin . . . . *Herzglykosid*
Dihydergot – **Dihydroergotamin** . . . . . *Migränemittel, Antihypotonikum*
Dihydergot plus – **Dihydroergotamin, Etilefrin** . . . . . . *Antihypertonika*
Dihydralazin – Nepresol . . . . *direkter Vasodilatator*
Dihydrocodein – Remedacen, Paracodin, Tiamon Mono . . . . *Antitussivum*
Dihydroergocristin – Nehydrin, Decme . . . . *Sekalealkaloid, Vasodilatator*
Dihydroergotamin – Dihydergot, DET MS, Agit, Ergont . . *Migränemittel, Antihypoton.*
Dihydroergotoxin – Hydergin, Circanol; Ergomed (A); Progeril (CH) . . *Sekalealkaloid*
Dikaliumclorazepat – Tranxilium . . . . *Benzodiazepin*
Dilcoran – **Pentaerythrityltetranitrat** . . . . *Vasodilatator*
Diligan – **Piperazin, Hydroxyzin, Nicotinsäure** . . . . . *Antivertiginosum*
DiltaHexal – **Diltiazem** . . . . *Kalziumantagonist*
Diltiazem – Dilzem . . . . *Kalziumantagonist*
Dilzem – **Diltiazem** . . . . *Kalziumantagonist*
Dimenhydrinat – Dramamine, Vomex-A; Emedyl (A); Medramin (CH) . . . *Antiemetikum*
Dimeticon – Ceolat, Meteosan . . . . *Karminativum*
Dimetinden – Fenistil . . . . *Antihistaminikum*
Diosmin – Tovene; Ven-Detrex, Daflon (CH) . . . . *Venenmittel*
Diphenhydramin – Dabylen, Selodorm . . . . *Antihistaminikum*
Dipidolor – **Piritramid** . . . . *Narkoanalgetikum*
Dipiperon – **Pipamperon** . . . . *Butyrophenon-Neuroleptikum*
Diprogenta (Salbe) – **Betamethason, Gentamicin** . . . . . *Glukokortikoid, Antibiotikum*
Diprosalic (Salbe) – **Betamethason, Salicylsäure** . . . *Glukokortikoid, Keratolytikum.*

Diprosone (Salbe) – **Betamethason** . . . . *Glukokortkoid*
Diprosis – **Betamethason** . . . . *Glokokortikoid*
Dipyridamol – Persantin . . . . *Vasodilatator, Thrombo.-Aggregat.-Hemmer*
Disopyramid – Rythmodul . . . . *Antiarrhythmikum*
Distigminbromid – Ubretid . . . . *Cholinergikum*
Distraneurin – **Clomethiazol** . . . . *Antikonvulsivum, Neuroleptikum*
Ditec – **Cromoglicinsäure, Fenoterol** . . . . *Antiallergikum, ß-Mimetikum*
diucomb – **Bemetizid , Triamteren** . . . . *Diuretika*
Diuretikum Verla – **Hydrochlorothiazid, Triamteren** . . . . *Diuretika*
Diursan – **Amilorid, Hydrochlorothiazid** . . . . *Diuretika*
Diutensat – **Triamteren, Hydrochlorothiazid** . . . . *Diuretika*
DIU Venostatin – **Triamteren, Hydrochlorthiazid u.a.** . . . . *Diuretika*
Dixarit – **Clonidin** . . . . *Antihypertonikum*
DNCG TBS – **Cromoglicinsäure** . . . . *Antiallergikum*
Dobendan – **Cetylpyridiniumchlorid** . . . . *Desinfiziens*
Dobutamin – Dobutrex . . . . *ß₁-Sympathomimet.*
Dobutrex – **Dobutamin** . . . . *ß₁-Sympathomimet.*
Dociton – **Propranolol** . . . . *ß-Blocker*
Dogmatil – **Sulpirid** . . . . . . *Dopaminantagonist, nicht-trizyklisches Antidepressivum*
Dolantin – **Pethidin** . . . . *opioides Analgetikum, Narkoanalgetikum*
Dolgit – **Ibuprofen** . . . . *nichtsteroidales Antiphlogistikum*
Dolo-Arthrosenex – **Salicylsäurederivat** . . . . *antirheumat. Salbe*
Dolo-Arthrosetten – **Paracetamol, versch. Extrakte** . . . . . . *nichtsteroid. Analgetikum u.a.*
Dolobasan – **Diclofenac** . . . . *Antirheumatikum*
Dolobene – **u.a. Heparin, Dexpanthenol** . . . . *antiphlogistische Salbe*
Dolo-Dobendan – **Cetylpyridiniumchlorid, Benzocain** . . . . . *Desinfiziens, Anästhetikum*
Dolo-Dolgit – **Ibuprofen** . . . . *Antirheumatikum*
Dolo-Exhirud – **Salizylsäurederivat** . . . . *antirheumatische Salbe*
Dolo-Menthoneurin – **Salizylsäurederivat** . . . . *antirheumatische Salbe*
Dolo-Mobilat – **Salizylsäurederivat** . . . . *antirheumatische Salbe*
Dolo-Neurobion – **Paracetamol, B-Vitamine** . . . . *nichtsteroidales Analgetikum u.a.*
Doloneuro-Gel – **Salizylsäurederivat** . . . . *antirheumatische Salbe*
Dolo Posterine – **u.a. Cinchocain, Diphenylpyralin** . . . . . *Anästhetikum, Antihistaminikum*
Doloproct – **Fluokortolon, Lidocain** . . . . *Glukokortikoid, Lokalanästhetikum*
Dolovisano – **Meprobamat, ASS, Codein** . . . . *Muskelrelaxans, Analgetika*
Dolviran – **ASS, Codein, Coffein** . . . . *Analgetikum, Analeptikum*
Dominal – **Prothipendyl** . . . . *Phenothiazin-Neuroleptikum*
Domperidon – Motilium . . . . *Dopaminantagonist, Peristaltikanreger*
Dona 200-S Amp. – **D-Glucosaminsulfat, Lidocain** . . . . . *Chondroprotekt., Anästhetikum*
Dona 200-S Retard – **D-Glucosaminsulfat** . . . . *Chondroprotektivum*
Dontisolon M (Salbe) – **u.a. Prednisolon, Neomycin** . . . . *Glukokortikoid, Antibiotikum*
Dopergin – Lisurid . . . . . *Prolaktinantagonist, Dopaminantagonist, Migränemittel*
Doregrippin – **Ethenzamoid ,Norfenfrin, Diphenylpyralin**
. . . . *Analgetikum, α-Mimetikum, Antihistaminikum*
Doreperol – **Hexetidin, Cetylpyridiniumchlorid** . . . . *antiseptische Salbe*
Dorithricin – **u.a. Tyrothricin, Benzocain** . . . . . . *Antibiotikum, Lokalanästhetikum*
Dormicum – **Midazolam** . . . . *Benzodiazepin, Kurzhypnotikum*
Doryl – **Carbachol** . . . . *Cholinergikum*
Doxepin – Aponal, Sinquan; Sinequan (A) . . . . *trizyklisches Antidepressivum*
Doximucol, Doxy Duramucol – **Doxycyclin, Ambroxol** . . . *Tetrazyklin, Sekretolytikum*
Doxy, Doxy-basan -Komb, -Hexal, -Tablinen, -von ct – **Doxycyclin** . . . . *Tetrazyklin*
Doxycyclin – Azudoxat, Supracyclin, Sigadoxin, Vibramycin, Doxy Wolff . . *Tetrazyklin*
Doxylamin – Mereprine, Sanalepsi N . . . . *sedierendes Antihistaminikum*
Dridase – **Oxybutynin** . . . . *Spasmolytikum*
Dulcolax – **Bisacodyl** . . . . *Laxans*
Duofilm – **Salicylsäure, Milchsäure** . . . . *keratolytische Salbe*
Duolip – **Etofyllinclofibrat** . . . . *Lipidsenker*
Duphaston – **Dydrogesteron** . . . . *Gestagen*
Duracroman Nasenspray – **Cromoglicinsäure** . . . . *Antiallergikum*
Duradiuret – **Triamteren, Hydrochlorothiazid** . . . . *Diuretikum*
Duradoxal – **Doxycyclin** . . . . *Tetrazyklin*
durafungol Vaginal – **Clotrimazol** . . . . *Antimykotikum*
Duraglucon N – **Glibenclamid** . . . . *Sulfonylharnstoff*
duramipress – **Prazosin** . . . . *peripherer α-Blocker, Antihypertonikum*
Duramucal – **Ambroxol** . . . . *Sekretolytikum*
Duranifin – **Nifedipin** . . . . *Kalziumantagonist*

19

durapenicillin – **Phenoxymethylpenicillin** . . . . *Oralpenicillin*
duraprednisolon – **Prednisolon** . . . . *Glukokortikoid*
Durapental – **Pentoxifyllin** . . . . *durchblutungsförderndes Mittel*
durasoptin – **Verapamil** . . . . *Kalziumantagonist*
duravolten – **Diclofenac** . . . . *Antirheumatikum*
durazanil – **Bromazepam** . . . . *Benzodiazepin*
durazepam – **Oxazepam** . . . . *Benzodiazepin*
Durotan – **Xipamid, Reserpin** . . . . *Antihypertonikum*
Dusodril – **Naftidrofuryl** . . . . *Vasodilatator*
Duspatal – **Mebeverin** . . . . *Spasmolytikum*
Dyneric – **Clomifen** . . . . *zur Ovulationsauslösung*
Dynexan Salbe – **u.a. Tetracain** . . . . *Lokalanästhetikum*
Dynexan Gel – **u.a. Lidocain** . . . . *Lokalanästhetikum*
Dysmenalgit N – **Naproxen** . . . . . *nichtsteroidales Antiphlogistikum*
Dysurgal – **Atropin, Ephedrin, Strychnin** . . . . *Spasmolytikum*
Dytide H – **Triamteren, Hydrochlorothiazid** . . . . *Diuretikum*

Eatan N – **Nitrazepam** . . . . *Benzodiazepin*
Ebrantil – **Urapidil** . . . . *α-Blocker, Antihypertonikum*
Echinacin – **Pflanzenpreßsaft** . . . . *Immunstimulans*
Ecolicin (äußerl.) – **Erythromycin, Bacitracin** . . . . *Antibiotika*
Efemolin (Augentr.) – **Fluorometholon, Tetryzolin** . . *Glukokortikoid, α-Mimetikum*
Eferox – **Levothyroxin** . . . . *Schilddrüsenhormon*
Effekton – **Diclofenac** . . . . *Antirheumatikum*
Efflumidex (Augentr.) – **Fluorometholon** . . . . *Glukokortikoid*
Effortil – **Etilefrin** . . . . *Sympathomimetikum*
Effortil plus – **Etilefrin, Dihydroergotamin** . . . . *Antihypotonika*
Eftapan – **Eprazinon** . . . . *Expektorans*
Eftapan Tetra – **Eprazinon, Tetrazyklin** . . . . . *Expektorans, Tetrazyklin*
Elantan – **Isosorbidmononitrat** . . . . *Vasodilatator*
Elfanex – **Reserpin, Dihydralazin, Hydrochlorothiazid, KCl** . *Antihypertonika, Kalium*
Ellatum/N (Nasentr.) – **Tramazolin** . . . . *α-Mimetikum*
Elmetacin – **Indometazin** . . . . *antirheumatische Salbe*
Elthon – **Verapamil, Diazepam** . . . . *Kalziumantagonist, Benzodiazepin*
Elugan – **Simethicon** . . . . *Karminativum*
Emesan – **Diphenhydramin, Extr. Belladonna, Coffein** . . *Antiemetika, Analeptikum*
Emovate (äußerl.) – **Clobetason** . . . . *Glukokortikoid*
Enalapril – **Pres, Xanef; Renitec (A); Reniten (CH)** . *Antihypertonikum, ACE-Hemmer*
Encephabol – **Pyritinol** . . . . *Neurotropikum*
Endak – **Carteolol** . . . . *ß-Blocker*
Endoxan – **Cyclophosphamid** . . . . *Zytostatikum*
Endrine (Nasentr.) – **u.a. Ephedrin** . . . . *Sympathomimetikum*
Enelbin – **u.a. Salicylsäure, Methylsalicylat** . . . . *antirheumatische Salbe*
Enelfa – **Paracetamol** . . . . *Analgetikum*
Enfluran – **Ethrane** . . . . *Inhalationsnarkotikum*
Enzym-Lefax – **u.a. Pankreatin, Pepsin** . . . . . *Pankreas-, Magenenzyme*
Enzynorm Bohnen – **Magenextr., Salzsäure** . . . . . . *Enzyme, Acidum*
Enznorm forte – **Magenextr., AS-Hydrochloride** . . . . *Enzyme, Acidum*
Epidropal – **Allopurinol** . . . . *Urikostatikum*
Epi-Monistat – **Miconazol** . . . . *Antimykotikum*
Epinephrin (Adrenalin) – **Suprarenin; Glycirenan (A); Epifrin (CH)** . *α-,β-Mimetikum*
Epi-Pevaryl – **Econazol** . . . . *Antimykotikum*
Epipevisone – **Econazol, Triamcinolon** . . . *Antimykotikum, Glukokortikoid*
Eprazinon – **Eftapan** . . . . *Expektorans*
Equilibrin – **Amitriptylin** . . . . *trizyklisches Antidepressivum*
Ergenyl – **Valproinsäure** . . . . *Antiepileptikum*
Ergodesit – **Dihydroergotoxin** . . . . *Vasodilatator*
Ergo-Kranit – **Ergotamin, Paracetamol, Propyphenazon** . . . *α-Blocker, Analgetika*
Ergo-Lonarid – **Dihydroergotamin, Paracetamol, Codein, Coffein** . . *Migränemittel*
Ergomimet – **Dihydroergotamin** . . . . *Antihypotonikum*
Ergomimet plus – **Dihydroergotamin, Etilefrin** . . . . . . *Antihypotonika*
Ergont – **Dihydroergotamin** . . . . *Antihypotonikum*
Ergoplus – **Dihydroergotoxin** . . . . *Vasodilatator*
Ergo Sanol N – **Ergotamin, Coffein u.a.** . . . . . . *α-Blocker, Analeptikum*

Ergo Sanol spez. – **Ergotamin, Coffein u.a.** . . . . *α-Blocker, Analeptikum*
Ergotamin – Ergotamin, Gynergen; Ergotartrat (A) . . . . . *α-Blocker, Vasokonstriktor*
Eryfer – **u.a. Eisen(II)sulfat** . . . . *Eisensalz*
EryHexal, Erythrocin – **Erythromycin** . . . . *Makrolid-Antibiotikum*
Erythromycin – Paedithrocin, Monomycin; Ilotycin (CH) . . . *Makrolid-Antibiotikum*
Esbericard – **Weißdornextrakt** . . . . *pflanzliches Kardiakum*
Esberitox – **Pflanzenauszüge** . . . . *Immunstimulans*
Esidrix – **Hydrochlorothiazid** . . . . *Thiazid-Diuretikum*
Esimil – Guanethidin, Hydrochlorothiazid . . . . *Antihypertonika*
Esiteren – **Triamteren, Hydrochlorothiazid** . . . . *Diuretika*
Esmalorid – Trichlormethiazid, Amilorid . . . . *Diuretika*
Essaven-Salbe – **u.a. Heparin** . . . . *Venenmittel*
Essaven-Kps. – **verschiedene Extrakte** . . . . *Venenmittel*
Estraderm TTS – **Estradiol** . . . . *Östrogen*
Estradiol – Estraderm TTS; Ovocyclin (CH) . . . . *Östrogen*
Estradiolvalerat – Progynova, Progynon . . . . *Östrogen*
Estriol – Ovestin . . . . *Östrogen*
Estriolsuccinat – Synapause . . . . *Östrogen*
Etacrynsäure – Hydromedin; Edecrin (A, CH) . . . . . . *Schleifendiuretikum*
Ethambutol – Myambutol; Etibi (A) . . . . *Tuberkulostatikum*
Ethosuximid – Pyknolepsinum, Suxinutin; Petinimid (A, CH) . . . *Antiepileptikum*
Etilefrin – Effortil, Eti-Puren; Circupon (CH) . . . . *Sympathomimetikum*
Eti-Puren – **Etilefrin** . . . . *Sympathomimetikum*
Etofenamat – Rheumon, Traumon . . . . *antirheumatische Salbe*
Etofibrat – Lipo-Merz . . . . *Lipidsenker*
Etofyllinclofibrat – Duolip . . . . *Lipidsenker*
Etoposid – Vepesid . . . . *Zytostatikum*
Etrat – **Heparin, Benzylnicotinat** . . . . *antirheumatische Salbe*
Etretinat – Tigason . . . . *Antipsoriatikum*
Eudur – **Terbutalin, Theophyllin** . . . . *B-Mimetikum, Bronchospasmolytikum*
Euglucon – **Glibenclamid** . . . . *Sulfonylharnstoff*
Eunerpan – **Melperon** . . . . *Butyrophenon-Neuroleptikum*
Euphorbium comp. Spray – **Homöopathika** . . . . *Rhinologikum*
Euphyllin – **Theophyllin-Ethylendiamin** . . . . *Bronchospasmolytikum*
Eurex – **Prazosin** . . . . *Vasodilatator*
Eusaprim – **Sulfamethoxazol, Trimethoprim** . . . . *Antibiotika*
Euspirax – **Cholintheophyllinat** . . . . *Bronchospasmolytikum*
Euspirax comp. – **Cholintheophyllinat, Guaifenesin** . . . *Bronchospasmolyt., Sekretolyt.*
Euthyrox – **L-Thyroxin** . . . . *Schilddrüsenhormon*
Exhirud (Salbe) – **Blutegelwirkstoff** . . . . *Venenmittel*
Exoderil – **Naftifin** . . . . *Antimykotikum*
Expectal Sirup – **Codein** . . . . *Antitussivum*
Expectorans Solucampher – **Codein, Äthylmorphin** . . . . . . *Antitussiva*
Expit – **Ambroxol** . . . . *Sekretolytikum*

F aktu – **u.a. Cinchocain** . . . . *Lokalanästhetikum*
Famotidin – Pepdul, Ganor; Pepcidine (CH) . . . . *H₂-Blocker*
Fansidar – **Pyrimethamin, Sulfadoxin** . . . . *Antimalariamittel*
Farial (Nasentr.) – **Indanazolin** . . . . *Sympathomimetikum*
Favistan – **Thiamazol** . . . . *Thyreostatikum*
Felden – **Piroxicam** . . . . *nichtsteroidales Antirheumatikum*
Feminon – **Homöopathika** . . . . *Gynäkologikum*
Fenbufen – Lederfen; Cinopal (CH) . . . . *nichtsteroidales Antiphlogistikum*
Fendilin – Sensit . . . . *Kalziumantagonist*
Fenetyllin – Captagon . . . . *Psychoanaleptikum*
Fenistil – **Dimetinden** . . . . *Antihistaminikum*
Fenofibrat – Lipanthyl, Normalip N . . . . *Lipidsenker*
Fenoprofen – Feprona . . . . *nichtsteroidales Antirheumatikum*
Fenoterol – Berotec, Partusisten . . . . *B-Sympathomimetikum*
fermento duodenal – **Pankreatin, Dimetican** . . . *Pankreasenzym, Karminativum*
Ferrlecit 2 – **Eisen(II)-succinat** . . . . *Eisensalz*
Ferro 66 – **Eisen(II)-chlorid** . . . . *Eisensalz*
Ferro-Folsan – **Eisen(II)-sulfat, Folsäure** . . . . *Eisensalz, Vitamin*
ferro sanol duodenal – **Eisen(II)-glycin-sulfat** . . . . *Eisensalz*

19

Ferrum Hausmann – **Eisen(II)-fumarat** . . . . *Eisensalz*
Fiblaferon – **Interferon** . . . . *Virostatikum, Immunstimulans*
Fibrolan (Salbe) – **Plasmin, Desoxyribonulcease** . . . . . *Wundbehandlung*
Ficortil Augensalbe – **Hydrocortison** . . . . *Glukokortikoid*
Finalgon – **Nonivamid, Nicoboxil** . . . . . . *antirheumatische Salbe*
Flagyl – **Metronidazol** . . . . *(Anaerobier-)Antibiotikum*
Flammazine – **Sulfadiazin** . . . . *Sulfonamid*
Flecainid – Tambocor . . . . *Antiarrhythmikum*
Flexocutan – **u.a. Flufenaminsäure, Heparin** . . . . *antirheumatische Salbe*
Fluanxol – **Flupentixol** . . . . *Neuroleptikum*
Flucloxacillin – Staphylex; Floxapen (A, CH) . . . *penicillinasefestes Penicillin*
Flucytosin – Ancotil . . . . *Antimykotikum*
Fludilat – **Bencyclan** . . . . *Vasodilatator*
Fludrocortison – Astonin H; Florinef (CH) . . . *halogeniertes Glukokortikoid*
Flufenaminsäure – Dignodolin; Arlef, Algesalona (CH) . *nichtsteroidales Antirheumatikum*
Fluimucil – **Acetylcystein** . . . . *Mukolytikum*
Flunarizin – Sibelium; Amalium (A) . . . . *Vasodilatator*
Flunisolid – Inhacort . . . . *Glukokortikoid*
Flunitrazepam – Rohypnol, Staurodorm neu . . . . . *Benzodiazepin*
Fluocortolon – Ultralan . . . . *Glukokortikoid*
Fluomycin (Ovula) – **u.a. Neomycin** . . . . *Antibiotikum*
Fluoretten – **Fluorid** . . . . *Fluorid*
Fluor-Vigantoletten – **Colecalciferol, Fluorid** . . . . *Vitamin D, Fluorid*
Fluphenazin – Dapotum, Lyogen . . . . *Phenothiazin-Neuroleptikum*
Flupentixol – Fluanxol . . . . *Neuroleptikum*
Flurazepam – Dalmadorm . . . . . . *Benzodiazepin, Hypnotikum*
Fluspirilen – Imap . . . . *Neuroleptikum*
Forapin Liniment – **u.a. Bornylsalicylat, Methylnicotinat** . . *antirheumatische Salbe*
Fortecortin – **Dexamethason** . . . . *Kortikosteroid*
Fortral – **Pentazocin** . . . . *Opiatanalgetikum*
Fragivix – **Benzaron** . . . . *Venenmittel*
Framycetin – Sofra-Tüll . . . . *Antibiotikum*
Frekatuss – **Acetylcystein** . . . . *Mukolytikum*
Frenopect – **Ambroxol** . . . . *Sekretolytikum*
Frisium – **Clobazam** . . . . *Benzodiazepin*
Frubiase Calcium – **Kalziumkarbonat** . . . . *Kalziumsalz*
Frubienzym – **Lysozym, Papain, Bactracin** . . . . *Rachentherapeutikum*
Fucidine Gel – **Fusidinsäure** . . . . *Antibiotikum*
Fungizid-ratiopharm – **Clotrimazol** . . . . *Antimykotikum*
Furacin – **Nitrofurazon** . . . . *Wundbehandlung*
Furadantin – **Nitrofurantoin** . . . . *Antibiotikum*
Furo-Puren, furo von ct – **Furosemid** . . . . *Schleifendiuretikum*
Furosemid – Lasix, Ödemase, Fusid, Furo von ct, -Puren . *Schleifendiuretikum*
Fusafungin – Locabiosol . . . . *Chemotherapeutikum*
Fusid – **Furosemid** . . . . *Schleifendiuretikum*
Fusidinsäure – Fucidine; Fucidin (A, CH) . . . . . . *Antibiotikum*

G**allopamil** – Procorum . . . . *Kalziumantagonist*
Ganor – **Famotidin** . . . . *H₂-Blocker*
Gastrax – **Nizatidin** . . . . *H₂-Antagonist*
Gastricur – **Pirenzepin** . . . . . *Ulkustherapeutikum, Anticholinergikum*
Gastrografin – **Amidotrizoesäure** . . . . *Kontrastmittel*
Gastronerton – **Metoclopramid** . . . *Antiemetikum, Peristaltikanrreger*
Gastropulgit – **u.a. Al-Hydroxid** . . . . *Antacidum*
Gastrosil – **Metoclopramid** . . . . *Antiemetikum, Peristaltikanrreger*
Gastrozepin – **Pirenzepin** . . . . . *Ulkustherapeutikum, Anticholinergikum*
Gaviscon – **Alginsäure, Aluminiumhydroxid** . . . . . *Antazidum*
Gelomyrtol – **Myrtol** . . . . *Expektorans*
Gelonida – **Codein, Paracetamol, ASS** . . . . *Analgetika*
Gelusil-Lac – **Magnesium-Aluminium-Silicathydrat** . . . *Antazidum*
Gemfibrozil – Gevilon . . . . *Lipidsenker*
Gentamicin – Refobacin, Sulmycin; Garamycin (CH) . *Aminoglykosid-Antibiotikum*
Gentamytrex – **Gentamicin** . . . . *Aminoglykosid-Antibiotikum*
Gepefrin – Wintonin . . . . *Sympathomimetikum*

Gernebcin – **Tobramycin** . . . . *Aminoglykosid-Antibiotikum*
Gerontamin – **u.a. Gelatine, L-Cystein** . . . . . . *Chondroprotektivum*
Gevilon – **Gemfibrozil** . . . . *Lipidsenker*
Gilurytmal – **Ajmalin** . . . . *Antiarrhythmikum*
Gilustenon – **Glyceroltrinitrat** . . . . *Vasodilatator*
Gityl – **Bromazepam** . . . . *Benzodiazepin*
Gladixol – **ß-Acetyldigoxin, K-, Mg-Aspartat** . . . . *Herzglykosid u.a.*
Glauconex (Augentr.) – **Befunolol** . . . . *ß-Blocker*
Glaucotat (Augentr.) – **Aceclidin** . . . . *Cholinergikum*
Glaucothil – **Dipivefrin** . . . . *Sympathomimetikum*
Glianimon – **Benperidol** . . . . *Butyrophenon-Neuroleptikum*
Glibenclamid – Euglucon, Duraglucon, Gliben-Puren, Glukoreduct . . . *Sulfonylharnstoff*
GlibenHexal, Gliben-Puren, – **Glibenclamid** . . . . . *Sulfonylharnstoff*
Glimistada – **Glibenclamid** . . . . *Sulfonylharnstoff*
Glibornurid – Glutril, Gluborid . . . . *Sulfonylharnstoff*
Gliquidon – Glurenorm . . . . *Sulfonylharnstoff*
Glisoxepid – Pro-Diaban . . . . *Sulfonylharnstoff*
Gluconorm, Glukoreduct – **Glibenclamid** . . . . . . *Sulfonylharnstoff*
Glucophage – **Metformin** . . . . *Biguanid*
Glukoredukt, Glukovital – **Glibenclamid** . . . . *Sulfonylharnstoff*
D-Glucosaminsulfat – Dona 200-S-Retard . . . . *Chondroprotektivum*
Glucotard – **Guarmehl** . . . . *Antidiabetikum*
Glurenorm – **Gliquidon** . . . . *Sulfonylharnstoff*
Glutril – **Glibornurid** . . . . *Sulfonylharnstoff*
Glyceroltrinitrat – Nitrolingual, Gilustenon, Nitro Mack, Coro-Nitro; Nitroglyn (A);
   Nitrolent, Nitroacut (CH) . . . . *Vasodilatator*
Glycolande – **Glibenclamid** . . . . *Sulfonylharnstoff*
Godamed – **Acetylsalicylsäure** . . . . *Analgetikum, Antiphlogistikum u.a.*
Gradulon – **Digoxin, Verapamil, Trimetozin** . . *Glykosid, Ca⁺-Antagonist, Tranquilizer*
Gramaxin – **Cefazolin** . . . . *Cephalosporin*
Gripp-Heel – **Homöopathika** . . . . *Grippemittel*
Grippostad – **Paracetamol, Coffein,Chlorphenamin** . *Analget., Analept., Antihistam.*
Griseofulvin – Likuden, Fulcin; Grisovin (A, CH) . . . . *Antimykotikum*
Guanethidin – Ismelin . . . . *Antihypertonikum*
Guarmehl – Glucotard . . . . *Antidiabetikum*
Gutron – **Midodrin** . . . . *Antihypertonikum*
Guttaplast – **Salicylsäure** . . . . *keralytische Salbe*
Gyno-Daktar – **Miconazol** . . . . *Antimykotikum*
Gynodian Depot – **Estradiolvalerat, Prasteronenantat** . . . . . *Östrogene*
Gynoflor – **Estriol, Lactobac. acidoph.** . . . . . . *Östrogen, Bakterien*
Gyno-Pevaryl – **Econazol** . . . . *Antimykotikum*

Haemo-Exhirud – **u.a. Hirudin, Guajazulen** . . . . . . *Hämorrhoidenmittel*
Halcion– **Triazolam** . . . . *Benzodiazepin*
Haldol – **Haloperidol** . . . *Butyrophenon-Neuroleptikum, Dopaminantagonist*
Haloperidol – Haldol, Sigaperidol . . *Butyrophenon-Neuroleptikum, Dopaminantagonist*
Haloperidol Stada, -ratiopharm – **Haloperidol** . . *Neuroleptikum, Dopaminantagonist*
Hametum – **verschiedene Extrakte** . . . . *Hämorrhoidenmittel*
Harnosol – **Sulfaethidol, Sulfamethizol** . . . . *Sulfonamide*
Harpagin – **Allopurinol, Benzbromaron** . . . . . *Urikostatikum, -surikum*
Harzol – **Beta-Sitosterin** . . . . *Prostatamittel, Lipidsenker*
Heitrin – **Terazosin** . . . . *peripherer α₁-Blocker*
Helfergin – **Meclofenoxat** . . . . *Nootropikum*
Helmex – **Pyrantel** . . . . *Anthelminthikum*
Helopanflat – **Pankreatin, Simethicon** . . . . . *Pankreasenzym, Karminat.*
Hepa Merz S – **Ornithinaspartat, Allantoin** . . . . *Venenmittel*
Hepathrombin (Salbe) – **Heparin, Dexpanthenol, Allantoin** . . . *Venenmittel*
Herviros s. N. – **Aminoquinurid, Tetracain** . . *Desinfiziens, Lokalanästhetikum*
Hexachlorcyclohexan – Jacutin . . . . *Läusemittel*
Hexamon – **u.a. Hexylresorcin, Polidocanol** . . . . *Hämorrhoidenmittel*
Hexomedin transkutan – **u.a. Hexamidin** . . . . . *antiseptische Salbe*
Hexoral – **Hexetidin** . . . . *Antiseptikum*
Hirudoid (Salbe) – **Heparinoid** . . . . *Venenmittel*
Hismanal – **Astemizol** . . . . *Antihistaminikum*

19

Hovaletten – **Hopfen, Baldrianwurzelextrakt** . . . . *pflanzliches Sedativa*
Hydergin – **Dihydroergo-cornin, -cristin, -cryptin** . . . *durchblutungsförderndes Mittel*
Hydrochlorothiazid – Esidrix, Di-Chlotride . . . . *Thiazid-Diuretikum*
Hydrocodon – Dicodid . . . . *Antitussivum*
Hydrocortison – Ficortril, Scheroson F; Hydrocortone (CH) . . . . . *Glukokortikoid*
Hydrodexan (Salbe) – **u.a. Hydrocortison** . . . . *Glukokortikoid*
Hydromedin – **Etacrynsäure** . . . . *Schleifendiuretikum*
Hydromorphon – Dilaudid . . . . *starkes Analgetikum*
Hydrotalcit – Talcid . . . . *Antacidum*
Hydrotrix – **Furosemid, Triamteren** . . . . *Diuretika*
Hydroxychloroquin – Quensyl; Plaquenil (A, CH) . . . . *Antirheumatikum, Malariamittel*
Hydroxycobalamin – Aquo-Cytobion; Hepavit (A); Hydroxo 5000 (CH) . . *Vitamin B$_{12}$*
Hydroxyethylrutoside – Venoruton . . . . *Venenmittel*
Hygroton – **Chlortalidon** . . . . *Saluretikum*
Hylak – **Thermobakterienextr., Lactose, Citrat** . . . . . . *Antidiarrhoikum*
Hymecromon – Cholspamin forte . . . . *Choleretikum*
Hyperforat Tr. – **Johanneskrautextrakt** . . . . . *pflanzliches Psychopharmakon*
Hypertonalum – **Diazoxid** . . . . *Antihypertonikum*
Hypnorex – **Lithium** . . . . *Antidepressivum*

Ierogast – **verschiedene Tinkturen** . . . . *Peristaltikanreger*
Ibu-Attritin – **Ibuprofen** . . . . *nichtsteroidales Antiphlogist.*
Ibuprofen – Dolo-Dolgit, Imbun, Ibu-Attritin, Anco, Urem . . . *nichtsteroidales Antiphlogist.*
Ichtholan (Salbe) – **Ammoniumbituminosulfonat** . . . . . *Schieferöldestilat*
Ichthoseptal (Salbe) – **Chloramphenicol, Bituminosulfat** . . . *Antibiotikum, Aknemittel*
Ichtraletten – **Na-Bituminosulfat** . . . . *Aknemittel*
Idoxuridin – Virunguent; IDU Röhm (A); Dendrid (CH) . . . . *Virostatikum*
Idril N (Nasentr.) – **Xylometazolin** . . . . *Sympathomimetikum*
Ildamen – **Oxyfedrin** . . . . *Koronartherapeutikum*
Ildamen-Novodigal – **ß-Acetyldigoxin, Oxyfedrin** . . . *Herzglykosid, Koronartherapeut.*
Imap – **Fluspirilen** . . . . *Neuroleptikum*
Imbun – **Ibuprofen** . . . . *nichtsteroidales Antiphlogistikum*
Imeson – **Nitrazepam** . . . . *Benzodiazepin*
Imipenem – Zienam; in Tienam (CH) . . . . *Antibiotikum*
Imipramin – Tofranil . . . . *trizyklisches Antidepressivum*
Imodium – **Loperamid** . . . . *Antidiarrhoikum*
Impletol – **Procain** . . . . *Lokalanästhetikum*
Impresso-Puren – **Oxprenolol, Hydralazin, Chlorthalidon** . . . *Antihypertonika*
Imurek – **Azathioprin** . . . . *Immunsuppressivum*
Indapamid – Natrilix . . . . *Thiazid-Diuretikum*
Indobloc – **Propranolol** . . . . *ß-Blocker*
Indomet – **Indometacin** . . . . *nichtsteroidales Antiphlogistikum*
Indometacin – Amuno, Indomet; Indocid, Indomelan (A,CH) . . *nichtsteroid. Antiphlogist.*
Indo-Phlogont – **Indometacin** . . . . *nichtsteroidales Antiphlogistikum*
Inflanefran – **Prednisolon** . . . . *Glukokortikoid*
Ingelan (Salbe) – **Isoprenalin** . . . . *ß-Mimetikum*
INH – **Isoniazid** . . . . *Tuberkulostatikum*
Inhacort – **Flunisolid** . . . . *Glukokortikoid*
Inhibopstamin – **Tritoqualin** . . . . *Antiallergikum*
Insidon – **Opipramol** . . . . *trizyklisches Antidepressivum*
Intal – **Cromoglicinsäure** . . . . *Antiallergikum*
Intal comp. – **Cromoglicinsäure, Isoprenalin** . . . *Antiallergikum, Sympathomimetikum*
Intensain – **Carbocromen** . . . . *Vasodilatator*
Ipratropiumbromid – Atrovent, Itrop . . . *Bronchospasmolytikum, Antiarrhythmikum*
Irgamid (Augentr.) – **Sulfadicramid** . . . . *Sulfonamid*
Iruxol (Salbe) – **Chloramphenicol, Kollagenase** . . . *Antibiotikum, Enzym*
IS 5 mono-ratiopharm – **Isosorbidmononitrat** . . . . *Vasodilatator*
Iscador – **u.a. Mistelauszüge** . . . . *pflanzliches Zytostatikum*
ISDN – **Isosorbiddinitrat** . . . . *Vasodilatator*
Ismelin – **Guanethidin** . . . . *Antihypertonikum*
Ismo – **Isosorbitmononitrat** . . . . *Vasodilatator*
Isocillin – **Phenoxymethylpenicillin** . . . . *Oralpenicillin*
Isoconazol – Travogen; Travocort (CH) . . . . *Antimykotikum*
Isoglaucom (Augentr.) – **Clonidin** . . . . *Sympathomimetikum*

Isoket – **Isosorbitdinitrat** . . . . *Vasodilatator*
Iso Mack – **Isosorbiddinitrat** . . . . *Vasodilatator*
Isomonit – **Isosorbidmononitrat** . . . . *Vasodilatator*
Isoniazid – Isozid, Neoteben; Neotizide (A); Rimifan (CH) . . . . . *Tuberkulostatikum*
Isoprenalin – Aludrin; Medihaler-iso (A); Isuprel (CH) . . . . *ß-Mimet., Bronchospasmolyt.*
Isoptin – **Verapamil** . . . . *Kalziumantagonist*
Isoptin S – **Verapamil, Pentobarbital** . . . . *Kalziumantagonist, Hypnot.*
Isopto-Carbachol (Augentr.) – **Carbachol** . . . . *Cholinergikum*
Isopto-Max (Augentr.) – **Dexamethason, Neomycin,Polymyxin B**
. . . . *Glukokortikoid, Antibiotika*
Isopto-Naturale (Augentr.) – **u.a. Dextran** . . . . *Filmbildner*
Iso-Puren – **Isosorbiddinitrat** . . . . *Vasodilatator*
Isosorbiddinitrat – Isoket, Iso Mack, -Puren, ISDN, Maycor, Isostenase,
Nitrosorbon, Corovliss; Vasorbate (A); Cedocard, Isordil (CH) . . . *Vasodilatator*
Isosorbidmononitrat – Ismo, Mono Mack , Coleb, Corangin, Elantan . . *Vasodilatator*
Isostenase – **Isosorbiddinitrat** . . . . *Vasodilatator*
Isotard von ct – **Isosorbiddinitrat** . . . . *Vasodilatator*
Isotretinoin – Roaccutan . . . . *Vitamin-A-Aknemittel*
Itrop – **Ipratropiumbromid** . . . . *Antiarrhythmikum*
Iversal – **Ambazon** . . . . *Antiseptikum*

J acutin – **Lindan** . . . . *Antiparasitikum*
Jaikin N (Salbe) – **Polydimethylsiliconharz** . . . . *Aknemittel*
Jatropur – **Triamteren** . . . . *kaliumsparendes Diuretikum*
Jatrosom – **Tranylcypromin, Trifluoperatin** . . . . . *Antidepressivum, Neuroleptikum*
Jatrox – **Wismutsalicylat, Ca-Carbonat** . . . . *Ulkustherapeutikum*
Jellin mit N. (Salbe) – **Fluocinolon, Neomycin** . . . . . . *Glukokortikoid, Antibiotikum*
Jellin ohne N. (Salbe) – **Fluocinolon** . . . . *Glukokortikoid*
Jodcalicum-POS (Augentr.) – **u.a. Jodid, Hexidin** . . . . *Ophthalmikum*
Jodthyrox – **Levothyroxin, Kaliumjodid** . . . . *SD-Hormon, Kaliumsalz*
Josamycin – Wilprafen . . . . *Makrolid-Antibiotikum*

K aban, Kabanimat (Salbe) – **Clocortolon** . . . . *Glukokortikoid*
Kalinor – **Kaliumcitrat** . . . . *orales Kalium*
Kalitrans – **u.a. Kalium** . . . . *orales Kalium*
Kaliumchlorid – Kalinor, Kalium-Duriles; KCl-Zyma (A); Kaligutal (CH) . . *orales Kalium*
Kalium Duriles – **Kaliumchlorid** . . . . *orales Kalium*
Kalma – **L-Tryptophan** . . . . *Antidepressivum*
Kamistad – **u.a. Benzalkoniumchlorid, Lidocain** . . . . *Antiseptikum, Anästhetikum*
Kanamycin – Kanamytrex . . . . *Aminoglykosid-Antibiotikum*
Kanamytrex – **Kanamycin** . . . . *Aminoglykosid-Antibiotikum*
Kaopectate N – **Neomycin, Kaolin, Pektin** . . . . *Antibiotikum, Antidiarrhoika*
Kaoprompt H – **Kaolin, Pektin** . . . . *Antidiarrhoika*
Karil – **Kalzitonin** . . . . *-Hormon*
Kaveri – **Gingko-Extrakt** . . . . *durchblutungsförderndes Mittel*
Kavosporal S – **verschiedene Extrakte** . . . . *pflanzliches Sedativa*
Kelofibrase (Salbe)– **u.a. Heparin, Campher** . . . . *Dermatikum*
Kendural C – **u.a. Eisen(II)-sulfat** . . . . *Eisensalz*
Kepinol – **Trimethoprim, Sulfamethoxazol** . . . . *Sulfonamide*
Keptan – **u.a Salizylat, Heparin** . . . . *antirheumatische Salbe*
Kerlone – **Betaxolol** *ß1-Blocker*
Ketoprofen – Alrheumun, Orudis; Profenid (A, CH) . . *nichtsteroidales Antirheumatikum*
Ketoconazol – Nizoral . . . . *Antimykotikum*
Ketotifen – Zaditen . . . . *Antiallergikum*
Klimaktoplant – **Homöopathika** . . . . *Gynäkologikum*
Klimax-N – **u.a. Chlordiazoxid, Pentaerithrityltetranitrat** . . . *Klimakteriumtherapeut.*
Klinomycin – **Minocyclin** . . . . *Antibiotikum*
Klinoxid – **Benzolperoxid** . . . . *Aknemittel*
Kliogest – **Estradiol, Estriol, Norethisteron** . . . . *Östrogene*
Kompensan – **Dihydroxi-Al-Na-Carbonat** . . . . *Antacidum*
Kompensan-S – **Dihydroxi-Al-Na-Carbonat, Dimeticon** . . . . *Antacidum, Karminat.*
Konakion – **Vitamin K** . . . . *Vitamin*
Korodin – **u.a. Menthol, Campher** . . . . *pflanzl. Kardiakum*

19

Kortikoid-ratiopharm(Salbe) – **Triamcinolon** . . . . *Glukokortikoid*
Kreon – **Pankreatin** . . . . *Pankreasenzym*
Kytta Salbe – **verschiedene Extrakte** . . . . *pflanzliches Antiphlogistikum*

Lactulose – Bifiteral, Lactofalk; Laevolac (A); Duphalac (CH) . . . . *Laxans*
Laevilac – **Lactulose** . . . . *Laxans*
Lanatosid C – Cedilanid, Lanitosid . . . . *Herzglykosid*
Lanicor – **Digoxin** . . . . *Herzglykosid*
Lanitop – **Beta-Methyldigoxin** . . . . *Herzglykosid*
Laroxyl – **Amitriptylin** . . . . *trizyklisches Antidepressivum*
Laryngomedin (Spray) – **Hexamedin, Tetracain** . . . *Desinfiziens, Lokalanästhetikum*
Laryngsan – **u.a. Jod, Campher, Coffein** . . . . . . *Rachentherapeutikum*
Lasix – **Furosemid** . . . . *Schleifendiuretikum*
Lasonil – **u.a. Heparinoid** . . . . *antirheumatische Salbe*
Latamoxef – Moxalactam . . . . *Cephalosporin*
Laubeel – **Lorazepam** . . . . *Benzodiazepin*
Laxoberal – **Na-Picosulfat** . . . . *Laxans*
Ledermycin – **Demeclocyclin** . . . . *Tetrazyklin*
Lefax – **Simethicon** . . . . *Karminativum*
Legalon – **Silymarin** . . . . *Lebertherapeutikum*
Lemocin – **u.a. Tyrothricin, Lidocain** . . . . . *Antibiotikum, Lokalanästhetikum*
Lendormin – **Brotizolam** . . . . *Benzodiazepin*
Lenoxin – **Digoxin** . . . . *Herzglykosid*
Leponex – **Clozapin** . . . . *Neuroleptikum*
Leukase – **Framycetin, Trypsin** . . . . *Antibiotikum, Enzym*
Leukomycin N Augentr. – **Azidoamphenicol** . . . . *Antibiotikum*
Levarterenol (Noradrenalin) – Arterenol . . . . . *α-Sympathomimet., Vasokonstriktor*
Levodopa – Larodopa, Brocadopa, in Madopar . . . . *Parkinsonmittel*
Levomepromazin – Neurocil; Nozinam (A, CH) . . . *Phenothiazin-Neuroleptikum*
Levomethadon – L-Polamidon . . . . *starkes Analgetikum*
Levothyroxin – Euthyrox, Thevier; Thyrex (A); Eltyroxin (CH) . . *Schilddrüsenhormon T₄*
Levothyroxin, Liothyronin – Novothyral, Ptothyrid . . . . *Schilddrüsenhormone*
Levurinetten – **u.a Trockenhefe, Thiamin** . . . . *Dermatikum*
Lexotanil – **Bromazepam** . . . . *Benzodiazepin*
Librax – **Chlordiazepoxid, Clidiniumbromid** . . . *Benzodiazepin, Spasmolytikum*
Librium – **Chlordiazepoxid** . . . . *Benzodiazepin*
Lidocain – Xylocain, Xylestesin; Xylanest (A) . . . *Lokalanästhetikum, Antiarrhythmikum*
Lidoflazin – **Clinium** . . . . *Kalziumantagonist*
Likuden – **Griseofulvin** . . . . *Antimykotikum*
Limbatril – **Amitriptylin, Chlordiazepoxid** . . . *Antidepressivum, Benzodiazepin*
Limptar – **Chinisulfat, Theophyllin** . . . . *Muskelrelaxans, Bronchospasmolytikum*
Linctifed – **Codein** . . . . *Antitussivum*
Lincomycin – Cillimycin, Albiotic; Lincoin (CH) . . . . . . *Antibiotikum*
Lindan – Jacutin; Kwellada (CH) . . . . *Antiparasitikum*
Lindofluid – **u.a. Bornylacetat** . . . . *antirheumatische Salbe*
Lindoxyl – **Ambroxol** . . . . *Sekretolytikum*
Linoladiol (Salbe) – **Estradiol, Linolsäure u.a.** . . . . *Östrogen, Dermatika*
Linoladiol-H (Salbe) – **u.a. Estradiol, Prednisolon** . . . *Östrogen, Glukokortikoid*
Linola (Salbe) – **Linolsäure + Octadecadiensäure** . . . . . *Dermatikum*
Linola-H (Salbe) – **Prednisolon, Linolsäure u.a.** . . . . *Glukokortikoid, Dermatika*
Linola-sept (Salbe) – **Clioquinol** . . . . *Antiseptikum*
Lioresal – **Baclofen** . . . . *GABA-Agonist, bei MS verwendet*
Liothyronin – Thybon; Cynomel (CH) . . . . *Schilddrüsenhormon*
Lipanthyl – **Fenofibrat** . . . . *Lipidsenker*
Lipo Cordes (Salbe) – **u.a. Allantoin, Dexpanthenol** . . . . *Dermatikum*
Lipo-Merz – **Etofibrat** . . . . *Lipidsenker*
Lipostabil forte – **essentielle Phospholipide, Etofyllin** . . . . *Lipidsenker*
Liquifilm (Augentr.) – **u.a. Polyvinylalkohol** . . . . *Filmbildner*
Liskantin – **Primidon** . . . . *Antiepileptikum*
Lisino – **Loratadin** . . . . *nicht-sedierendes Antihistaminikum*
Lisurid – Dopergin . . . . *Dopaminagonist, Migränemittel*
Lithiumsalze – Quilonum, Hypnorex; Quilonorm (A, CH) . . . *Antidepressivum*
Locabisol – **Fusafungin** . . . . *Chemotherapeutikum*
Locacorten-Vioform (Salbe) – **u.a. Flumetason** . . . . . *Glukokortikoid*

Locasalen (Salbe) – **Flumetason, Salicylsäure** . . . . .   *Glukokortikoid, Keratolytikum*
Lösferron – **Eisen(II)-gluconat** . . . .   *Eisensalz*
Lofepramin – Gamonil . . . .   *Antidepressivum*
Lomaherpan (Salbe) – **Melissenbläterextrakt** . . . . . .   *pflanzliches Virostatikum*
Lomupren (Nasentr.) – **Cromoglicinsäure** . . . .   *Antiallergikum*
Lomupren comp (Nasentr.) – **Cromoglicinsäure, Xylometazolin** .   *Antiallerg., α-Mimet.*
Lonarid N – **Paracetamol, Codein, Coffein** . . . .   *Analgetika, Analept.*
Lonazolac – Argun, arthro akut . . . . . .   *nichtsteroidales Antiphlogistikum*
Longopax – **Perphenazin, Amitriptylin** .   *Neuroleptikum, Antidepressivum*
Longtussin Duplex – **Codein** . . . .   *Antitussivum*
Lonolox – **Minoxidil** . . . .   *Antihypertonikum, Vasodilatator*
Loperamid – Imodium . . . .   *Antidiarrhoikum*
Lopirin – **Captopril** . . . .   *ACE-Hemmer*
Loprazolam – Sonin . . . .   *Benzodiazepin*
Lopresor – **Metoprolol** . . . .   *β-Blocker*
Loratadin – Lisino . . . .   *nicht-sedierendes Antihistaminikum*
Lorazepam – Tavor, Pro Dorm, Laubeel; Temesta (A, CH) . .   *Benzodiazepin*
Lormetazepam – Noctamid; Loramet (CH) . . . .   *Benzodiazepin*
Lotricomp (Salbe) – **Betamethason, Clotrimazol** . . . .   *Glukokortikoid, Antimykotikum*
Lovastatin – Mevinacor . . . .   *HMG-CoA-Reduktasehemmer*
L-Polamidon – **Levomethadon** . . . .   *starkes Analgetikum*
L-Thyroxin Henning – **Levothyroxin** . . . .   *Schilddrüsenhormon*
Ludiomil – **Maprotilin** . . . .   *trizyklisches Antidepressivum*
Luminal, Luminaletten – **Phenobarbital** . . . .   *Antiepileptikum, Hypnotikum*
Lurgyl (Salbe) – **Chlorhexidin, Tetracain** .   *Antiseptikum, Lokalanästhetikum*
Lurselle – **Probucol** . . . .   *Lipidsenker*
Luvased – **u.a.** Baldrianwurzelextrakt . . . .   *pflanzliches Sedativum*
Lygal Kopfsalbe – **Schwefel, Salicylsäure** . . . .   *Psoriasmittel*
Lygal Kopftinktur – **u.a. Prednisolon, Salicylsäure** .   *Glukokortikoid, Keratolytikum*
Lymphozil . . . .   *pflanzliches Immunstimulantien*
Lynestrenol – Orgametril . . . .   *Gestagen*
Lyogen/Depot – **Fluphenacin** . . . .   *Phenothiazin-Neuroleptikum*
Ly[sinvaso]pressin – Postacton, Vasopressin . . .   *antidiuretisches Hormon*
Lysin-Acetylsalicylat – Delgesic, Aspisol . . . .   *Analgetikum*

M aalox, Maaloxan – **Al-, Mg-Hydroxid** . . . .   *Antacida*
Madopar – **Benserazid, L-Dopa** . . . .   *Parkinsonmittel*
Magaldrat – Riopan . . . .   *Antacidum*
Magnerot – **Magnesiumorotat** . . . .   *orales Magnesium*
Magnesiocard – **Magnesiumaspartat** . . . .   *orales Magnesium*
Magnesium Diasporal – **u.a. Magnesiumcitrat** . . . .   *orales Magnesium*
Magnesium Verla – **u.a. Magnesiumhydrogenaspartat** . . .   *orales Magnesium*
Mg-Al-Silicathydrat – Gelusil-Lac . . . .   *Antazidum*
Magnetrans – **Magnesiumhydrogenaspartat** . .   *orales Magnesiumpräparat*
Makatussin forte – **Dihydrocodein u.a.** .   *Antitussivum, Expektorantien*
Maliasin – **Barbexaclon** . . . .   *Antiepileptikum*
Mallebrin – **Aluminiumchlorat** . . . .   *Antiseptikum*
Mandokef – **Cefamandol** . . . .   *Cephalosporin*
Maprotilin – Ludiomil . . . .   *trizyklisches Antidepressivum*
Maramet Balsam N – **u.a. Campher** . . . .   *antirheumat. Salbe*
Marcumar – **Phenprocoumon** . . . .   *Antikoagulans*
Maycor – **Isosorbiddinitrat** . . . .   *Vasodilatator*
MCP-ratiopharm – **Metoclopramid** . . . .   *Peristaltikanrreger*
Meaverin – **u.a. Mepivacain** . . . .   *Lokalanästhetikum*
Mebendazol – Vermox; Mebenvet (A); Telmin (CH) . .   *Anthelminthikum*
Mebhydrolin – Omeril . . . .   *sedierendes Antihistaminikum*
Meclofenoxat – Helfergin; Lucidril (A) . . . .   *Nootropikum*
Medazepam – Nobrium . . . .   *Benzodiazepin*
Medinox – **Secobarbital, Cyclobarbital** . . . .   *Hypnotika*
Meditonsin – **Homöopathika** . . . .   *Grippemittel*
Medivitan – **u.a. Cyanocobalamin, Folsäure, Pyridoxin** . .   *Vitamine*
Medrate – **Methylprednisolon** . . . .   *Glukokortikoid*
Mefenaminsäure – Parkemed, Ponalar; Ponstan (CH) .   *nichtsteroid. Antiphlogistikum*
Mefoxitin – **Cefoxitin** . . . .   *Cephalosporin*

Mefrusid – Baycaron . . . . *Saluretikum*
Megacillin – **Phenoxymethyl-Penicillin** . . . . . *Oralpenicillin*
Megacillin forte – **Benzylpenicillin, Phenoxymethylpenicillin, Lidocain**
. . . . *parenterales + orales Penicillin, Lokalanästhetikum*
Megagriservit – **u.a. Clostebol, Vitamin B₁₂** . . . . *Anabolikum, Vitamine*
Megaphen – **Chlorpromazin** . . . . *Neuroleptikum*
Melleretten – **Thioridazin** . . . . *Phenothiazin-Neuroleptikum*
Melleril – **Thioridazin** . . . . *Phenothiazin-Neuroleptikum*
Melperon – Eunerpan . . . . *Butyrophenon-Neuroleptikum*
Melrosum mit Codein – **Codein** . . . . *Antitussivum*
Memantin – Akatinol Memantine . . . . *Muskelrelaxans*
Memoq – **Nicergolin** . . . . *Vasodilatator*
Menthoneurin – **Salicylat, Menthol** . . . . . . *antirheumatische Salbe*
Mepindolol – Corindolan . . . . *ß-Blocker*
Meproscillarin – Clift . . . . *Herzglykosid*
Mequitazin – Metaplexan . . . . . . *sedierendes Antihistaminikum*
Mercaptopurin – Puri-Nethol . . . . *Zytostatikum*
Mercuchrom (Externum) – **Merbromin** . . . . *Antiseptikum*
Mereprine – **Doxylamin** . . . . *Antihistamnikum*
Meresa Kps. – **Sulpirid** . . . . . *nicht-trizyklisches Antidepressivum*
Mesalazin – Salofalk, Claversal . . . . . . *Chemotherapeutikum*
Mesterolan – Proviron . . . . *Androgen*
Metaclazepam – Talis . . . . *Tranquilizer*
Mestinon – **Pyridostigmin** . . . . *Cholinesterasehemmer*
Metalcaptase – **Penicillamin** . . . . . . *Antirheumatikum, Antidot*
Metamizol – Novalgin, Baralgin M, Novaminsulfon . . *Analget., Antiphlogist., Spasmolyt.*
metaplexan – **Mequitazin** . . . . *Antihistaminikum*
Metenolon – Primobolan . . . . *Anabolikum*
Meteosan – **Dimeticon** . . . . *Karminativum*
Meteozym – **Pankreatin, Simethicon** . . . *Pankreasenzym, Karminativum*
Metformin – Glucophage . . . . *Biguanid*
Methaqualon – Normi-Nox . . . . *Hypnotikum*
Methergin – **Methylergometrin** . . . . *Wehenförderer*
Methimazol (Thiamazol) – Favistan; Tapazole (CH) . . *Thyreostatikum*
Methyldopa – Presinol, Aldometil; Dopamet (CH) . *Antisympathoton., Antihyperton.*
Methylergometrin – Methergin . . . . *Mutterkornalkaloid*
Methylprednisolon – Urbason; Medral (CH) . . . . *Glukokortikoid*
Methylthiouracil – Thyreostat; Methiocil (CH) . . . *Thyreostatikum*
Methyprylon – Noludar . . . . *Hypnotikum*
Methysergid – Deseril . . . . *Serotoninantagonist, Migränemittel*
Metifex – **Ethacridrinlactat** . . . . *Chemotherapeutikum*
Metildigoxin – Lanitop . . . . *Herzglykosid*
Metipranolol – Disorat; Beta-Ophtiole (A); Turoptin (CH) . . *ß-Blocker*
Metixen – Tremarit; Trenaril (A) . . . *Parkinsonmittel, Anticholinerg., Neuroleptikum*
Metoclopramid – Paspertin, Gastrosil; Imperan (A); Primperan (CH)
. . . . *Dopaminantag., Antiemet., Peristaltikanreger*
Metoprolol – Lopresor, Beloc, Prelis . . . . *ß₁-Blocker*
Metronidazol – Arelin, Clont, Flagyl . . . . *Chemotherapeutikum*
Mevinacor – **Lovastatin** . . . . . . *HMG-CoA-Reduktasehemmer*
Mexe – **Paracetamol, Codein** . . . . *Analgetika*
Mexiletin – Mexitil . . . . *Antiarrhythmikum*
Mexitil – **Mexiletin** . . . . *Antiarrhythmikum*
Mezlocillin – Baypen . . . . *Breitbandpenicillin*
Mg 5 Longoral – **Mg-Hydrogenaspartat** . . . . . . *Magnesiumsalz*
Mianserin – Tolvin . . . . . *nicht-trizyklisches Antidepressivum*
Miconazol – Daktar; Daktarin (A, CH) . . . . . . *Antimykotikum*
Midazolam – Dormicum . . . . *Benzodiazepin*
Midodrin – Gutron . . . . *Sympathomimetikum*
Midysalb-M – **u.a. Mephenesin, Salicylat, Histamin** . *antirheumatische Salbe*
Migraeflux grün – **Paracetamol, Codein** . . . . . . *Analgetika*
Migraeflux orange – **PCM, Codein,Dimenhydrinat** . *Analget., Antihistamin., Antiemet.*
Migräne Kranit – **Ergotamin, Cyclizin,Coffein** . . *Vasokonstr., Antihistamin., Analept.*
Migraeneton – **Paracetamol, Metoclopramid** . . *Analgetikum, Dopaminantagonist*
Migralave – **Buclizin, Paracetamol, Codein** . . *Antihistaminikum, Analgetika*
Migrexa – **Ergotamin, Coffein** . . . . . *Vasokonstriktor, Analept.*
Minipress – **Prazosin** . . . . *α-Blocker, Antihyperton.*

Minirin – **ADH** . . . . *antidiuretisches Hormon*
Minocyclin – Klinomycin; Minocin (A, CH) . . . . *Tetrazyklin*
Minoxidil – Lonolox; Linoten (CH) . . . . . *Antihypertonikum, Vasodilatator*
Miroton – **verschiedene Extrakte** . . . . *pflanzliches Kardiakum*
Mobilat – **u.a. Nebennierenextrakt** . . . . . . *antirheumatische Salbe*
Mobilisin – **u.a. Flufenaminsäure** . . . . *antirheumatische Salbe*
Modenol – **Butizid, Reserpin u.a.** . . . . . *Saluretikum, Antihypertonika u.a.*
Moduretik – **Hydrochlorothiazid, Amilorid** . . . . *Diuretika*
Mofesal – **Mofebutazon, Lidocain** . . . *Antirheumatikum, Lokalanästhetikum*
Mogadan – **Nitrazepam** . . . . *Benzodiazepin*
Molevac – **Pyrvinium** . . . . *Anthelmintikum*
Molsidomin – Corvaton; Molsidolat (A) . . . . *Koronartherapeutikum*
Monit-Puren – **Isosorbidmononitrat** . . . . *Vasodilatator*
monobeltin – **Al-Acetylsalicylat, ASS** . . . . . *Thrombo-Aggreg.Hemmer*
Monoclair – **Isosorbitmononitrat** . . . . *Vasodilatator*
Monoflam – **Diclofenac** . . . . . . *nichtsteroidales Antirheumatikum*
Mono Mack – **Isosorbitmononitrat** . . . . *Vasodilatator*
Monomycin – **Erythromycin** . . . . *Antibiotikum*
Mono Praecimed – **Paracetamol** . . . . *Analgetikum*
Monopur – **Isosorbidmononitrat** . . . . *Vasodilatator*
Monostenase – **Isosorbidmononitrat** . . . . *Vasodilatator*
Monotrean – **Chinin, Papaverin** . . . . . *Antipyretikum, Spasmolytikum*
Moronal – **Nystatin** . . . . *Antimykotikum*
Morphin – MST Mundipharma . . . . . . *starkes opioides Analgetikum*
Mosegor – **Pizotifen** . . . . . . *Serotoninantagonist, Migränemittel*
Motilium – **Domperidon** . . . . . *Dopaminantagonist, Peristaltikanreger*
Movergan – **Selegilin** . . . . *MAO-Hemmer, Parkinsonmittel*
MST Mundipharma – **Morphin** . . . . . . *starkes opioides Analgetikum*
Muciferan – **Acetylcystein** . . . . *Mukolytikum*
Muco-Aspecton – **Ambroxol** . . . . *Sekretolytikum*
Mucocedy, Mucoclear – **Acetylcystein** . . . . *Mukolytikum*
Muco Panoral – **Bromhexin, Cephaclor** . . . *Expektorans, Antibiotikum*
Muco-Phlogat – **Ambroxol** . . . . *Expektorans*
Muco Sanigen – **Acetylcystein** . . . . *Mukolytikum*
Mucosolvan, Muco Tablinen – **Ambroxol** . . . . *Sekretolytikum*
Mucotectan – **Ambroxol, Doxycyclin** . . . . *Expektorans, Tetrazyklin*
Mucret – **Acetylcystein** . . . . *Mukolytikum*
Multilind (Salbe) – **Nystatin** . . . . *Antimykotikum*
Mundisal – **Cholinsalicylat, Cetalkoniumchlorid** . . . . . *Antiseptika*
Musaril – **Tetrazepam** . . . . *Myotonolyt., Benzodiazepin*
Muskel Trancopal – **Chlormezanon** . . . . *Myotonolytikum*
Muskel trancopal comp. – **Chlormezanon, Paracetamol** . . *Myotonolyt., Analgetikum*
Muskel Trancopal c. codeino – **Chlormezanon, Codein** . . *Myotonolyt., Analgetikum*
Muzolimin – Edrul . . . . *Schleifendiuretikum*
Myambutol – **Ethambutol** . . . . *Tuberkulostatikum*
Mycofug – **Clotrimazol** . . . . *Antimykotikum*
Mycospor – **Bifonazol** . . . . *Antimykotikum*
Myko Cordes – **Clotrimazol** . . . . *Antimykotikum*
mykoproct – **Nystatin, Triamcinolon, Lidocain**
. . . . *Antimykotikum, Glukokortikoid, Lokalanästhetikum*
Mykundex Heilsalbe – **Nystatin** . . . . *Antimykotikum*
Mylepsinum – **Primidon** . . . . *Antiepileptikum*
Myocardon – **Theophyllin, Phenobarbital, Atropin u.a.**
. . . . . *Xanthinderivat, Barbiturat, Parasympatholytikum*
Myogit – **Diclofenac** . . . . . . *nichtsteroidales Antirheumatikum*
Myrtol – Gelomyrtol . . . . *Expektorans*
Mysteclin (Salbe) – **Tetrazyklin, Amphotericin B** . . . . *Tetrazyklin, Antimykotikum*

Nacom – **Carbidopa, Levodopa** . . . . *Parkinsonmittel*
Nabumeton – Arthaxan . . . . *nichtsteroidales Antirheumatikum*
Nadolol – Solgol; Corgard (CH) . . . . *B-Blocker*
Naftidrofuryl – Dusodril; Proxilene (CH) . . . . *Vasodilatator*
Naftifin – Exoderil . . . . *topisches Antimykotikum*
Nalidixinsäure – Nogram; Negram (A, CH) . . . *Chemotherapeut., Gyrasehemmer*

Nandrolon – Deca-Durobolin; Sanabolicum (A); Anabolin (CH) . . . . . *Anabolikum*
Naphazolin – Vistalbalon, Privin; Coldan (A) . . . . *Sympathomimetikum*
Naproxen – Proxen, Dysmenalgit N; Naprosyn (CH) . . . . *nichtsteroidales Antiphlogist.*
Nasengel(-spray, -tr.)-ratiopharm – **Xylometazolin** . . . . *Sympathomimetikum*
Nasivin – **Oxymetazolin** . . . . *α-Mimetikum, Vasokonstriktor*
Natamycin – Pimafucin . . . . *Antimykotikum*
Natil – **Cyclandelat** . . . . *Vasodilatator*
Natrilix – **Indapamid** . . . . *Diuretikum*
Natriumdibunat – in Aspecton . . . . . . *Antitussivum*
Natriumperchlorat – Irenat . . . . *Thyreostatikum*
Nebacetin Augensalbe/Puder – **Neomycin, Bacitracin** . . . . *Antibiotika*
Nedolon P – **Codein, Paracetamol** . . . . . . *Analgetika*
Nehydrin – **Dihydroergocristin** . . . . *Vasodilatator*
Neobiphyllin – **Proxy-, Dipro-, Theophyllin** . . . . *Bronchospasmolytika*
Neodorm – **Pentobarbital** . . . . *Hypnotikum*
Neo-Eunomin – **Ethinylestradiol, Chlormadinonacetat** . . . *Östrogen, Gestagen*
Neogama – **Sulpirid** . . . . . *nicht-trizyklisches Antidepressivum*
Neo-Gilurytmal – **Prajmalin** . . . . *Antiarrhythmikum*
Neo-Morphazole – **Carbimazol** . . . . *Thyreostatikum*
Neomycin – Bykomycin, Maycyne; Kaomycin (CH) . . *Aminoglykosid-Antibiotikum*
NeoÖstrogynal – **Estradiolvalerat, Estriol** . . . . . *Östrogene*
Neostigmin – Prostigmin . . . . . . *Cholinesterasehemmer*
Neotri – **Xipamid, Triamteren** . . . . *Diuretika*
Nephral – **Triamteren, Hydrochlorothiazid** . . . . . *Diuretika*
Nepresol – **Dihydralazin** . . . . . . *direkter Vasodilatator*
Nerisona/forte (Salbe) – **Diflurcortolon** . . . . . *Glukokortikoid*
Nervinum Stada – **Aprobarbital, Extr. Rad. Valerian.** . . . *Barbiturat u.a.*
Nervogastrol – **basisches Wismut u.a.** . . . . . . *Antacida*
Nervo.opt. – **Barbital, Phenobarbital u.a.** . . . . . *Barbiturate*
Nervpin Salbe – **u.a. Heparin** . . . . . *antirheumatische Salbe*
Neuralgin N – **ASS, Paracetamol, Coffein** . . . *Analgetika, Analeptikum*
Neurobion/forte – **Thiamin, Pyridoxin, Cyanocobalamin** . . . . . . *Vitamine*
Neurocil – **Levomepromazin** . . . . . *Phenothiazin-Neuroleptikum*
Neuro-Effekton – **Diclofenac, Thiamin u.a.** . . . *Antirheumatikum, Vitamine*
Neurofenac – **Diclofenac, Thiamin u.a.** . . . *Antirheumatikum, Vitamine*
Neuro-ratiopharm – **Thiamin, Pyridoxin, Cyanocobalamin** . . . . . *Vitamine*
Neurotrat – **u.a. Thiamin, Pyridoxin, Cyanocobalamin** . . . . . *Vitamine*
Nicene – **u.a. Nitroxolin, Sulfmethizol** . . . . *Antiseptikum, Sulfonamid*
Nicene forte – **Nitroxolin** . . . . *Antiseptikum*
Nicergolin – Sermion, Circo-Maren . . . . . *Sekalealkaloid*
Niclosamid – Yomesan . . . . *Anthelmintikum*
Nicotinsäure – Niconacid . . . . *Vasodilatator, Lipidsenker*
Nifedipat, Nife-Puren, NifeHexal – **Nifedipin** . . . . *Kalziumantagonist*
Nifedipin – Adalat, Duranifin, Corotrend, Nifedipat, Pidilat . . . *Kalziumantagonist*
Nifical – **Nifedipin** . . . . *Kalziumantagonist*
Nif-Ten – **Atenolol, Nifedipin** . . . . *ß-Blocker, Kalziumantagonist*
Nitrazepam – Mogadan, Eatan N, Novanox; Mogadon (A, CH) . . *Benzodiazepin*
Nitrendipin – Bayotensin . . . . . . *Kalziumantagonist*
Nitroderm – **Glyceroltrinitrat** . . . . . . *Vasodilatator*
Nitrofurantoin – Furadantin . . . . . . *Chemotherapeutikum*
Nitrolingual, Nitro Mack – **Glyceroltrinitrat** . . . . *Vasodilatator*
Nitro-Novodigal – **Pentaerithrityltetranitrat,ß-Acetyldigoxin** . . *Vasodilatator,Glykosid*
Nitroprussidnatrium – Nipruss; Nipride (A, CH) . . *Antihypertonikum, Vasodilatator*
Nitrosorbon – **Isosorbiddinitrat** . . . . . . *Vasodilatator*
Nizatidin – Nizax . . . . *H₂-Antagonist*
Nizax – **Nizatidin** . . . . *H₂-Antagonist*
Nizoral – **Ketoconazol** . . . . *Antimykotikum*
Noctamid – **Lormetazepam** . . . . *Benzodiazepin*
Noctazepam – **Oxazepam** . . . . *Benzodiazepin*
Nolvadex – **Tamoxifen** . . . . . *Antiöstrogen, Zytostatikum*
Nootrop – **Piracetam** . . . . *Neurotropikum*
Noradrenalin (Levarterenol) – Arterenol . *α-Sympathomimetikum, Vasokonstriktor*
Nordazepam – Tranxillium N . . . . *Tranquilizer*
Norethisteron – Primolut-Nor . . . . *Gestagen*
Norfenefrin – Novadral . . . . *α-Sympathomimetikum, Vasokonstriktor*
Norfloxacin – Barazan; Noroxin (CH) . . . . . *Gyrasehemmer*

Norgesic – **Orphenadrin, Propyphenazon,Coffein** . . . . *Myotonolyt., Analget., Analept.*
Norkotral – **Pentobarbital, Promazin** . . . . *Barbiturat, Phenothiazin*
Normabrain – **Piracetam** . . . . . . *Neurotropikum, durchblutungsförderndes Mittel*
Normalip N – **Fenofibrat** . . . . *Lipidsenker*
Normoc – **Bromazepam** . . . . *Benzodiazepin*
Normoglaucom (Augentr.) – **Pilocarpin, Metipranolol** . . . *Cholinergikum, ß-Blocker*
Noroxin – **Norfloxacin** . . . . *Gyrasehemmer*
Nortase – **u.a. Rizalipase** . . . . *Enzym*
Nortriptylin – Nortrilen . . . . *Antidepressivum*
Noscapin – Capval; Noscalin (CH) . . . . *Antitussivum*
Novadral – **Norfenefrin** . . . . . . α-*Sympathomimetikum, Vasokonstriktor*
Novalgin – **Metamizol** . . . . *Analgetikum*
Novaminsulfon-ratiopharm – **Metamizol** . . . . *Analgetikum*
Novanox – **Nitrazepam** . . . . *Benzodiazepin*
Novantron – **Mitoxantron** . . . . *Zytostatikum*
Noveril – **Dibenzepin** . . . . *trizyklisches Antidepressivum*
Noviform (Augentr.) – **Bibrocathol** . . . . *Antiseptikum*
Novocain – **Procain** . . . . *Lokalanästhet., Neuraltherapeut.*
Novodigal – **ß-Acetyldigoxin** . . . . *Herzglykosid*
Novothyral – **Liothyronin, Levothyroxin** . . . . *Schilddrüsenhormone*
Nuran – **Cyproheptadin** . . . *Antihistamin., Serotoninantagonist, Appetitanreger*
Nymix-amid – **Sulfadiazin, Guaifenesin** . . . . *Sulfonamid, Expektorans*
Nystatin – Moronal, Candio-Hermal; Mycostatin (A, CH) . . . . *Antimykotikum*

Octadon – **Salacetamid, Paracetamol, Ethenzamid, Coffein** . . . . . *Analgetika*
Oculotect (Augentr.) – **Retinolpalmitat** . . . . *Filmbildner*
Ödemase – **Furosemid** . . . . *Schleifendiuretikum*
OeKolp – **Estriol** . . . . *Östrogen*
Östro-Primolut – **Norethisteron, Ethinylestradiol** . . . . *Gestagen, Östrogen*
Olbemox – **Acipimox** . . . . *Lipidsenker*
Ofloxacin – Tarivid . . . . *Gyrasehemmer*
Oleomycetin (Augentr.) – **Chloramphenicol** . . . . *Antibiotikum*
Oleomycetin-Prednison – **Prednison, Chloramphenicol** . . *Glukokortikoid, Antibiotikum*
Olicard – **Isosorbidmononitrat** . . . . *Vasodilatator*
Olren – **u.a. Ethaverin** . . . . *Spasmolytikum*
Olynth (Nasentr.) – **Xylometazolin** . . . . *Vasokonstriktor*
Omeprazol – Antra . . . . *Protonenpumpenhemmer*
Omeril – **Mebhydrolin** . . . . *Antihistaminikum*
Omniflora – **Lactobact. acidoph., - bifidum, E. coli** . . . *Antidiarrhoikum*
Omnisept – **Lactobacillus acidoph.** . . . . *Antidiarrhoikum*
Ophtalmin – **Oxedrin, Naphazolin, Antazolin**
. . . . *Sympathomimetikum, Vasokonstriktor, Antihistaminikum*
Ophtopur – **u.a. Naphazolin** . . . . *Vasokonstriktor*
opini Gel – **u.a. Buphenin, Aescin** . . . . *Venenmittel*
Opipramol – Insidon . . . . *trizyklisches Antidepressivum*
Optalidon – **Propyphenazon, Coffein** . . . . *Analgetika*
Opticrom (Augentr.) – **Cromoglicinsäure** . . . . *Antiallergikum*
Optipect mit Kodein – **Codein u.a.** . . . . . *Antitussivum, Expectorantien*
Opturem – **Ibuprofen** . . . . *nichtsteroidales Antiphlogistikum*
Oralpädon – **u.a. Kalium** . . . . *Kalium*
Orciprenalin – Alupent . . . . *ß -Sympathomimetikum*
Ordinal/forte – **Octodrin, Norfenefrin** . . . . *Antihypotonika*
Orfiril – **Valproinsäure** . . . . *Antiepileptikum*
Orgametril – **Lynestrenol** . . . . *Gestagen*
Orphenadrin – Norflex . . . . *Myotonolytikum, Parkinsonmittel*
Orphol – **Dihydroergotoxin** . . . . *Vasodilatator*
Ortho-Gynest – **Estriol** . . . . *Östrogen*
Orudis – **Ketoprofen** . . . . *nichtsteroidales Antirheumatikum*
Ossin – **Fluorid** . . . . *Fluorid*
Ossiplex – **u.a. Fluorid** . . . . *Fluorid*
Ostochont – **u.a. Salicylat, Nicotinat** . . . . . . *antirheumatische Salbe*
Osyrol-Lasix – **Spironolacton, Furosemid** . . *Aldosteronantagonist, Schleifendiuret.*
Otalgan (Ohrentr.) – **u.a. Phenazon, Procain** . . . . *Analgetikum, Lokalanästhetikum*
Otobacid (Ohrentr.) – **u.a. Dexamethason, Cinchocain** . . *Glukokortikoid, Anästhet.*

19

Otosporin (Ohrentr.) - **Polymyxin B, Neomycin, Hydrocortison**
. . . . *Antibiotika, Glukokortikoid*
Otriven - **Xylometazolin** . . . . *α-Sympathomimetikum*
Ovestin - **Estriol** . . . . *Östrogen*
Oxaceprol - AHP 200 . . . . *Chondroprotektivum*
Oxacillin - Cryptocillin, Stapenor . . . . *penicillinasefestes Penicillin*
Oxa von ct - **Oxazepam** . . . . *Benzodiazepin*
Oxazepam - Adumbran, Praxiten; Anxiolyt (A); Seresta (CH) . . . . . *Benzodiazepin*
Oxedrin - Sympatol . . . . *Sympathomimetikum*
Oxiconazol - Myfungar, Oceral . . . . *Antimykotikum*
Oxitropiumbromid - Ventilat . . . . *Anticholinergikum, Bronchospasmolytikum*
Oxilofrin - Carnigen Mono . . . . *Sympathomimetikum*
Oxoferin - Sauerstoffkomplex . . . . *Wundbehandlung*
Oxprenolol - Trasicor . . . . *β-Blocker*
Oxymetazolin - Nasivin . . . . *α-Sympathomimetikum, Vasokonstriktor*
Oxyfedrin - Ildamen . . . . *Koronardilatator*
Oxy Fissan (Externum) - **Benzoylperoxid** . . . . *Aknemittel*
Oxyphenbutazon - Tanderil; Oxybutan (CH) . . . . *nichtsteroidales Antiphlogistikum*
Oxytetracyclin - Terramycin . . . . *Antibiotikum*
Ozothin Supp. - **Paracetamol u.a.** . . . . *Analgetikum, Expektorantien*

Padutin 100 - **Kallidinogenase** . . . . *Azoospermie-Therapeutikum*
Paediathrocin - **Erythromycin** . . . . *Antibiotikum*
Paedisup K/S - **Paracetamol, Doxylamin** . . . . . . *Analgetikum, Sedativum*
Palacril Lotio - **Diphenhydramin** . . . . *Antihistaminikum*
Panchelidon - **Schöllkrautextrakt** . . . . *Gallenwegstherapeut.*
Pankreatan/forte - **Pankreatin** . . . . *Pankreasenzym*
Pankreatin - Kreon, Pankreon, Panzytrat . . . . *Pankreasenzym*
Pankreoflat - **Dimeticon, Pankreatin** . . . . . *Karminativum, Pankreasenzym*
Pankreon - **Pankreatin** . . . . *Pankreasenzym*
Pankreon comp/forte - **u.a. Pankreatin** . . . . *Pankreasenzym*
Panoral - **Cephaclor** . . . . *Cephalosporin*
Panotile (Ohrentr.) - **Polymyxin B, Neomycin, Fludrocortisonacetat, Lidocain**
. . . . *Antibiotika, Glukokortikoid, Lokalamästhetikum*
Panoxyl (Externum) - **Benzoylperoxid** . . . . *Aknemittel*
Panthenol-ratiopharm (Salbe) - **Dexpanthenol** . . . . . . *Wundbehandlung*
Panzynorm/forte - **u.a Pankreatin** . . . . *Pankreasenzym*
Panzytrat - **Pankreatin** . . . . *Pankreasenzym*
Papaverin - Panergon . . . . *myotropes Spasmolytikum*
Paracetamol - Ben-u-ron, Enelfa, Captin, Mono Praecimed, Pyramed;
Kratofin simplex (A); Acetalgin, Panadol (CH) . . . . *Analgetikum*
Paracodin - **Dihydrocodein u.a.** . . . . *Antitussivum, Expektorantien*
Paractol flüssig - **Simethicon, Al-Hydroxid** . . . . *Karminativum, Antacidum*
Paramethason - Monocortin . . . . *Glukokortikoid*
Parfenac - **Bufexamac** . . . . *antiphlogistische Salbe*
Paromomycin - Humatin . . . . *Aminoglykosid-Antibiotikum*
Partusisten - **Fenoterol** . . . . *Wehenhemmer*
Parvidel - **Bromocriptin** . . . . *Parkinsonmittel, Prolaktinhemmer*
Paspertase - **Pankreatin, Metoclopramid** . . . . . *Enzym, Peristaltikanreger*
Paspertin - **Metoclopramid** . . . . . . *Dopaminantagonist, Antiemetikum*
Paspertin Supp. - **Metoclopramid, Polidicanol** . . . . *Peristaltikanreger, Anästhetikum*
Pect - **Ambroxol** . . . . *Sekretolytikum*
Pectox - **Carbo(xymethyl)cistein** . . . . *Sekretolytikum*
Pelvichthol - **u.a. Na-Bituminosulfat** . . . . *Gynäkologikum*
Penbutolol - Betapressin . . . . *β-Blocker*
Penglobe - **Bacampicillin** . . . . *Breitbandpenicillin*
PenHexal - **Phenoxymethylpenicillin** . . . . *Oralpenicillin*
Penicillamin - Metalcaptase; Artamin (A); Cuprimine (CH) . . *Antirheumatikum, Antidot*
Penicillat - **Phenoxymethylpenicillin** . . . . *Oralpenicillin*
Penicillin V - **Phenoxymethylpenicillin** . . . . *Oralpenicillin*
Penicillin G - **Benzylpenicillin** . . . . *Penicillin*
Pentaerythrityltetranitrat - Dilcoran 80; Lentrat (CH) . . . . *Vasodilatator*
Pentazocin - Fortral; Fortalgesic (CH) . . . . *starkes Analgetikum*
Pentobarbital - Neodorm, Repocal, Medinox mono, Nembutal . . . . *Barbiturat*

Pentofuryl – **Nifuroxazid** . . . . *Chemotherapeutikum*
Pento-Puren – **Pentoxifyllin** . . . . *durchblutungsförderndes Mittel*
Pentoxifyllin – Trental, Azutrentat, Rentylin, Claudicat . . . . . *durchblutungsförd. Mittel*
Pentoxyverin – Sedotussin . . . . *Antitussivum*
Pepdul – **Famotidin** . . . . H_2-Antagonist
Perazin – Taxilan . . . . *Phenothiazin-Neuroleptikum*
Perdiphen – **u.a. Ephedrin, Paracetamol, Diphenylpyralin**
. . . . *Sympathomimetikum, Analgetikum, Antihistaminikum*
Perenterol – **Saccharomyces cerevis.** . . . . *lebende Hefezellen*
Perhexilin – Pexid . . . . *Kalziumantagonist*
Perkamillon Liquidum – **Kamillenblütenextrakt** . . . . . . *pflanzliches Antiphlogist.*
Peroxinorm – **Orgotein** . . . . *antiphlogistische Salbe*
Perphenazin – Decentan; Trilafon (CH) . . . . *Phenothiazin-Neurolept.*
Perphyllon – **Etofylin, Phenobarbital u.a.** . . . . . . *Xanthinderivat, Barbiturat*
Persantin – **Dipyridamol** . . . . *Vasodilatator, Thrombo.-Aggregat-H.*
Persumbran – **Dipyridamol, Oxazepam** . . . . . *Vasodilatator, Benzodiazepin*
pertenso – **Bemetizid, Triamteren, Bupranolol, Dihydralazin** . . . . *Antihypertonika*
Pethidin – Dolantin . . . . *Narkoanalgetikum*
Phardol Balsam – **u.a. Salicylat, Nicotinat** . . . . *antirheumatische Salbe*
Phenhydan – **Phenytoin** . . . . *Antiepileptikum, Antiarrhythmikum*
Pheniramin – Avil . . . . *Antihistaminikum*
Phenobarbital – Luminal; Agrypnal (A) . . . . . . *Antiepileptikum, Barbiturat*
Phenoxybenzamin – Dibenzyran; Dibenzyline (CH) . . . . *α-Blocker*
Phenoxymethylpenicillin – Isocillin, Megacillin, Penicillin V, Ospen . . *Oralpenicillin*
Phenprocoumon – Marcumar; Marcoumar (A, CH) . . . . *Antikoagulans*
Phentolamin – Regitin . . . . *α-Blocker, Antihypertonikum*
Phenylbutazon – Butazolidin . . . . *nichtsteroidales Antiphlogistikum*
Phenylephrin – Neo-Synephrine; Visadron (A) . . . . *Sympathomimetikum*
Phenytoin – Phenhydan, Epanutin, Zentropil . . . *Antiepileptikum, Antiarrhythmikum*
Pherajod (Augentr.) – **u.a. Kaliumjodid** . . . . *Ophthalmikum*
Pherarutin – **Troxerutin** . . . . *Ophthalmikum*
Phlebodril Creme – **Extrakte, Dextran** . . . . *Venenmittel*
Phlebodril Kps. – **u.a. Trimethylhesperidinchalkon** . . . . *Venenmittel*
Phlogont Salbe – **Hydroxyethylsalicylat** . . . . *antirheumatische Salbe*
Phlogont Thermalsalbe – **Salicylat, Benzylnicotinat** . . . . *antirheumatische Salbe*
Phospholugal – **Al-Phosphat** . . . . *Antacidum*
Physostigmin – Anticholium . . . . . . *Cholinesterasehemmer, Atropinantidot*
Phytodolor Tinktur – **Extrakte, Homöopathika** . . . . . *pflanzliches Antiphlogistikum*
Phytomenadion – Konakion . . . . *Vitamin K*
Pidilat – **Nifedipin** . . . . *Kalziumantagonist*
Pilocarpin – Pilocarpol, Spersacarpin, Pilomann . . . . *Cholinergikum*
Pilocarpol, Pilomann – **Pilocarpin** . . . . *Cholinergikum*
Pimafucin – **Natamycin** . . . . *Antimykotikum*
Pimafucort (Salbe) – **Natamycin, Neomycin, Hydrocortison** . . *Antibiot., Glukokortkoid*
Pin-Alcol – **Menthol, Öle** . . . . *pflanzliches Analgetikum*
Pindolol – Visken, Durapindol, Pindoptan, Pectobloc . . . . *ß-Blocker*
Pindoptan – **Pindolol** . . . . *ß-Blocker*
Pinimenthol (Externum) – **u.a. Campher, Eukalyptusöl** . . . . . . *Expektorantien*
Pinimenthol-Oral – **u.a. Anethol, Ethaverin, Guajazulen** . . . . . *Expektorantien*
Piniol Balsam – **u.a. Campher, Guajazulen** . . . . *Expektorans*
Piniol Nasensalbe – **u.a. Ephedrin** . . . . *Vasokonstriktor*
Pipamperon – Dipiperon . . . . *Butyrophenon-Neuroleptikum*
Pipemidsäure – Deblaston . . . . *Gyrasehemmer*
Piperacillin – Pipril . . . . *Breitbandpenicillin*
Piperazin – Tasnon . . . . *Anthelminthikum*
Pipril – **Piperacillin** . . . . *Breitbandpenicillin*
Piracetam – Nootrop, Normabrain, Cerebroforte, Cuxabrain; Nootropil (A, CH)
. . . . *Neurotropikum, durchblutungsförderndes Mittel*
Pirenzepin – Gastrozepin, Ulcoprotect, Gastricur . . . . *Ulkustherapeutikum*
Piretanid – Arelix . . . . *Schleifendiuretikum*
Piritramid – Dipidolor . . . . *Narkoanalgetikum*
Piroxicam – Felden . . . . *nichtsteroidales Antirheumatikum*
Pirprofen – Rengasil . . . . *nichtsteroidales Antirheumatikum*
Pizotifen – Mosegor, Sandomigran . . . . *Serotoninantagonist, Migränemittel*
PK-Merz – **Amantadin** . . . . *Parkinsonmittel, Virostatikum*
Plantival – **verschiedene Extrakte** . . . . *pflanzliches Sedativum*

19

Planum – **Temazepam** . . . . *Benzodiazepin*
Plastulen – **u.a. Eisen(II)-sulfat** . . . . *orales Eisenpräparat*
Plenosol – **Mistelextrakt** . . . . *pflanzliches Zytostatikum*
Pleomix B – **Pyridoxin, Thiamin, Cyanocobalamin** . . . . *Vitamine*
P-Mega-Tablinen – **Phenoxymethylpenicillin** . . . . *Oralpenicillin*
Polypress – **Prazosin, Polythiazid** . . . . . . *α-Blocker, Vasodilatator*
Polyspectran (Augentr.) – **Polymycin B, Neomycin, Gramicidin** . . . . . *Antibiotika*
Polyspectran Augensalbe – **Polymycin B, Bacicatrin, Neomycin** . . . . . *Antibiotika*
Polythiazid – Drenusil; Renes (CH) . . . . *Saluretikum*
Posorutin – **Troxerutin** . . . . *Ophthalmikum*
Posterisan/forte – **E. Coli-Bestandteile** . . . . *Hämorrhoidenmittel*
Practo-Cliss – **Na-Hydrogenphosphat** . . . . *Laxans*
Praeciglucon – **Glibenclamid** . . . . *Sulfonylharnstoff*
Praecimed N – **Paracetamol, ASS, Codein** . . . . *Analgetika*
Praecineural – **Acetylsalicylsäure, Codein** . . . . *Analgetika*
Praecipect mit Codein – **Codein, Ephedrin u.a.** . . *Antitussivum, Sympathomimetikum*
Prajmalin – Neo-Gilurytmal . . . . *Antiarrhythmikum*
Pravidel – **Bromocriptin** . . . . *Parkinsonmittel, Prolaktinhemmer*
Praxiten – **Oxazepam** . . . . *Benzodiazepin*
Prazepam – Demetrin . . . . *Benzodiazepin*
Praziquantel – Biltricide . . . . *Anthelminthikum*
Prazosin – Minipress, Eurex, duramipress . . . . *peripherer α-Blocker, Antihypertonikum*
Predni-H-Injekt – **Prednisolonacetat** . . . . *Depotglukokortikoid*
Prednisolon – Scherisolon, Decortin H, Solu-Decortin-H . . . . . *Glukokortik.*
Prednison – Decortin, Ultracorten H, Rectodelt; Deltacortil (A) . . . *Glukokortikoid*
Prelis – **Metoprolol** . . . . *ß-Blocker*
Prelis comp – **Metoprolol, Chlortalidon** . . . . *ß-Blocker*
Prent – **Acebutolol** . . . . *ß-Blocker*
Prenylamin – Segontin . . . . *Kalziumantagonist*
Pres – **Enalapril** . . . . *Antihyperton., ACE-Hemmer*
Presinol – **Methyldopa** . . . . . . *zentrales α-Mimetikum, Antihypertonikum*
Presomen – natürlich konjugierte Östrogene . . . . *Östrogene*
Presomen comp. – **Östrogene, Medrogeston** . . . . . . *Östrogene, Anabolikum*
Primaquin – Primaquine . . . . *Chemotherapeutikum, Malariamittel*
Primidon – Liskantin, Mylepsinum; Cyral (A); Mysoline (A, CH) . . . *Antiepileptikum*
Primobolan – **Metenolon** . . . . *Anabolikum*
Primolut-Nor – **Norethisteron** . . . . *Gestagen*
Primosiston –**Norethisteron, Ethinylestradiol** . . . . . *Gestagen, Östrogen*
Probucol – Lurselle . . . . *Lipidsenker*
Procain – Novocain; Sintocaina (CH) . . . . *Lokalanästhetikum*
Procarbazin – Natulan . . . . *Zytostatikum*
Procorum – **Gallopamil** . . . . *Kalziumantagonist*
Procto-Jellin– **u.a. Fluocinolonacetonid, Lidocain** . . *Glukokortikoid, Anästhetikum*
Procto-Kaban – **Clocortolon, Cinchocain** . . . *Glukokortikoid, Anästhetikum*
Proctoparf – **u.a. Bufexamac, Lidocain** . . . *Antiphlogistikum, Anästhetikum*
Procyclidin – Osnervan . . . . *Parkinsonmittel*
Pro-Diaban – **Glisoxepid** . . . . *Sulfonylharnstoff*
Progastrit – **Mg-, Al-Hydroxid** . . . . *Antacida*
Progestogel (Externum) – **Progesteron** . . . . *Gestagen*
Proglumetacin – Protaxon . . . . . . *nichtsteroidales Antiphlogistikum*
Progynova– **Estradiolvalerat** . . . . *Östrogen*
Promazin – Protactyl; Prazine (CH) . . . . . . *Phenothiazin-Neuroleptikum*
Promethazin – Atosil; Phenergan (CH) . . . . . *Phenothiazin-Neuroleptikum*
Propafenon – Rytmonorm . . . . *Antiarrhythmikum*
Propicillin – Baycillin, Oricillin . . . . *Oralpenicillin*
Propra-ratiopharm – **Propranolol** . . . . *ß-Blocker*
Propranolol – Dociton, Beta-Tablinen, Indobloc; Inderal (CH) . . . *ß-Blocker*
Propylthiouracil – Propycil, Thyreostat II; Prothiucil (A) . . . *Thyreostatikum*
Proscillaridin – Talusin . . . . *Herzglykosid*
Prosiston – **Norethisteron, Ethinylestradiol** . . . . . *Gestagen, Östrogen*
Prospan – **Efeublätterextrakt** . . . . *Antitussivum*
Prostasal – **Beta-Sitosterin** . . . . *Urologikum*
Prostigmin – **Neostigmin** . . . . *Cholinesterasehemmer*
Pro-Symbioflor – **E. coli-, Str. faecalis-Lysat** . . . . *Gynäkologikum*
Protactyl – **Promazin** . . . . *Phenothiazin-Neuroleptikum*
Protagent (Augentr.) – **Polyvidon** . . . . *Filmbildner*

Protaxon – **Proglumetacin** . . . . *nichtsteroidales Antiphlogistikum*
Prothil – **Medrogeston** . . . . *Gestagen*
Prothipendyl – Dominal . . . . *Phenothiazin-Neuroleptikum*
Prothyrid – **Liothyronin, Levothyroxin** . . . . *Schilddrüsenhormon*
Proveno-Drg. – **Aescin, Bioflavonoide** . . . . *Venenmittel*
Proviron – **Mesterolon** . . . . *Androgen*
Proxen – **Naproxen** . . . . *nichtsteroidales Antiphlogistikum*
Proxyphyllin – Spasmolysin . . . . *Bronchospasmolytikum*
Pseudocef – **Cefsulodin** . . . . *Cephalosporin*
Psyquil – **Triflupromazin** . . . . *Phenothiazin-Neuroleptikum*
Pulmicort – **Budenosid** . . . . *Glukokortikoid*
Pulmicret – **Acetylcycstein** . . . . *Sekretolytikum*
Pulmir Dur – **Theophyllin** . . . . *Bronchospasmolytikum u.a.*
Pulmoclase – **Carbo(xymetyl)cistein** . . . . *Sekretolytikum*
Pyralvex – **u.a. Hydroxyanthracenderivat** . . . . *Antiseptikum*
Pyrantel – Helmex; Combantrin (A); Cobantril (CH) . . *Anthelminthikum*
Pyrazinamid – Pyrafat . . . . *Tuberkulosemittel*
Pyridostigmin – Mestinon . . . . *Cholinesterasehemmer*
Pyridylcarbinol[methanol] – Ronicol . . . *Vasodilatator, Lipidsenker*
Pyrimethamin – Daraprim, in Fansidar . . . . . . *Antimalariamittel*
Pyritinol – Encephabol . . . . *Neurotropikum*
Pyromed – **Paracetamol** . . . . *Analgetikum*
Pyrviniumembonat – Molevac . . . . *Anthelminthikum*

Quantalan – **Cholestyramin** . . . . *Gallensäure*
Quilonum – **Lithium** . . . . *Antidepressivum*
Quimocyclin – **Tetrazyklin, Pankreasextr.** . . . . *Tetrazyklin, Pankreasenzyme*

Ranitidin – Sostril, Zantic . . . . *H_2-Blocker*
Rantudil – **Acemetacin** . . . . *nichtsteroidales Antiphlogistikum*
Rastinon – **Tolbutamid** . . . . *Sulfonylharnstoff*
Reasec – **Diphenoxylat, Atropin** . . . . *Antidiarrhoikum*
Rectodelt – **Prednison** . . . . *Glukokortikoid*
Refobacin – **Gentamicin** . . . . *Aminoglykosid-Antibiotikum*
Refosporin – **Cefazedon** . . . . *Cephalosporin*
Regelan – **Clofibrat** . . . . *Lipidsenker*
Regepithel (Augensalbe) – **u.a. Retinol** . . . . *Ophthalmikum*
Rekawan – **Kaliumchlorid** . . . . *Kaliumsalz*
Remedacen – **Dihydrocodein** . . . . *Antitussivum*
Remestan – **Temazepam** . . . . *Benzodiazepin*
Remid – **Allopurinol** . . . . *Urikostatikum*
Remifemin – **Rhiz. Cimcifugae** . . . . . . *pflanzliches Klimakteriumtherapeut.*
Renacor – **Enalapril, Hydrochlorothiazid** . . . . *ACE-Hemmer, Diuretikum*
Rengasil – **Pirprofen** . . . . *nichtsteroidales Antirheumatikum*
Rennie – **Mg-, Ca-Carbonat** . . . . *Antacida*
Rentylin – **Pentoxifyllin** . . . . *durchblutungsförderndes Mittel*
Reparil Kps. – **Aescin** . . . . *nichtsteroidales Antiphlogistikum*
Reparil Salbe – **Salicylsäurederivate** . . . . . . *antirheumatische Salbe*
Repocal – **Pentobarbital** . . . . *Barbiturat*
Reproterol – Bronchospasmin . . . *β₂-Sympathomimetikum, Bronchospasmolytikum*
Resaltex – **Reserpin, Hydrochlorothiazid, Triamteren** . . . *Antihypertonikum*
Reserpin – Serpasil . . . . *Antihypertonikum*
Resochin – **Chloroquin** . . . . *Malariamittel*
Rhefluin – **Amilorid , Hydrochlorothiazid** . . . . *Diuretika*
Rheumon – **Etofenamat** . . . . *antirheumatische Salbe*
Rhinopront Kps. – **Carbinoxamin, Phenylephrin** . . *Antihistamininikum, Vasokonstriktor*
Rhinopront Saft – **Carbinoxamin, Norephedrin** . . *Antihistaminikum, Vasokonstriktor*
Rhinospray – **Tramazolin** . . . . *Vasokonstriktor*
Rhinotussal Kps. – **Dextromethorphan, Phenylephrin, Carbinoxamin**
. . . . *Antitussivum, Vasokonstriktor, Antihistaminikum*
Ribrain – **Betahistindimelisat** . . . . *Antivertiginosum*
Ridaura – **Auranofin** . . . . *Oralgold*
Rifa – **Rifampicin** . . . . *Antibiotikum, Tuberkulosetherapeutikum*

19

Rifampicin – Rifa, Rimactan; Rifoldin (A, CH) . . . *Antibiotikum, Tuberkulosetherapeut.*
Rinofluimucil-S – **Acetylcystein, Tuaminoheptan, Benzalkoniumchlorid**
. . . . *Mukolytikum, Vasokonstriktor, Desinfiziens*
Riopan – **Magaldrat** . . . . *Antacidum*
Ritalin – **Methylphenidat-HCl** . . . . *Psychostimulans*
Rivotril – **Clonazepam** . . . . *Antiepileptikum, Benzodiazepin*
Rocephin – **Ceftriaxon** . . . . *Cephalosporin*
rökan – **Gingko-Extrakt** . . . . *durchblutungsförderndes Mittel*
Rolitetracyclin – Reverin . . . . *Tetrazyklin*
Rohypnol – **Flunitrazepam** . . . . *Benzodiazepin*
Ronicol – **Pyridylcarbinol** . . . . *Vasodilatator, Lipidsenker*
Rosoxacin – Winuron . . . . . *Gyrasehemmer, Chemotherapeutikum*
Rubriment – **Benzylnicotinat** . . . . *Rubefaciens*
Ruscorectal – **Ruscogenin** . . . . . . *Antiphlogistikum, Adstringens*
Rythmodul – **Disopyramid** . . . . *Antiarrhythmikum*
Rytmonorm – **Propafenon** . . . . *Antiarrhythmikum*

S ab simplex – **Simethicon** . . . . *Karminativum*
Salazo[sulfa]pyridin = **Sulfasalazin** – Azulfidine, Colo Pleon . . . *Chemotherapeutikum*
Salbutamol – Sultanol, Broncho Spray . . . . . *ß-Sympathomimetikum, Bronchodilatator*
Sali-Adalat – **Nifedipin, Mefrusid** . . . . . *Kalziumantagonist, Diuretikum*
Sali-Aldopur – **Spironolacton, Bendroflumethiazid** . . . . . *Diuretika*
Salicylsäure – Guttaplast, Squamasol . . . . . *Keratolytikum, Antiseptikum*
Sali-Decoderm (Salbe) – **Flupredniden, Salicylsäure** . . . *Glukokortikoid, Keratolytikum*
Sali-Prent – **Acebutolol, Mefrusid** . . . . *ß-Blocker, Diuretikum*
Sali-Presinol – **Methyldopa, Mefrusid** . . . *Antisympathotonikum, Diuretikum*
Salirheuman – u.a. **Benzylnicotinat** . . . . *antirheumatische Salbe*
Salistoperm (Salbe) – **Salicylamid, Benzocain** . . . *Analgetikum, Lokalanästhetikum*
Salofalk – **Mesalazin** . . . . *Chemotherapeutikum*
Sanasepton – **Erythromycin** . . . . *Makrolidantibiotikum*
Sanasthmax, Sanasthmyl – **Beclometason** . . . . *Glukokortikoid*
Sandimmun – **Ciclosporin** . . . . *Immunsuppressivum*
Sanoxit (Externum) – **Benzoylperoxid** . . . . *Aknemittel*
Saroten – **Amitriptylin** . . . . *trizyklisches Antidepressivum*
Scheriproct – **Prednisolon, Clemizol, Cinchocain**
. . . . *Glukokortikoid, Antihistaminikum, Lokalanästhetikum*
Scherogel (Externum) – **Benzylperoxid** . . . . *Aknemittel*
Scheroson F (Augentr.) – **Hydrocortison** . . . . *Glukokortikoid*
Securopen – **Azlocillin** . . . . *Breitbandpenicillin*
Sedalipid – **Mg-Pyridoxal-Phosphat-Glutaminat** . . . . . . *Lipidsenker*
Sedariston Konz. – **Johanniskraut-, Baldrianwurzelextrakt** . . . . *pflanzliches Sedativa*
Sedariston Tr. – **verschiedene Extrakte** . . . . . . *pflanzliches Sedativa*
Sedotussin – **Pentoxyverin u.a.** . . . . . *Antitussivum, Expektorantien*
Sedotussin Expectorans – **Pentoxyverin u.a.** . . . . *Antitussivum, Expektorantien*
Sedovegan – u.a. **Phenobarbital, Chinin, Chinidin**
. . . . *Barbiturat, Antipyretikum, Antiarrhythmikum*
Sefril – **Cefradin** . . . . *Cephalosporin*
Selectol – **Celiprolol** . . . . *ß₁-Blocker*
Selectomycin – **Spiramycin** . . . . *Makrolid-Antibiotikum*
Selegilin – Movergan . . . . *MAO-Hemmer Typ B*
Sensit – Fendilin . . . . *Kalziumantagonist*
Sermaka (Salbe) – **Fludroxycortid** . . . . *Glukokortikoid*
Sermion – **Nicergolin** . . . . *Secalealkaloid*
Serpasil – **Reserpin** . . . . *Antihypertonikum*
Sibelium – **Flunarizin** . . . . *Vasodilatator*
Siccaprotect (Augentr.) – **Dexpanthenol, Polyvinylalkohol** . . . . *Filmbildner*
Sigacalm – **Oxazepam** . . . . *Benzodiazepin*
Sigadoxin – **Doxycyclin** . . . . *Tetrazyklin*
Sigamuc – **Doxycyclin, Ambroxol** . . . . . *Tetrazyklin, Sekretolytikum*
Sigaperidol – **Haloperidol** . . . . . *Butyrophenon-Neuroleptikum, Dopaminantagonist.*
Sigaprim – **Trimethoprim, Sulfamethoxazol** . . . . *Sulfonamide*
Silentan – **Acetylsalicylsäure, Diazepam** . . . *Analgetikum, Benzodiazepin*
Silomat – **Clobutinol** . . . . *Antitussivum*
Silymarin – Legalon . . . . *Lebertherapeutikum*

Simethicon – sab simplex, Lefax . . . . *Karminativum*
Simplotan – **Tinidazol** . . . . *Chemotherapeutikum*
Sinecod – **Butamirad** . . . . *Antitussivum*
Sinfrontal – **Homöopathika** . . . . *Rhinologikum*
Sinquan – **Doxepin** . . . . *trizyklisches Antidepressivum*
Sinupret – **u.a. Rad. Gentianae** . . . . *pflanzliches Expektorantien*
Siran – **Acetylcystein** . . . . *Mukolytikum*
Sirdalud – **Tizanidin** . . . . *Muskelrelaxans*
Sirtal – **Carbamazepin** . . . . *Antiepileptikum*
Sito-Lande – **Sitosterin** . . . . *Lipidsenker*
ß-Sitosterin – Sito-Lande, Harzol, Prostasal . . . . *Lipidsenker*
Skilpin – **u.a. Al-Hydroxid-Mg-Carbonat** . . . . *Antidiarrhoikum*
Snup Spray/Tr. – **Fenoxazolin** . . . . *Vasokonstriktor*
Sobelin – **Clindamycin** . . . . *Antibiotikum*
Sofra-Tüll (Externum) – **Framycetin** . . . . *Antibiotikum*
Solan (Augentr.) – **u.a. Oxedrin** . . . . *Sympathomimetikum*
Solcosplen – **Kälbermilzextrakt** . . . . *Gynäkologikum*
Solgol – **Nadolol** . . . . *ß-Blocker*
Solosin – **Theophyllin** . . . . *Bronchospasmolytikum*
Solu-Decortin-H – **Prednisolon** . . . . *Glukokortikoid*
Solugastril – **Al-Hydroxid, CaCO₃** . . . . *Antazidum*
Sophtal-Pos (Augentr.) – **Salicylsäure, Chlorhexidin** . . . . . . *Antiseptika*
Sormodren – **Bornaprin** . . . . . *Anticholinergikum, Parkinsonmittel*
Sonin – **Loprazolam** . . . . *Benzodiazepin*
Sostril – **Ranitidin** . . . . *H₂-Blocker*
Sotalol – Sotalex; Sotacor (A) . . . . *ß-Blocker*
Sotalex – **Sotalol** . . . . *ß-Blocker*
Soventol – **Bamipin** . . . . *Antihistaminikum*
Spartocine – **Eisen(II)-aspartat** . . . . *Eisensalz*
Spasmex – **Trospiumchlorid** . . . . *Spasmolytikum*
Spasmo-Cibalgin comp S – **Propyphenazon, Drofenin, Codein** . . *Spasmolyt., Analget.*
Spasmo-Cibalgin S – **Propyphenazon, Drofenin** . . . . *Spasmolytikum*
Spasmo-Euvernil – **Sulfacarbamid, Phenazopyridin** . . . . *Sulfonamid, Antiseptikum*
spasmo gallo sanol – **u.a. Xinytropiumbromid, Gallensäuren** . . . *Gallenwegsther.*
Spasmo Harnosol – **Sulfaethidol, Sulfamethizol, Phenazopyridin**
. . . . *Sulfonamide, Harnantiseptikum*
Spasmo-Mucosolvan – **Clenbuterol, Ambroxol** . . . . *ß-Mimetikum, Sekretolytikum*
Spasmo-Nervogastrol – **u.a. Butinolin, Wismut** . . . . *Spasmolytikum, Antacida*
Spasmo-Solugastril – **u.a. Butinolin, Al-Hydroxid** . . . . *Spasmolytikum, Antacida*
Spasmo-Urgenin – **u.a. Trospiumchlorid** . . . . *Spasmolytikum*
Spasuret – **Flavoxat** . . . . *Spasmolytikum*
Spectinomycin – Stanilo . . . . *Aminoglykosid-Antibiotikum*
Speda – **Vinylbital** . . . . *Barbiturat*
Spersacarpin (Augentr.) – **Pilocarpin** . . . . *Cholinergikum*
Spersadex comp (Augentr.) – **Dexamethason, Chloramphenicol** . . *Kortikoid, Antibiot.*
Spersadexolin – **Dexamethason, Chloramphenicol, Tetryzolin**
. . . . *Glukokortikoid, Antibiotikum, Vasokonstriktor*
Spersallerg – **Antazolin, Tetryzolin** . . . . . *Antihistaminikum, Vasokonstriktor*
Spiramycin – Selectomycin, Rovamycine . . . . . . *Makrolid-Antibiotikum*
Spiro comp.-ratiopharm, -D-Tablinen – **Spironolacton, Furosemid** . . . . *Diuretika*
Spironolacton – Aldactone, Osyrol . . . . *Aldosteronantagonist, Diuretikum*
Spironothiazid – **Spironolacton, Hydrochlorothiazid** . . . . . . *Diuretika*
Spiropent – **Clenbuterol** . . . . *Broncholytikum*
Spondylonal – **u.a. α-Tocopherolacetat** . . . . *Vitamin E*
Spondyvit – **α-Tocopherolacetat** . . . . *Vitamin E*
Stangyl – **Trimipramin** . . . . *trizyklisches Antidepressivum*
Stapenor – **Oxacillin** . . . . *penicillinasefestes Penicillin*
Staphylex – **Flucloxacillin** . . . . *penicillinasefestes Penicillin*
Stas – **Ambroxol** . . . . *Sekretolytikum*
Stauroderm Neu – **Flurazepam** . . . . *Benzodiazepin*
Sterinor – **Tetroxoprim, Sulfadiazin** . . . . . *Chemotherapeutikum, Sulfonamid*
steros anal – **Triamcinolon, Lidocain** . . . . *Glukokortikoid, Lokalanästhetikum*
Stillacor – **ß-Acetyldigoxin** . . . . *Herzglykosid*
Streptomycin – Streptothenat . . . . *Aminoglykosid-Antibiotikum*
Stutgeron – **Cinnarizin** . . . . *Vasodilatator, Antihistaminikum*
Sucralfat – Ulcogant . . . . *Antazidum, Ulkusmittel*

Sulfadiazin – Flammazine . . . . *Sulfonamid*
Sulfalen – Longum . . . . *schwer resorbierb. Sulfonamid*
Sulfamethoxazol – in Bactrim, in Eusaprim . . . . *Sulfonamid*
Sulfametoxydiazin – Durenat . . . . *Sulfonamid*
Sulfasalazin – Azulfidine; Anturan (A, CH) . . . . *Chemotherapeutikum*
Sulfinpyrazon – Anturano . . . . *Urikosurikum, Thrombo.-Aggregat-Hemmer*
Sulfisomidin – Aristamid . . . . *Sulfonamid*
Sulmycin Creme – **Gentamicin** . . . . *Aminoglykosid-Antibiotikum*
Sulpirid – Dogmatil, Meresa, Neogama . . *Dopaminantagonist, nichttrizykl. Antidepress.*
Sultanol – **Salbutamol** . . . . *ß-Sympathomimetikum*
Supertendin 3000 – **Dexamethason, Diphenhydramin, Lidocain**
. . . . *Glukokortikoid, Antihistaminikum, Lokalanästhetikum*
Supracombin – **Trimethoprim, Sulfamethoxazol** . . . *Sulfonamide*
Supracyclin – **Doxycyclin** . . . . *Tetrazyklin*
Surgam – **Tiaprofensäure** . . . . *nichtsteroidales Antirheumatikum*
Symbioflor – I:Str. Faecalis; II: E. coli . . . . *Bakterien*
Sympatol – **Oxedrin** . . . . *Sympathomimetikum*
Synapause – **Estriolsuccinat** . . . . *Östrogen*
Syncillin – **Azidocillin** . . . . *Oralpenicillin*
Synergomycin – **Erythromycin, Bromhexin** . . . . *Antibiotikum, Sekretolytikum*
Systral – **Chlorphenoxamin** . . . . *Antihistaminikum*

T abalon – **Ibuprofen** . . . . *nichtsteroidales Antiphlogistikum*
Tacef – **Cefmenoxim** . . . . *Cephalosporin*
Tafil – **Alprazolam** . . . . *Benzodiazepin*
Tagagel, Tagamet – **Cimetidin** . . . . *H₁-Blocker*
Talcid – **Hydrotalcit** . . . . *Antacidum*
Talis – **Metaclazepam** . . . . *Tranquilizer*
Talusin – **Proscillaridin** . . . . *Herzglykosid*
Taluvian – **Proscillaridin, Verapamil** . . . . *Herzglykosid, Kalziumantagonist*
talvosilen – **Paracetamol, Codein** . . . . *Analgetika*
Tambocor – **Flecainid** . . . . *Antiarrhythmikum*
Tamoxifen – Kessar, Nolvadex . . . . *Antiöstrogen, Zytostatikum*
Tampositorien B – **Belladonnaextr., Guajazulen** . . . *Hämorrhoidenmittel*
Tannacomp – **Tannin, Ethacridin** . . . . *Antidiarrhoikum, Antiseptikum*
Tannolact – **u.a. Gerbstoffe** . . . . *antipuriginöse Salbe*
Tannosynt – **Gerbstoffe** . . . . *antipuriginöse Salbe*
Tantum – **Benzydamin** . . . . *nichtsteroidales Antiphlogistikum*
Tardocillin – **Benzathin-Benzylpenicillin** . . . . *Depotpenicillin*
Tarivid – **Ofloxacin** . . . . *Gyrasehemmer*
Tavegil – **Clemastin** . . . . *Antihistaminikum*
Tavor – **Lorazepam** . . . . *Benzodiazepin*
Taxilan – **Perazin** . . . . *Phenothiazin-Neuroleptikum*
Tebonin – **Gingko-Extrakt** . . . . *durchblutungsförderndes Mittel*
Teer-Linola-Fett – **u.a. Prednisolon** . . . . *Glukokortikoid*
Tefilin – **Tetrazyklin** . . . . *Antibiotikum*
Tegretal – **Carbamazepin** . . . . *Antiepileptikum*
Teldane – **Terfenadin** . . . . *Antihistaminikum*
Temazepam – Planum, Remestan; Levanxol (A); Normisan (CH) . . . *Benzodiazepin*
Temgesic – **Buprenorphin** . . . . *starkes Analgetikum*
Tempil N – **Diphenylpyralin, Metamfepramon, Acetylsalicylsäure**
. . . . *Antihistaminikum, Sympathiomimetikum, Analgetikum*
Teneretic – **Atenolol, Chlortalidon** . . . . *ß-Blocker, Diuretikum*
Tenormin – **Atenolol** . . . . *ß-Blocker*
Tenoxicam – Tilcotil . . . . *nichtsteroidales Antiphlogistikum*
tensobon – **Captopril** . . . . *ACE-Hemmer*
tensobon comp – **Captopril, Hydrochlorothiazid** . . . *ACE-Hemmer, Diuretikum*
Tensoflux – **Bendroflumethiazid, Amilorid** . . . . *Diuretika*
Tepilta – **u.a. Oxetacain, Al-Hydroxid** . . . . *Anästhetikum, Antacida*
Terazosin – Heitrin . . . . *peripherer α₁-Blocker*
Terbutalin – Bricanyl . . . . *B₂-Sympathomimet., Bronchospasmolyt.*
Terconazol – Tercospor . . . . *Antimykotikum*
Tercospor – **Terconazol** . . . . *Antimykotikum*
Terfenadin – Teldane . . . . *nicht-sedierendes Antihistaminikum*

Terracortil Augentr./-salbe – **Oxytetracyclin, Polymycin, Hydrocortison**
. . . . *Antibiotika, Glukokortikoid*
Terramycin – **Oxytetracyclin** . . . . *Antibiotikum*
Testosteronpropionat – Testoviron . . . . *Androgen*
Testoviron – **Testosteronpropionat** . . . . *Androgen*
Tetagam – **Tetanus-Hyperimmunoglobulin** . . . . *Passivimpfstoff*
Tetanol – **Tetanus-Toxoid** . . . . *Aktivimpfstoff*
Tetracosactid – Synacthen . . . . *synthetisches ACTH*
Tetra-Gelomyrtol – **Myrtol, Oxytetracyclin** . . . . *Expektorans, Tetrazyklin*
Tetrazepam – Musaril . . . . *Muskelrelaxans, Benzodiazepin*
Tetrazyklin – Achromycin, Tefilin; Tetralysal (A); Achromycin (CH) . . . *Antibiotikum*
Tetryzolin – Tyzine, Rhinopront, Yxin; Visine (CH) . . . . *Vasokonstriktor*
Theo-Lanicor – **Digoxin, Theophyllin, Theobromin**
. . . . *Herzglykosid, Bronchospasmolytika*
Theophyllin – Solosin, Afonilium, Aerobin, Bronchoretard, PulmiDur, Uniphyllin;
Elixophyllin (CH) . . . . *Bronchospasmolytikum u.a.*
Theophyllin-Ethylendiamin – Euphyllin . . . . *Bronchospasmolytikum*
Theo-Talusin – **Proscillaridin, Etofylin** . . . . *Herzglykosid, Xanthinderivat*
Theralene – **Alimemazin** . . . . *Phenothiazin-Neuroleptikum*
Thermo-Menthoneurin – **Salicylat, Benzylnicotinat** . . . . . *antirheumatische Salbe*
Thermo Rheuman (Salbe) – **Etofenamat, Nicotinat** . . . *Antiphlogistikum, Rubefaciens*
Thevier – **Levothyroxin** . . . . *Schilddrüsenhormon*
Thiamazol – Favistan; Tapazole (CH) . . . . *Thyreostatikum*
Thiamphenicol – Urfamycine . . . . *Antibiotikum*
Thiamin – Aneurin AS, Benerva, Betabion; Bevitol (A) . . . . *Vitamin B$_1$*
Thilocanfol C (Augentr.) – **Chloramphenicol** . . . . *Antibiotikum*
Thilodigon – **Guanethidin, Dipivefrin** . . . . *adrenerger Blocker, Sympathomimetikum*
Thioctacid – **Alpha-Liponsäure** . . . . *Neural-, Lebertherapeutikum*
Thioridazin – Melleretten, Melleril . . . . *Phenothiazin-Neuroleptikum*
Thomapyrin – **ASS, Paracetamol, Coffein** . . . . *Analgetika, Analeptikum*
Thombran – **Trazodon** . . . . *nicht-trizyklisches Antidepressivum*
Thrombareduct (Salbe) – **Heparin** . . . . *Antikoagulans*
Thrombocutan (Salbe) – **u.a. Heparin** . . . . *Antikoagulans*
Thrombophob/gel – **Heparin** . . . . *Antikoagulans*
Thymipin – **Thymian-, Sonnentaukraut-Tinktur** . . . . *Expektorantien*
Thyrojod – **Kaliumjodid** . . . . *Kalium*
Tiabendazol – Minzolum . . . . *Anthelminthikum*
Tiamon Mono – **Codein** . . . . *Antitussivum*
Tiaprid – Tiapridex . . . . *Antihyperkinetikum*
Tiapridex – **Tiaprid** . . . . *Antihyperkinetikum*
Tiaprofensäure – Surgam . . . . *nichtsteroidales Antirheumatikum*
Ticarcillin – Aerugipen; Ticarpen (A) . . . . *Breitbandpenicillin*
Tilcotil – **Tenoxicam** . . . . *nichtsteroidales Antiphlogistikum*
Tilidin – in Valoron N . . . . *starkes Analgetikum*
Timonil – **Carbamazepin** . . . . *Antiepileptikum*
Tinidazol – Simplotan; Fasigyn (A, CH) . . . . *Chemotherapeutikum*
Tioconazol – Fungibacid vaginal . . . . *Antiinfektiosum*
Tizanidin – Sirdalud . . . . *Muskelrelaxans*
TMS – **Trimethoprim, Sulfamethoxazol** . . . . *Sulfonamide*
Tobramycin – Gernebcin; Tinacin (CH) . . . . *Aminoglykosid-Antibiotikum*
Tofranil – **Imipramin** . . . . *nicht-trizyklisches Antidepressivum*
Togal – **Chinin, Lithiumcitrat, ASS** . . . . *Antipyretikum, Analgetika*
Tolbutamid – Rastinon . . . . *Sulfonylharnstoff*
Tolid – **Lorazepam** . . . . *Tranquilizer*
Tolnaftat – Tonoftal, Sorgoa, Tinatox . . . . *Antimykotikum*
Tolvin – **Mianserin** . . . . *Antidepressivum*
Tonoftal (Salbe) – **Tolnaftal** . . . . *Antimykotikum*
Topisolon (Salbe) – **Desoximethason** . . . . *Glukokortikoid*
Topsym (Salbe) – **Fluocinonid** . . . . *Glukokortikoid*
Torrat – **Metipranolol, Butizid** . . . . *ß-Blocker, Diuretikum*
Tovene Creme – **Diosmin** . . . . *Venotonikum*
Tramadol – Tramal . . . . *starkes opioides Analgetikum*
Tramal – **Tramadol** . . . . *starkes opioides Analgetikum*
Tramazolin – Biciron, Ellatum . . . . *Sympathomimetikum*
Trancopal – **Chlormezanon** . . . . *Muskelrelaxans*
Tranquase – **Diazepam** . . . . *Benzodiazepin*

Tranquo-Buscopan – **N-Butylscopolamin, Oxazepam** . . . . *Spasmolyt., Benzodiazepin*
Transannon comp. – **Östrogene, Fluphenazin** . . . . . . *Östrogene, Neuroleptikum*
Transbronchin – **Carbocistein** . . . . *Expektorans*
TranspulminBalsam/Supp. – **Öle, Campher** . . . . . . *pflanzliche Expektorantien*
Transpulmin Hustensaft – **Pipazetat,Öle, Campher** . . . . *Antitussivum, Expektorantien*
Tranxilium – **Dikaliumchlorazepat** . . . . *Benzodiazepin*
Trasitensin – **Oxprenolol, Chlortalidon** . . . . . . *ß-Blocker, Diuretikum*
traumanase – **Bromelaine** . . . . *Antiphlogistikum*
traumanase-cyclin – **Bromelaine, Tetrazyklin** . . . *Antiphlogistikum, Tetrazyklin*
Traumasenex – **Salicylatderivat** . . . . *antiseptische Salbe*
Traumon – **Etofenamat** . . . . *antirheumatische Salbe*
Travocort Creme – **Isoconazol, Diflucortolon** . . . *Antimykotikum, Glukokortikoid*
Trazodon – Thombran . . . . *nicht-trizyklisches Antidepressivum*
Trecalmo – **Clotiazepam** . . . . *Benzodiazepin*
Tredalat – **Nifedipin, Acebutolol** . . . . . *Kalziumantagonist, ß-Blocker*
Treloc – **Metoprolol, Hydrochlorothiazid, Hydralazin** . *ß-Blocker, Diuret., Vasodilat.*
Tremarit – **Metixen** . . . . *Parkinsonmittel*
Trental – **Pentoxifyllin** . . . . *durchblutungsförderndes Mittel*
Trepress – **Oxprenolol, Hydralazin, Chlortalidon** . . *ß-Blocker, Vasodilatator, Diuret.*
Treupel N – **Paracetamol, Codein, Salicylamid** . . . . . . *Analgetika*
Triamcinolon – Volon A, Delphicort, Triam Injekt; Ledercort (CH) . . *Glukokortikoid*
TriamHexal, Triam-Injekt – **Triamcinolon** . . . . *Glukokortikoid*
Triamteren – Jatropur; Dyrenium (CH) . . . . . *kaliumsparendes Diuretikum*
triazid von ct – **Hydrochlorothiatid, Triamteren** . . . . . . *Diuretika*
Triazolam – Halcion . . . . *Benzodiazepin*
Trichlormethiazid – Esmarin . . . . *Saluretikum*
Tricodein-Retard – **Codein** . . . . *Antitussivum*
Tridin – **u.a. Fluorphosphat** . . . . *Fluorid*
Trifluoperazin – Jatroneural . . . . *Phenothiazin-Neuroleptikum*
Trifluperidol – Triperidol . . . . *Butyrophenon-Neurolept.*
Triflupromazin – Psyquil . . . . *Phenothiazin-Neuroleptikum*
Trigastril – **Al-, Mg-Hydroxid, Ca-Carbonat** . . . . *Antacida*
Trihexyphenidyl – Artane . . . . *Parkinsonmittel*
Trimethoprim – Trimanyl, Trimono, in Eusaprim; Monotrim (CH) . . *Antibiotikum*
Trimipramin – Stangyl; Surmontil (CH) . . . . *Antidepressivum*
TRI-Normin – **Atenolol, Chlortalidon, Hydralazin** . . . *ß-Blocker, Diuret., Vasodilatator*
Trisequens – **Estradiol, Estriol, Norethisteron** . . . . . . *Östrogene*
Tri-Thiazid Stada – **Triamteren, Hydrochlorothiazid** . . . . . *Diuretika*
Tri-Torrat – **Metipranolol, Butitid, Dihydralazin** . . . *ß-Blocker, Diuret., Vasodilatator*
Tritoqualin – Inhibostamin . . . . *Histidincarboxylase-Hemmer, Antiallergikum*
Tromantadin – Viru-Merz . . . . *Virostatikum*
Tromcardin – **K-, Mg-Hydrogenaspartat** . . . . *Kalium-, Magnesiumsalz*
Truxal – **Chlorprothixen** . . . . *Neuroleptikum*
L-Tryptophan – **Kalma** . . . . *Antidepressivum*
Tulobuterol – Atenos, Brelomax . . . . *ß-Mimetikum*
Turfa – **Triamteren, Hydrochlorothiazid** . . . . *Diuretika*
Tusso-Basan – **Ambroxol** . . . . *Sekretolytikum*
Tussoretard Saft – **Codein, Noscapin** . . . . *Antitussiva*
Tuttozem Spezial Ekzemsalbe – **Dexamethason, Diphenhydramin,**
  Dequaliniumchlorid . . . . . *Glukokortikoid, Antihistaminikum, Antiseptikum*
Tyrosaletten-C – **u.a. Tyrothricin, Cetylpyridinium** . . . *Antibiotikum, Antiseptikum*
Tyzine (Nasentr.) – **Tetryzolin** . . . . *Vasokonstriktor*

U bretid – **Distigminbromid** . . . . *Cholinergikum*
Ulcogant – **Sucralfat** . . . . *Antazidum*
Ulcoprotect – **Pirenzepin** . . . . *Sekretioshemmer*
Ultracortenol (Augentr.) – **Prednisolon** . . . . *Glukokortikoid*
Ultralan – **Fluocortolon** . . . . *Glukokortikoid*
Ultraproct – **Fluocortolon, Clemizol, Cinchocain**
  . . . . *Glukokortikoid, Antihistaminikum, Lokalanästhetikum*
Uniphyllin – **Theophyllin** . . . . *Bronchospasmolytikum u.a.*
Uralyt-U – **Pentacitrathydrat** . . . . *Harnalkalisierungsmittel*
Urapidil – Ebrantil . . . . *α-Blocker, Antihyperton.*
Urbason – **6-Methylprednisolon** . . . . *Glukokortikoid*

Urem/forte – **Ibuprofen** . . . . *nichtsteroidales Antiphlogistikum*
Urgenin – **Pflanzenextrakte** . . . . *Urologikum*
Uricovac – **Benzbromaron** . . . . *Urikosurikum*
Uripurinol – **Allopurinol** . . . . *Urikostatikum*
Uro-Nebacetin – **Neomycin, Sulfamethizol** . . . . *Antibiotikum, Sulfonamid*
Uro-Ripirin Novum – **Emeproniumhydroxid** . . . . *Anticholinergikum*
Urospasmon – **Nitrofurantoin, Sulfadiazin, Phenazopyridin**
. . . . *Chemotherapeutikum, Sulfonamid, Harnantiseptikum*
Urospasmon sine – **Nitrofurantoin, Sulfadiazin** . . . . *Chemotherapeutikum, Sulfonamid*
Ursodesoxycholsäure – Ursochol, Ursofalk; Deursil (CH) . . . . . . *Gallensteinauflöser*
Ursofalk – **Ursodesoxycholsäure** . . . . *Gallensteinauflöser*
Urtias – **Allopurinol** . . . . *Urikostatikum*
Uskan – **Oxazepam** . . . . *Benzodiazepin*
Uzara – **Uzarin** . . . . *pflanzliches Antidiarrhoikum*

V agiflor – **Lactobacillus acidophilus** . . . . *Gynäkologikum*
Valdispert – **Baldrianextrakt** . . . . *pflanzliches Sedativum*
Valiquid – **Diazepam** . . . . *Benzodiazepin*
Valium – **Diazepam** . . . . *Benzodiazepin*
Valoron N – **Tilidin, Naloxon** . . . . *starkes opioides Analgetikum, Morphinantagonist*
Valproinsäure – Ergenyl, Convulex, Orfiril . . . . *Antiepileptikum*
Vasomotal – **Betahistin** . . . . *Histaminderivat, Antiemetikum*
Vasopos (Augentr.) – **Tetryzolin, Rosenwasser** . . . . *Vasokonstringens*
Vaspit (Salbe) – **Flucortin** . . . . *Glukokortikoid*
Venalitan Gel – **Heparin, Panthenol** . . . . *Antikoagulans, Epithelisierungsmittel*
Venalitan Salbe – **Heparin, Benzylnicotinat** . . . . *Antikoagulans, Rubefacens*
Venalot Kps. – **Rutosid, Extr. Herb. Meliloti** . . . . *Antihämorrhagikum*
Venalot-Depot Drag. – **Cumarin,Toxuretin** . . . . *Antikoagulans, Antihämorrhagikum*
Venelbin – **Dihydroergotaminmesilat, Troxuretin** . . . *Vasokonstriktor, Antihämorrhag.*
Venoplant Gel – **Heparin, Aescin, Salicylatderivat**
. . . . *Antikoagulans, Antiphlogistikum, Antiseptikum*
Venoplant retard – **Pflanzenextrakte** . . . . *pflanzliches Venenmittel*
Venopyronum – **Pflanzenextrakte** . . . . *pflanzliches Venenmittel*
Venoruton – **Hydroxethylrutoside** . . . . *Venenmittel*
Venostasin Kps./Salbe – **Roßkastanienextrakt** . . . . *pflanzliches Venenmittel*
Venostasin Gel – **u.a. Heparin, Aescin** . . . . *Antikoagulans, Antiphlogistikum*
Ventilat – **Oxitropiumbromid** . . . . *Bronchospasmolytikum*
VeraHexal, Veramex, Vera von ct – **Verapamil** . . . . *Kalziumantagonist*
Verapamil – Isoptin, Azupamil, durasoptin, Veramex . . . . *Kalziumantagonist*
Vermox – **Mebendazol** . . . . *Anthelminthikum*
Verrucid – **u.a. Salicylsäure** . . . . *keratolytische Salbe*
Verrumal – **5-Fluorouracil, Salicylsäure, Dimethylsulfaoxid**
. . . . *Antimetabolit, Keratolytikum, Antiphlogistikum*
Vertigoheel – **Homöopathika** . . . . *Antivertiginosum*
Vertigo-Vomex – **u.a. Dimenhydrinat, Nicotinsäure** . . . . *Antiemetikum,Vasodilatator*
Vesparax – **Etodroxizin, Seco-, Brallobarbital** . . . . *Hypnotikum, Barbiturate*
Vetren Salbe – **u.a. Heparin** . . . . *Antikoagulans*
Vibramycin – **Doxycyclin** . . . . *Tetrazyklin*
Vibravenös – **Doxycyclin** . . . . *Tetrazykin*
Vibrocil (Nasentr.) – **Dimetindin, Phenylephrin** . . . *Antihistaminikum, Vasokonstriktor*
Vibrocil m.N. (Nasentr.) – **Dimentidin, Phenylephrin, Neomycin**
. . . . *Antihistaminikum, Vasokonstriktor, Antibiotikum*
Vidirakt (Augentr.) – **u.a. Aesculen** . . . . *nichtsteroidales Antiphlogistikum*
Vidisept (Augentr.) – **u.a. Polyvinylpyrrolidon** . . . . *Filmbildner*
Vidisic (Augentr.) – **Polyacrylsäure, Sorbid** . . . . *Filmbildner*
Vigantoletten – **Colecalciferol** . . . . *Vitamin D*
Viloxazin – Vivalan . . . . *Antidepressivum*
Vincamin – Cetal . . . . *durchblutungsförderndes Mittel*
Vindesin – Eldisine . . . . *Zytostatikum*
Vinylbital – Speda . . . . *Barbiturat*
Viru-Merz – **Tromantadin** . . . . *Virostatikum*
Virunguent Salbe – **Idoxuridin** . . . . *Virostatikum*
Viruguent P Salbe – **Idoxuridin, Prednisolon** . . . . . *Virostatikum, Glukokortikoid*
Visadron (Augentr.) – **Phenylephrin** . . . . *Vasokonstriktor*

19

Visken – **Pindolol** . . . . *β-Blocker*
Vistalbalon (Augentr.) – **Naphazolin** . . . . *Vasokonstriktor*
Vistagan (Augentr.) – **Levobunolol** . . . . *β-Blocker*
Vividrin – **Cromoglycinsäure** . . . . *Antiallergikum*
Volon A – **Triamcinolon** . . . . *Glukokortikoid*
Volonimat Creme/Spray – **Triamcinolon** . . . . *Glukokortikoid*
Volonimat Salbe – **Triamcinolon, Neomycin, Gramicidin**
. . . . *Glukokortikoid, Antibiotikum, Chemotherapeutikum*
Voltaren – **Diclofenac** . . . . *Antirheumatikum*
Vomex A – **Dimenhydrinat** . . . . *Antiemetikum*

W ilprafen – **Josamycin** . . . . *Makrolid-Antibiotikum*
Winuron – **Rosoxacin** . . . . *Gyrasehemmer, Chemotherapeutikum*
Wobenzym – **u.a. Pankreatin, Bromelaine** . . . . *Enzym, Antiphlogistikum*

X anef – **Enalapril** . . . . *Antihypertonikum, ACE-Hemmer*
Xantinolnicotinat – Complamin . . . . *Vasodilatator, Lipidsenker*
Xipamid – Aquaphor . . . . *Thiazid-Diuretikum*
Xylocain – **Lidocain** . . . . *Lokalanästhetikum, Antiarrhythmikum*
Xylometazolin – Otriven, Olynth, Nasentr.-ratiopharm . . . . . . *α-Sympathomimet.*
Xyloneural – **Lidocain** . . . . *Lokalanästhetikum*

Y xin (Augentr.) – **Tetryzolin** . . . . *Vasokonstriktor*

Z aditen – **Ketotifen** . . . . *Mastzellstabilisator*
Zantic – **Ranitidin** . . . . *H₂-Blocker*
Zentramin Bastian Tbl. – **u.a. Mg, Phenobarbital** . . . . . . *Magnesium, Barbiturat*
Zentropil – **Phenytoin** . . . . *Antiepileptikum*
Zienam – **Imipenem** . . . . *Antibiotikum*
Zinacef – **Cefuroxim** . . . . *Cephalosporin*
Zineryt (Salbe) – **Erythromycin** . . . . *Antibiotikum*
Zovirax – **Aciclovir** . . . . *Virostatikum*
Zuclopenthixol – Sedanxol . . . . *Neuroleptikum*
Zyloric – **Allopurinol** . . . . *Urikostatikum*
Zymafluor – **Fluorid** . . . . *Fluorid*

20. Handelsnamen der meistverordneten Pharmaka der ehemaligen DDR

Die folgende Liste wurde mit dem Ziel erstellt, die Medikamentenanamnese von Patienten aus den neuen Bundesländern zu erleichtern. Ferner soll sie in den alten Bundesländern arbeitenden Ärztinnen und Ärzten aus den neuen Bundesländern als Nachschlagewerk die Zuordnung der gewohnten Handelsnamen zu den internationalen Freinamen erleichtern. Alle Präparate wurden der offiziellen *Nomenklatur A der DDR* (Ausgabe 1988) entnommen und nach der *IFA-Artikelliste* (Jan. 1991) aktualisiert.

- ❒ 1. Spalte (Normalschrift) : Handelsname
- ❒ 2. Spalte (Fettschrift): Freiname
- ❒ 3. Spalte (Kursivschrift): Substanzgruppe

Abdoman	**Dropempin**	*Magen-Darm-Therapeutikum*
Acesal	**Acetylsalicylsäure**	*Analgetikum, Antipyretikum*
Adversuten	**Prazosin**	*Antihypertonikum, α_1-Blocker*
Aescusan	**Roßkastanienextrakt**	*Venenmittel*
AH3	**Etoloxamin**	*Antihistaminikum*
Ahanon	**Talastin**	*Antilustaminikum*
Aklonin	**Phenamazid**	*Spasmolytikum*
Albucid	**Sulfacetamid-Natrium**	*Chemotherapeutikum*
Albutannin	**Albumintannat**	*Antidiarrhoikum*
Alemoxan	**Clozapin**	*Neuroleptikum*
Algamon	**Salicylamid**	*Analgetikum, Antipyretikum*
Algamon C	**Salicylamid, Coffein**	*Analgetikum, Antipyretikum*
Alugel	**Aluminiumhydroxid**	*Antacidum, enterale Phosphatbindung*
Analgin	**Metamizol**	*Analgetikum*
Antalon	**Pimocid**	*Neuroleptikum*
Antelepsin	**Clonazepam**	*Antiepileptikum*
Antemesin	**Diphenhydramin, Theophyllin**	*Antiemetikum*
Antiparkin	**Ethylbenzhydramin**	*Antiparkinson-Mittel*
Aponeuron	**Amfetaminil**	*Psychostimulans*
Arubendol	**Terbutalin**	*Bronchospasmolytikum, β_2-Sympathomimetikum*
Arutimol	**Timolol**	*Antiglaukomatosum*
B-Insulin	**Intermediärinsulin**	*Mischinsulin Schwein+Rind*
Belladonnysat	**Hyoscyamin**	*Spasmolytikum, Tollkirschenalkoloid*
Bellatotal comp.	**Atropin, Hyoscyamin, Papaverin**	*Spasmolytikum*
Bellusecal	**Phenobarbital, Ergotamin, Atropin, Hyoscyamin**	*Sedativum*
Berlicetin	**Chloramphenicol**	*Antibiotikum*
Berlicort	**Triamcinolon**	*Glukokortikoid*
Berlithion	**Thioctsäure**	*Ther. der diab. Polyneuropathie*
Berlocombin	**Sulfamerazin, Trimethoprim**	*Chemotherapeutikum*
Biliton	**Dehydrocholsäure**	*Cholagogum, Choleretikum*
Blemaren	**Zitronensäure, Na-Zitrat, KHCO₃**	*Uratsteinbehandlung*
Buformin retard	**Butylbiguanidtosilat**	*Antidiabetikum*
Ceglunat	**Lanatosid C**	*Kardiakum, Glykosid*
Ceglunat-Ampullen	**Deslanosid**	*Kardiakum, Glykosid*
Cerucal	**Metoclopramid**	*Antiemetikum*
Cerutil	**Meclofenoxat**	*Nootropikum*
Chinoderm	**Cloxiquin, Salicyl-, Benzolsäure**	*Antimykotikum*

Chlorathrombon	Clorindion	Antikoagulans
Colchysat	Colchicin	Gichtmittel
Contrykal	Aprotinin	Proteaseninhibitor
Convulsofin	Calciumvalproat	Antiepileptikum
Copyrkal	Propyphenazon, Crotylbarbital Coffein	Analgetikum, Antipyret.
Cordanum	Talinolol	kardioselektiver ß-Blocker
Corinfar	Nifedipin	Kalziumantagonist, Antihypertonikum
Curantyl	Dipyridamol	Koronardilatator
Cyclopent	Cyclodrin	Mydriatikum
Cystium	Krappwurzelauszug	Urologikum

Dekristol "neu"	Cholecalciferol	Vitamin D_3
Delitex	Lindan	Antiparasitikum
Depositon	Ethinylestradiolsulfonat-Natrium	Östrogen, Kontrazeptivum
Depressan	Dihydralazin	Antihypertonikum
Deronyl	Fominoben	Antitussivum
Diabenyl	Naphazolin, Diphenhydramin	Vasokonstriktor, Antihistaminikum
Dihytamin	Dihydroergotamin	Migränetherapeutikum, Antihypotonikum
Dilanacin	Digoxin	Kardiakum, Glykosid
Disalpin	Hydrochlorothiazid, Reserpin	Antihypertonikum, Diuretikum
Disalunil	Hydrochlorothiazid	Antihypertonikum, Diuretikum
Disotat	Diisopropylamin	Antihypertonikum
Divascan	Iprazochrom	Migränetherapeutikum, Serotoninantagonist
Dobesilat-Calcium	Calciumdobesilat	durchblutungsförderndes Mittel
Dolcontral	Pethidin	Analgetikum
Dopaflex	Levodopa	Antiparkinsonikum
Dopegyt	Methyldopa	Antihypertonikum
Dormalon	Aprobarbital, Barbital	Hypnotikum, Sedativum
Dormutil	Methaqualon	Hypnotikum
Dragees Neunzehn	Phenolphthalein	Laxans

Elacutan	Carbamid	Basisdermatikum
Elronon	Noxiptilin	Thymoleptikum
Elroquil	Chlorphenethazin	Tranquilizer
Elutit-Ca^{2+}/Na$^+$	Polystyrensulfonsäureharz	Antidot (Kaliumintoxikation)
Ergocomb	Dihydroergotoxin	Vasodilatans
Ergoffin	Ergotamin, Coffein	Migränetherapeutikum
Erythrocin	Erythromycin	Antibiotikum
Eseral	Neostigmin, Phenobarbital	Sedativum
Espumisan	Dimeticon	Deflatulens
Etromycin	Erythromycin	Antibiotikum
Eucopon	Normethadon, Ephedrin	Antitussivum
Exponcit	Cathin	Appetitzügler

Fagusan	Guaiacol	Expektorans
Fali-Lepsin	Cathin-Phenobarbital	Antiepileptikum
Falicard	Verapamil	Kalziumantagonist, Antiarrhythmikum
Falicor	Prenylamin	Koronardilatator
Falimint	Acetylaminonitropropoxybenzen	Laryngologikum
Falithrom	Phenprocoumon	Antikoagulans
Faustan	Diazepam	Tranquilizer
Fibrex	Acetylsalicylsäure, Phenacetin	Analgetikum, Antipyretikum
Finlepsin	Carbamazipin	Antiepileptikum
Flavamed	Acriflavon	Laryngologikum

Giroxalan	Methoxypsoralen	Photochemotherapie der Psoriasis vulagris
Gonabion	Chloriongonadotropin	Gonadotropes Hormon
Gravistat	Estradiol, Levonorgestrel	Östrogen Kontrazeptivum
Gricin	Griseofulvin	Antimykotikum
Guajektol	Guaiacol, Salicylsäure	Expektorans
Guanutil	Guanoxan	Antihypertonikum

Haemiton	Clonidin	Antihypertonikum
Haemiton comp.	Clonidin, Triamteren, Hydrochlorothiazid	Antihypertonikum
Herphonal	Trimipramin	Thymoleptikum

Hydiphen	Clomipramin	Thymolepticum
Imidin	Naphazolin	Rhinologikum
Isicom	Levodopa	Antiparkinsonikum
Jenacillin A	Benzylpenicillin-Procain/-Natrium	Antibiotikum
Jenacillin O	Benzylpenicillin-Procain	Antibiotikum
Jestry	Carbochol	Parasympathomimetikum
Kalymin	Pyridostigmin	Parasympathomimetikum
Kanavit	Phytomenadion	Vitamin K_1
Koreberon	Natriumfluorid	Osteoporosetherapie
L-Insulin S.N.C.	Intermediärinsulin	Monospeziesinsulin Schwein, neutral
Lepinal/Lepinaletten	Phenobarbital	Hypnotikum, Sedativum
Lyorodin	Fluphenazin	Neurolepticum
Magnesium comp.	Magnesiumnicotinat/-adipat	Vasodilatans
Maninil	Glibenclamid	Sulfonylharnstoff
Marophen	Chlorphenethazin	Antiemetikum
Mebacid	Sulfamerazin	Chemotherapeutikum
Megalac	Oxetacin, Almasilat	Antacidum
Melipramin	Imipramin	Thymolepticum
Mephytal	Methylphenobarbital	Antiepileptikum
Mestranol	Mestranol	Östrogen
Methylergobrevin	Methylergometrin	Uterotonikum
Methyloxytocin	Mesotocin	Uterotonikum
Mezymforte	Pankreatin, Amylase, Lipase, Proteasen	Pankreasenzyme
Micristin	Acetylsalicylsäure	Analgetikum, Antipyretikum u.a.
Mictonetten	Propiverin	Blasenspasmolytikum
Migrätan	Ergotamin	Migränetherapeutikum
Milurit	Allopurinol	Urikostatikum
Mydrum	Tropicamin	Mydriatikum, Zykloplegikum
Myocuran	Mephenesin	Muskelrelaxans
Myofedrin	Oxyfedrin	Koronartherapeutikum
Neoeserin	Neostigmin	Parasympathomimetikum
Neuranidal	Acetylsalicylsäure, Phenacetin	Analgetikum
Nicodan	Nicotinsäure	Vasodilatans, Hypolipämikum
Nifuran	Furazolidon	Chemotherapeutikum
Nitro-Obsidan	Pentaerythrityltetranitrat, Propranolol	Antihypertonika
Non-Ovlon	Ethinylestradiol, Noretesteron	Kontrazeptivum
Norakin	Triperiden	Antiparkinsonikum
Normacol	Karaya-Gummi	Laxans
Novodrin	Isoprenalin	Bronchospasmolytikum, ß-Sympathomimetikum
Nullatuss	Isoaminil	Antitussivum
Obsidan	Propranolol	nichtselektiver Betarezeptorenblocker
Obsilazin	Dihydralazin, Propranolol	Antihypertonikum
Orabet	Tolbutamid	Antidiabetikum
Oral-Turinabol	Chlordehydromethyltestosteron	Anabolikum
Oramon	Propyphenazon, Crotylbarbital	Analgetikum, Antipyretikum
OTC	Oxytetracyclin	Antibiotikum
Ovosiston	Chlormadinon, Mestranol	Kontrazeptivum
Oxyethyltheophyllin	Etofyllin, Theophyllin	Bronchospasmolytikum
Pamba	Aminomethylbenzoesäure	Antifibrinolytikum
Papachin	Papaverin, Chinidin	Vasodilatans
Parkopan	Trihexyphenidyl	Antiparkinsonikum
Parodontal F5	Hydroxychinolinhydrofluorid	Stomatolytikum
Pendysin	Benzylpenicillin-Benzathin	Antibiotikum
Pentagit	Pengitoxin	Kardiakum
Pentalong	Pentaerythrityltetranitrat	Koronartherapeutikum
Peritol	Cyproheptadin	Antiallergikum

20

Pervitin	Methamphetamin	*Analeptikum*
Petylyl	Desipramin	*Antidepressivum*
Pheliquin S	Phenoxymethylpenicillin-Benzathin	*Antibiotikum*
Piavermit	Piperazin	*Anthelminthikum*
Proculin	Naphazolin	*Vasokontriktor (Auge)*
Propaphenin	Chlorpromazin	*Neuroleptikum*
Prothanon	Dioxopromethazin	*Antihistaminikum*
Pryleugan	Imipramin	*Thymoleptikum*
Pulmophyllin	Etofyllin, Theophyllin	*Bronchospasmolytikum*
Pyrilax	Bisacodyl	*Laxans*
PZ-Insulin	Intermediärinsulin	*Depot-Mischinsulin Schwein+Rind*

Radecol	Hydroxymethylpyridin	*Hypolipämikum, Vasodilatator*
Radedorm	Nitrazepam	*Tranquilizer*
Radepur	Chlordiazepoxid	*Tranquilizer*
Ralofekt	Pentoxifyllin	*Therapie arterieller Durchblutungsstörungen*
Rausedan	Reserpin	*Antihypertonikum*
Regadrin	Clofibrinsäure	*Hypolipämikum*
Retacillin comp.	Benzylpenicillin/-Benzathin/,-Procain	*Antibiotikum*
Rewodina	Diclofenac	*Antiphlogistikum, Analgetikum*
Rhinetten	Cafaminol	*Rhinologika*
Rocornal	Trapidil	*Koronardilatator*
Rodazol	Aminoglutethimid	*Steroidbiosynthesehemmer*
Rudotel	Medazepam	*Tranquilizer*

Sedafamem	Phendimetrazin	*Appetitzügler*
Sequostat	Estradiol, Norethisteron	*Östrogen-Kontrazeptivum*
Simagel	Almasilat	*Antazidum*
Sinophenin	Promazin	*Neuroleptikum*
Siran	Sulfogaiacol	*Expektorans*
Spasdolsin	Metamizol-Natrium, Barverin	*Analgetikum*
Spasmalgan	Denaverin	*Spasmolytikum*
Spasman	Demelyerin, Trihexyphenidyl	*Spasmolytikum*
Suxilep	Ethosuximid	*Antiepileptikum*
Syntomen	Ethambutol	*Tuberkulostatikum*

Tachmalcor	Detajmium	*Antiarrhythmikum*
Tachmalin	Ajmalin	*Antiarrhythmikum*
Tachystin	Dihydrotachysterol	*Antitetanikum*
Tensiomin	Captopril	*ACE-Hemmer*
Theophedrin	Etofyllin, Theophyllin, Ephedrin	*Analeptikum*
Thomasin	Etilefrin	*Antihypotonikum*
Thyreocomb	Levothyroxin, Liothyronin	*Schilddrüsenhormone*
Thyreotom	Levothyroxin, Liothyronin	*Schilddrüsenhormone*
Tindurin	Pyrimethamin	*Toxoplasmosetherapie*
Tisercin	Levomepromazin	*Neuroleptikum*
Titretta	Propyphenazon, Codein, Codeinphosphat	*Analgetikum*
Triampur comp.	Triamteren, Hydrochlorothiazid	*Diuretikum*
Tricuran	Gallamin	*Muskelrelaxans*
Triniton	Dihydralazin, Hydrochlorothiazid, Reserpin	*Antihypertonikum*
Trisiston	Levonorgestrel, Ethinylestradiol	*Kontrazeptivum*

Ujolyt	Polystyrensulfonsäureharz	*Ther. kalziumhaltiger Harnsteine*

V-Tablopen	Phenoxymethylpenicillin	*Antibiotikum*
Vagimid	Metronidazol	*Chemotherapeutikum*
Vasosan P	Colestyramin, Pektin	*Hypolipämikum*
Vasosan S	Colestyramin, Saccharose	*Hypolipämikum*
Verospiron	Spironolacton	*Diuretikum, Aldosteronantagonist*
Vistimon	Mesterolon	*Androgen*
Vitadral	Retinol	*Vitamin*
Vitaferro	Ammoniumeisen II-Sulfat	*Antianämikum*

Xylocitin	Lidocain	*Lokalanästhetikum, Antiarrhythmikum*

Index

W

X

Y

Z

Labor-Normalwerte (Erwachsene) I

(Differentialdiagnose bei pathol. Werten ☞ Kap. 18)

Blut	bisher	SI-Einheiten
Blutgasanalyse:		
Basenüberschuß	-2 bis +2 mmol/l	
pH	7,35-7,45	
pCO2 (art.)	36-44 mmHg	4,8-5,9 kPa
pO2 (art.)	70-100 mmHg	10-13,3 kPa
Standard-Bicarbonat	22-26 mmol/l	
BSG	1 h-Wert: **M:** Alter/2 **F:** (Alter + 10)/2	
Differential-Blutbild ☞ S. 467		
Erythrozyten	**M:** 4,5-6,3 Mio./mm^3	4,5-6,3/fl
	F: 4,2-5,5 Mio./mm^3	4,2-5,5/fl
Fibrinogen	200-400 mg%	2-4 g/l
Gerinnungstests ☞ S. 469		
Hkt. (Hämatokrit)	**M:** 40-50% **F:** 37-48%	
Hb (Hämoglobin)	**M:** 130-180 g/l	8,7-11,2 mmol/l
	F: 110-160 g/l	7,45-10,1 mmol/l
HbA1	< 7%	Diabetiker <8 [-9]%
HBE (MCH)	27-33 pg	1,7-2,1 fmol
Leukozyten (Diff.-BB ☞ S. 467)	4000-9000/mm^3	4-9/nl
MCHC	31-36 g/dl	
MCV	80-94 fl	
Prothrombinzeit (Quick)	70-120%	Ther.: 15-25%
PTT	ca. 40 Sek.	Ther.: 1,5-2fach verl.
Retikulozyten	< 15‰	35-75/nl
Thrombozyten	140 000-440 000/mm^3	140-440/nl
Thrombinzeit (TZ)	16-21 Sek.	Ther.: 2-3fach verl.

Serum/Plasma	bisher	SI-Einheiten
Ammoniak	**M:** 25-94 μg/dl	15-55 μmol/l
	F: 19-82 μg/dl	11-48 μmol/l
α-Amylase	< 120 U/l	
Alkalische Phosphatase	**F:** 55-170 U/l **M:** 70-175 U/l	
Bilirubin (gesamt)	0,2-1,1 mg%	3,0-18,8 μmol/l
Bilirubin (direkt)	< 0,3 mg%	< 5 μmol/l
Blutzucker (nüchtern)	70-100 mg/dl	3,9-5,6 mmol/l
CEA	< 2,5 μg/l, Raucher < 5 μg/l	
CHE	**F:** 2,8-7,4 kU/l	**M:** 3,5-8,5 kU/l
Cholesterin (gesamt)	180-240 mg%	4,7-6,2 mmol/l
CK	10-80 U/l	

Labor-Normalwerte (Erwachsene) II

(Differentialdiagnose bei pathol. Werten ☞ Kap. 18)

Serum/Plasma	bisher	SI-Einheiten
CK-MB	< 10 U/l (< 6% CK)	
CRP	< 5 mg/l	
Digoxin-Spiegel	0,7-2,0 µg/l	0,9-2,6 nmol/l
Digitoxin-Spiegel	13-25 µg/l	17-33 nmol/l
(Weitere Medikamenten-Spiegel ☞ S. 14)		
Eisen	M: 60-160 µg/dl	10,6-28,3 µmol/l
	F: 37-145 µg/dl	6,6-26 µmol/l
Ferritin	20-300 µg/l	
GOT (AST)	F: < 15 U/l M: < 19 U/l	
GPT (ALT)	F: < 19 U/l M: < 23 U/l	
γ-GT	6-28 U/l	
Harnsäure	M: 3,5-7 mg/dl	208-416 µmol/l
	F: 2,5-5,7 mg/dl	149-339 µmol/l
Harnstoff	10-50 mg/dl	1,7-8,3 mmol/l
HBDH	68-135 U/l	
Kalium	3,6-4,8 mmol/l	
Kalzium	2,2-2,6 mmol/l	
Kreatinin	0,6-1,0 mg/dl	53-88 µmol/l
Laktat	1-1,8 mmol/l	
LDH	120-240 U/l	
Lipase	20-160 U/l	
Magnesium	1,8-2,6 mg/dl	0,74-1,08 mmol/l
Natrium	135-145 mmol/l	
Osmolalität	280-300 mosm/kg	
Saure Phosphatase	4,8-13,5 U/l	
TEBK	270-420 µg/dl	48-75 µmol/l
TG (Neutralfett)	74-172 mg/dl	0,84-1,97 µmol/l
T3	70-180 ng/dl	1,1-2,79 nmol/l
T4	45-115 µg/dl	55-160 nmol/l
fT4	0,8-2 ng/dl	10-26 pmol/l
Transferrin	220-370 µg/dl	2,0-3,7 g/l
TSH basal	0,1-3,5 mU/l	

Eiweiß-Elektrophorese (Abb. ☞ S. 468)

Gesamteiweiß	6,6-8,7 g/dl	66-87 g/l
Albumin	35,2-50,4 g/l	60,6-68,6 rel.%
α1-Globulin	1,3-3,9 g/l	1,4-3,4 rel.%
α2-Globulin	5,4-9,3 g/l	4,2-7,6 rel.%
ß-Globulin	5,9-11,4 g/l	7,0-10,4 rel.%
γ-Globulin	7,8-15,2 g/l	12,1-17,7 rel.%

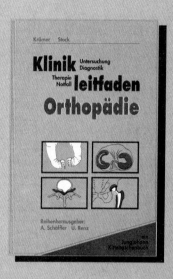

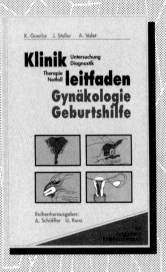

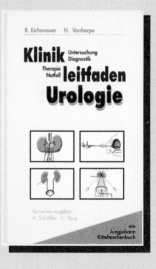

Medikamenten-Wegweiser I

Medikament (Handelsnamen, z.B.)	Kapitel
Acetylsalicylsäure (Aspirin)	15.2.3
Acetylzystein (Fluimucil)	5.7.2
Aciclovir (Zovirax)	12.9.1
Adrenalin (Suprarenin)	3.2.4
Ajmalin (Gilurytmal)	4.5.4
Aldosteron	13.5.2
Alum.-/Magn.hydroxid (Maalox)	8.3.2
Ambroxol (Bisolvon)	5.7.3
Amiodaron (Cordarex)	4.9.1
Amikacin (Biklin)	12.4.2
Amiphenazol (Daptazile)	5.6.2
Amoxycillin (Clamoxyl)	12.2.2
Amphotericin B	12.10.1
Angiotensin (Hypertensin)	3.2.7
Antithrombin III	14.4.5
Apalcillin (Lumota)	12.2.3
APSAC (Eminase)	14.2.4
Argininhydrochlorid	11.3.1
Atenolol (Tenormin)	4.8.5
Atropin	4.12.2
Azetazolamid (Diamox)	5.6.3
Azlocillin (Securopen)	12.2.6
Bikarbonat	11.3.2
Biperiden (Akineton)	17.4.4
Bromhexin (Bisolvon)	5.7.4
Buprenorphin (Temgesic)	15.3.9
Butylscopolamin (Buscopan)	8.5.2
Captopril (Lopirin)	3.8.2
Cefotaxim (Claforan)	12.3.1
Ceftazidim (Fortum)	12.3.4
Cefuroxim (Zinacef)	12.3.2
Ceruletid (Takus)	8.7.2
Chinidin	4.5.2, 4.5.3
Chloramphenicol (Paraxin)	12.8.1
Chlorprothixen (Truxal)	7.2.4
Cholestyramin (Quantalan)	17.4.12
Chloroquin (Resochin)	12.11.2
Ciprofloxacin (Ciprobay)	12.6.1
Clindamycin (Sobelin)	12.5.2
Clonazepam (Rivotril)	6.4.3
Clonidin (Catapresan)	3.9.2
Clomethiazol (Distraneurin)	7.3
Clorazepat (Tranxilium)	7.4.3
Cotrimoxazol (Bactrim)	12.5.3
Dexamethason (Fortecortin)	6.2.5
Diazepam (Valium)	7.4.2
Diclofenac (Voltaren)	15.2.5

Medikament (Handelsnamen, z.B.)	Kapitel
Digitalis-Antitoxin	17.4.7
Digitoxin (Digimerck)	4.11.3
Digoxin (Novodigal)	4.11.2
Dihydralazin (Nepresol)	3.9.4
Diltiazem (Dilzem)	4.2.4
Disopyramid (Rythmodul)	4.5.5
Dobutamin (Dobutrex)	3.2.3
4-DMAP	17.4.10
"Donnertropf"	8.7.1
Dopamin	3.2.2
Doxapram (Dopram)	5.6.4
Doxycyclin (Vibravenös)	12.7.1
Enalapril (Pres, Xanef)	3.8.3
Erythromycin (Erycinum)	12.5.1
Etomidat (Hypnomidate)	15.5.3
Famotidin (Pepdul)	8.4.3
Fenoterol (Berotec)	5.2.5
Fentanyl	15.3.8
Flecainid (Tambocor)	4.7.2
Flumazenil (Anexate)	17.4.2
Flucloxacillin (Staphylex)	12.2.5
Fluconazol (Diflucan)	12.10.4
Flucytosin (Ancotil)	12.10.2
Fosfomycin (Fosfocin)	12.8.2
Furosemid (Lasix)	4.3.2
Gallopamil (Procorum)	4.2.5
Ganciclovir (Cymeven)	12.9.4
Gentamicin (Refobacin)	12.4.1
Glucagon	17.4.6
Glycerol (Glycerosteril)	6.2.2
Haloperidol (Haldol)	7.2.2
Heparin (Liquemin)	14.3.1
Hydrocortison	13.5
Ibuprofen (Imbum)	15.2.4
Imipenem/Cilastin (Zienam)	12.8.5
Immunglobuline	12.12
Inhalative Glukokortikoide	5.4.3
Insuline	13.2
Ipratropiumbromid (Itrop)	4.12.3, 5.5.1
Kaliumchlorid	11.2.2
Kaliumphosphat	11.2.5
Kalziumglukonat	11.2.4
Ketamin (Ketanest)	15.5.5
Ketoconazol (Nizoral)	12.10.3
L-Thyroxin (Euthyrox)	14.3.1